百病新治丛书

传染病新治

主编　史昌河

中医古籍出版社

图书在版编目（CIP）数据

传染病新治/史昌河主编 . –北京：中医古籍出版社，2015.4
（百病新治丛书）
ISBN 978 – 7 –5152 – 0718 – 6

Ⅰ.①传… Ⅱ.①史… Ⅲ.①传染病 – 治疗 Ⅳ.①R510.5

中国版本图书馆 CIP 数据核字（2014）第 259031 号

百病新治丛书

传染病新治

史昌河 主编

责任编辑 贾萧荣
封面设计 陈 娟
出版发行 中医古籍出版社
社 址 北京东直门内南小街 16 号（100700）
印 刷 北京金信诺印刷有限公司
开 本 880mm×1230mm 1/32
印 张 15.875
字 数 440 千字
版 次 2015 年 4 月第 1 版 2015 年 4 月第 1 次印刷
印 数 0001~2000 册
书 号 ISBN 978 – 7 – 5152 – 0718 – 6
定 价 38.00 元

编 委 会

丛书编委会

前　言

长期以来人类在传染病防治方面取得了巨大的成绩，天花已被消灭，麻疹、猩红热、白喉、黑热病、斑疹伤寒等疾病的发病率已经大大减少；但是传染病的防治任务仍然十分艰巨，人类依然面临着传染病的严重挑战。一方面，一些过去基本控制的传染病又卷土重来；另一方面，随着多种原有传染病流行的死灰复燃以及由于病原体的不断变异并产生耐药性，随着自然、社会因素的变化，新的传染病又不断出现，甚至多种传染病的流行不仅未能得到有效预防和控制，反而更加猖獗。因此，传染病仍是世界上人类生命健康的主要威胁之一。据统计，人类死亡原因的 1/5 和发病率的 1/4 是由传染病造成的。此外，由于对自然资源过度开发而造成的自然生态环境失衡，加快了自然疫源性病原向人类的传播速度，使人们不得不认识到，过去 5 ~ 10 年才出现一种新传染病，而现在这种出现周期大大缩短。

因此，人类和传染病的斗争必然是长期而艰巨的任务。随着科技的发展和进步，在各种传染病的防治工作中西医西药治疗手段不断丰富，近年来新型医疗手段和新型药物的问世，给传染病的的防治带来了巨大变化与进步。另外中医药是个伟大的宝库，利用中医灵活的辨证论治结合西医的对症处理，使中医药在传染病治疗中越来越显视出其独特的优势，例如在 SARS 和 H_1N_1 甲型流感的治疗中，更是凸显其独特作用，并得到世界卫生组织（WHO）的肯定。

本书组织了青岛市传染病医院、青岛市立医院、菏泽市人民医院、济宁市传染病医院、即墨市人民医院、金乡县人民医院等多位中青年医务工作者，针对各种威胁健康的传染病进行研究，从西医西药及中药医的角度对其治疗措施分别进行阐述，从而对于人类更好地预防与治疗传染病能起到相应的参考与指导作用。

史昌河

2014.2

目　　录

第一章　病毒感染

第一节　病毒性肝炎

病毒性肝炎是由多种肝炎病毒引起的以肝损害为主的传染病。按病原学分类，目前已确定的有甲型肝炎、乙型肝炎、丙型肝炎、丁型肝炎、戊型肝炎。各型病毒性肝炎临床表现相似，主要表现为乏力、纳差、恶心、腹胀、肝脾大及肝功能异常等。

病毒性肝炎具有传染性强、流行面广泛、发病率较高等特点，根据其临床表现，可将其归属于中医的"胁痛""黄疸"等范畴。在中医学史籍中，有大量类似本病的文献记载，如两千多年前的《黄帝内经》中即有"湿热相交，民病疸也"的记载，论述了黄疸型肝炎的基本特征。对于无黄疸型病毒性肝炎，多见于"胁痛"篇。如《素问·脏气法时论》载："肝病者，两胁下病引少腹，令人善怒。"《素问·刺热篇》谓："肝热病者，小便先黄，腹痛，多卧，身热，热争则狂言及惊，胁满痛，手足躁，不得安卧。"

一、病原学

病毒性肝炎病原种类较多，目前已证实甲、乙、丙、丁、戊 5 型肝炎病毒，新发现的庚型肝炎病毒、输血传播病毒（TTV）和 Sen 病毒（SENV）等是否引起肝炎尚未定论。

（一）甲型肝炎病毒

甲型肝炎病毒（HAV）归微小 RNA 病毒科嗜肝 RNA 病毒属，呈球形颗粒，核壳由 32 个壳粒组成 20 面体，立体对称，其核酸为单股正链 RNA。HAV 只有 1 个抗原抗体系统和 1 个血清型，感染早期出现 IgM 型抗体，而 IgG 型抗体出现较晚，但可保持多年。HAV 对外界抵抗力较强，耐酸碱、耐低温，但对热、紫外线和消毒剂较敏感。

（二）乙型肝炎病毒

乙型肝炎病毒（HBV）归嗜肝 DNA 病毒科正类嗜肝 DNA 病毒属，其感染者血清中存在三种形式的颗粒：①大球形颗粒（又名 Dane 颗粒），为完整的 HBV 颗粒，包膜上蛋白质即乙肝表面抗原（HBsAg）本身具有抗原性，但无传染性；核心部分为病毒复制与感染的主体。②小球形颗粒。③管状颗粒。后两种颗粒由 HBsAg 组成，无感染性。

HBV 抵抗力强，对热、低温、干燥紫外线及一般浓度的消毒剂均能耐受，对 0.2% 新洁尔灭及 0.5% 过氧乙酸敏感。

HBV 基因组为环状双股 DNA，由正链（S）和负链（L）构成。S 链不完整，呈半环状，L 链有 4 个开放读码区（S、C、P、X 区）。S 区分为前 S_1（PreS$_1$）、前 S_2（PreS$_2$）和 S 区基因，分别编码包膜上的前 S_1 蛋白、前 S_2 蛋白和 HBsAg，前 S_2 基因还编码多聚人血清白蛋白受体（PHSA - R）；C 区由前 C 区基因和 C 区基因组成，编码 HBcAg 和 HBeAg；X 区编码乙肝 X 抗原（HBxAg），HBxAg 具有反式激活作用，促进 HBV 或其他病毒（如艾滋病病毒）的复制；P 区编码多种功能蛋白包括具有反转录酶活性的 DNA 聚合酶，RNA 酶 H 等。

HBV 的抗原抗体系统

1. HBsAg 与抗 - HBs　成人感染 HBV 后首先在血中出现 HBsAg。急性自限性 HBV 感染，血中 HBsAg 大多持续 1~6 周，而在慢性患者和无症状携带者中可持续多年。抗 - HBs 为保护性抗体，出现于 HBsAg 转阴后，6~12 个月内渐上升至高峰，至 10 年内转为阴性。HBsAg 共有 10 个亚型，主要表现为 adr、adw、ayr、ayw 等 4 个亚型，我国以 adr 和 adw 为主。

2. HBcAg 与抗 - HBc　HBcAg 主要存在于受感染的肝细胞核内，是 HBV 复制的标记。血清中的抗 - HBc 出现于 HBsAg 出现后的 3 ~ 5 周，此时抗 – HBs 尚未出现，HBsAg 已消失，只检出抗 – HBc 和抗 – HBe，此阶段称为窗口期（windowphase）。IgM 型抗 – HBc 只存在于乙型肝炎急性期和慢性肝炎急性发作期；IgG 型抗 – HBc 出现较迟，但可保持多年。低滴度抗 – HBc 是过去感染的标志，高滴度时提示 HBV 有活动性复制。

3. HBeAg 与抗 – HBe　HBeAg 一般仅见于 HBsAg 阳性血清中，是 HBV 活动性复制和有传染性的重要标记，但前 C 区基因发生突变时，HBeAg 可为阴性。急性自限性肝炎时，抗 – HBe 在 HBeAg 转阴后，与抗 – HBs 同时出现，表示 HBV 复制减少。抗 – HBe 长期存在时，提示 HBV DNA 已和宿主 DNA 整合。

HBV 的分子生物学标记

1. HBV DNA 聚合酶（HBV DNAP）　位于 HBV 核心部位，具有逆转录酶活性，是直接反映 HBV 复制能力的指标。

2. HBV DNA　血液中 HBV DNA 主要存在于 Dane 颗粒内，是 HBV 感染最直接、特异和灵敏的指标。

（三）丙型肝炎病毒（HCV）

丙型肝炎病毒（HCV），过去称为输血后或体液传播型非甲非乙型肝炎病毒。1991 年国际病毒命名委员会将 HCV 归入黄病毒科丙型肝炎病毒属。HCV 为直径 30 ~ 60nm 球型颗粒，外有脂质外壳、囊膜和棘突结构，内有由核心蛋白和核酸组成的核衣壳。

HCV 对有机溶剂敏感，10% 氯仿、煮沸和紫外线可使其灭活，血清经 60℃10h 或甲醛（1∶1000）6h 可使其丧失传染性，血制品中的 HCV 可用干热 80℃72h 或加变性剂使之灭活。

HCV 基因组为单股正链 RNA，全长约 9.4kb，其两侧分别为 5′端和 3′端非编码区。编码区从 5′端依次为核蛋白（C）区、包膜蛋白（E）区和非结构（NS）区，后者又分为 NS_1、NS_2、NS_3、NS_4、NS_5 等区。C 区结构基因编码核壳蛋白，E_1、E_2/NS_2 区编码包膜糖蛋白，NS_3、NS_4、NS_5 区各自编码不同功能的非结构蛋白质，其中 NS_3 基因区编码螺旋酶和蛋白酶，NS_5 区编码依赖 RNA 的 RNA 多聚酶。

HCV 具有显著的异质性，基因组各区间变异程度有很大差别。根据核苷酸序列同源程度，可将 HCV 分为若干个基因型和亚型如 Simmonds 分型法分为 6 个基因型，同一基因型可分为不同的亚型，基因型以阿拉伯数字表示，亚型则在基因型后加英文字母。基因型分布具有明显地域性，我国以 1b 和 2b 型为主。不同基因型的 HCV 所引起的临床表现和对治疗的反应各有不同。

HCV 的抗原抗体系统：

HCV 在血中浓度极低，应用免疫组化法可检出肝细胞上的 HCVAg。HCV RNA 可用 RT－PCR 法从血清和肝组织中检出，用该法可于感染后数日内检出血清中 HCV RNA，并持续至整个感染过程。血清 HCV RNA 的检出是有传染性的直接证据。血清抗－HCV 在感染后平均 18 周阳转，至肝功能恢复正常时消退，而慢性患者抗－HCV 可持续多年。

（四）丁型肝炎病毒（HDV）

HDV 是一种缺陷 RNA 病毒，必需有嗜肝 DNA 病毒（如 HBV、WHV、DHBV）的辅助才能装配成有传染性的完整病毒，但细胞核内的 HDVRNA 则无需 HBV 的辅助。HDV 定位于肝细胞核内和细胞质内，在血液中由 HBsAg 包被，形成直径为 35～37nm 的球形颗粒。HDV 基因组为单链环状 RNA，内含 1780 个核苷酸。HDVAg 主要在肝细胞核内表达，血清中测不出游离的 HDVAg。HDV 处于复制状态时，肝细胞、血液及体液中可检出 HDVRNA，RT－PCR 法甚至可检出 <10 个拷贝的 HDV RNA，可作为抗病毒治疗的疗效观察指标。

（五）戊型肝炎病毒（HEV）

HEV 为 RNA 病毒，呈球状颗粒，直径为 32～34nm。其基因组为单股正链 RNA，约 7.5kb，有 3 个编码区。HEV 不稳定，4℃ 保存易裂解，在碱性环境中较稳定。HEV 有 2 个亚型，缅甸和中国 HEV 同属一亚型，墨西哥株为另一亚型。HEV 主要在肝细胞内复制，通过胆汁排出。抗－HEV IgM 和抗－HEV IgG 在血清中基本上同步出现，只是抗 – HEV IgM 消失较早，抗 – HEV IgG 则在 9 ~ 12 个月后达低水平。

二、流行病学

（一）甲型肝炎

1. **传染源** 为急性期患者和隐性感染者。

2. **传播途径** 粪 – 口传播是甲型肝炎的主要传播途径。一般日常生活接触为主要的传播方式。

3. **人群易感性** 未受染者均易感，感染后可获持久免疫力。

4. **流行特征** 本病广泛存在于世界各地，主要流行于发展中国家；流行区常呈秋、冬和春季高峰；高发年龄与社会卫生条件密切相关。

（二）乙型肝炎

1. **传染源** 主要是乙型肝炎患者、HBV 携带者以及其他 HBsAg 阳性的患者。

2. **传播途径** 血液、精液、月经和阴道分泌物传染性较大，传播途径主要有以下三种。

（1）围生期母婴传播：主要在分娩过程中受染。影响围生期传播的主要因素有：①母亲血清中 HBV DNA 水平越高危险性越大。②母亲血清 HBsAg 滴度越高危险性越大。③母亲血清 HBeAg 阳性者危险性大。

（2）医源性传播：①经血传播；②经被污染的医疗器械传播，是医源性传播中最主要的方式；③医务人员与患者之间的传播。

（3）性传播和密切接触传播。

3. **人群易感性** 凡未感染过 HBV、也未接种乙肝疫苗者对 HBV 均易感。

4. **流行特征** HBsAg 阳性率的年龄分布有两个高峰，10 岁前为第一高峰（2 岁最高），30 ~ 40 岁为第二高峰；农村高于城市，南方高于北方；男性多于女性。

（三）丙型肝炎

1. **传染源** 为丙型肝炎病人及 HCV 携带者。

2. 传播途径 主要是通过血液及血制品传播，其次是注射毒品者及不洁的注射。

3. 人群易感性 凡未感染过 HCV 者均易感，已感染者仍可感染其他亚型和变异株。

4. 流行情况 HCV 感染呈世界分布，南欧、中东、南美和部分亚洲国家 HCV 感染率约 1%～1.5%；西欧、北美和澳大利亚约 0.3%～0.6%；我国为 1%～3.1%，属高发区。

（四）丁型肝炎

1. 传染源 丁型肝炎患者和 HDV 携带者。

2. 传播途径 主要是输血和应用血制品，日常生活接触也有可能，围生期传播少见。

3. 人群易感性 易感者为 HBsAg 阳性者，从未感染 HBV 者不会单独感染 HDV。

4. 流行特征 HDV 感染遍及全球，多数情况下 HDV 感染率与 HBV 感染率的高低相一致。

（五）戊型肝炎

1. 传染源 主要是病人及隐性感染者。

2. 传播途径 主要是粪－口传播，其中水型传播最为重要，其次为食物型传播，另外日常生活接触也较重要。

3. 人群易感性 普遍易感，感染后能产生一定的免疫力，但似不太持久。

4. 流行特征 本病主要流行于亚非一些发展中国家，呈散发或流行，流行常见于雨季或洪水后，散发则无季节性；发病主要发生在青壮年。

三、发病机制及病理改变

发病机制

（一）甲型肝炎

HAV 侵入人体后，感染初期为原发的非细胞病变阶段，此时 HAV 在肝细胞内大量复制和释放；至疾病恢复期，肝脏汇管区有大量单核细胞浸润，并伴肝细胞轻度坏死和淤胆，此时肝外组织如腹腔内淋巴结、脾脏和肾脏中可检出 HAV，在肾小球血管基膜上亦有免疫复合物沉积。

（二）乙型肝炎

乙型肝炎发病机制非常复杂，目前认为肝细胞损害主要由免疫病理引起。HBV 进入人体后，侵袭肝细胞，在其中复制，然后从肝细胞中逸出，并不引起肝细胞的损害，但在肝细胞膜表面上形成特异性的病毒抗原。从肝细胞逸出的病毒进入血循环后，刺激 T 细胞和 B 细胞，产生细胞免疫和体液免疫。进入血液循环的病毒被具有免疫活性的 T 细胞识别，后者致敏增生，当致敏淋巴细胞与肝细胞膜表面上的病毒抗原结合后，致敏淋巴细胞释放出各种体液因子如淋巴毒素、细胞毒因子、趋化因子、移动抑制因子、转移因子等，引起坏死和炎症反应。免疫反应强烈的患者可能发生急性重症肝炎（暴发性肝炎）；免疫功能正常且侵及肝细胞的病毒量较多时，临床表现多为急性黄疸型肝炎；免疫功能低下者，感染 HBV 后易演变为慢性肝炎或携带者，而导致慢性持续 HBV 感染的机制，可能包括病毒和宿主两方面的因素，特异性细胞免疫反应是引起乙型肝炎慢性化的重要原因之一，其中细胞毒性 T 细胞（Tc 细胞）在清除肝细胞内 HBV 中起着主要作用。慢性肝炎肝组织炎症反应中，CD_4^+/CD_8^+ 细胞比率显著下降。另外肝炎病人血清和肝组织内检出多种具有调节免疫作用的物质，包括玫瑰花环形成抑制因子（RIF）、极低密度脂蛋白（VLDL）、肝性免疫调节蛋白（LIP）、血清抑制因子（SIF）及白细胞介素－2（IL－2）等，上述免疫调节物质的功能失调可导致肝细胞破坏。HBV 对肝外器官的损伤可表现为慢性多发性关节炎、慢性溃疡性结肠炎、肾小球肾炎、心肌炎、胰腺炎、血液系统病变（包括再生障碍性贫血、严重溶血性贫血等）、结节性多动脉炎及血清病样综合征等，有些肝外病变作用机制尚不清楚，有些致病病因系与病毒抗原－抗体免疫复合物（CIC）有关，但免疫复合物在肝损害中的作用至今尚有争论。

（三）丙型肝炎

HCV 感染后，急性期可引起短暂病毒血症，ALT 升高之前血清即可检出 HCV RNA，而抗－HCV 往往要在 ALT 升高后数天或数月才能检出。HCV 感染与肝细胞癌的发生有密切关系，从 HCV 感染发展成肝细胞癌平均约 30 年，其致病机制尚不完全清楚。

（四）丁型肝炎

HDV 感染后，HDV 表达的肝细胞多有变性改变，其周围的炎症细胞浸润很少，但 HDV 感染必须在 HBV 同时存在情况下发病，其发病机制是 HBV 及 HDV 两者共同作用导致肝脏损伤的结果。

（五）戊型肝炎

HEV 感染人体的发病机制多数认为有免疫机制参与。戊型肝炎患者肝组织病理检查发现，HEV 抗原阳性肝细胞多为单个散发分布，但肝细胞病变的明显部位可见较多淋巴细胞侵入其中，上述现象在 HEV 阳性肝细胞中尤为明显。

病理改变

5 型肝炎的病理解剖改变显示，除甲、戊两型不转为慢性外，其余各型肝炎的病理改变基本相同。

（一）病毒性肝炎的基本组织学改变

1. 炎性改变　主要浸润细胞为淋巴细胞、单核细胞、浆细胞和组织细胞。

2. 坏死性改变　可表现为单个细胞坏死、灶性坏死、碎屑状坏死、桥形坏死、多小叶坏死。

3. 其他肝实质的改变　如肝细胞水肿、疏松，气球样变及嗜酸性变；肝细胞内及毛细胆管内淤胆；肝细胞再生；毛玻璃细胞。

4. 胆管改变　小胆管可增生，偶见胆管上皮肿胀及气球样变。

5. 纤维化及间隔形成

（二）各型病毒性肝炎的病理变化分型

1. 急性肝炎　主要病变位于小叶内，表现为肝细胞肿胀、嗜酸性变、脂肪变，点状、灶状坏死，嗜酸小体，肝窦内单个核细胞浸润，窦壁细胞增生；有的可见某种程度的小叶内胆汁淤积。汇管区炎症在乙型肝炎时常不显著，而其他各型比较明显。

2. 慢性肝炎按照病变程度分为轻、中、重 3 度。

（1）轻度慢性肝炎：肝细胞变性，点、灶状坏死，嗜酸小体，汇管区有/无炎细胞浸润，可见轻度碎屑坏死，小叶结构完整。

（2）中度慢性肝炎：汇管区炎症明显伴中度碎屑坏死，小叶内炎症重伴桥形坏死，纤维间隔形成，小叶结构大部分保存。

（3）重度慢性肝炎：汇管区炎症重或伴重度碎屑坏死，桥形坏死范围广泛，累及多数小叶，纤维间隔致小叶结构紊乱，或形成早期肝硬化。

慢性肝炎分级、分期标准：

慢性肝炎分级、分期标准

炎症活动度（G）			纤维化程度（S）	
级	汇管区及周围	小叶	期	纤维化程度
0	无炎症	无炎症	0	无
1	汇管区炎症	变性及少数点、灶状坏死灶	1	汇管区纤维化扩大，局限窦周及小叶内纤维化
2	轻度 PN	变性，点、灶状坏死或嗜酸小体	2	汇管区周围纤维化，纤维间隔形成，小叶结构保留
3	中度 PN	变性、融合坏死或见 BN	3	纤维间隔伴小叶结构紊乱，无肝硬化
4	重度	BN 范围广，累及多个小叶（多小叶坏死）	4	早期纤维化

3. 重型肝炎

（1）急性重型肝炎：临床表现为重型肝炎，肝细胞呈大块性

（坏死面积≥肝实质的 2/3）或亚大块性坏死，或大灶性的肝坏死伴肝细胞重度水肿。

（2）亚急性重型肝炎：表现为肝细胞新旧不等的亚大块坏死（坏死面积≤50%），小叶周边出现团块状肝细胞再生；小胆管增生，并常与增生的肝细胞移行，重度淤胆。

（3）慢性重型肝炎：病变特点表现为在慢性肝病（慢性肝炎或肝硬化）基础上，出现大块性（全小叶性）或亚大块新鲜的肝实质坏死。

4. 肝硬化

（1）活动性肝硬化：肝硬化伴明显炎症包括纤维间隔内炎症、假小叶周围碎屑坏死及再生结节内炎症病变。

（2）静止性肝硬化：假小叶周围间隔内炎细胞少，结节内炎症轻。

病理生理

1. 黄疸　肝细胞性黄疸为主，且肿胀的肝细胞压迫胆小管，胆小管内胆栓形成、炎症细胞压迫肝内小胆管等导致淤胆，另外肝细胞膜通透性增加及胆红素的摄取、结合、排泄等功能障碍都可引起黄疸。

2. 出血　肝细胞坏死可导致由肝脏合成的多种凝血因子缺乏、加之血小板减少可导致出血。重型肝炎时，DIC 导致凝血因子和血小板消耗亦可引起出血。

3. 腹水　重型肝炎和肝硬化时，醛固酮分泌过多，利钠激素减少导致水钠潴留。钠潴留是早期腹水产生的主要原因，而后期门脉高压、低蛋白血症和肝硬化时增生的结节压迫血窦，使肝淋巴液生成增多，则是促进腹水增多的因素。

4. 肝性脑病　多因素作用的结果，重症肝炎和肝硬化时，各因素的比重不同。

（1）血氨及其他毒性物质蓄积：大量肝细胞坏死时，肝脏解毒功能降低，肝硬化时门 - 腔静脉短路，均可引起血氨及其他有毒物质，如短链脂肪酸、硫醇，某些有毒氨基酸（如色氨酸、蛋氨酸、苯丙氨酸等）的蓄积，从而导致肝性脑病。

（2）氨基酸比例失调：正常时血浆支链氨基酸/芳香氨基酸比值为 3.0~3.5，肝功能衰竭导致不能充分转化芳香氨基酸，而支链氨基酸因不在肝内转化而不受影响，故肝性脑病时支链氨基酸/芳香氨基酸比值为 0.6~1.2，但支链氨基酸/芳香氨基酸比值有时与肝性脑病并无显著相关。

（3）假性神经递质说：某些胺类物质（如羟苯乙醇胺）由于肝功能衰竭不能被消除，通过血－脑屏障，取代正常的神经递质，从而导致肝性脑病。

（4）诱发因素：大量利尿、低钠血症，消化道大出血，高蛋白饮食，感染，镇静剂，大量放腹水等都可诱发肝性脑病。

5. 急性肾功能不全　又称肝肾综合征或功能性肾衰竭。重症肝炎或肝硬化时，由于内毒素血症、肾血管收缩、肾缺血、前列腺素 E_2 减少、有效血容量下降等因素导致肾小球滤过率和肾血浆流量降低，引起急性肾功能不全。

6. 肝肺综合征　重型肝炎和肝硬化患者可出现肺水肿、间质性肺炎、盘状肺不张、胸腔积液和低氧血症等改变，统称为肝肺综合征，表现为低氧血症和高动力循环症，临床上出现胸闷、气促、呼吸困难、胸痛、发绀、头晕等症状，严重者可导致晕厥与昏迷。

四、中医病因病机

历代医家对本病病因病机的论述颇多，如《伤寒论·阳明病》："阳明病，发热，汗出者，此为热越，不能发黄也。但头汗出，身无汗，剂颈而还，小便不利，渴引水浆者，此为瘀热在里，身必发黄。"明·张景岳《景岳全书》曰："盖胆伤则气败而胆液泄故为此证。"初步认识到黄疸的发生与胆汁外泄有关，从病理生理上叙述了黄疸的发生。清·叶天士《临证指南》指出："阳黄之作，湿从热化，瘀热在里，胆热液泄，与胃之浊气并存，上不得越，下不得泄，熏蒸抑郁……身目俱黄，溺色为之变，黄如橘子色。阴黄之作，湿从寒化，脾阳不能化湿，胆液为湿所阻，渍于脾，浸润于肌肉，溢于皮肤，色如熏黄。"认为黄疸病机为湿热熏蒸肝胆，或寒湿阻遏，胆汁外泄所致。清·张璐《张氏医通》载有："诸黄虽多湿热，然经脉久病，不无瘀血阻滞也。"丰富了瘀血致黄疸的病因病机。

1. 湿热疫毒袭表　外感湿浊、湿热、疫毒之邪易于乘脾胃之虚，自口而入，侵袭并蕴结于脾胃，致脾胃运化功能失常，土壅则木郁，继则熏蒸肝胆，致肝胆疏泄不利，气滞血瘀，热郁胆溢，遂发为本病。

2. 湿热蕴结　湿热疫毒之邪侵犯人体，中焦受邪，脾胃为湿热所困，升降失调，运化不健，气机壅滞，以致湿热日益胶结。热因湿不能宣泄，湿得热而熏蒸，进而累及肝胆，胆受病则疏泄条达失常，或肝气郁结不畅或肝气横犯脾胃，或胆汁因湿热蕴结而不能循常道疏泄，反随血泛溢，而成黄疸。

3. 饮食所伤　饥饱失常或嗜酒过度，皆能损伤脾胃，以致运化功能失职，湿浊内生，郁而化热，熏蒸肝胆，胆汁外溢，浸淫肌肤而发黄。

4. 脾胃素体虚弱　人体素体脾胃虚弱，加上饮食不节或不洁，则更易感邪而致病。脾为湿土之脏、胃为水谷之海，湿土之气，同类相召，故中焦脾胃为本病的病变重心，病程中常见纳呆、呕恶、脘痞腹胀、四肢困倦等湿困脾胃的症状，同时可以熏蒸肝胆而见胁肋胀痛，肌肤面目黄疸。

本病病机颇为复杂，中医认为本病多由正气不足，湿热疫毒外侵，肝胆脾胃郁滞，湿热熏蒸肝胆而发病。湿热之邪出内达外，邪透于表，则外现寒热；湿热阻滞中焦，困阻脾胃，运化失常，则出现纳呆腹胀；胃失和降则恶心、呕吐；肝胆受邪，疏泄条达失常，气机因而滞塞，络脉因而痹阻，引起胸胁胀痛；湿热蕴结，熏蒸肝胆，胆汁不循常道而外溢，则发为黄疸；若湿热疫毒侵袭中焦，蕴阻肝胆，或因劳倦、饮酒等使正气不支，或感受之湿热疫毒邪气甚烈，经中焦直犯肝脏，致肝脏严重受损，疫毒浸淫，毒热内陷营血，化火化毒，而见高热、烦躁、肌肤斑疹，或吐血、衄血、便

血；蒙闭心包则见神昏、谵语，引动肝风则抽搐，中医称此为
"急黄"，证候危重。此时，湿热弥漫三焦，胆汁随湿热之熏蒸而
外泄，脾胃因疫毒之侵害而运化停滞，升降反作，肝失疏泄，热毒
内逼，血溢脉外，肝风妄动，神明失主，故常有重度黄疸、发热、
震颤、神昏等表现，最后可致气虚血脱，阴阳离绝。

若肝病未及时治愈，病情迁延，邪气留着不去而损伤肝脏功
能。肝之气机郁滞，久则入络而血行瘀阻；湿浊困遏阳气，热邪或
郁火耗损阴血，并导致肝胆、脾胃、心肾等多脏器功能失调，形成
气滞、血瘀、湿阻、热郁、气阴亏虚等复杂证候；若湿热化燥则耗
伤肝阴，或长期过用苦寒、燥湿之剂则使肝阴被耗；因肝肾同源，
病久则及肾，致肾阴虚。若肝郁脾湿而脾阳不足，亦可成脾肾阳
虚；脾为气血生化之源，脾虚日久则气血两虚，气虚不能行血，加
之肝郁气滞，则血行瘀滞而致血瘀；若血瘀日久，则瘀结凝聚而成
痞块；若气滞血瘀，水停腹中形成鼓胀，则缠绵难愈。

病毒性肝炎主要的病变脏腑是脾、胃、肝、胆，主要病理变化
是湿热、寒湿、疫毒导致脾胃肝胆的功能失调或亏虚，及其产生的
气滞、血瘀、胆郁及胆溢。病变常由气及血，由实转虚，多为脾胃
累及肝胆。病毒性肝炎在急性阶段以湿热最多见，病理特点以邪实
为主；在慢性阶段多湿热未尽，深伏血分，病理有虚有实，多虚实
并见。急性阶段损害的脏腑主要是脾、胃、肝、胆，慢性阶段损害
的脏腑主要是肝、脾、肾。

在病毒性肝炎的病程中，湿热可随人的体质从化，或从阳化
热，进而伤阴；或从阴化寒，进而寒湿中阻或阳受其损。热化者可
发为阳黄，寒化者可发为阴黄。湿热或寒湿之邪，阻滞气机，或肝
失疏泄，肝郁气滞，血行不畅，导致血瘀于肝，形成胁下积块；血
瘀又致胆液内郁，使胆液不循常道，随血泛溢，外溢肌肤，又可形
成黄疸。

五、临床表现

（一）潜伏期

甲型肝炎潜伏期平均为 30 天（5～45 天）；乙型肝炎潜伏期平均为 70 天（30～180 天）；丙型肝炎潜伏期平均为 50 天（15～150天）；戊型肝炎潜伏期平均 40 天（10～70 天）；丁型肝炎的潜伏期尚未确定，可能相当于乙型肝炎的潜伏期。

（二）急性肝炎

急性黄疸型肝炎临床表现的阶段性较为明显，可分为 3 期，总病程约 2～4 个月。典型病例的临床表现如下：

1. 黄疸前期　起病急，有畏寒、发热、全身乏力、食欲不振、恶心呕吐、腹痛腹泻、肝区痛等症状，尿色渐加深，少数病例以发热、头痛、上呼吸道症状等为主要表现。本期持续 1～21 天。

2. 黄疸期　自觉症状有所好转，但尿色继续加深，巩膜、皮肤出现黄染，约 2 周内达高峰，可有大便颜色变浅、皮肤瘙痒、心动徐缓等梗阻性黄疸表现；肝肿大，有压痛及叩击痛，部分病例有轻度脾肿大。本期持续 2～6 周。

3. 恢复期　黄疸逐渐消退，症状减轻以至消失，肝、脾回缩，肝功能逐渐恢复正常。本期持续 2 周至 4 个月。

急性乙型肝炎起病较慢，常无发热，在黄疸前期免疫复合物病（血清病）样表现如皮疹、关节痛等较急性甲型肝炎常见，部分病例可转变为慢性肝炎。

丙型肝炎表现与乙型肝炎相似而较轻，黄疸发生率及转氨酶升高程度较乙型肝炎为低，但慢性型发生率很高，至少有 50% 患者转为慢性。

急性丁型肝炎表现为两种形式：①与 HBV 同时感染。临床表现与急性乙型肝炎相似，恢复后仅 5% 以下转为慢性。②HBV 感染基础上重叠感染 HDV。急性 HDV 重叠 HBV 感染时则病情往往加重，容易转变为重型肝炎，恢复后约 70% 转为慢性。

急性戊型肝炎临床表现与甲型肝炎相似，但淤胆症状较常见，病情较严重，尤其是妊娠后期合并戊型肝炎者，容易发展为重型肝炎。

急性无黄疸型肝炎可发生于 5 型病毒性肝炎中的任何一种，是一种轻型的肝炎，由于无黄疸而不易被发现，而发生率则远高于黄疸型，成为更重要的传染源。

（三）慢性肝炎

慢性肝炎仅见于乙、丙、丁 3 型肝炎。

1. 轻度慢性肝炎　急性肝炎迁延半年以上，反复出现疲乏、头晕、消化道症状、肝区不适、肝肿大、压痛，也可有轻度脾肿大，血清转氨酶反复或持续升高，肝活检仅有轻度肝炎病理改变，也可有轻度纤维组织增生，少数可转为中度慢性肝炎（轻型慢性活动性肝炎）。

2. 中度慢性肝炎　病程超过半年，症状（消化道症状、神经症状）明显，可伴有蜘蛛痣、肝掌、毛细血管扩张或肝病面容，进行性脾肿大，肝功能持续异常，肝脏纤维化指标升高，或伴有肝外器官损害等。肝活检有轻型慢性活动性肝炎的病理改变。

3. 重度慢性肝炎　除上述临床表现外，还具有早期肝硬化的肝活检病理改变与临床上代偿期肝硬化的表现。

（四）重型肝炎

重型肝炎的病因及诱因复杂，最常见的是免疫激活、重叠感染（如乙型肝炎重叠戊型、甲型肝炎感染）、乙肝基因突变、妊娠、过度疲劳、精神刺激、饮酒、应用肝损害药物、合并细菌感染、伴有其他疾病如甲亢、糖尿病等。

1. 根据病理组织学特征和病情发展速度，重型肝炎可分为四类。

（1）急性肝衰竭（ALF）：又称暴发型肝炎，特征是起病急，发病 2 周内出现Ⅱ度以上肝性脑病。本型病死率高，病程不超过 3 周。

（2）亚急性肝衰竭（SALF）：又称亚急性肝坏死。起病较急，发病15天~26周内出现肝衰竭症状，首先出现Ⅱ度以上肝性脑病者，称为脑病型；首先出现腹水及其相关症候（包括胸水等）者，称为腹水型；晚期可有难治性并发症如脑水肿、消化道大出血、严重感染、电解质紊乱及酸碱平衡失调、肝肾综合征等。本型病程较长，常超过3周至数月，容易转化为慢性肝炎或肝硬化。

（3）慢加急性肝衰竭（ACLF）：是在慢性肝病基础上出现的急性肝功能失代偿。

（4）慢性肝衰竭（CLF）：是在肝硬化基础上，肝功能进行性减退导致的以腹水或门脉高压、凝血功能障碍和肝性脑病等为主要表现的慢性肝功能失代偿。

2. 分期

根据临床表现的严重程度，亚急性肝衰竭和慢加急性肝衰竭可分为早期、中期和晚期。

（1）早期：

①极度乏力，并有严重消化道症状；

②黄疸进行性加深（血清 TBil ≥ 171μmol/L 或每日上升 ≥ 17.1μmol/L）；

③有出血倾向，PTA≤40%；

④未出现肝性脑病或明显腹水。

（2）中期：肝衰竭早期基础上，病情进一步发展，出现以下两条之一者：

①出现Ⅱ度以上肝性脑病和（或）明显腹水；

②出血倾向明显（出血点或瘀斑），且20% < PTA≤30%。

（3）晚期：在肝衰竭中期基础上，病情进一步加重，出现以下三条之一者：

①难治性并发症，如肝肾综合征、上消化道大出血、严重感染和难以纠正的电解质紊乱等；

②出现Ⅲ度以上肝性脑病；

③有严重出血倾向（注射部位瘀斑等），PTA≤20%。

（五）淤胆型肝炎

亦称毛细胆管炎型肝炎，主要表现为较长期（2～4个月或更长）肝内梗阻性黄疸，如皮肤瘙痒、粪便颜色变浅、肝肿大等，与肝外梗阻性黄疸不易鉴别。

特殊人群肝炎的表现

1. 小儿肝炎　感染肝炎病毒后多不表现症状而成为隐性感染，感染 HBV 后容易成为无症状 HBsAg 携带者，有症状者以无黄疸型或迁延性肝炎为主。

2. 老年肝炎　老年人感染肝炎病毒后发病率较其他年龄组为低，但黄疸发生率高、黄疸程度较深、持续时间较长，淤胆型较多见，合并症较多，重型肝炎比例高。

3. 妊娠期肝炎　症状较重，尤其以妊娠后期为严重，其特点为：消化道症状较明显，产后大出血多见，重型肝炎比例高，对胎儿有影响（早产、死胎、畸形等）。

并发症

肝内并发症多发于 HBV 和（或）HCV 感染，主要有肝硬化、肝细胞癌、脂肪肝；肝外并发症包括胆道炎症、胰腺炎、糖尿病、甲状腺功能亢进、再生障碍性贫血、溶血性贫血、心肌炎、肾小球肾炎、肾小管性酸中毒等。

重型肝炎的常见并发症：

1. 出血　可表现为皮肤、黏膜及消化道出血，甚至颅内出血，以皮肤黏膜及消化道出血为常见。

2. 继发感染　重型肝炎时免疫功能低下，易继发细菌感染特别是胆系感染、自发性腹膜炎等。

3. 肝性脑病　主要表现为不同程度的神经精神症状，常见诱因有上消化道出血、高蛋白质饮食、感染、大量排钾利尿、大量放腹水、使用镇静剂等。

4. 肝肾综合征　往往是严重肝病的终末期表现，约半数病例有出血、放腹水、大量利尿、严重感染等诱因，主要表现为少尿或无尿、氮质血症、电解质平衡失调。

5. 肝肺综合征 临床表现为胸闷、气促、呼吸困难、胸痛、发绀、头晕等症状，严重者可导致晕厥与昏迷。

六、理化检查

（一）肝功能检查

1. 血清酶的检测 血清丙氨酸转氨酶（ALT）最常用，是非特异性肝损害指标。ALT 升高 2 倍以上时，结合临床表现和血清免疫学检查有诊断价值。各型急性肝炎在黄疸出现前 3 周，ALT 即开始升高，直至黄疸消退后 2~4 周才恢复正常。慢性肝炎时 ALT 可持续或反复升高，有时成为肝损害的唯一表现。重型肝炎患者若黄疸迅速加深而 ALT 反而下降，则表明肝细胞大量坏死。天门冬氨酸转氨酶（AST）的意义与 ALT 相同，但特异性较 ALT 为低。血清碱性磷酸酶（ALP）的显著升高有利于肝外梗阻性黄疸的诊断。乳酸脱氢酶（LDH）的临床意义与 ALT 和 AST 大体一致。

2. 血清蛋白的检测 肝损害时血清白蛋白浓度下降，慢性肝病时血清球蛋白浓度上升，因此 A／G 比值有助于慢性活动性肝炎和肝硬化的诊断；血清蛋白电泳亦有相同的诊断作用。

3. 血清和尿胆色素检测 黄疸型肝炎时血清直接和间接胆红素均升高，其胆红素升高常与肝细胞坏死程度相关。急性肝炎早期尿中尿胆原增加，黄疸期尿胆红素及尿胆原均增加，淤胆型肝炎时尿胆红素强阳性而尿胆原可阴性。

4. 凝血酶原时间检测 肝病时凝血酶原时间长短与肝损害程度成正比。凝血酶原活动度 <40% 或凝血酶原时间比正常对照延长一倍以上时提示肝损害严重。

5. 血氨浓度检测 血氨浓度升高提示肝性脑病，但两者之间无必然联系。

（二）肝炎病毒标记物检测

1. 甲型肝炎

（1）血清标记物：抗－HAV IgM 阳性，提示 HAV 现症感染，

抗 – HAV IgM 阴性而抗 – HAV IgG 阳性则提示过去感染 HAV, 两者皆阳性也提示现症感染。

（2）粪便标记物：用 RIA 法或免疫电镜（IEM）法可从粪便中检出 HAV 颗粒；用组织培养或动物接种法也可从粪便中分离 HAV。

2. 乙型肝炎

（1）血清免疫学标记物

①HBsAg 与抗 – HBs：HBsAg 阳性表明现症 HBV 感染，抗 – HBs 阳性提示预防接种或过去感染产生的保护性免疫。

②HBeAg 与抗 – HBe：HBeAg 持续阳性表明 HBV 活动性复制，提示传染性较大，容易转为慢性。抗 – HBe 持续阳性提示 HBV 复制处于低水平，HBV DNA 可能已和宿主 DNA 整合；或者出现前 C 区突变，HBeAg 不能表达。

③HBcAg 与抗 – HBc：HBcAg 阳性意义同 HBeAg。抗 – HBc 阳性提示为过去感染或现在低水平感染；高滴度抗 – HBc lgM 阳性则提示 HBV 活动性复制。

（2）分子生物学标记

①DNAP 检测：DNAP 阳性表明 HBV 有活动性复制，现已少用。

②HBV DNA 检测：血清 HBV DNA 阳性表明 HBV 活动性复制，肝细胞内 HBV DNA 阳性提示已同宿主 DNA 整合，并长期潜伏下来。

③免疫组织化学标记物检测：常用免疫组化链菌素 – 生物素（LSAB）方法来检测肝组织细胞内 HBsAg 或 HBcAg，以辅助诊断及评价抗病毒药物的疗效。

3. 丙型肝炎

（1）血清免疫学标记：抗 – HCV 是有传染性的标记，丙型肝炎恢复或治愈后仍持续存在。抗 – HCV IgM 主要存在于急性期及慢性 HCV 感染病毒活动复制期；抗 – HCV IgG 则可长期存在。

（2）分子生物学标记

①血清 HCV RNA 含量甚微，需用 RT－PCR 法才能检出；肝细胞内 HCV RNA 可用原位杂交或原位 PCR 检测，主要用于科研。

②血清 HCV RNA 的定量检测：一般用于评价抗病毒药物疗效。

③免疫组织化学标记物检测：免疫组织化学标记物检测可用于肝细胞内 HCVAg 的检测，常用于科研或抗病毒药物的评价。

4. 丁型肝炎

（1）血清免疫学标记：急性 HDV 感染时 HDVAg 仅在血中出现数日，随之出现抗－HDV IgM，同时感染 HBV 和 HDV 时，抗－HBc lgM 同时阳性；重叠感染 HBV 和 HDV 时，常表现为抗－HBc lgM 阴性，抗－HDV IgM 和抗－HBc IgG 阳性，慢性 HDV 感染时抗－HDV IgG 持续升高。

（2）免疫组织化学检测：用免疫组织化学法可在肝活检标本中检出 HDVAg。

（3）分子生物学标记：血清或肝组织中 HDV RNA 是诊断 HDV 感染最直接的依据。

5. 戊型肝炎

（1）血清免疫学标记：常用 ELISA 法检测抗－HEV IgM 及抗－HEV IgG，两者均可作为近期感染的标志。

（2）分子生物学标记物检测：RT－PCR 法检测粪便和血液中出现 HEV RNA 可明确诊断。

（三）肝活体组织检查（肝活检）

肝活检病理组织学检查有助于明确诊断，判断病情所处阶段（炎症及纤维化情况）。

（四）超声检查

B 型超声检查能动态地观察肝、脾的大小、形态、包膜情况、实质回声结构、血管分布及其走行；观察胆囊大小、胆囊壁的厚薄及光滑度、胆汁的透声性及胆囊收缩功能；探测腹水的有无并估计腹水量；显示肝门部或胆囊颈周围肿大淋巴结等。对诊断肝硬化（特别是静止期肝硬化）有重要价值；对监测重症肝炎病情发展、估计预后有重要意义。彩色超声指引下进行肝穿刺采集肝活检标本可提高准确性和安全性。

（五）其他实验室检查

1. 血液常规检查　急性肝炎初期白细胞总数正常或略高，黄疸期白细胞总数减少，分类淋巴及大单核细胞升高，可见异型淋巴细胞。

2. 尿常规检查　深度黄疸或发热患者，尿中除胆红素阳性外，还可出现蛋白质，红、白细胞或管型。

七、诊断

（一）临床诊断

1. 急性肝炎

（1）急性无黄疸型肝炎：应根据流行病学资料、症状、体征、辅助检查综合判断，并排除其他疾患。

①流行病学资料：密切接触史指与确诊病毒性肝炎患者（特别是急性期）同吃、同住、同生活或经常接触肝炎病毒污染物（如血液、粪便）或有性接触而未采取防护措施者。注射史指在半年内曾接受输血、血液制品，以及消毒不严格的药物注射、免疫接种、针刺治疗等。

②症状近期内出现持续几天以上的，无其他原因可解释的症状如乏力、食欲减退、恶心等。

③体征：肝肿大，并有压痛、肝区叩痛，部分患者可有轻度脾肿大。

④辅助检查：主要是血清 ALT 增高，病原学检测阳性。

凡辅助检查阳性并且流行病学资料、症状、体征 3 项中有 2 项阳性或辅助检查及体征（或辅助检查及症状）均明显阳性，并排除其他疾病者可诊断为急性无黄疸型肝炎。凡单项血清 ALT 增高，或仅有症状、体征，或仅有流行病学史及②、③两项中之1者，均为疑似病例。疑似病例如病原学诊断为阳性，且除外其他疾病者可以确诊。

（2）急性黄疸型肝炎：凡符合急性肝炎诊断条件，且血清胆红素 >17.1μmol/L 或尿胆红素阳性，并排除其他原因引起的黄疸，可诊断为急性黄疸型肝炎。

2. 慢性肝炎　既往有乙型、丙型、丁型肝炎或 HBsAg 携带史或急性肝炎病程超过半年，目前仍有肝炎症状、体征及肝功能异常者可以诊断为慢性肝炎。发病日期不明或虽无肝炎病史，但肝活体组织病理检查符合慢性肝炎改变，或根据症状、体征、化验及 B 型超声检查综合分析亦可作出相应诊断。临床上将其可分为轻度、中度、重度。

3. 重型肝炎

（1）急性重型肝炎：以急性黄疸型肝炎起病，2 周内出现极度乏力，消化道症状明显，迅速出现 Ⅱ 度以上（按 Ⅳ 度划分）肝性脑病，凝血酶原活动度低于 40% 并排除其他原因者；肝浊音界进行性缩小，黄疸急剧加深；或黄疸很浅，甚至尚未出现黄疸，但有上述表现者均应考虑本病。

（2）亚急性重型肝炎：以急性黄疸型肝炎起病，15 天至 24 周出现极度乏力，消化道症状明显，同时凝血酶原时间明显延长，凝血酶原活动度低于 40% 并排除其他原因者；黄疸迅速加深，每天上升 ≥17.1μmol/L 或血清总胆红素大于正常 10 倍，首先出现 Ⅱ 度以上肝性脑病者，称脑病型（包括脑水肿、脑疝等）；首先出现腹水及其相关症候（包括胸水等）者，称为腹水型。

（3）慢性重型肝炎：发病基础有：①慢性肝炎或肝硬化病史；②慢性乙型肝炎病毒携带史；③无肝病史及无 HBsAg 携带史，但有慢性肝病体征（如肝掌、蜘蛛痣等）、影像学改变（如脾脏增厚等）及生化检测改变者（如丙种球蛋白升高，白/球蛋白比值下降或倒置）；④肝穿检查支持慢性肝炎；⑤慢性乙型或丙型肝炎，或慢性 HBsAg 携带者重叠甲型、戊型或其他肝炎病毒感染时要具体分析，应除外由甲型、戊型和其他型肝炎病毒引起的急性或亚急性重型肝炎。慢性重型肝炎起病时的临床表现同亚急性重型肝炎，随着病情发展而加重，达到重型肝炎诊断标准（凝血酶原活动度低于 40%，血清总胆红素大于正常 10 倍）。

为便于判定疗效及估计预后，亚急性重型和慢性重型肝炎可根据其临床表现分为早、中、晚三期：（1）早期：符合重型肝炎的基本条件，凝血酶原活动度 ≤40% ~ >30%，但未发生明显的脑病，亦未出现腹水。（2）中期：有 II 度肝性脑病或明显腹水、出血倾向（出血点或瘀斑），凝血酶原活动度 ≤30% ~ >20%。（3）晚期：有难治性并发症如肝肾综合征、消化道大出血、严重出血倾向（注射部位瘀斑等）、严重感染、难以纠正的电解质紊乱或 II 度以上肝性脑病、脑水肿、凝血酶原活动度 ≤20%。

4. 淤胆型肝炎 起病类似急性黄疸型肝炎，但自觉症状常较轻，皮肤瘙痒，大便灰白，常有明显肝脏肿大，肝功能检查血清胆红素明显升高，以直接胆红素为主，凝血酶原活动度 >60% 或应用维生素 K 肌注后一周可升至 60% 以上，血清胆汁酸、γ 谷氨酰转肽酶，碱性磷酸酶、胆固醇水平可明显升高，黄疸持续 3 周以上，并除外其他原因引起的肝内外梗阻性黄疸者，可诊断为急性淤胆型肝炎。在慢性肝炎基础上发生上述临床表现者，可诊断为慢性淤胆型肝炎。

5. 肝炎肝硬化

（1）肝炎肝纤维化：主要根据组织病理学检查结果诊断，B超检查结果可供参考。B超检查表现为肝实质回声增强、增粗，肝脏表面不光滑，边缘变钝，肝脏、脾脏可增大。

（2）肝炎肝硬化：肝组织病理学表现为弥漫性肝纤维化及结节形成，二者必须同时具备。①代偿性肝硬化：指早期肝硬化，一般属 Child - Pugh A 级，尚无明显肝功能衰竭表现，可有门静脉高压症如轻度食管静脉曲张，但无腹水、肝性脑病或上消化道出血。②失代偿性肝硬化：指中晚期肝硬化，一般属 Child - Pugh B、C级，有明显肝功能异常及失代偿征象，患者可出现腹水、肝性脑病及门静脉高压症引起的食管、胃底静脉明显曲张或破裂出血。

根据肝脏炎症活动情况，可将肝硬化区分为：①活动性肝硬化 ALT 升高、黄疸、白蛋白水平下降，肝质地变硬，脾进行性增大，并伴有门静脉高压征。②静止性肝硬化 ALT 正常，无明显黄疸，血清白蛋白水平低，伴有门静脉高压征。

（二）病原学诊断

目前病毒性肝炎的病原至少有 5 型，即 HAV、HBV、HCV、HDV 和 HEV，各型病毒性肝炎病原学诊断依据如下。

1. 甲型肝炎　急性肝炎患者血清抗－HAV IgM 阳性，可确诊为 HAV 近期感染。慢性乙型肝炎或自身免疫性肝病患者血清中检测抗－HAV IgM 阳性时，判断 HAV 重叠感染应慎重，须排除 RF 及其他原因引起的假阳性。

2. 乙型肝炎　有以下任何一项阳性，可诊断为现症 HBV 感染：①血清 HBsAg 阳性；②血清 HBV DNA 阳性；③血清抗－HBc IgM 阳性；④肝内 HBcAg 和（或）HBsAg 阳性，或 HBV DNA 阳性。

（1）急性乙型肝炎的诊断：必须与慢性乙型肝炎急性发作鉴别。诊断急性乙型肝炎可参考下列动态指标：①HBsAg 效价由高到低，HBsAg 消失后，抗－HBs 阳转；②急性期抗－HBc IgM 效价高，抗－HBc IgG 阴性或低水平。

（2）慢性乙型肝炎的诊断：临床符合慢性肝炎，并有一种以上现症 HBV 感染标志阳性。

（3）慢性 HBsAg 携带者的诊断：无任何临床症状和体征，肝功能正常，HBsAg 持续阳性 6 个月以上者。

3. 丙型肝炎

（1）急性丙型肝炎的诊断：临床符合急性肝炎，血清或肝内 HCV RNA 阳性；或抗－HCV 阳性，但无其他型肝炎病毒的急性感染标志。

（2）慢性丙型肝炎的诊断：临床符合慢性肝炎，除外其他型肝炎，血清抗－HCV 阳性，或血清和（或）肝内 HCV RNA 阳性。

4. 丁型肝炎

（1）急性丁型肝炎的诊断：①急性 HDV、HBV 同时感染：急性肝炎患者，除急性 HBV 感染标志阳性外，血清抗 – HDV IgM 阳性，抗 – HDV IgG 低效价阳性；或血清和（或）肝内 HDVAg 及 HDVRNA 阳性。②HDV、HBV 重叠感染：慢性乙型肝炎病人或慢性 HBsAg 携带者、血清 HDVAg 和（或）HDV RNA 阳性，或抗 – HDV IgM 和抗 – HDV IgG 阳性，肝内 HDV RNA 和（或）肝内 HDVAg 阳性。

（2）慢性丁型肝炎的诊断：临床符合慢性肝炎，血清抗 – HDV IgG 持续高效价，HDV RNA 持续阳性，肝内 HDV RNA 和（或）HDVAg 阳性。

5. 戊型肝炎

（1）抗 HEV IgM 和抗 HEV IgG：抗 HEV IgM 是近期 HEV 感染的标志；抗 HEV IgG 在急性期滴度较高，恢复期则明显下降。如果抗 HEV IgG 滴度较高，或由阴性转为阳性，或由低滴度升高为高滴度，或由高滴度降至低滴度甚至转阴，均可诊断为 HEV 感染。少数戊型肝炎病人始终不产生抗 HEV IgM 和 HEV IgG，两者均阴性时不能排除戊型肝炎。

（2）HEV RNA：采用 RT – PCR 法在粪便和血液标本中检测到 HEV RNA，可明确诊断。

八、鉴别诊断

（一）其他原因引起的肝炎

1. 其他病毒引起的肝炎　EBV 和 CMV 都可引起肝炎，但一般不称为病毒性肝炎。鉴别诊断应根据原发病的临床特点和血清学检查结果。

2. 感染中毒性肝炎　细菌、立克次体、钩端螺旋体感染都可引起肝肿大、黄疸及肝功能异常，应根据原发病的临床特点和实验室检查加以鉴别。

3. 酒精性肝炎　长期嗜酒可导致慢性肝炎、肝硬化，可根据个人史和血清学检查加以鉴别。

4. 药物性肝炎 有能引起肝损害药物的服药史。初次应用至出现肝损害之间有一段潜伏期，再次暴露于同一药物时则肝损害迅速发生。

5. 肝豆状核变性 血清铜及铜蓝蛋白降低，眼角膜边缘可检出凯－弗环。

6. 其他脂肪肝、寄生虫病（如血吸虫病、华支睾吸虫病）等亦可引起肝功能异常，需注意相鉴别。

（二）其他原因引起的黄疸

1. 溶血性黄疸 有药物或感染的诱因，表现为贫血、血红蛋白尿、网织红细胞增多，血清非结合胆红素升高，大、小便中尿胆原增多等。

2. 肝外梗阻性黄疸 有原发病症状、体征，肝功能损害轻，以直接胆红素升高为主，肝内外胆管扩张。

九、治疗

一般采用综合疗法，适当休息，合理营养，根据不同病情给予适当的药物辅助治疗，同时避免饮酒、使用肝毒性药物及其他对肝脏不利的因素。

（一）急性肝炎

多为自限性疾病，若治疗及时，大多数病人 3～6 个月内临床治愈。

1. 休息 发病早期必须卧床休息，至肝功能明显好转后，可逐渐增加活动量。

2. 营养 发病早期应给易消化清淡饮食，应含有适量的热量、蛋白质和维生素，并补充维生素 C 和维生素 B 族等，食欲改善后应给予含有足够蛋白质、糖类及适量脂肪的饮食。

3. 抗病毒治疗 一般不采用抗病毒治疗，但急性丙型肝炎可选用普通干扰素或聚乙二醇化干扰素同时加用利巴韦林治疗 24 周。

（二）慢性肝炎

采用综合性治疗方案包括合理的休息和营养，心理辅导，改善和恢复肝功能，免疫调节，抗病毒和抗纤维化等治疗。

1. 一般治疗

（1）休息：病情活动期适当卧床休息，病情好转后注意动静结合，肝功能恢复正常达 3 个月以上者可恢复正常工作，但应避免过劳且须定期复查。

（2）营养：应进高蛋白饮食，热量摄入不宜过高。

2. 药物治疗

（1）改善和恢复肝功能：①非特异性护肝药：维生素类、还原型谷胱甘肽、葡醛内酯等；②降酶药：甘草提取物、五味子类、山豆根类、垂盆草、齐墩果酸等；③退黄药：丹参、茵栀黄、门冬氨酸钾镁、前列腺素 E_1、腺苷蛋氨酸、皮质激素等，应用皮质激素须慎重。

（2）免疫调节：如胸腺肽、转移因子、特异性免疫核糖核酸等。

（3）抗肝纤维化：主要有丹参、冬虫夏草、桃仁提取物、γ 干扰素等。

（4）抗病毒治疗：目的在于抑制病毒复制，减少传染性；改善肝功能；减轻肝组织病变；提高生活质量；减少或阻止肝硬化和原发性肝细胞癌的发生。

慢性乙型肝炎的抗病毒治疗：

抗病毒治疗的一般适应证：

①HBeAg 阳性者，HBV DNA $\geqslant 10^5$ 拷贝/ml；HBeAg 阴性者，HBV DNA$\geqslant 10^4$ 拷贝/ml。

②ALT$\geqslant 2 \times$ULN，如用 IFN 治疗，ALT 应$\leqslant 10 \times$ULN，血清总胆红素应$< 2 \times$ULN。

③ALT$< 2 \times$ULN，但肝组织学显示 Knodell HAI$\geqslant 4$，或炎性坏死$\geqslant G_2$，或纤维化$\geqslant S_2$。

对持续 HBV DNA 阳性、达不到上述治疗标准，但有以下情形之一者，亦应考虑给予抗病毒治疗：

①对 ALT 大于 ULN 且年龄 >40 岁者。

②对 ALT 持续正常但年龄较大者（ > 40 岁），应密切随访，最好进行肝活组织检查，如肝组织学显示 Knodell HAI≥4，或炎性坏死≥G_2，或纤维化≥S_2，应积极给予抗病毒治疗。

③动态观察发现有疾病进展的证据（如脾脏增大）者，建议肝组织学检查，必要时给予抗病毒治疗。

临床上常用的抗病毒药物有干扰素和核苷类药物。

干扰素（IFNα）主要通过诱导宿主产生细胞因子起作用，治疗方案：①普通 IFNα：3～5 MU，每周 3 次或隔日 1 次，皮下注射，②聚乙二醇化干扰素 α－2a（PegIFNα－2a）：180μg，每周 1次，皮下注射，疗程 1 年，③聚乙二醇化干扰素 α－2b（PegIFNα－2b）：1.0～1.5μg/kg，每周 1 次，皮下注射，疗程 1 年。

IFN 治疗的禁忌证

IFN 治疗的绝对禁忌证包括：妊娠、精神病史、未能控制的癫痫、未戒断的酗酒或吸毒者、未经控制的自身免疫性疾病、失代偿期肝硬化、有症状的心脏病。

IFN 治疗的相对禁忌证包括：甲状腺疾病、视网膜病、银屑病、既往抑郁症史，未控制的糖尿病、高血压，治疗前中性粒细胞计数 < 1.0×10^9/L 和（或）血小板计数 < 50×10^9/L，总胆红素 > 51 μmol/L（特别是以间接胆红素为主者）。

IFN 的不良反应及其处理

①流感样综合征：表现为发热、寒战、头痛、肌肉酸痛和乏力等，可在睡前注射 IFNα，或在注射 IFN 的同时服用解热镇痛药。

②一过性外周血细胞减少：主要表现为外周血白细胞（中性粒细胞）和血小板减少。如中性粒细胞绝对计数 ≤ 0.75×10^9/L 和（或）血小板 < 50×10^9/L，应降低 IFNα 剂量；1～2 周后复查，如恢复，则逐渐增加至原量。如中性粒细胞绝对计数 ≤ 0.5×10^9/L 和（或）血小板 < 30×10^9/L，则应停药。对中性粒细胞明显降低者，可试用粒细胞集落刺激因子（G－CSF）或粒细胞巨噬细胞集

落刺激因子（GM－CSF）治疗。

③精神异常：可表现为抑郁、妄想、重度焦虑等精神疾病症状。对症状严重者，应及时停用 IFNα，必要时会同神经精神科医师进一步诊治。

④自身免疫性疾病：一些患者可出现自身抗体，仅少部分患者出现甲状腺疾病、糖尿病、血小板减少、银屑病、白斑、类风湿关节炎和系统性红斑狼疮样综合征等，应请相关科室医师会诊共同诊治，严重者应停药。

⑤其他少见的不良反应：包括肾脏损害、心血管并发症、视网膜病变、听力下降和间质性肺炎等，应停止 IFN 治疗。

核苷（酸）类药物　目前已应用于临床的抗 HBV 核苷（酸）类药物有 5 种，我国已上市 4 种。

①拉米夫定：100mg/d，HBV DNA 低于检测下限、ALT 复常、HBeAg 血清学转换后，再巩固至少 1 年（经过至少 2 次复查，每次间隔 6 个月），仍保持不变且总疗程至少已达 2 年者，可考虑停药。

②阿德福韦酯：10mg/d，疗程可参照拉米夫定。

③恩替卡韦：0.5 mg/d，疗程可参照拉米夫定。

④替比夫定：600 mg/d，疗程可参照拉米夫定。

少见不良反应的预防和处理：

核苷（酸）类药物总体安全性和耐受性良好，但在临床应用中确有少见、罕见严重不良反应的发生如肾功能不全、肌炎、横纹肌溶解、乳酸酸中毒等。对治疗中出现血清肌酐、CK 或乳酸脱氢酶明显升高，并伴相应临床表现如全身情况变差、明显肌痛、肌无力等症状的患者，一旦确诊为尿毒症、肌炎、横纹肌溶解或乳酸酸中毒等，应及时停药或改用其他药物并给予积极干预。

丙型肝炎抗病毒治疗

抗病毒治疗的适应证：只有确诊为血清 HCV RNA 阳性的丙型肝炎患者才需要抗病毒治疗。

抗病毒治疗的有效药物：干扰素（IFN）α 是抗 HCV 的有效药

物，包括普通 IFNα、复合 IFN 和聚乙二醇（PEG）化干扰素 α（PEG‑IFNα）。后者是在 IFNα 分子上交联无活性、无毒性的 PEG 分子，延缓 IFNα 注射后的吸收和体内清除过程，其半衰期较长，每周 1 次给药即可维持有效血药浓度。复合 IFN 9μg 相当于普通 IFNα 3MU。PEG‑IFNα 与利巴韦林联合应用是目前最有效的抗病毒治疗方案，其次是普通 IFNα 或复合 IFN 与利巴韦林联合疗法，均优于单用 IFNα。

一般丙型肝炎患者的治疗

①慢性丙型肝炎：ALT 或 AST 持续或反复升高，或肝组织学有明显炎症坏死（G≥2）或中度以上纤维化（S≥2）者，易进展为肝硬化，应给予积极治疗。ALT 持续正常者大多数肝脏病变较轻，应根据肝活检病理学结果决定是否治疗。对已有明显纤维化（S_2、S_3）者，无论炎症坏死程度如何，均应给予抗病毒治疗；对轻微炎症坏死且无明显纤维化（S_0、S_1）者，可暂不治疗，但每隔 3~6 个月应检测肝功能。ALT 水平并不是预测患者对 IFNα 应答的重要指标。既往曾报道，用普通 IFNα 治疗 ALT 正常的丙型肝炎患者无明显效果，因而不主张应用 IFNα 治疗。但最近有研究发现，用 PEG‑IFNα‑2a 与利巴韦林联合治疗 ALT 正常的丙型肝炎患者，其病毒学应答率与 ALT 升高的丙型肝炎患者相似。因此，对于 ALT 正常或轻度升高的丙型肝炎患者，只要 HCV RNA 阳性，也可进行治疗，但尚须积累更多病例作进一步临床研究。

②丙型肝炎肝硬化：代偿期肝硬化（Child‑Pugh A 级）患者，尽管对治疗的耐受性和效果有所降低，但为使病情稳定、延缓或阻止肝衰竭和 HCC 等并发症的发生，建议在严密观察下给予抗病毒治疗；失代偿期肝硬化患者，多难以耐受 IFNα 治疗的不良反应，有条件者应行肝脏移植术。

③肝移植后丙型肝炎复发：HCV 相关的肝硬化或 HCC 患者经肝移植后，HCV 感染复发率很高。IFNα 治疗对此类患者有效果，但有促进对移植肝排斥反应的可能，可在有经验的专科医生指导和严密观察下进行抗病毒治疗。

特殊丙型肝炎患者的治疗

①儿童和老年人：有关儿童慢性丙型肝炎的治疗经验尚不充分。初步临床研究结果显示，IFNα 单一治疗的 SVR 率似高于成人，对药物的耐受性也较好。65 岁或 70 岁以上的老年患者原则上也应进行抗病毒治疗，但一般对治疗的耐受性较差。因此，应根据患者的年龄、对药物的耐受性、并发症（如高血压、冠心病等）及患者的意愿等因素全面衡量，以决定是否给予抗病毒治疗。

②酗酒及吸毒者：慢性酒精中毒及吸毒可能促进 HCV 复制，加剧肝损害，从而加速发展为肝硬化甚至 HCC 的进程。由于酗酒及吸毒患者对于抗病毒治疗的依从性、耐受性和 SVR 率均较低，因此，治疗丙型肝炎必须同时戒酒及戒毒。

③合并 HBV 或 HIV 感染者：合并 HBV 感染会加速慢性丙型肝炎向肝硬化或 HCC 的进展。对于 HCV RNA 阳性/HBV DNA 阴性者，先给予抗 HCV 治疗；对于两种病毒均呈活动性复制者，建议首先以 IFNα 加利巴韦林清除 HCV，对于治疗后 HBV DNA 仍持续阳性者可再给予抗 HBV 治疗。对此类患者的治疗尚需进行深入研究，以确定最佳治疗方案。

合并 HIV 感染也可加速慢性丙型肝炎的进展，抗 HCV 治疗主要取决于患者的 CD_4^+ 细胞计数和肝组织的纤维化分期。免疫功能正常、尚无即刻进行高活性抗逆转录病毒治疗（HAART）指征者，应首先治疗 HCV 感染；正在接受 HAART 治疗、肝纤维化呈 S_2 或 S_3 的患者，须同时给予抗 HCV 治疗；但要特别注意观察利巴韦林与抗 HIV 核苷类似物相互作用的可能性，包括乳酸酸中毒等。对于严重免疫抑制者（CD_4^+ 阳性淋巴细胞 $< 2 \times 10^8/L$），应首先给抗 HIV 治疗，待免疫功能重建后，再考虑抗 HCV 治疗。

④慢性肾功能衰竭：对于慢性丙型肝炎伴有肾功能衰竭且未接受透析者，不应进行抗病毒治疗。已接受透析且组织病理学上尚无肝硬化的患者（特别是准备行肾移植的患者），可单用 IFNα 治疗（应注意在透析后给药）。由于肾功能不全的患者可发生严重溶血，因此，一般不应用利巴韦林联合治疗。

（三）重型肝炎

强调早期诊断、综合性治疗、预防和治疗并发症。

1. 一般和支持疗法　绝对卧床休息，重病监护，减少膳食中蛋白质含量，进食量少者可静脉滴注适量葡萄糖液和维生素，输注新鲜血浆和白蛋白，注意维持水、电解质平衡。

2. 促进肝细胞再生

（1）胰高糖素－胰岛素（G－I）疗法：胰高糖素 1mg 及普通胰岛素 10U 加入 10% 葡萄糖液 500ml 内缓慢静脉滴注，每日 1 次，疗程两周，其疗效尚有争议。

（2）促肝细胞生长因子：静脉滴注，160～200mg/d，初步认为疗效较好。

3. 对症治疗

（1）防治肝性脑病：①低蛋白饮食，口服乳果糖每日 30～60ml 以减少氨的吸收；②减少肠道细菌分解蛋白产生氨；③纠正假性神经递质静脉滴注左旋多巴；④维持氨基酸代谢平衡，应用以支链氨基酸成分为主的六合氨基酸等静脉滴注；⑤有脑水肿患者，应及早使用甘露醇、山梨醇等治疗。

（2）防治出血：可适量应用止血剂及输入新鲜血浆，必要时输入血小板或凝血酶原复合物等。预防消化道出血可使用组胺 H_2 受体拮抗剂如雷尼替丁，有消化道溃疡者可用奥美拉唑。出血时可口服凝血酶或去甲肾上腺素或云南白药，应用垂体后叶素。

（3）防治继发性感染：病程中观察有无腹膜炎、肺炎、尿路感染等征象，使用肾上腺皮质激素的患者，尤应提高警惕。一旦发生感染，应及早选用敏感抗感染药物治疗。

（4）肝肾综合征：避免应用肾损药物和引起血容量降低的各种因素，可应用前列腺素 E 或多巴胺静滴并配合使用利尿剂治疗，大多不适宜透析治疗。

4. 人工肝支持治疗　非生物型人工肝支持系统已应用于临床，主要作用是清除患者血中毒性物质及补充生物活性物质，对早期重型肝炎有较好疗效，对于晚期重型肝炎有助于为肝细胞再生争取时间或为肝移植做准备。

适应证：①各种原因引起的肝衰竭早、中期；②晚期肝衰竭肝移植术前等待供体、肝移植术后排异反应、移植肝无功能期。

相对禁忌证：①严重活动性出血或 DIC 者；②对血制品或药品如血浆、肝素和鱼精蛋白等高度过敏者；③循环功能衰竭者；④心脑梗死非稳定期者；⑤妊娠晚期。

5. 肝移植　目前该技术基本成熟，但由于肝移植价格昂贵，供肝来源困难、排异反应、继发感染（如巨细胞病毒）等阻碍其广泛应用。

适应证：①各种原因所致的中晚期肝衰竭，经积极内科和人工肝治疗疗效欠佳。②各种类型的终末期肝硬化。

禁忌证：

绝对禁忌证：①难以控制的全身性感染；②肝外有难以根治的恶性肿瘤；③难以戒除的酗酒或吸毒；④合并严重的心、脑、肺等重要脏器器质性病变；⑤难以控制的精神疾病。

相对禁忌证：①年龄大于 65 岁；②肝脏恶性肿瘤伴门静脉主干癌栓或转移；③合并糖尿病、心肌病等预后不佳的疾病；④胆道感染所致的败血症等严重感染；⑤获得性人类免疫缺陷病毒感染；⑥明显门静脉血栓形成等解剖结构异常。

6. 抗病毒治疗　应尽早抗病毒治疗，抗病毒治疗药物选择以核苷类药物为主。

（四）淤胆型肝炎

早期治疗同急性黄疸型肝炎，黄疸持续不退时，可加用泼尼松 40～60mg/d 口服或静脉滴注地塞米松 10～20mg/d，2 周后如血清胆红素显著下降，则逐步减量。

（五）肝炎肝硬化

参照慢性肝炎和重型肝炎治疗。

中医辨证论治

1. 湿热内蕴

（1）热重于湿

症状：身目俱黄，其色鲜明如橘子色，口干口苦，恶心厌油，纳差，上腹胀满，大便秘结或干燥，小便黄赤，舌质红，苔黄腻或黄糙，脉弦滑而数。

治则：清热利湿，解毒退黄。

方药：茵陈蒿汤加减。方中茵陈味苦微寒，入肝、脾、膀胱经，为清热利湿、疏肝利胆退黄的要药；栀子清泄三焦湿热，利胆退黄；大黄通腑化瘀，泄热解毒，利胆退黄；茵陈配栀子，使湿热从小便而去；茵陈配大黄，使瘀热从大便而解，三药合用，共奏清热利湿，通腑化瘀，利胆退黄和解毒之功。

加减：胁肋胀痛明显者，加柴胡、川楝子；小便黄而短赤者，加车前草、生薏苡仁、玉米须；心烦口苦甚者，加龙胆草、连翘、生地；呕吐明显者，加姜半夏、竹茹；黄疸重者，加郁金、虎杖；身痒加苦参、白鲜皮；纳呆甚者，加焦山楂、焦神曲、焦谷麦芽；热毒较甚、发热、口苦、口干者，加龙胆草、贯众。

（2）湿重于热

症状：身目俱黄，黄色欠鲜明，头重，肢体困倦，身热不扬或无发热，口淡或黏，恶心纳呆，胸脘痞满，倦怠乏力，便溏或黏滞不爽，小便黄，舌质淡而润，苔厚腻或黄白相间，脉濡缓或弦滑。

治则：利湿化浊，清热退黄。

方药：茵陈五苓散加减。方用茵陈清热利湿，利胆退黄；用猪苓、茯苓、泽泻淡渗利湿；炒白术健脾燥湿；佐以桂枝，以内助膀胱气化。

加减：腹胀满者，加枳实、半夏、厚朴；疼痛明显者，加元胡、川楝子；恶心呕吐甚者，加陈皮、半夏、竹茹、代赭石；脾气虚弱、少气乏力者，加太子参或党参；胃气上逆、呕吐频作者，加姜竹茹、姜半夏；口腻、纳食不香者，加藿香、佩兰。

注：湿热内蕴型见于急性黄疸型肝炎，多由湿热交蒸，蕴阻脾

胃，熏蒸肝胆所致。属"阳黄"范畴。湿热交蒸，内熏肝胆，胆汁不循常道，外溢肌肤，则面目周身俱黄，黄色鲜明，尿色深黄；湿热内阻，气机不畅，胃气上逆，脾失健运，则恶心呕吐，不欲饮食，胁胀腹痛，倦怠乏力；舌红苔黄腻，脉弦数或濡数均为湿热郁蒸之象。湿热内蕴型需辨清湿重于热和热重于湿的不同类型。湿偏重者，病变重心在脾，以腹胀脘痞，四肢倦怠，口淡乏味，便溏苔腻等症为辨证要点。若湿郁日久而寒化，则可致阴黄，黄疸多晦暗如烟熏，多见于胆汁郁积型肝炎或慢性肝炎；热偏重者，病变重心在胃，以发热，口渴，便干，尿黄，舌红，苔黄为辨证要点。

（3）湿热兼表

症状：黄疸初起，目白睛微黄或不明显，小便黄，脘腹满闷，不思饮食，伴有恶寒发热，头身重痛，乏力，舌苔黄腻，脉浮弦或弦数。

治则：清热化湿，佐以解表。

方药：麻黄连翘赤小豆汤合甘露消毒丹。本方意在解除表邪，芳香化湿，清热解毒。二方中麻黄、薄荷辛散外邪，使邪从外解；连翘、黄芩清热解毒；藿香、白蔻仁、石菖蒲芳香化湿；赤小豆、梓白皮、滑石、木通渗利小便；杏仁宣肺化湿；茵陈清热化湿，利胆退黄；生姜、大枣、甘草调和脾胃。

加减：表证轻者，麻黄、薄荷用量宜轻，取其微汗之意；目白睛黄甚者，茵陈用量宜大；热重者酌加金银花、栀子、板蓝根清热解毒。并可加郁金、丹参以疏肝调血。

2. 胆腑郁热

症状：身目发黄鲜明，右胁剧痛且放射至肩背，壮热或寒热往来，伴有口苦咽干，恶心呕吐，便秘，尿黄，舌红苔黄而干，脉弦滑数。

治则：清热化湿，疏肝利胆。

方药：大柴胡汤。方中柴胡、黄芩、半夏、生姜和解少阳，和胃降逆；大黄、枳实通腑泻热，利胆退黄；白芍和脾敛阴，柔肝利胆；大枣养胃。

加减：胁痛重者，可加郁金、枳壳、木香；黄疸重者，可加金钱草、厚朴、茵陈、栀子；壮热者，可加金银花、蒲公英、虎杖；呃逆恶心者，加炒莱菔子。

3. 疫毒发黄（急黄）

症状：起病急骤，黄疸迅速加深，身目呈深黄色，胁痛，脘腹胀满，疼痛拒按，壮热烦渴，呕吐频作，尿少便结，烦躁不安，或神昏谵语，或衄血尿血，皮下紫斑，或有腹水，继之嗜睡昏迷，舌质红绛，苔黄褐干燥，脉弦大或洪大。

治法：清热解毒，凉血开窍。

方药：犀角散。本方主药犀角（以水牛角代之）是清热解毒凉血之要药，配以黄连、栀子、升麻则清热解毒之力更大；茵陈清热利湿，利胆退黄。

加减：可加生地黄、玄参、石斛、丹皮清热解毒，养阴凉血；若热毒炽盛，乘其未陷入昏迷之际，急以通涤胃肠热毒为要务，不可犹豫，宜加大剂量清热解毒药如金银花、连翘、土茯苓、蒲公英、大青叶、黄柏、生大黄，或用五味消毒饮，重加大黄。如已出现躁扰不宁，或伴出血倾向，需加清营凉血解毒药，如神犀丹之类，以防内陷心包，出现昏迷。如热入营血，心神昏乱，肝风内动，法宜清热凉血，开窍息风，急用温病"三宝"，躁扰不宁，肝风内动者用紫雪丹；热邪内陷心包，谵语或神昏不语者用至宝丹；热毒炽盛，湿热蒙蔽心神，神志时清时昧者，急用安宫牛黄丸。

注：本证见于急性或亚急性重症肝炎。多由湿热炽盛，化火生毒，或感受湿热疫疠之邪所致。肝胆热毒炽盛，充斥三焦，则起病急骤，黄疸迅速加深；里热蒸腾，热炽津伤，则高热烦渴；热扰心神，神明失司，则烦躁不安，甚则神昏谵妄；热入血分，迫血妄行，则衄血、便血、肌肤斑疹；瘀热内结，腑气不通，则大便秘结，小便短赤；热极生风，则手足抽搐；湿热内阻，则胸满腹胀，甚或腹水；舌红绛，苔黄，脉弦数或滑数为气血两燔之象。

4. 寒湿阻遏

症状：脘闷腹胀，或身目俱黄，胁肋疼痛，头身困重，肢体困倦，食少便溏，尿黄，口淡不渴，神疲畏寒，黄色晦暗不泽或如烟熏，舌淡，苔白腻，脉沉缓。

治则：温化寒湿，健脾和胃，利胆退黄。

方药：茵陈术附汤加减。方中茵陈除湿利胆退黄；附子、干姜温中散寒，佐以白术、甘草健脾和胃。

加减：胁痛或胁下积块者，加柴胡、泽兰、郁金、赤芍；大便溏薄者，加车前子、泽泻；黄疸日久、身倦乏力者，加党参；腹胀较甚者，加厚朴、木香、大腹皮；恶心呕吐者，加半夏、白豆蔻；黄疸消退缓慢者，加赤芍、丹参、红花。

5. 脾虚湿郁

症状：多见于黄疸久郁者。症见身目俱黄，黄色较淡而不鲜明，胁肋隐痛，食欲不振，肢体倦怠乏力，心悸气短，食少腹胀，大便溏薄，舌淡苔薄白，脉濡细。

治则：健脾益气，祛湿利胆。

方药：六君子汤加茵陈、柴胡。方中人参、茯苓、白术、甘草健脾益气；陈皮、半夏健脾燥湿；茵陈、柴胡利湿疏肝利胆。诸药合用，共奏健脾益气、疏肝利胆、祛湿退黄之功。

加减：血虚者可加当归、地黄养血；湿重苔腻者可少加猪苓、泽泻。

注：本证常见于急性无黄疸型肝炎或慢性迁延型肝炎。多由湿邪困脾，脾失健运所致。湿邪中阻，气机不畅，则见脘痞腹胀，胁痛隐隐；湿阻脾胃，升降失调，纳运失职，则恶心呕吐，胸闷不饥；内有湿阻，则口淡不渴；脾虚清阳不升，水谷不化，则大便溏薄；脾虚不运，无以化生气血，充养机体，则形体消瘦，气少乏力；脾虚水湿不化，外溢肌肤则面目肢体虚浮；苔腻，脉濡或缓为湿邪内盛之征。

6. 肝郁气滞

症状：胁肋刺痛，脘痞腹胀，恶心嗳气，食欲不振，烦躁易怒，时时太息，脉弦。

治则：疏肝和胃，理气止痛。

方药：柴胡疏肝散加减。方中柴胡疏肝解郁；香附、枳壳、陈皮理气除胀；川芎活血行气通络；白芍、甘草缓急止痛，全方共奏疏肝理气止痛之功。

加减：若气滞及血，胁痛重者，酌加郁金、川楝子、延胡索、青皮以增强理气活血止痛之功；若兼见心烦急躁，口干口苦，尿黄便干，舌红苔黄，脉弦数等气郁化火之象，酌加栀子、黄芩、龙胆草等清肝之品；若伴胁痛，肠鸣，腹泻者，为肝气横逆，脾失健运之证，酌加白术、茯苓、泽泻、薏苡仁以健脾止泻；若伴有恶心呕吐，是为肝胃不和，胃失和降，酌加半夏、陈皮、藿香、生姜等以和胃降逆止呕。

注：本证见于急性无黄疸型肝炎，或迁延型肝炎，或肝炎恢复期。多由肝郁气滞，乘脾犯胃所致。肝气郁滞，疏泄失职，胁络痹阻，则胁肋胀痛，胸闷不舒；肝气横逆，脾失健运，胃失和降，则食欲不振，嗳气腹胀，呕恶不舒；气滞为主，湿阻不甚，故苔薄，脉弦。

7. 肝郁脾虚

症状：胁肋胀满疼痛，胸闷善太息，精神抑郁，纳差，口淡乏味，脘腹痞胀，少气懒言，四肢倦怠，面色萎黄，大便溏泄或食谷不化，每于进食生冷油腻及不易消化的食物而加重，舌淡，苔白，脉沉弦。

治则：疏肝解郁，健脾和中。

方药：柴芍六君子汤加减。胁痛甚者，加川楝子、元胡、郁金；腹胀明显者，加砂仁、厚朴；纳差者，加炒内金、焦三仙；黄疸者，加茵陈、鸡内金、金钱草；烦躁易怒、口苦、舌红、脉弦数者，加栀子、丹皮、龙胆草；失眠多梦者，加远志、酸枣仁。

8. 瘀血阻络

症状：胁肋刺痛，痛处固定而拒按，疼痛持续不已，入夜尤甚，或胁下有积块，或面色晦暗，舌质紫暗，脉沉弦。

治则：活血化瘀，理气通络。

方药：血府逐瘀汤。方用桃仁、红花、当归、生地黄、川芎、赤芍活血化瘀而养血；柴胡行气疏肝；桔梗开肺气；枳壳行气宽中；牛膝通利血脉；引血下行。

加减：若瘀血严重，有明显外伤史者，应以逐瘀为主，方选复元活血汤。方以大黄、桃仁、红花、穿山甲活血祛瘀，散结止痛，当归养血祛瘀；柴胡疏肝理气；天花粉消肿化痰；甘草缓急止痛；调和诸药。还可加三七粉另服，以助祛瘀生新之效。

9. 肝阴不足

症状：胁肋隐痛，绵绵不已，遇劳加重，口干咽燥，两目干涩，心中烦热，头晕目眩，舌红少苔，脉弦细数。

治法：养阴柔肝，佐以理气通络。

方药：一贯煎加减。本方为柔肝的著名方剂。组方原则宗叶氏"肝为刚脏，非柔润不能调和"之意，在滋阴补血以养肝的基础上少佐疏调气机，通络止痛之品，宜于肝阴不足，络脉不荣的胁肋作痛。方中生地、枸杞滋养肝肾，沙参、麦冬、当归滋阴养血柔肝，川楝子疏肝理气止痛。

加减：若两目干涩，视物昏花，可加草决明、女贞子；头晕目眩甚者，可加钩藤、天麻、菊花；若心中烦热，口苦甚者，可加栀子、丹参。

注：本证见于慢性或迁延性肝炎。多由湿热郁久化燥，或气郁化火耗损肝阴所致。肝阴不足，脉络失养，则胁肋隐痛；阴不制阳，虚热内生，则口干不欲饮，手足心热；虚热上扰清空，则头昏目胀；内扰心神，则心烦失眠，舌红少苔，脉细数为阴虚内热之征。肝阴不足所致胁痛，除久病体虚，失血等原因外，尚有因使用香燥理气之品太过所致者。一般说来，气滞作胀作痛，病者苦于疼痛胀急，但求一时之快，医者不察病起于虚，急于获效，以致香燥理气太过而伤肝阴，应引以为戒。

10. 肝肾阴虚

症状：胁痛隐隐，劳累尤甚，头晕耳鸣，两目干涩，口燥咽干，失眠多梦，五心烦热，腰膝酸软，形体消瘦，舌红少苔或有裂纹、花剥，脉弦细数。

治则：养血柔肝，滋阴补肾。

方药：六味地黄丸或一贯煎。偏肾阴虚以六味地黄丸为主；偏肝阴虚以一贯煎为主。若津伤口干，加石斛、花粉、芦根、知母；午后发热，酌加银柴胡、鳖甲、地骨皮、白薇、青蒿；齿鼻出血加栀子、芦根、藕节炭；肌肤发黄加茵陈、黄柏；若兼面赤颧红者，可加龟板、鳖甲、牡蛎等。

11. 脾肾阳虚

症状：面色无华或晦暗，畏寒肢冷，食少腹胀，便溏或完谷不化，或五更泄，少腹腰膝冷痛，肢胀浮肿，小便清长或尿频，舌淡胖有齿痕，苔白，脉沉细。

治则：温补脾肾。

方药：附子理中丸合肾气丸加减。腹胀便溏者，加草豆蔻、厚朴、白扁豆；尿少者，加车前子、泽泻；纳差者，加炒鸡内金。

中成药：

1. 大黄䗪虫丸　活血化瘀，养阴润燥。用于血瘀证明显者。

2. 扶正化瘀胶囊　益气活血化瘀。用于正虚血瘀证。

3. 复方鳖甲软肝片　滋养肝肾，软坚散结。用于肝肾阴虚者。

4. 安络化纤丸　活血化瘀，软坚散结。用于慢性炎肝硬化者。

民间经验方

1. 茵陈 30g，红枣 5 枚。煎服，每日 1 剂，适用于甲型病毒性肝炎，亦用于预防。

2. 茵陈、板蓝根各 15g。连服 5～7 天，可用于预防和治疗急性黄疸型肝炎。

3. 蒲公英 15g，甘草 6g。每日 1 剂，连服 5～7 天，用于预防和治疗急性黄疸型肝炎。

4. 鲜马齿苋 60g，甘草 6g。煎服，每日 2 剂，用于预防肝炎。

5. 化湿清热法（关幼波教授经验）：藿香 10g，佩兰 10g，杏仁 10g，橘红 10g，黄芩 10g，生苡仁 10g，蔻仁 5g，丹皮 10g，败酱草 10g，茵陈 10g，川连 5g。共为细末，每服 10g，儿童减半，化湿清热，适用于甲型肝炎见疲乏、腹胀、苔白腻者。

6. 复肝 2 号方（关幼波教授经验） 茵陈 30g，车前子 15g，车前草 5g，蒲公英 30g，小蓟 30g，藿香 10g，泽兰 15g，大枣 7 枚，六一散 15g（布包）。水煎服。清热利湿，活血解毒。适用于急性黄疸型肝炎属湿热中阻、瘀热发黄者。

7. 醒脑合剂（孙景振教授经验） 茵陈 40g，金钱草 40g，栀子 12g，生大黄 20g，丹参 30g，桃仁 12g，当归 15g，川芎 12g，赤芍 15g，枳实 12g，厚朴 12g，石菖蒲 12g，胆星 12g，天竺黄 12g，郁金 15g，玄明粉 12g（分冲）。每剂煎至 200ml，每次鼻饲 60 ~ 100ml，每日 4 次；每次加服紫雪散 0.12g 和安宫牛黄丸半粒，服至神清为止。清热利湿，醒脑开窍。适用于急性重型肝炎之昏迷者，方中茵陈配金钱草明显增强利胆退黄作用。

8. 大黄复方汤剂Ⅲ号（王国申经验） 广犀角 15g，生大黄 9g（后下），生山栀 9g，大青叶 30g，石菖蒲 15g，郁金 12g，丹皮 9g，生地 12g，带心连翘 12g，茅根 30g，紫雪散 3g（分冲）。水煎鼻饲，每日 1 次。清热凉血，开窍醒神。适用于亚急性重型肝炎之毒邪入营型。

9. 凉血活血降黄汤（汪承柏教授经验） 赤芍 80 ~ 100g，葛根 30g，丹参 30g，茜草 30g，丹皮 15g，生地 15g。水煎服。凉血活血，利胆退黄。适用于重度黄疸型肝炎，尤其是慢性重度黄疸型肝炎，属于血瘀血热者；治疗淤胆型肝炎可去茜草，赤芍改为 60g。

十、预后

（一）急性肝炎

甲型肝炎预后良好，戊型肝炎病死率一般为 1% ~ 2%，妊娠后期合并戊型肝炎病死率 10% ~ 20%。

（二）慢性肝炎

轻度慢性肝炎一般预后良好，仅少数转为肝硬化；中度慢性肝炎较大部分转为肝硬化，小部分转为肝细胞癌，后者多同时伴有或经过肝硬化过程；重度慢性肝炎相当于早期肝硬化，容易发展为慢性重型肝炎或失代偿期肝硬化。

（三）重型肝炎

预后不良，病死率达 70% 以上。

（四）淤胆型肝炎

急性淤胆性肝炎预后较好，通常病程延长至 8 周以上；慢性淤胆型肝炎容易转变为胆汁性肝硬化，预后较差。

十一、预防

（一）控制传染源

1. 疑似、确诊、住院、出院或死亡的肝炎病例均应分别按病原学进行传染病报告，专册登记和统计。

2. 隔离和消毒　急性甲型及戊型肝炎自发病日起隔离 3 周；乙型及丙型肝炎隔离至病情稳定后；各型肝炎宜分室住院治疗。患者的分泌物、排泄物、血液以及污染的医疗器械及物品均应进行消毒处理。

3. 对儿童接触者管理　急性甲型或戊型肝炎患者的儿童接触者应进行医学观察 45 天。

4. 献血员管理　献血员应在每次献血前进行体格检查，检测 ALT、HBsAg 和抗 – HCV。

5. 现症感染者不能从事食品加工，饮食服务，托幼保育等工作。

（二）切断传播途径

1. 甲型和戊型肝炎　加强饮食卫生管理，环境卫生管理以及粪便无害化处理，提高个人卫生水平。

2. 乙型、丙型、丁型肝炎　加强各种医疗器械的消毒处理，使用一次性注射器，医疗器械实行一人一用一消毒；加强血液及血制品的管理，非必要时不输血或血液制品；漱洗用品及食具专用；

接触病人后用肥皂和流动水洗手；切断母－婴传播，HBsAg 阳性产妇所产婴儿，出生后须迅即注射乙型肝炎特异免疫球蛋白及（或）乙型肝炎疫苗。

（三）保护易感人群

1. 甲型肝炎

（1）被动免疫：主要适用于接触甲型肝炎患者的易感儿童，注射时间越早越好，不得迟于接触后 7 ~ 10 天，免疫效果可维持 35 天。

（2）主动免疫：甲型肝炎流行期间，易感人群都应注射甲型肝炎疫苗，其保护率可达到 65.5%。

2. 乙型肝炎

（1）被动免疫：乙型肝炎特异免疫球蛋白（HBIG）主要用于母婴传播的阻断，新生儿应与乙型肝炎疫苗联合使用，可提高保护率至 95%；HBIG 亦可用于已暴露于 HBV 的易感者。

（2）主动免疫：乙型肝炎基因工程疫苗主要用于阻断母－婴传播和新生儿预防。新生儿出生后 24h 内应立即接种，注射 3 次后保护率约为 85%；如加用 HBIG，保护率可提高到 95%，免疫效果可维持 5 ~ 8 年。

第二节　手足口病

手足口病是由肠道病毒（以柯萨奇 A 组 16 型（CoxA16）、肠道病毒 71 型（EV71）多见）引起的急性传染病，主要症状表现为手、足、口腔等部位的斑丘疹、疱疹，少数病例可出现脑膜炎、脑炎、脑脊髓炎、肺水肿、循环障碍等，多由 EV71 感染引起。

一、病原学

引起手足口病的主要为肠道病毒属的柯萨奇病毒 A 组 16、4、5、7、9、10 型，B 组 2、5、13 型；埃可病毒和肠道病毒 71 型

（EV71），其中以 EV71 及 Cox A16 型最为常见。

肠道病毒适合在湿、热的环境下生存与传播，对乙醚、去氯胆酸盐等不敏感，但对紫外线及干燥敏感。各种氧化剂（高锰酸钾、漂白粉等）、甲醛、碘酒都能灭活病毒。

二、流行病学

（一）传染源

患者和隐性感染者均为本病的传染源。带毒者和轻型散发病例分别是流行间歇和流行期的主要传染源。

（二）传播途径

肠道病毒主要经粪－口和/或呼吸道飞沫传播，亦可经接触病人皮肤、疱疹液而感染。病人粪便、疱疹液和呼吸道分泌物及其污染的手、毛巾、手绢、牙杯、玩具、食具、奶具、床上用品、内衣以及医疗器具等均可造成本病传播。

（三）易感人群

人群普遍易感，感染后可获特异性免疫力，病毒的各型间无交叉免疫；各年龄组均可感染发病，但以≤3 岁年龄组发病率最高。

（四）流行特征

手足口病是全球性传染病，世界大部分地区均有此病流行的报道。早期发现的手足口病的病原体主要为 Cox A16 型，1969 年 EV71 在美国被首次确认，此后 EV71 感染与 Cox A16 感染交替出现，成为手足口病的主要病原体。

手足口病流行无明显的地区性；一年四季均可发病，以夏秋季多见；流行期间可发生幼儿园和托儿所集体感染和家庭聚集发病现象。

三、发病机制及病理改变

手足口病的发病机制主要是肠道病毒通过呼吸道或消化道进入体内，侵入局部黏膜，在上皮细胞及附近淋巴组织内停留增殖，当病毒增殖到一定程度后进入血液循环，形成第一次病毒血症。病毒经血循环侵入网状内皮组织、深层淋巴结、肝、脾、骨髓等处大量繁殖后再次进入血液循环，引起第二次病毒血症。病毒可由原发病灶经淋巴管扩散至局部淋巴结以及经血液循环侵入其他器官如中枢神经系统、皮肤黏膜、心脏、肺、肝、胰、肌肉、肾上腺等，引起各种病变及出现相应临床表现。

四、临床表现

潜伏期多为 2～10 天，平均 3～5 天。

（一）普通病例

急性起病，发热，手、足、口腔和臀部出现斑丘疹、疱疹，疱疹周围可有炎性红晕，疱内液体较少，可伴有咳嗽、流涕、食欲不振等症状；部分病例仅表现为皮疹或疱疹性咽峡炎，多在一周内痊愈。

（二）重症病例

少数病例病情进展迅速，在发病 1～5 天左右出现脑膜炎、脑炎、脑脊髓炎、肺水肿、循环障碍等，极少数病例病情危重，可致死亡，存活病例可留有后遗症。

1. 神经系统表现　嗜睡、易惊、头痛、呕吐、谵妄甚至昏迷；肢体抖动，肌阵挛、眼球震颤、共济失调、眼球运动障碍；无力或急性弛缓性麻痹，查体可见脑膜刺激征、腱反射减弱或消失、巴氏征等病理征阳性。

2. 呼吸系统表现　呼吸浅促、呼吸困难或节律改变，口唇紫绀，咳嗽，咳白色、粉红色或血性泡沫样痰液，肺部可闻及湿啰音或痰鸣音。

3. 循环系统表现　面色苍灰、皮肤花纹、四肢发凉，指（趾）发绀，出冷汗，毛细血管再充盈时间延长，心率增快或减慢，脉搏浅速或减弱甚至消失，血压升高或下降。

五、理化检查

(一) 血常规

白细胞计数正常或降低,病情危重者白细胞计数可明显升高。

(二) 血生化检查

部分病例可有轻度谷丙转氨酶(ALT)、谷草转氨酶(AST)、肌酸激酶同工酶(CK－MB)升高,病情危重者可有肌钙蛋白(cTnI)、血糖升高。

(三) 血气分析

呼吸系统受累时可有动脉血氧分压降低、血氧饱和度下降,二氧化碳分压升高,酸中毒。

(四) 脑脊液检查

神经系统受累时脑脊液清亮,压力增高,白细胞计数增多,多以单核细胞为主,蛋白正常或轻度增多,糖和氯化物正常。

(五) 病原学检查

CoxA16、EV71 等肠道病毒特异性核酸阳性或分离到肠道病毒,以咽、气道分泌物、疱疹液、粪便阳性率较高。

(六) 血清学检查

急性期与恢复期血清 CoxA16、EV71 等肠道病毒中和抗体有 4 倍以上的升高。

(七) 物理学检查

1. 胸 X 线检查　可表现为双肺纹理增多,网格状、斑片状阴影,部分病例以单侧为著。

2. 磁共振　神经系统受累者可有异常改变,以脑干、脊髓灰质损害为主。

3. 脑电图　可表现为弥漫性慢波,少数可出现棘(尖)慢波。

4. 心电图　少数病例可见窦性心动过速或过缓,Q－T 间期延长,ST－T 改变。

六、诊断

（一）临床诊断病例

1. 在流行季节发病，常见于学龄前儿童，婴幼儿多见。

2. 发热伴手、足、口、臀部皮疹，部分病例可无发热。

极少数重症病例皮疹不典型，临床诊断困难，需结合病原学或血清学检查做出诊断。

（二）确诊病例

临床诊断病例具有下列之一者即可确诊。

1. 肠道病毒（CoxA16、EV71 等）特异性核酸检测阳性。

2. 分离出肠道病毒，并鉴定为 CoxA16、EV71 或其他可引起手足口病的肠道病毒。

3. 急性期与恢复期血清 CoxA16、EV71 或其他可引起手足口病的肠道病毒中和抗体有 4 倍以上的升高。

（三）临床分类

1. 普通病例　手、足、口、臀部皮疹，伴或不伴发热。

2. 重症病例

（1）重型：出现神经系统受累表现，详见上述临床表现。

（2）危重型：出现下列情况之一者①频繁抽搐、昏迷、脑疝；②呼吸困难、紫绀、血性泡沫痰、肺部啰音等；③休克等循环功能不全表现。

重症病例早期识别

具有以下特征，尤其 3 岁以下的患者，有可能在短期内发展为危重病例，应密切观察病情变化，进行必要的辅助检查。

①持续高热不退。

②精神差、呕吐、易惊、肢体抖动、无力。

③呼吸、心率增快。

④出冷汗、末梢循环不良。

⑤高血压。

⑥外周血白细胞计数明显增高。

⑦高血糖。

七、鉴别诊断

（一）其他儿童发疹性疾病

手足口病普通病例需要与丘疹性荨麻疹、水痘、不典型麻疹、幼儿急疹、带状疱疹以及风疹等鉴别，可根据流行病学特点、皮疹形态、部位、出疹时间、有无淋巴结肿大以及伴随症状等进行鉴别，以皮疹形态及部位最为重要，最终可依据病原学和血清学检测进行鉴别。

（二）其他病毒所致脑炎或脑膜炎

其他病毒如单纯疱疹病毒、巨细胞病毒（CMV）、EB 病毒、呼吸道病毒等引起的脑炎或脑膜炎的临床表现与手足口病合并中枢神经系统损害的重症病例相似，对皮疹不典型者，应根据流行病学史尽快留取标本进行肠道病毒，尤其是 EV71 的病毒学检查，结合病原学或血清学检查做出诊断。

（三）脊髓灰质炎

重症手足口病合并急性弛缓性瘫痪时需与脊髓灰质炎鉴别，后者主要表现为双峰热，病程第 2 周退热前或退热过程中出现弛缓性瘫痪，病情多在热退后到达顶点，无皮疹。

（四）肺炎

重症手足口病可发生神经源性肺水肿，应与肺炎鉴别，后者主要表现为发热、咳嗽、呼吸急促等呼吸道症状，一般无皮疹，无粉红色或血性泡沫痰；胸片加重或减轻均呈逐渐演变，可见肺实变病灶、肺不张及胸腔积液等。

（五）暴发性心肌炎

以循环障碍为主要表现的重症手足口病病例需与暴发性心肌炎鉴别，后者无皮疹，有严重心律失常、心源性休克、阿斯综合征发作表现；心肌酶谱多有明显升高；胸片或心脏彩超提示心脏扩大，心功能异常恢复较慢。最终可依据病原学和血清学检测进行鉴别。

八、治疗

（一）普通病例

1. 一般治疗　注意隔离，适当休息，清淡饮食，做好口腔和皮肤护理。

2. 对症治疗　发热等症状采用中西医结合治疗。

（二）重症病例

1. 神经系统受累治疗

（1）控制颅内高压：限制入量，积极给予甘露醇降颅压治疗，根据病情调整给药间隔时间及剂量，必要时加用呋塞米。

（2）酌情应用糖皮质激素治疗：可应用甲基泼尼松龙、氢化可的松或者地塞米松，病情稳定后，尽早减量或停用。

（3）酌情静脉注射免疫球蛋白，总量2g/kg，分2~5天给予。

（4）其他对症治疗：降温、镇静、止惊，严密观察病情变化，密切监护。

2. 呼吸、循环衰竭治疗

（1）保持呼吸道通畅，吸氧。

（2）确保两条静脉通道通畅，监测呼吸、心率、血压和血氧饱和度。

（3）呼吸功能障碍时，及时气管插管使用正压机械通气，根据血气、X线胸片结果随时调整呼吸机参数；适当给予镇静、镇痛。

（4）维持血压稳定的情况下，限制液体入量（有条件者根据中心静脉压、心功能、有创动脉压监测调整液量）。

（5）头肩抬高15°~30°，保持中立位；留置胃管、导尿管。

（6）药物应用：根据血压、循环的变化可选用米力农、多巴胺、多巴酚丁胺等药物；酌情应用利尿药物治疗。

（7）保护重要脏器功能，维持内环境的稳定。

（8）监测血糖变化，严重高血糖时可应用胰岛素。

（9）抑制胃酸分泌：可应用胃黏膜保护剂及抑酸剂等。

（10）继发感染时给予抗生素治疗。

3. 恢复期治疗

（1）促进各脏器功能恢复。

（2）功能康复治疗。

（3）中西医结合治疗。

（三）中医治疗

1. 肺脾湿热证

主症：发热，手、足和臀部出现斑丘疹、疱疹，口腔黏膜出现散在疱疹，咽红，流涎，神情倦怠，舌淡红或红，苔腻，脉数，指纹红紫。

治法：清热解毒，化湿透邪。

基本方药：甘露消毒丹加减。

用法用量：根据患儿的年龄、体重等酌定药物用量。水煎100～150ml，分3～4次口服。

加减：若便秘加大黄；咽喉肿痛加元参、板蓝根。

中成药：蓝芩口服液、小儿豉翘清热颗粒、金莲清热泡腾片、抗病毒口服液等。

2. 湿热郁蒸证

主症：高热，疹色不泽，口腔溃疡，精神萎顿，舌红或绛、少津，苔黄腻，脉细数，指纹紫暗。

治法：清气凉营、解毒化湿。

基本方药：清瘟败毒饮加减。

用法用量：根据患儿的年龄、体重等酌定药物用量。日1剂，水煎100～150ml，分3～4次口服，或结肠滴注。

中成药：紫雪丹或新雪丹等；热毒宁注射液、喜炎平注射液、丹参注射液等。

3. 重型病例：毒热动风证

主症：高热不退，易惊，呕吐，肌肉瞷动，或见肢体痿软，甚则昏矇，舌暗红或红绛，苔黄腻或黄燥，脉弦细数，指纹紫滞。

治法：解毒清热、息风定惊。

基本方药：羚羊钩藤汤加减。

用法用量：根据患儿的年龄、体重等酌定药物用量。日1剂，水煎100~150ml，分3~4次口服，或结肠滴注。

中成药：安宫牛黄丸、紫雪丹或新雪丹等；热毒宁注射液、痰热清注射液、喜炎平注射液等。

4. 危重型病例：心阳式微肺气欲脱证

主症：壮热不退，神昏喘促，手足厥冷，面色苍白晦暗，口唇紫绀，可见粉红色或血性泡沫液（痰），舌质紫暗，脉细数或沉迟，或脉微欲绝，指纹紫暗。

治法：回阳救逆。

基本方药：参附汤加味。

用法用量：根据患儿的年龄、体重等酌定药物用量。日1剂，浓煎鼻饲或结肠滴注。

中成药：参麦注射液、参附注射液等。

5. 恢复期：气阴不足余邪未尽

主症：低热，乏力，或伴肢体痿软，纳差，舌淡红，苔薄腻，脉细。

治法：益气养阴，化湿通络。

基本方药：生脉散加味。

用法用量：根据患儿的年龄、体重等酌定药物用量。日1剂，水煎分3~4次口服。

针灸按摩：手足口病合并弛缓型瘫痪者，进入恢复期应尽早开展针灸、按摩等康复治疗。

6. 外治法

口咽部疱疹：可选用青黛散、双料喉风散、冰硼散等，1日2~3次。

九、预后

患儿手足疱疹为自限性，一般发病 3~4 天后会自然消退；危重病例大部分痊愈，少部分可能会留下后遗症，部分患儿因心肺功能衰竭、重症脑炎、肺出血或出现其他并发症而死亡。

十、预防

（一）传染源管理

对患者进行隔离治疗。

（二）密切接触者处置

1. 密切接触者是指与患者处在同一工作、生活、学习环境中的人群包括托幼机构和学校的同班者、教职工、家庭成员等。对密切接触者一般要进行医学观察一周，期间出现发热、出疹等症状和体征，要立即报告并隔离治疗。

2. 幼托机构若一周内同一班级出现 2 例及以上病例，应停课 1~2 周。中小学发生聚集性疫情后，可综合当地疫情流行情况、环境卫生情况、防控的人力物力负担以及相应的社会成本等决定是否停课及停课时间长短。

（三）消毒处理

出现少量病例，没有达到停课要求的学校和托幼机构，要对发生病例的教室内所有场所、物表和用品以及患者可能污染的场所进行随时消毒，持续 2 周左右；对停课的托幼机构或学校进行彻底的终末消毒。

（四）应急检测

对患者进行采样检测，分离培养病原体，对特殊型别的病原体必要时密切接触者进行采样检测，对环境标本进行检测，以确定污染范围，指导疫点处理。

（五）应急健康教育

对疫点内所有大众，或学校内所有教职员工学生及其家长进行卫生知识和预防控制知识宣传，增强防护意识，提高自我保护能力，以及主动参与和配合控制的依从性。

第三节 病毒感染性腹泻

病毒感染性腹泻又称病毒性胃肠炎，是由肠道内病毒感染引起的，以呕吐、腹泻、水样便为主要临床特征，可伴有发热、恶心、厌食等中毒症状。多种病毒可引起胃肠炎，其中最常见的是轮状病毒、诺沃克病毒和肠腺病毒。

中医学中尚无病毒性胃肠炎的病名，但其发病类似中医的"泄泻"范畴，且历代有多种名称，如以病因命名者有湿泄、寒泄、火泄、热泄等，以发病脏腑命名者有胃泄、脾泄、大肠泄等，以泄泻症状命名有濡泄、溏泄、水泄等。《内经》称本病为"鹜溏""飧泄""濡泄""洞泄""注下""后泄"等，且对本病的病因病机亦有较全面的论述，如《素问·生气通天论》曰"因于露风，乃生寒热，是以春伤于风，邪气留连，乃为洞泄"，《素问·举痛论》曰"寒气客于小肠，小肠不得成聚，故后泄腹痛矣"，《素问·至真要大论》曰"诸呕吐酸，暴注下迫，皆属于热"，《素问·阴阳应象大论》有"湿盛则濡泄"，《素问·太阴阳明论》指出"饮食不节，起居不时者阴受之，阳受之则入六腑，阴受之则入五藏。入六腑则身热不时卧，上为喘呼；入五脏……下为飧泄"，说明风、寒、热、湿以及饮食、起居和情致失宜均可引起泄泻。《金匮要略》将其与痢疾合称为"下痢"，并提出具体的治法方药。直至东晋的葛洪才将痢疾与泄泻分开，后世医家对该病的病因、病机、治法、方药有诸多阐述。时至明代，李中梓提出淡渗、升提、清凉、疏利、甘缓、酸收、燥脾、温肾、固涩的治泻九法，发展和丰富了本病的治疗学，又经过清代医家的整理和补充，中医学对本病有了更全面的认识。

一、病原学

（一）轮状病毒

人类轮状病毒含有双股 RNA，直径 70～75nm，呈球形，有双层衣壳，电镜下完整病毒颗粒如车轮状，故称为轮状病毒。具有双层衣壳结构的完整病毒颗粒（光滑型）有传染性。根据内层衣壳多肽构成的组特异性抗原的不同，将轮状病毒分为 A－G 七个组，A、B、C 三组与人类疾病有关，D－G 组仅与动物疾病有关。轮状病毒在外界环境中比较稳定，耐酸、耐碱，但 55℃30min 即可使其灭活。

（二）诺沃克病毒

诺沃克病毒呈球形，直径 25～35nm，无包膜，为单股正链 RNA，在宿主细胞核中复制。

诺沃克样病毒对各种理化因子有较强的抵抗力，其耐酸、耐热、冷冻数年仍具有活性，含氯 10mg/L 30min 才能灭活。

（三）肠腺病毒

腺病毒 40 型和 41 型（F 组）可侵袭小肠引起腹泻，故称肠腺病毒，其形态与普通腺病毒相同，呈 20 面体对称，直径 70～80nm，内含双链线形 DNA，核心有衣壳，无脂性包膜。腺病毒对酸、碱及温度的耐受能力较强，对脂溶剂有较强的抵抗力，但在 56℃环境下经 2～5min 即灭活，对紫外线敏感。

二、流行病学

（一）轮状病毒

1. 传染源　为被感染的人和动物。

2. 传播途径　主要为粪－口途径传播，家庭密切接触也是传播的一种方式。此外呼吸道也有可能传播本病。

3. 人群易感性　A 组轮状病毒主要感染婴幼儿；B 组轮状病毒主要感染青壮年，健康人群抗体阳性率为 20%～30%；C 组轮状病毒主要感染儿童，成人偶有发病。感染后均可产生抗体，不同血清型的病毒之间缺乏交叉免疫反应。

4. 流行病学特征　A 组轮状病毒感染呈世界性分布，在温带和亚热带地区以秋冬季为多见，在热带地区无明显季节性，是发达国家住院婴幼儿急性感染性腹泻的主要原因，也是发展中国家婴幼儿秋冬季腹泻的主要原因；B 组轮状病毒感染主要发生在中国，以爆发性流行为主，有明显季节性；C 组轮状病毒感染多为散发，偶有小规模流行。

（二）诺沃克病毒

1. 传染源　为病毒感染者和患者，主要是患者。

2. 传播途径　主要为粪 - 口途径传播，散发病例为人 - 人的接触感染，爆发流行常由于食物和水的污染所造成。

3. 人群易感性　病毒感染多见于成人和大龄儿童。感染诺沃克病毒，儿童期诺沃克病毒的特异性抗体水平不高，而成人血清特异性抗体的阳性率可达 50% ~ 90%，但诺沃克病毒抗体无明显保护性作用，故可反复感染。

4. 流行病学特征　流行地区广泛；全年发病，冬季较多；常出现爆发流行；主要侵袭成人、学龄前儿童、年长儿童及家庭密切接触者。

（三）肠腺病毒

1. 传染源　为患者和无症状的病毒携带者。

2. 传播途径　以粪 - 口传播和人 - 人的接触传播为主，部分患者也可能由呼吸道传播而感染。

3. 人群易感性　绝大多数患儿在 3 岁以下，患病高峰年龄为 6 ~ 12 个月；感染后可获得一定的免疫力，持续时间尚不清楚。

4. 流行病学特征　呈世界性分布，全年均可发病，秋冬季发病率较高；以散发和地方性流行为主。我国肠腺病毒腹泻患病率仅次于轮状病毒感染，是院内病毒性腹泻的第二大致病原。

三、发病机制及病理改变

轮状病毒　病毒侵入人体后主要侵犯小肠，与肠黏膜绒毛上皮细胞的轮状病毒受体结合而进入上皮细胞，导致小肠绒毛上皮细胞破坏、脱落，绒毛上皮细胞功能障碍，并出现渗透性腹泻和呕吐；同时隐窝底部的立方上皮细胞上移替代已脱落的绒毛上皮细胞，导致肠液滞留，腹泻时间延长。大量的吐泻，丢失水和电解质，导致脱水、酸中毒和电解质紊乱。

诺沃克病毒　该病毒主要侵犯空肠上段，肠黏膜上皮细胞绒毛变宽、变短，顶端变钝，细胞质内线粒体肿胀，形成空泡，未见细胞坏死；固有层有单核细胞浸润，刷状缘碱性磷酸酶水平明显下降，出现空肠对脂肪、D－木糖和乳糖等双糖的一过性吸收障碍，引起肠腔内渗透压上升，引起腹泻和呕吐症状。

肠腺病毒　主要感染空肠和回肠，肠黏膜绒毛变短变小，病毒在感染的细胞核内形成包涵体，导致细胞变性、溶解，小肠吸收功能障碍而引起渗透性腹泻。

四、中医病因病机

病毒性胃肠炎的病因主要包括外因和内因两个方面，外因以暑、湿、寒、热较为常见，其中以"湿盛"为主，因脾喜燥而恶湿，外来湿邪，最易困阻脾土，以致升降失职，清浊不分，水谷混杂而下，发生泄泻，故有"湿多成五泄"之说；内因以脾虚为主，因长期饮食不节，饥饱失调或劳倦内伤，久病体虚，导致脾胃虚弱，运化失常，食物不能变化精微，又不能运化水湿，水湿内生而致泄泻，故有"泄泻之本，无不由于脾胃"的说法。脾虚湿盛是该病的基本病机。

1. 感受外邪　寒、湿、热之邪内侵，脾胃受损，运化失司，升降失常，清浊不分，并走肠道而致泄泻。其中以夏秋之季暑湿伤脾或秋冬寒湿困脾为多见。

2. 饮食所伤　暴饮暴食、饮食过量或小儿禀赋不足，脾胃娇弱，喂养不当或乳食不洁，损伤脾胃，运化失职，食积脘腹，化生湿热，水谷不别并走肠道而致泄泻。

3. 脾胃虚弱　劳倦内伤，脾胃虚弱，或久病脾胃受伤，中阳不健，运化无权，复感外邪或伤于饮食，内外相引，清浊不分，水谷糟粕混杂而下，乃致泄泻无度。久泻脾损及肾，可致泻下完谷，甚至滑脱不禁。

五、临床表现

(一) 轮状病毒腹泻

临床类型呈多样性，从亚临床感染和轻型腹泻至严重的脱水甚至死亡。临床特征为：起病多突然，有恶心、呕吐、腹泻、厌食或腹部不适等症状。半数患儿在腹泻出现前有上呼吸道症状，严重者有支气管炎或肺炎表现。腹泻每日十余次左右，腹泻多为水样便，无黏液及脓血；重者可达数十次，严重病例可发生脱水、酸中毒和电解质紊乱。普通患者症状轻微，多数患者腹泻持续 3 ~ 5 天，少数患者持续 1 ~ 2 周。严重脱水患者未能及时治疗导致循环衰竭和多器官功能衰竭是本病主要死因。

(二) 诺沃克病毒及诺沃克样病毒性胃肠炎

潜伏期 24 ~ 48h。起病急，以腹泻、腹痛、恶心、呕吐为主要症状，腹泻每天十多次，稀水便或水样便，有时腹痛呈绞痛，可伴有低热、头痛、发冷、食欲减退、乏力、肌痛等。儿童患者先出现呕吐，然后出现腹泻，症状持续 1 ~ 3 天自愈。死亡罕见。

(三) 肠腺病毒性腹泻

潜伏期为 3 ~ 10 天，平均 7 天。多数为 5 岁以下儿童，腹泻每天十多次，稀水样便，伴呕吐；部分患者同时可有鼻炎、咽炎或气管炎等呼吸道感染症状。腺病毒 41 型感染腹泻持续时间较长，腺病毒 40 型感染腹泻持续时间较短，但初期症状重。发热通常持续 2 ~ 3 天，腹泻持续 1 ~ 2 周，多数呈自限性。部分患者因腹泻、呕吐导致脱水，严重者因严重的失水和电解质紊乱而死亡。

并发症

重症轮状病毒腹泻患儿由于失水未及时纠正而死于脱水和酸中毒。少数起病即有咳嗽、高热，除腹泻外患儿呈发热不退，咳嗽加剧伴气促，两肺可闻及细小湿啰音，胸部 X 线摄片呈小灶性间质样肺部炎症改变。重症轮状病毒腹泻可并发心肌炎。

六、诊断

流行季节，特别是在我国秋冬季节，患者突然出现呕吐、腹泻、腹痛等临床症状或住院患者中突然发生原因不明的腹泻，而末梢血白细胞无明显变化，便常规检查仅发现少量白细胞时应怀疑本病，但确诊需经电镜找到病毒颗粒，或检出粪便中特异性抗原，或血清检出特异性抗体。

七、治疗

本病表现多为病情轻，病程短，呈自限性，绝大多数患者可在门诊接受治疗。3%～10% 的腹泻婴幼儿患者因脱水严重需住院治疗。目前尚缺乏特效治疗方法，主要通过饮食疗法和液体疗法等对症处理，纠正脱水、酸中毒和电解质紊乱。

轻度脱水及电解质平衡失调可以口服等渗液或世界卫生组织推荐的口服补液盐（ORS 配方：1L 水中含 3.5g 氯化钠，2.5g 碳酸氢钠，1.5g 氯化钾，20g 葡萄糖或 40g 蔗糖）。对出现意识障碍的婴幼儿应尽快静脉补液。有慢性病毒性腹泻，尤其轮状病毒引起的婴儿腹泻时，可喂以含轮状病毒抗体的牛奶或母奶。严重脱水及电解质紊乱应静脉补液，缺钾时应正规补给钾离子，酸中毒时给予碳酸氢钠。饮食宜清淡及富水分为宜。吐泻频繁者禁食 8～12h，然后逐步恢复正常饮食。患者有明显的痉挛性腹痛时，口服山莨菪碱或次水杨酸铋制剂可减轻症状。有人主张早期应用干扰素、利巴韦林治疗病毒性腹泻，但疗效尚未肯定。

中医治疗

（一）辨证论治

1. 食滞肠胃型

主症：大便酸腐或如败卵，腹部胀满，口臭纳呆，泻前腹痛哭吵，恶心呕吐，舌苔厚腻，脉滑有力。

治则：和中消导。

方药：保和丸加减。

加减：泻下不畅，腹痛者，加大黄、枳实；发热者，加黄芩；恶寒者，加藿香、荆芥；夹湿者，加佩兰、藿香。

2. 寒湿困阻型

主症：便稀色淡，带泡沫，无明显臭气、色青绿，腹痛腹鸣，鼻塞流涕，发热恶寒，或兼呕吐，舌苔白腻，脉浮有力。

治则：解表散寒，芳香化湿。

方药：藿香正气散加减。

加减：兼发热恶寒，头痛身痛者，加荆芥、防风；腹胀、呕吐者，加砂仁、煨姜、煨木香；咳嗽有痰者，加紫菀、款冬花；舌苔厚腻者，加苍术、白蔻仁；水样便者，加炮姜、山楂炭。

3. 湿热内蕴型

主症：大便日数次或数十次，其状水样，内夹不消化食物，色黄秽臭，或兼呕吐，舌质红，苔黄腻。

治则：清热利湿，清肠止泻。

方药：葛根芩连汤加减。

4. 暑湿内迫型

主症：泻下黄色水样便，暴注下迫，日夜无度，气味臭秽，壮热烦躁，大渴引饮，呕吐，口唇干燥，小便短赤，舌红少津，脉濡数。

治则：清暑化湿，养阴生津。

方药：蚕矢汤加减。

加减：若湿邪偏重，症见胸腹满闷，口不渴，或渴不欲饮，舌苔微黄厚腻，脉濡缓，可合平胃散（厚朴、苍术、陈皮）；夹食滞者，见脘腹胀痛，嗳腐吞酸，便下不爽等症，可加神曲、麦芽、山楂；夏季盛暑泄泻如水，自汗面垢，烦渴尿赤，可加藿香、香薷、扁豆衣、荷叶；口渴较著者，加麦冬、石斛。

（二）其他疗法

1. 针灸治疗 腹痛甚者，可针或灸足三里，灸神阙、中脘、天枢等；呕吐甚者，可灸内关、中脘等。

2. 外敷脐部 取木香、肉桂、丁香等量，研末，每次5g，以醋调外敷脐部，每天换药1次，3日为1疗程。选用黑色或白色胡椒，1岁1粒，2岁2粒，依此类推，研细末置神阙穴上，以小块塑料薄膜覆盖，胶布固定，每日换药1次，5次为1疗程。

（三）中成药

藿香正气水，5~10ml，每日3次，口服；香连片，每次3~4粒，每日2~3次，口服；玉枢丹，每次1.5~3g，每日2次，用于寒湿内盛，阳气闭阻之寒泻；黄连香薷饮，每次6g，每日2次，用于暑热犯脾，脾胃升降失常之暑泻；枳实导滞丸，每次6g，每日2次，用于饮食积滞，水谷不化之伤食泻；纯阳正气丸，每次6g，每日2次，用于感受风寒，内袭脾胃之寒泻。

（四）民间经验方

（1）干枫叶30g，水煎浓液，每日1剂，分2次温服，适用于湿热泻。

（2）马齿苋30g，水煎服，用治轻型腹泻。

（3）地锦草30g，儿茶4g，水煎服，治轻型腹泻。

（4）山楂炭、鸡内金、炮姜炭共研细末，每次1g，开水调服，每日4次，治伤食泻。

（5）石榴皮9g，水煎加红糖，内服，每日2次，用于各型腹泻。

（6）苍术粉、山楂粉等分，每次1g，每日5次，用温开水调服，用治各种泄泻，如久泻可加炮姜粉。

（7）辣蓼草 40g，水煎服，治湿热泻。

（8）苍耳草根、凤尾草各 50g，水煎服。

（9）铁苋菜、苏木各 15g，水煎服。

预防、预防措施

1. 管理传染源 对病毒性腹泻患者应积极治疗，严格消毒隔离。对密切接触者及疑诊患者实行严密的观察。

2. 切断传播途径 重视食品、饮水及个人卫生，加强粪便管理，保护好水源。

3. 提高人群免疫力 至今只有轮状病毒疫苗在临床上得到应用，目前临床上应用的多价重配疫苗口服接种预防严重腹泻，其有效率达 80% 以上。人乳在一定程度上可以保护严重的轮状病毒性腹泻患儿。经牛轮状病毒免疫后的牝牛的牛奶中含有 IgA 及 IgG 抗体，用此种牛奶喂养婴儿也有保护作用。

第四节 传染性非典型肺炎

传染性非典型肺炎是由 SARS 冠状病毒（SARS – CoV）引起的一种具有明显传染性、可累及多个脏器的特殊肺炎，世界卫生组织将其命名为严重急性呼吸综合征（SARS）。临床上以发热、乏力、头痛、肌肉关节酸痛等全身症状和干咳、胸闷、呼吸困难等呼吸道症状为主要表现，部分病例可有腹泻等消化道症状，重症病例表现明显的呼吸困难，并可迅速发展成为急性呼吸窘迫综合征。

2004 年 12 月传染病防治法将 SARS 列为乙类传染病，但其预防、控制措施采取甲类传染病的方法执行。

传染性非典型性肺炎从其发病季节、症状特点及疾病转变规律看，符合《素问·刺法论》"五疫之至，皆相染易，无问大小，病状相似"的论述，属于中医学温疫、热病的范畴。清·朱兰台《疫证治例·疫病论》曰："人在气交之中，呼吸吐纳，清浊混淆，中其毒者，率由口鼻入，口气通地，鼻气通天，口鼻受邪，直干肺胃，稽留气道，蕴蓄躯壳，病发为疫。"这与"非典"为近距离呼吸道飞沫和密切接触传播观点相符合。

一、病原学

SARS – CoV 属冠状病毒科冠状病毒属，有包膜，包膜上有放射状排列的花瓣样或纤毛状突起，形似王冠，与经典冠状病毒相似。病毒在37℃条件下生长良好，紫外线照射60min可杀死病毒，对温度和有机溶剂敏感。

病毒基因组为单股正链 RNA，由大约 30 000 个核苷酸组成，与经典冠状病毒仅有约 60% 同源性。基因组从 5′到 3′端依次为：5′–多聚酶–S–E–M–N–3′。基因组 RNA 约 2/3 为开放阅读框架（ORF）1a/1b，编码 RNA 多聚酶（Rep），主要负责病毒的转录和复制。Rep 的下游有 4 个 ORF，分别编码 S、E、M 和 N 四种结构蛋白。

病毒外膜蛋白包括糖蛋白 S、M 和小衣壳 E 蛋白。M 糖蛋白仅有短的氨基末端结构域暴露于病毒包膜的外面。S 蛋白负责细胞的黏附、膜融合及诱导中和抗体，包括胞外域、跨膜结构域以及短羧基末端的胞质结构域。

目前，国内外科学家已经报道了多株 SARS – CoV 的全基因组序列，发现其变异程度不高。根据其进化树，可以将目前的流行株分为两个基因组。

二、流行病学

（一）传染源

SARS 患者是最主要传染源，尚未发现潜伏期患者以及治愈出院者有传染他人的证据。

并非所有患者都有同等传播效力，有的患者可造成多人甚至几十人感染（即超级传播现象），但有的患者却未传播一人。老年人以及具有中枢神经系统、心脑血管、肝脏、肾脏疾病或慢性阻塞性肺病、糖尿病、肿瘤等基础性疾病的患者容易感染 SARS，而且感染后更容易成为超级传播者。

（二）传播途径

近距离呼吸道飞沫传播是 SARS 经空气传播的主要方式，也是 SARS 传播最重要的途径；溶胶传播是经空气传播的另一种方式；通过手接触传播是另一种重要的传播途径。目前尚不能排除经肠道传播的可能性，尚无经过血液途径、性途径和垂直传播的流行病学证据，尚无证据表明苍蝇、蚊子、蟑螂等媒介昆虫可以传播 SARS CoV。

影响传播的因素很多，其中接触密切是最主要的因素，包括治疗或护理、探视患者；与患者共同生活；直接接触患者的呼吸道分泌物或体液等。改善通风条件，良好的个人卫生习惯和防护措施，会使传播的可能性大大降低。

（三）人群易感性

一般认为人群普遍易感，但儿童感染率较低。感染 SARS 病原后，已证实可以产生体液免疫，但其持续时间及其对机体的保护作用，以及流行病学意义均有待深入研究。

（四）流行特征

1. 地区分布　病例主要分布于亚洲、欧洲、美洲等地区，目前认为首例病例发生在广东省佛山市，是目前已知全球最早的病例。根据 2002～2003 年疫情发生和传播情况，我国内地分为四类地区：（1）本地流行区；（2）输入病例，并引起当地传播地区；（3）输入病例，未引起当地传播地区；（4）无报告病例地区。

2. 人群分布　患者以青壮年为主，主要发病年龄在 20～60 岁之间；男女性别间发病无显著差异；人群职业分布有医务人员明显高发的特点。

3. 死亡病例分布特点　随着年龄增加，病死率也增加，合并其他疾病如高血压病、糖尿病、心脏病、肺气肿及肿瘤等疾病的患者病死率高。

（五）自然与社会因素的影响

1. 自然因素　不利于空气流通以及迫使人们室内集聚的环境条件，有利于传播病原体；季节因素与 SARS 在人与人之间的传播似无直接关系。

2. 社会因素　人口密度高、流动性大、卫生条件差、不良的卫生习惯均有利于疾病的传播。

三、发病机制及病理改变

SARS CoV 由呼吸道进入人体，在呼吸道黏膜上皮内复制，引起病毒血症，肺脏改变符合弥漫性肺泡损伤（DAD）的渗出期变化，病变严重或恢复不良的患者随后出现 DAD 的增殖期和纤维化期的变化。肠道上皮细胞和肾脏远段曲管上皮细胞也可被 SARS CoV 侵染。

SARS 主要累及肺和免疫器官，其他脏器如心、肝、肾、肾上腺、脑等也可出现不同程度的损害。

肺：明显膨隆、肿大，胸膜一般较光滑，暗红色或暗灰褐色，肺组织切面以均匀实变者居多，可累及全肺各叶；继发感染者可有大小不等的脓肿形成。

光镜观察：病变弥漫，几乎累及所有肺叶，主要表现为弥漫性肺泡损伤，部分病例可见到散在的小叶性肺炎甚至大面积真菌感染，其中以曲霉菌感染最为常见，继发性感染可累及到胸膜，造成胸腔积液、胸膜黏连甚至发生胸膜腔闭塞。

电镜观察：肺泡上皮明显肿胀，线粒体及内质网明显空泡变性；肺泡上皮细胞增生，尤以Ⅱ型上皮增生明显，增生的Ⅱ型上皮细胞粗面内质网及滑面内质网均大量增生、扩张；间质血管内皮细胞肿胀、空泡变性。

免疫器官的病变：

脾：显微镜下脾小体不清，脾白髓萎缩，淋巴细胞稀疏，数量减少；红髓充血、出血、坏死明显，组织细胞增多。

淋巴结（腹腔淋巴结及肺门淋巴结）：均有不同程度的萎缩或

消失，淋巴细胞分布稀疏，数量减少，窦组织细胞明显增生。

其他器官的改变：

心：心脏肥大比较常见，一般表现为左右心均匀性增厚；心肌间质水肿较明显，间质可有散在淋巴细胞及单核细胞浸润；部分病例可见到心肌细胞空泡变性、灶性心肌炎改变或心肌小灶性坏死。

肝：多数病例可见到肝细胞轻度水样变性、灶性脂肪变性和肝细胞索解，小叶内 Kupffer 细胞明显增生，汇管区有少量淋巴细胞浸润；部分病例可见到明显的中央静脉周围肝细胞坏死。

肾：大部分病例可见肾小球明显充血、肾小管上皮细胞变性；部分病例肾小球毛细血管内可见广泛的纤维素性血栓、髓质内小灶状坏死及淋巴细胞和单核细胞浸润；肾间质血管扩张充血。

肾上腺：部分病例可见肾上腺皮髓质灶性出血、坏死、淋巴细胞浸润、皮质束状带细胞空泡变性和/或类脂含量减少。

脑：脑组织可见不同程度的水肿，部分病例脑内可见到散在的神经元缺血性改变，严重者甚至可见脑组织坏死。

胰腺：间质血管充血，部分病例间质有轻度纤维组织增生和淋巴细胞浸润，外分泌腺泡萎缩，酶原颗粒减少，部分胰岛细胞变性。

四、中医病因病机

本病之形成有内因与外因两大因素，"喜怒不节，寒暑过度"而致"生乃不固"，说明正气内存的重要性。冬天属阴，寒亦属阴，两阴相重，与正气相持（伏气）不即发病，至春天乃发，便成温病。这些论述是用以说明邪正相争的观点，承认戾气与司天时令现行之气同为致病物质。《金匮真言论》曰："夫精者身之本也，故藏于精者，春不病温。"《阴阳应象大论》曰："喜怒不节，寒暑过度，生乃不固。故重阴必阳，重阳必阴。故曰冬伤于寒，春必温病。"明·吴又可《温疫论》提出温病的致病原因是"乃天地间别有一种异气所感"。本病的病因特点主要是疫毒病邪致病，疫毒之邪自口鼻而入，首先犯肺，可累及心、肾、胃、肠等脏腑。肺主表，受邪而寒热身痛；肺主气、司呼吸，因疫毒之邪郁闭肺气而致干咳、呼吸困难、气促胸闷、喘息憋气。邪之所凑其气必虚，气阴受损而致极度乏力。在病变过程中，虚实变化尤为迅速与突出。

祖国医学对温疫的发生原因、流行情况及症状特点都有比较深刻的认识，在《周礼》中记载有四季的多发病，在《礼记》中则对温疫的流行情况作了记载。根据《礼记》中记载："孟春行秋令，则民大疫""秋春行夏令，则民多疾疫"明确她阐了四时季节气候变化对人体的影响，并发现气候失常是导致温疫流行的原因。本病多发生于冬春季节，传染性强，临床症状轻重不一，多以发热为首发症状，伴极度乏力、干咳、呼吸困难。起病急，病情重，传变快，主要病位在肺，亦可累及其他脏腑。

本病的基本病因病机可概括为以下四个方面。

1. 疫毒壅肺　自口鼻而入，首先犯肺，肺主表、肺主气，正邪交争于肺表，故寒热身痛；疫毒壅肺，肺失宣降，故高热汗出不解、干咳、喘憋。正邪交争，疫毒之邪深入，可见气营同病，部分病人可见邪入心包，出现烦躁、神昏、谵语，疫毒壅肺，高热持续不退，则病情严重，易发变证。

2. 肺气郁闭　本病疫毒之邪蕴结于肺，肺失宣降、肺气郁闭的病机在本病病程中有重要意义，故气促胸闷，喘息憋气。肺胃相关，气机失降，则出现脘腹胀满、纳差、恶心、呕吐。肺与大肠相表里，肺肠同病，可见便秘或泄泻。肺主气朝百脉，心肺同居上焦，肺气郁闭，百脉失调，可见喘憋紫绀。

3. 湿痰瘀阻　疫毒之邪犯肺，肺气郁闭，气不流津，则津变为湿，湿蕴为痰；气为血帅，气不行则血不行，血不行则为瘀，故形成湿痰瘀阻于肺的状态，痰湿瘀既是病理产物也是致病因素。肺气郁闭，气不流津，痰瘀闭肺，损伤肺络，故表现为干咳、痰难咳出或痰中有血丝等。

4. 气阴亏虚　疫毒之邪耗气伤阴，肺之气阴亏虚在感邪后发病初期就可出现。发病早期即可见乏力、倦怠、懒言、口干、自汗等症，而且气阴损伤越早出现，病情越重。随病程进展，肺之气阴进一步损伤，则肺病及心、气病及血、肺病及肾、肾不纳气，可见不同程度的心悸心慌、喘憋欲脱，严重者心阳暴脱，可见心率猝然缓慢，体温、血压下降，四末发冷，冷汗淋漓等。后期所见口干口渴、五心烦热、动则汗出气喘等气阴亏虚的表现。

五、临床表现

潜伏期 1~16 天，常见为 3~5 天。

典型患者起病急，以发热为首发症状，体温一般 >38℃，可伴有头痛、肌肉酸痛、关节酸痛、乏力、腹泻；发病 3~7 天后出现下呼吸道症状，可有咳嗽，多为干咳、少痰，偶有血丝痰，肺部体征不明显，部分病人可闻少许湿啰音，或有肺实变体征；病情于 10~14 天达到高峰，感染中毒症状加重，并出现频繁咳嗽，气促和呼吸困难；病程进入 2~3 周后，发热渐退，其他症状与体征减轻乃至消失，肺部炎症吸收和恢复较为缓慢，体温正常后仍需要 2 周左右才能完全吸收恢复正常。

儿童患者的病情较成人轻，孕妇患者在妊娠的早期易导致流产，妊娠晚期孕妇的病死率增加。老年患者症状常不典型，有少数病人不以发热为首发症状，尤其是有近期手术史或有基础疾病的病人。

常见并发症包括肺部继发感染、肺间质改变、纵隔气肿、皮下气肿和气胸，胸膜病变、心肌病变、骨质缺血性改变等。

六、理化检查

（一）一般实验室检查

1. 外周血象　白细胞计数一般正常或降低；若淋巴细胞计数 $<0.9\times10^9/L$，对诊断的提示意义较大；部分患者血小板减少。

2. T 淋巴细胞亚群计数　发病早期即见 CD_4^+、CD_8^+ 细胞计数降低。

3. 血液生化检查　丙氨酸氨基转移酶（ALT）、乳酸脱氢酶（LDH）及其同工酶等均有不同程度升高，血气分析可发现血氧饱和度降低。

（二）胸部影像检查

病变初期肺部出现不同程度的片状、斑片状磨玻璃密度影，阴影常为多发和/或双侧改变，并于发病过程中呈进展趋势，部分病例进展迅速，短期内融合成大片状阴影。如果早期 X 线胸片阴性，需每 1~2 天动态复查，定期进行胸部 X 线影像学复查。胸部 CT 检查有助于发现早期轻微病变或与心影和/或大血管影重合的病变。

（三）特异性病原学检测

1. SARS – CoV 血清特异性抗体检测　发病 10 天后患者血清内可以检测到 SARS – CoV 的特异性抗体。从进展期至恢复期抗体阳转或抗体滴度呈 4 倍及以上升高，具有病原学诊断意义。

2. SARS – CoV RNA 检测　从呼吸道分泌物、血液或粪便等人体标本中检出 SARS – CoV 的 RNA，尤其是多次、多种标本和多种试剂盒检测 SARS – CoV RNA 阳性，对病原学诊断有重要支持意义。

（四）细胞培养分离病毒

患者呼吸道分泌物、血液等标本接种到 Vero 细胞中进行培养，分离到病毒后用 RT – PCR 或免疫荧光法进行鉴定。

七、诊断

结合流行病学史、临床症状、体征、一般实验室检查、胸部 X 线影像学变化配合 SARS 病原学检测阳性可以作出 SARS 的诊断。

具有临床症状和出现肺部 X 线影像改变，是诊断 SARS 的基本条件；流行病学方面有明确支持证据和能够排除其他疾病，是作出临床诊断的最重要支持依据。对病情演变（症状、氧合状况、肺部 X 线影像）、抗菌治疗效果和 SARS 病原学指标进行动态观察，对于诊断具有重要意义。

1. 临床诊断　有 SARS 流行病学依据、症状、肺部 X 线影像改变，并能排除其他疾病诊断者，可以作出 SARS 临床诊断。在临床诊断的基础上，若分泌物 SARS – CoV RNA 检测阳性，或血清 SARS – CoV 抗体阳转，或抗体滴度 4 倍及以上增高，则可作出确定诊断。

2. 疑似病例 缺乏明确流行病学依据，但具备其他 SARS 支持证据者，可以作为疑似病例，需进行流行病学追访，并行病原学检查；有流行病学依据、临床症状，但尚无肺部 X 线影像学变化者，也应作为疑似病例，需动态复查 X 线胸片或胸部 CT，一旦肺部病变出现，在排除其他疾病的前提下，可以作出临床诊断。

3. 医学隔离观察病例 对于近 2 周内有与 SARS 患者或疑似 SARS 患者接触史，但无临床表现者，应自与前者脱离接触之日计，进行医学隔离观察 2 周。

重症 SARS 的诊断标准：具备以下三项之中的任何一项，均可以诊断为重症 SARS。

1. 呼吸困难，成人休息状态下呼吸频率≥30 次/min，且伴有下列情况之一。

（1）胸片显示多叶病变或病灶总面积在正位胸片上占双肺总面积的 1/3 以上；

（2）病情进展，48h 内病灶面积增大超过 50% 且在正位胸片上占双肺总面积的 1/4 以上。

2. 出现明显的低氧血症，氧合指数低于 300mmHg。

3. 出现休克或多器官功能障碍综合征（MODS）。

八、鉴别诊断

SARS 的诊断目前主要为临床诊断，需要排除能够引起类似临床表现的其他疾病。

普通感冒、流行性感冒（流感）、一般细菌性肺炎、军团菌性肺炎、支原体肺炎、衣原体肺炎、真菌性肺炎、艾滋病和其他免疫抑制（器官移植术后等）患者合并肺部感染、一般病毒性肺炎是需要与 SARS 进行鉴别的重点疾病。

其他需要鉴别的疾病还包括肺结核、流行性出血热、肺部肿瘤、非感染性间质性肺疾病、肺水肿、肺不张、肺栓塞、肺血管炎、肺嗜酸粒细胞浸润症等。

九、治疗

目前尚缺少针对病因的治疗，临床上应以对症支持治疗和针对并发症的治疗为主。

（一）一般治疗与病情监测

卧床休息，注意维持水、电解质平衡，早期给予持续鼻导管吸氧，每天定时或持续监测脉搏容积血氧饱和度（SPO_2），定期复查血常规、尿常规、血电解质、肝肾功能、心肌酶谱、T淋巴细胞亚群和X线胸片等。

（二）对症治疗

1. 发热 > 38.5℃，或全身酸痛明显者，可使用解热镇痛药；高热者给予冰敷、酒精擦浴、降温毯等物理降温措施。

2. 咳嗽、咯痰者可给予镇咳、祛痰药。

3. 有心、肝、肾等器官功能损害者，应采取相应治疗。

4. 腹泻患者应注意补液及纠正水、电解质失衡。

（三）糖皮质激素的使用

应用糖皮质激素的目的在于抑制异常的免疫病理反应，减轻全身炎症反应状态，减轻肺的渗出、损伤，防止或减轻后期的肺纤维化。应用指征如下：（1）有严重的中毒症状，持续高热不退，经对症治疗3天以上最高体温仍超过39℃；（2）X线胸片显示多发或大片阴影，进展迅速，48h之内病灶面积增大 > 50%且在正位胸片上占双肺总面积的1/4以上；（3）达到急性肺损伤或ARDS的诊断标准。具备以上指征之一即可应用。

成人推荐剂量相当于甲泼尼龙 80～320mg/d，静脉给药具体剂量可根据病情及个体差异进行调整，当临床表现改善或胸片显示肺内阴影有所吸收时，逐渐减量停用，一般每3～5天减量1/3，通常静脉给药1～2周后可改为口服泼尼松或泼尼松龙，一般不超过

4 周，应同时应用制酸剂和胃黏膜保护剂，警惕继发感染和潜在的结核病灶扩散。

（四）抗病毒治疗

目前尚未发现针对 SARS – CoV 的特异性药物，可试用蛋白酶抑制剂类药物如咯匹那韦及利托那韦等。

（五）免疫治疗

胸腺肽、干扰素、静脉用丙种球蛋白等非特异性免疫增强剂对 SARS 的疗效尚未肯定，SARS 恢复期血清的临床疗效尚未被证实，对诊断明确的高危患者，可在严密观察下试用。

（六）抗菌药物的使用

抗菌药物的应用目的主要有两个：一是用于疑似患者的试验治疗，以帮助鉴别诊断；二是用于治疗和控制继发细菌、真菌感染。

SARS 常与社区获得性肺炎（CAP）相混淆，在诊断不清时可选用新喹诺酮类或 β – 内酰胺类联合大环内酯类药物试验治疗。继发感染应针对性地选用适当的抗菌药物。

（七）心理治疗

对疑似病例，应合理安排收住条件，减少患者担心院内交叉感染的压力；对确诊病例，应加强关心与解释，引导患者加深对本病的自限性和可治愈的认识。

（八）中医药治疗

本病符合《素问·刺法论》"五疫之至，皆相染易，无问大小，病状相似"的论述，属于中医学瘟疫、热病的范畴。其病因为疫毒之邪，由口鼻而入，主要病位在肺，也可累及其他脏腑；基本病机为邪毒壅肺、湿痰瘀阻、肺气郁闭、气阴亏虚。

中医药治疗的原则是早治疗、重祛邪、早扶正、防传变。

1. 辨证论治

（1）疫毒犯肺证：多见于早期。

症状：初起发热，或有恶寒；头痛，身痛，肢困；干咳，少痰，或有咽痛；气短，乏力，口干。舌苔白或黄，脉滑数。

治法：清肺解毒，化湿透邪。

基本方及参考剂量：

银花 15g，连翘 15g，黄芩 10g，柴胡 10g，青蒿 15g，白蔻 6g（打），（炒）杏仁 9g，生薏苡仁 15g，沙参 15g，芦根 15g。

加减：无汗者加薄荷；热甚者加生石膏、知母；苔腻者加藿香、佩兰；腹泻者去知母，加黄连、炮姜；恶心呕吐者加制半夏、竹茹。

（2）疫毒壅肺证：多见于早期、进展期。

症状：高热，汗出热不解，身痛；咳嗽，少痰，胸闷，气促；腹泻，恶心呕吐，或脘腹胀满，或便秘，或便溏不爽；口干不欲饮，气短，乏力；甚则烦躁不安。舌红或绛，苔黄腻，脉滑数。

治法：清热解毒，宣肺化湿。

基本方及参考剂量：

生石膏 45g（先煎），知母 10g，炙麻黄 6g，银花 20g，炒杏仁 10g，生薏苡仁 15g，浙贝 10g，太子参 10g，生甘草 10g。

加减：烦躁不安、舌绛口干者加生地、赤芍、丹皮；气短、乏力、口干重者去太子参，加西洋参；恶心呕吐者加制半夏；便秘者加全瓜蒌、生大黄；脘腹胀满、便溏不爽者加焦槟榔、木香。

（3）肺闭喘憋证：多见于进展期及重症 SARS。

症状：高热不退或开始减退；呼吸困难，憋气胸闷，喘息气促；或有干咳，少痰，或痰中带血；气短，疲乏无力。口唇紫暗，舌红或暗红，苔黄腻，脉滑。

治法：清热泻肺，祛瘀化浊，佐以扶正。

基本方及参考剂量：

葶苈子 15g，桑白皮 15g，黄芩 10g，郁金 10g，全瓜蒌 30g，蚕砂 10g（包），萆薢 12g，丹参 15g，败酱草 30g，西洋参 15g。

加减：气短、疲乏、喘重者加山萸肉；脘腹胀满、纳差者加厚朴、麦芽；口唇发绀者加三七、益母草。

（4）内闭外脱证：见于重症 SARS。

症状：呼吸窘迫，憋气喘促，呼多吸少；语声低微，躁扰不安，甚则神昏，汗出肢冷。口唇紫暗，舌暗红，苔黄腻，脉沉细欲绝。

治法：益气敛阴，回阳固脱，化浊开闭。

基本方及参考剂量：

红参10~30g（另煎兑服），炮附子10g，山萸肉30g，麦冬15g，郁金10g，三七6g。

加减：神昏者上方送服安宫牛黄丸；冷汗淋漓者加煅龙牡；肢冷者加桂枝、干姜；喉间痰鸣者加用猴枣散。

（5）气阴亏虚、痰瘀阻络证：多见于恢复期。

症状：胸闷，气短，神疲乏力，动则气喘；或见咳嗽；自觉发热或低热，自汗，焦虑不安，失眠，纳呆，口干咽燥。舌红少津，舌苔黄或腻，脉象多见沉细无力。

治法：益气养阴，化痰通络。

基本方及参考剂量：

党参15g，沙参15g，麦冬15g，生地15g，赤芍12g，紫菀15g，浙贝10g，麦芽15g。

加减：气短气喘较重、舌质暗者加三七、五味子、山萸肉；自觉发热或心中烦热、舌暗者加青蒿、山栀、丹皮；大便偏溏者加茯苓、白术；焦虑不安者加醋柴胡、香附；失眠者加炒枣仁、远志；肝功能损伤转氨酶升高者加茵陈、五味子。

2. 中成药的应用　应当辨证使用中成药，可与中药汤剂联合应用。

（1）退热类：适用于早期、进展期发热，可选用瓜霜退热灵胶囊、紫雪、新雪颗粒、小柴胡片（或颗粒）、柴银口服液等。

（2）清热解毒类：适用于早期、进展期的疫毒犯肺证、疫毒壅肺证、肺闭喘憋证。注射剂可选用清开灵注射液、鱼腥草注射液、双黄连粉针剂、复方苦参注射液等。口服剂可选用清开灵口服液（或胶囊）、清热解毒口服液（或颗粒）、双黄连口服液、金莲清热颗粒、苦甘颗粒、葛根芩连微丸、梅花点舌丹、紫金锭等。

（3）活血化瘀、祛湿化痰类：适用于进展期和重症 SARS 的肺闭喘憋证。注射剂可选用丹参注射液、香丹注射液、川芎嗪注射液、灯盏细辛注射液等。口服剂可选用血府逐瘀口服液（或颗粒）、复方丹参滴丸、藿香正气口服液（或胶囊）、猴枣散等。

（4）扶正类：适用于各期有正气亏虚者。注射剂可选用生脉注射液、参麦注射液、参附注射液、黄芪注射液等。口服剂可选用生脉饮、百令胶囊、金水宝胶囊、宁心宝胶囊、诺迪康胶囊、六味地黄丸、补中益气丸等。

（九）重症 SARS 的治疗原则

对重症患者须动态观察，加强监护，及时给予呼吸支持，合理使用糖皮质激素，加强营养支持和器官功能保护，注意水、电解质和酸碱平衡，预防和治疗继发感染，及时处理合并症。

1. 监护与一般治疗　一般治疗及病情监测与非重症患者基本相同，但重症患者还应加强对生命体征、出入液量、心电图及血糖的监测。

2. 呼吸支持治疗　对重症 SARS 患者应该监测 SPO_2 的变化。

（1）氧疗：重症病例应持续鼻导管吸氧，使 SPO_2 维持在 93% 或以上，必要时可选用面罩吸氧或无创人工通气。

（2）无创正压人工通气（NIPPV）：NIPPV 可以改善呼吸困难的症状，改善肺的氧合功能，有利于患者度过危险期，有可能减少有创通气的应用。

应用指征为：①呼吸频率 > 30 次/min；②吸氧 5L/min 条件下，SPO_2 < 93%。

禁忌证为：

①有危及生命的情况，需要紧急气管插管；

②意识障碍；

③呕吐、上消化道出血；

④气道分泌物多和排痰能力障碍；

⑤不能配合 NIPPV 治疗；

⑥血流动力学不稳定和有多器官功能损害。

应用 NIPPV 时应注意以下事项：选择合适的密封的鼻面罩或口鼻面罩；全天持续应用。若应用 NIPPV 2h 仍没达到预期效果（$SpO_2 \geqslant 93\%$，气促改善），可考虑改为有创通气。

（3）有创正压人工通气：对 SARS 患者实施有创正压人工通气的指征为：①使用 NIPPV 治疗不耐受，或呼吸困难无改善，氧合改善不满意，$PaO_2s < 70mmHg$，并显示病情恶化趋势；②有危及生命的临床表现或多器官功能衰竭，需要紧急进行气管插管抢救。实施有创正压人工通气的具体通气模式可根据医院设备及临床医生的经验来选择。一般可选用压力限制的通气模式。

3. 糖皮质激素的应用　对于重症且达到急性肺损伤标准的病例，应该及时规律地使用糖皮质激素，以减轻肺的渗出、损伤和后期的肺纤维化。

4. 临床营养支持　早期应鼓励患者进食易消化的食物。不能正常进食时，应及时给予临床营养支持，采用肠内营养与肠外营养相结合的途径，适当增加脂肪的比例，补充水溶性和脂溶性维生素，尽量保持血浆白蛋白在正常水平。

5. 预防和治疗继发感染　密切监测和及时处理继发感染，必要时可慎重地进行预防性抗感染治疗。

十、预后

大部分患者经综合治疗后痊愈，少数患者可进展至 ARDS 甚至死亡。WHO 公布的材料，全球平均病死率为 10.88%。重型患者、患有其他严重基础疾病的患者病死率明显升高。少数重型病例出院后随访发现肺部有不同程度的纤维化。

十一、预防

（一）控制传染源

1. 疫情报告　发现或怀疑本病时应尽快向卫生防疫机构报告。

2. 隔离治疗患者　对临床诊断病例和疑似诊断病例应在指定的医院按呼吸道传染病分别进行隔离观察和治疗，同时具备下列 3

个条件方可考虑出院：①体温正常 7 天以上；②呼吸系统症状明显改善；③X 线胸片有明显吸收。

3. 隔离观察密切接触者　对医学观察病例和密切接触者，如条件许可应在指定地点接受隔离观察，为期 14 天。

（二）切断传播途径

1. 社区综合性预防　加强科普宣传，保持公共场所空气流通；注意空气、水源、下水道系统的处理消毒。

2. 保持良好的个人卫生习惯　流行季节避免去人多或相对密闭的地方；有呼吸道症状时及时就诊，注意戴口罩。

3. 严格隔离病人　医院应设立发热门诊，建立本病的专门通道；收治 SARS 的病区应设有无交叉的清洁区、半污染区和污染区；疑似患者与临床诊断患者应分开病房收治；病区中病房、办公室等各种建筑空间、地面及物体表面、患者用过的物品、诊疗用品以及患者的排泄物、分泌物均须严格按照要求分别进行充分有效的消毒；医护人员及其他工作人员切实做好个人防护工作。

4. 实验室条件要求　必须在具备生物安全防护条件的实验室，才能开展 SARS 患者人体标本或病毒株的检测或研究工作，同时实验室研究人员必须采取足够的个人防护措施。

（三）保护易感人群

灭活疫苗正在研制中，已进入临床实验阶段。医护人员及其他人员进入病区时，应注意做好个人防护工作。

第五节　流行性感冒

流行性感冒简称流感，是由流感病毒引起的、经飞沫传播的急性呼吸道传染病，特点是急起畏寒、高热、头痛、乏力、肌肉酸痛，但呼吸道症状较轻，常呈自限性。

传统医学认为感冒是指感受触冒风邪，出现鼻塞、流涕、喷嚏、咳嗽、头痛、恶寒发热、全身不适等症状的一种常见外感病，又称"伤风"，如见广泛流行，症状较重，则又称为"时行感冒"。本病一年四季皆可发生，但以冬、春两季最为多见，有时可呈一定范围的流行。根据流感的流行特点和临床特征，本病归属于温病中风温、春温、暑温、秋燥的范畴。中医学中虽无流行性感冒的病名，但在中医学文献中，有着许多类似本病的起因、发病特点、临床证候的记载和颇有疗效的方药。如《素问·骨空论篇》载曰："风者，百病之始也……风从外入，令人振寒，汗出头痛，身重恶寒。"其症极似现代医学所称之感冒，并认为其原因为外感风邪。其后，张仲景在《伤寒论》中进一步列出治疗"中风""伤寒"之桂枝汤、麻黄汤，指出了当时感冒风寒包括现代医学中的流行性感冒轻重两类证候及治疗方药。汉代以后，中医古籍中关于热病、温病的记述更为详尽。如隋·巢元方《诸病源候论·时气病诸候》进一步把具有较强传染性的一类感冒隶属于"时行病"之列，即"时行感冒"。正式把普通感冒与时行感冒区分开来。认为"夫时气病者，此皆因岁时不和，温凉失节，人感乖戾之气而生，病者多相染易。故预服药及为方药以防之。"并指出"非其时而有其气，是以一岁之中，病无长少，率相近似者，此则时行之气也。"这可能是中医文献中对流感较早的明确记载。由于本病临床表现虽均以肺卫表证为主，但其属性有寒、有热，故有时又可表现出"伤寒"或"风温"的特性。北宋《仁斋指直方·诸风》篇即正式提出感冒之名，但多把普通性感冒与流行性感冒混在一起。元《丹溪心法·伤风》明确指出本病的病位属肺，根据其辨证分辛温、辛凉两大治法，并一直沿用至今。明·吴又可《温疫论》："疫者感天地之戾气，此气之来，无论老少强弱，触之即病，邪自口鼻而入。"并提出"戾气说"，认为温疫为病，非风非寒，非暑非湿，乃天地间别有一种异气所感，异气即戾气，戾气虽无象可见，无声可闻，茫然不可测，但并非无物无质，只是肉眼不得见而已。清·陈平伯《外感温病篇》："风温之病，冬月与春月居多，或恶风，或不恶风，必身热咳嗽，烦渴。"不仅指出了本病的好发季节为冬春，而且指出了初起的临床特点为肺卫症状，与流感颇相吻合。吴鞠通《温病条辨》"太阳风温……但热不恶寒而渴者，辛凉平剂，银翘散主之。"又"太阳温病，脉浮洪，舌黄，渴甚，大汗，面赤恶热者，辛凉重剂，白虎汤主之。神昏谵语者，牛黄丸、紫雪丹、至宝丹主之。"清·徐灵胎《医学源流论·伤风难治论》所说："凡人偶感风寒，头痛发热，咳嗽涕出，俗语谓之伤风……乃时行之杂感也。人皆忽之，不知此乃。难治之疾，生死之所关也。"不仅指出了本病的发病原因、发病季节、发病年龄及临床表现、传染性等特点，还提出了预防的观点。根据上述文献，对照流感，无论在病因、发病特点、好发季节、临床证候、预后等方面均极吻合，根据所提供的方药运用于临床，确能收到良好效果，因此流感亦是时行病之一，大致属"时行感冒"和"风温"的范畴。

一、病原学

流感病毒属正黏病毒科，是有包膜的、单链负股的 RNA 病毒，根据病毒核蛋白抗原性，流感病毒可分为甲、乙、丙 3 型。病毒包膜上有糖蛋白纤突，由血凝素（H）和神经氨酸酶（N）所构成，均具有抗原性。血凝素促使病毒吸附到细胞上，其抗体能中和病毒，在免疫学上起主要作用；神经氨酸酶与细胞释放病毒有关，其抗体不能中和病毒，但能限制病毒释放，缩短感染过程。流感病毒的抗原性极易发生变异，尤以甲型为甚，乙型变异很慢，而丙型尚未发现变异。按抗原变异幅度大小可分为：①抗原性漂流，变异幅度较小，仍保持原来的血凝素和神经氨酸酶；②抗原性转变，由于两株不同病毒同时感染单个细胞，造成病毒基因重新组合，使血凝素和神经氨酸酶同时发生变化，导致新型的出现，常可引起世界性大流行。

流感病毒不耐热，56℃数分钟即失去致病力。对干燥、紫外线、乙醚、甲醛、升汞、乙醇、苯酚、含氯石灰（漂白粉）等敏感，均可使病毒灭活。

二、流行病学

1. 传染源　病人是主要的传染源。

2. 传播途径　主要通过空气飞沫传播；通过接触污染的食具或玩具也可引起传染。

3. 易感人群　人群普遍易感，各型流感病毒之间及各亚型间无交叉免疫力，同型的各变种间则可有一定交叉免疫，但感染后免疫维持时间不长，故流感易反复感染。

4. 流行特征　本病全年均可发病，以冬季好发；流行常突然发生，传播快，发病率高，流行期短；流感病毒基因具有严格的宿主性。

三、发病机制与病理改变

流感病毒吸入呼吸道后，病毒的神经氨酸酶破坏神经氨酸使黏蛋白水解，糖蛋白受体暴露，血凝素与受体结合，吸附在呼吸道的纤毛柱状上皮细胞上。流感病毒穿入细胞，在病毒转录酶和细胞RNA 聚合酶的参与下，病毒核蛋白与上皮细胞核蛋白结合，在核内组成 RNA 型的可溶性抗原，以芽生方式排出上皮细胞，排出的病毒扩散感染附近细胞。大量纤毛上皮细胞变性、坏死与脱落，尚可有炎症反应，表现为发热、全身酸痛、白细胞减少等，病毒血症则少见。单纯流感的病变限于上、中呼吸道，柱状上皮虽有变性、坏死，但基础细胞正常，仅 5 天后开始再生未分化的上皮细胞，2周后恢复成新的纤毛柱状上皮细胞。老年人，婴幼儿，患有慢性心、肺、肾等疾病或接受免疫抑制剂治疗者易发生流感病毒性肺炎和继发细菌感染。

四、中医病因病机

中医学认为感冒是冬春两季常见的温热病，由于感受风邪，兼夹四时疫疠之邪，乘人体御邪能力不足时，侵袭人体肺卫皮毛而致。由于四时主气不同，因此感受外邪亦随着发病季节的差异而有风寒、风热、暑湿、温燥、凉燥之分。四时气候异常，寒温失节，如春应温而反寒，冬应寒反暖，"非其时而有其气"，常是导致外邪侵袭人体，引起发病和广泛流行的一个重要因素。《素问·补遗·刺法论》曰："五疫之至，皆相染易，无问大小，病状相似。"《诸病源候论·时气病诸候》云："凡时气病者，皆因岁时不和，温凉失节，人感乖戾之气，而生病者多相染易。"均说明了寒热异常，温凉失节，岁时不和是时行感冒的主要病因，疫疠之邪在不同的季节，往往随风邪时气而侵入，如冬季多风寒，春季多风热，夏季多暑湿，秋季多燥气。当然，时令外邪虽是本病发生的主因，但外邪能否侵入人体而致病，还与人体正气及肺卫防御功能的强弱有关。素禀气虚体弱者，卫表多不固，故易遭外邪侵袭。生活起居不慎，冷暖失调，以及淋雨、劳倦等，亦能使人体腠理疏松，卫外功能短时降低，而致时令之邪乘虚侵入而发病。《素问·生气通天论》说："清静则肉腠闭拒，虽有大风苛毒，弗之能害。"林佩琴《类证治裁》指出："平昔元气虚弱，表疏腠松，略有不谨，即显风症者，此表里两虚证也。"均强调了人体体质的强弱与流感发病有着密切的关系。故本病是感受疫疠病邪，在气温突变、生活起居不慎，或素体虚弱、卫外不固、正气不足以抵御外邪时而触发。本病的病因虽有四时六气的差异，但其中以风邪为主要的致病因素。《黄帝内经》曰："风者，百病之始也"。风性轻扬，故"伤于风者，上先受之"。肺居上焦，为脏腑之华盖，开窍于鼻，外合皮毛，主一身之表。风邪外侵，无论是与寒相兼的风寒，或与热相合的风热，其侵入人体，均是肺卫首当其冲。燥为秋令主气，其性干燥，但在性质上也有属寒、属热的不同。属寒者性近风寒，属热者性近风热。其致病主要限于秋季，故秋令感受燥邪所致的外感病可总称为秋燥，其中感受燥寒之邪的称为凉燥，感受燥热之邪的称为温燥。根据《内经》"四时主气，内应五脏"的理论，秋季燥金之气与人体肺脏相应，故秋燥之邪的致病特点与风邪相似，多从口鼻上受，先犯于肺。一般病邪侵入人体时先从肺卫开始（"温邪上受，首先犯肺""伤于风者，上先受之"）。外邪自口鼻皮毛而入，客于肺卫，肺合皮毛而与卫气相通，致表卫失司，腠理闭塞，卫阳被遏，肺气失于宣肃，则见恶寒发热、鼻塞流涕、咳嗽等症。太阳经上额交巅夹背抵足，邪阻经络，经气不舒，则头、身、骨节酸痛（"不通则痛"），甚至项背强几几。邪在卫表未解，深入气分，则见壮热不恶寒、口大渴、身大汗等症。肺为娇脏，外合皮毛，上通于鼻。外邪犯肺，则气道受阻，上不得宣发，下不得肃降，肺气上逆则发咳，气息不利则鼻阻而鸣，鼓邪外出则喷嚏，邪迫液流则流涕，热盛则涕黄浊。咽喉乃肺之系，风寒则痒，热郁则痛，邪气相击，搏于咽喉则呼吸有声或语音重浊。肺与大肠相表里，邪下移大肠则出现腹痛、腹泻（胃肠型流感）。若素体虚弱，感邪较重亦有少数病情发展进入营血分，或由肺卫逆传营血分，窜扰心肝，则见神昏、抽风等症。夏秋暑湿当令，故发生于这一季节的时行感冒多以暑、湿、寒三气交感，表里并因为主，常表现为风寒外束，暑湿内蕴的病机变化。因暑湿易伤气分，好犯中焦脾胃，湿困脾土，故感冒暑湿者，其邪多直趋中道，蕴阻气分，而有胸闷脘痞、恶心呕吐、泄泻等脾胃见症。

五、临床表现

潜伏期 1~3 天，短者仅数小时，可有如下临床类型。

（一）典型流感

急性发病，患者畏寒，发热，体温可达 39℃~40℃，伴显著头痛、乏力、全身酸痛等症状，同时可有咽痛、鼻塞、流涕、咳嗽等上呼吸道感染症状。一般全身症状重，而呼吸道症状相对较轻。体检可见眼结膜轻度充血、咽部充血、肺部可有干啰音。

（二）肺炎型流感

主要发生在老年人，婴幼儿，有慢性心、肾、肺等疾病及使用免疫抑制剂治疗者。病初与典型流感相似，但发病 1~2 天后病情加重，持续高热，并可出现气急、发绀、阵咳、咯血等；体检两肺呼吸音低，满布哮鸣音，但无实质性病变体征；X 线胸片显示两肺弥漫性结节阴影，近肺门处较多；易并发细菌感染。

（三）轻型流感

体温不高，全身及呼吸道症状均较轻，一般病程 2～3 天。

（四）其他

少数病人表现为以腹痛、腹泻等胃肠道症状为主的胃肠型流感。此外流感也可导致心肌炎、心包炎、脑膜炎、脑炎、格林－巴利综合征、Reye 综合征及横纹肌肌溶等。

六、理化检查

（一）血常规

外周血白细胞正常或减少，中性粒细胞变化不显著。合并细菌性肺炎时，白细胞总数和中性粒细胞数多数增高。

（二）病原学检查

1. 病毒抗原检测　取鼻洗液涂片，用 IFA 或 ELISA 检测抗原，有助于早期诊断。

2. 病毒分离　急性期病人含漱液接种鸡胚羊膜腔或尿囊中进行病毒分离。

3. 血清学检查　应用血凝抑制或补体结合试验检测急性及恢复期血清抗体，如抗体效价有 4 倍以上升高有诊断意义。

七、诊断

流行病学资料结合临床特点如全身症状重而呼吸道症状轻，基本上可以判断为流感，但散发病例难以确诊，明确诊断有赖于病原学检查。

八、鉴别诊断

本病需与其他疾病鉴别。

1. 其他病毒性呼吸道感染　主要靠病原学检查。

2. 钩端螺旋体病　有一定的地区性，多发生于水稻收割期，患者以农民多见，表现为腓肠肌疼痛、压痛及腹股沟淋巴结肿大等。

3. 某些传染病的初期 如流行性出血热、肺炎链球菌肺炎、麻疹等。

九、治疗

1. 一般治疗 病人宜保暖，卧床休息，注意补充水分和营养。

2. 对症治疗 高热时予物理降温或予小剂量解热镇痛药，同时积极防治细菌感染。

3. 抗病毒治疗 金刚烷胺或金刚乙胺可阻断病毒复制，对甲型流感有预防和治疗作用。奥司他韦（达菲）是神经氨酸酶抑制剂，对甲型、乙型流感均有预防和治疗作用。

中医辨证论治

（一）分型论治

1. 风寒束表

主症：恶寒重，发热轻，无汗，口不渴，头痛，周身酸痛乏力，喉痒，咳嗽，痰稀色白，鼻塞声重，喷嚏涕清，舌质淡红，苔薄白而润，脉浮紧。

治则：辛温解表，宣肺散寒。

方药：荆防败毒散加减。

加减：咳嗽甚者，加杏仁；恶心呕吐，加苏叶；全身乏力体虚者，加党参；恶寒无汗，身痛显著，表寒郁闭者加麻黄、桂枝；若体质较虚者，去荆芥、防风，加党参以扶正祛邪；若风寒外束，里渐化热而见口渴者可用柴葛解肌汤。

2. 风热袭表

主症：发热重，不恶寒或微恶风寒，周身不适，汗泄不畅，口微渴，头胀痛，鼻塞声重，鼻涕黄稠，咳嗽，痰黏或黄，咽燥，或咽喉乳蛾红肿疼痛，舌边尖红，苔薄白或薄黄，脉浮数。

治则：辛凉解表，宣肺清热。

方药：银翘散加减。

加减：若咽喉红肿，吞咽疼痛，加板蓝根、大青叶；咳唾黄痰加黄芩、瓜蒌、石膏；若头痛剧烈，可在主方中加野菊花、刺蒺藜、蔓荆子；项背强可加葛根；大便干结，加瓜蒌仁、生大黄（后下）；口渴加花粉、石斛；热毒症状明显，配大青叶、蒲公英、草河车；肢体疼痛较甚者可加秦艽、桑枝；头痛鼻塞较重者加葛根、苍耳子。

3. 暑湿困表

主症：夏暑发病，发热恶寒，无汗或汗出不畅，咳嗽痰黏，鼻流浊涕，头痛而重，胀痛如裹，肢体困倦，胸闷心烦，恶心呕吐，口中黏腻，口不渴或渴饮不多，小便短赤，大便溏泻，舌苔薄黄微腻，脉滑数或浮数。

治则：清暑祛湿，宣肺解表。

方药：新加香薷饮加减。

加减：若表湿偏重，肢酸头昏重者，可加藿香、佩兰；里湿偏重，脘痞呕甚者，加苍术、白蔻仁、清半夏、陈皮；里热盛而小便短赤者，加六一散；若发热重，烦渴者，加益元散、豆豉、芦根；纳呆、腹胀者，加建曲、枳壳、大腹皮；呕吐者，加代赭石、竹茹、蔻仁；大便溏泻，加黄连、苡仁、木香；小便短赤，加赤苓、通草、益元散。

4. 燥热犯肺

主症：发热，微恶风寒，头痛，无汗，鼻塞而燥，口鼻唇咽干燥，咽痛声哑，干咳少痰，眼睛干涩，胸痛，舌边尖红，苔薄白而燥，脉浮数。

治则：辛凉解表，润燥宣肺。

方药：桑杏汤加减。

加减：热甚加黄芩、银花；咽干加麦冬；咽痛加元参、青果、牛蒡子、土牛膝；胸闷痰黏加瓜蒌、枇杷叶、枳实；喉痒加蝉衣。

5. 邪热壅肺

主症：高热烦渴，有汗或无汗，口渴多饮，气逆喘促，甚则气喘唇青，鼻煽无涕，咳嗽痰少而黏不易咯出，或痰多黄稠，胸痛，舌红苔微黄少津，脉滑数。

治则：清热解毒，宣肺平喘。

方药：麻杏石甘汤合白虎汤加减。

加减：高热痰黄者加黄芩、全瓜蒌；胸痛加桃仁、郁金；痰中带血加白茅根、茜草、侧柏炭；咳嗽甚者加紫菀、百部、马兜铃；喘急，加桑白皮、黄芩、鱼腥草；痰多者加白前根、贝母；便秘腹胀加大黄、瓜蒌仁。

6. 热闭动风

主症：高热持续不退，口干不欲饮，头痛较剧，烦躁不安，甚则神昏谵语，或昏聩不语，筋脉拘急，手足抽搐，颈项强直，舌质红绛，脉弦数。

治则：清心开窍，凉肝息风。

方药：清营汤合羚角钩藤汤加减。水煎送服紫雪丹。

加减：神昏者加服安宫牛黄丸；昏迷不醒加用至宝丹；头痛头晕者，加板蓝根、天麻、僵蚕；热极痉甚，加丹皮、大青叶、僵蚕；痰鸣气涌加竹沥水、猴枣散；大便秘结加大黄；瘀阻明显者，加丹参、桃仁。

7. 气虚感冒

主症：发热恶寒，头身疼痛，咳嗽鼻塞，自汗出，倦怠无力，短气懒言，舌淡苔白，脉浮而无方。

治则：益气解表，调和营卫。

方药：参苏饮加减。

加减：体虚较甚者，可用补中益气汤加减；表虚自汗易感风邪者，可用玉屏风散加减。

8. 阳虚感冒

主症：恶寒重而发热轻，头疼身痛，自汗出，咳吐白痰，鼻塞流清涕，面色㿠白，形寒肢冷，语声低微，舌淡胖苔白，脉沉无力。

治则：助阳解表，宣肺止咳。

方药：参附再造丸加减。

加减：咳嗽痰多，加杏仁、半夏。

9. 血虚感冒

主症：发热微恶寒、恶风，无汗头痛，面色无华，唇甲色淡，心悸头晕，舌淡苔白，脉细。

治则：养血解表，疏风散寒。

方药：葱白七味饮加减。

加减：热甚者，加金银花、连翘、黄芩；恶风者加防风；口渴咽干者加天花粉、芦根。

10. 阴虚感冒

主症：身热微恶风寒，头痛无汗，头晕心烦，口渴咽干，手足心热，咳嗽少痰，舌红，脉细数。

治则：滋阴解表，疏风宣肺。

方药：加减葳蕤汤加减。

加减：咳嗽咽干痰稠者，加牛蒡子、瓜蒌壳；心烦口渴者，加竹叶、花粉；咳嗽胸痛，痰中带血者，加鲜茅根、生蒲黄、藕节；大便干燥者，加生地、玄参。

（二）其他疗法

1. 针灸疗法

（1）高热寒战，针合谷、风池、曲池、大椎，用泻法，留针10min 左右，每日2 次。

（2）严重高热，可以十宣放血。

（3）剧烈咳嗽，针刺天突、列缺，留针20min，每日3 次。

（4）鼻塞者，可针刺迎香、足三里等穴。

2. 中成药

（1）川芎茶调散：适用于风寒型。

（2）银翘解毒片或银翘解毒丸：适用于风热型。

（3）藿香正气散或藿香正气水：适用于并见吐泻，即所谓胃肠型流感者。

四、民间经验方

1. 连须葱白、生姜、橘皮各 10g，红糖适量，水煎服，适于风寒型。

2. 羌活、防风、紫苏、生姜、苍耳子各 10g，水煎服，适于风寒型。

3. 薄荷 5g，鲜芦根、鼠曲草、板蓝根各 12g，水煎服。大青叶、鸭跖草各 15g，桔梗 10g，生甘草 5g，水煎服。野菊花、四季青、鱼腥草各 15g，淡竹叶 10g，水煎服。均适于风热型。

4. 扁豆、苡米、绿豆各 15g，六一散 10g，荷叶 15g，白糖适量，水煎服，适于暑湿外感型。

5. 大青叶、板蓝根、贯众各 30g，水煎代茶饮之，对防治流感有一定疗效。

6. 香石清解袋泡剂：香薷、金银花、连翘、荆芥、知母、射干、藿香各 10g，生石膏、板蓝根、滑石各 15g，薄荷、熟大黄各 6g，用开水浸泡 15～20min 服用，2h 服 1 次。治疗流感高热者有效。

7. 玉屏风散由黄芪、白术、防风、鲜生姜组成，每次 1 包，每日 2 次，对卫气虚弱，易感外邪者有一定预防治疗作用。

8. 蒲公英 15～30g，水煎服，适用于单纯型流感偏热者。

9. 板蓝根 10g，芦根 15g，葱白 3 寸，水煎服，适用于单纯型流感。

10. 白茅根 15g，芦根 15g，葱白 3 寸，水煎服，适用于单纯型流感夹湿者。

十、预防

1. 疫情监测　疑有本病流行时应及时上报疫情，采取急性期病人标本作病原检测。

2. 消毒隔离　及时隔离病人，一般呼吸道隔离至热退后 2 天解除。

3. 保护易感人群

①接种疫苗：流感病毒在亚型内发生小变异时，旧毒株疫苗仍有交叉保护作用。病毒大变异出现新的亚型引起大流行时，须采用新毒株赶制疫苗，以便在尚未流行的地区应用。

②预防用药：金刚烷胺或金刚乙胺有预防甲型流感的作用，奥司他韦（达菲）对甲型、乙型流感有预防作用。

第六节　人禽流感

人禽流行性感冒（以下称人禽流感）是由禽甲型流感病毒某些亚型中的一些毒株引起的急性呼吸道传染病，世界卫生组织（WHO）认为该疾病可能是对人类存在潜在威胁最大的疾病之一。

一、病原学

禽流感病毒属正黏病毒科、甲型流感病毒属，呈多形性，有囊膜。基因组为分节段单股负链 RNA，依据其外膜血凝素（H）和神经氨酸酶（N）蛋白抗原性的不同，目前可分为 16 个 H 亚型（$H_1 - H_{16}$）和 9 个 N 亚型（$N_1 - N_9$）。禽甲型流感病毒除感染禽外，还可感染人、猪、马、水貂和海洋哺乳动物，到目前为止已证实感染人的禽流感病毒亚型为 H_5N_1、H_9N_2、H_7N_7、H_7N_2、H_7N_3等，其中感染 H_5N_1 的患者病情重，病死率高。

禽流感病毒对有机溶剂敏感，对热亦较敏感，但对低温抵抗力较强，对酸性环境也有一定抵抗力。裸露的病毒在直射阳光下 40 ~48h 即可灭活，如果用紫外线直接照射，可迅速破坏其活性。

二、流行病学

1. 传染源　主要为患禽流感或携带禽流感病毒的鸡、鸭、鹅等禽类。

2. 传播途径　经呼吸道传播；通过密切接触感染的家禽分泌物和排泄物、受病毒污染的物品和水等被感染；直接接触病毒毒株也可被感染。

3. 易感人群　人类对禽流感病毒不易感。

4. 高危人群　从事家禽养殖业者及其同地居住的家属、在发病前 1 周内到过家禽饲养、销售及宰杀等场所者、接触禽流感病毒感染材料的实验室工作人员、与禽流感患者有密切接触的人员为高危人群。

三、发病机制及病理改变

流感病毒先侵犯鼻黏膜纤毛上皮细胞，病毒在此大量复制后，病毒颗粒穿破呼吸道黏膜进入并感染其他细胞。细胞破坏后有液体渗出，帮助病毒扩散，累及气管、支气管、细支气管和肺泡上皮。肺部可发生广泛炎症、细胞坏死，致病毒性肺炎、呼吸窘迫综合征，呼吸道抵抗力降低、继发细菌感染。呼吸道黏膜破坏后，部分病毒及其产物进入血流，造成全身中毒症状。病毒随血流进入脑脊液，致中枢神经系统症状，如 Reye 综合征等。病人可死于病毒性肺炎、呼吸衰竭、多器官功能衰竭。

病理解剖显示，支气管黏膜严重坏死；肺泡内大量淋巴细胞浸润，可见散在的出血灶和肺不张；肺透明膜形成。

四、临床表现

（一）临床表现

1. 潜伏期　一般为 1~3 天，通常在 7 天以内。

2. 临床症状

（1）禽流感

禽流感的症状与人流感截然不同。禽流感病毒在禽中引起的症状变化多端，表现为隐性感染到致死性感染，这取决于禽的种类、年龄、病毒型别、并发感染、环境因素等。禽流感潜伏期变化也很大，从几小时到几天，取决于禽的种类、病毒型别、感染剂量、感染途径。

病鸡死亡前常表现为无毛处皮肤发绀、极度消瘦、腹泻、身体蜷缩、共济失调、惊厥等中枢神经系统症状，而后出现全身中毒症状。

（2）人感染禽流感后的临床症状

急性起病，早期表现类似普通型流感，体温大多持续在 39℃以上，热程一般为 3～4 天，可伴有流涕、鼻塞、咳嗽、咽痛、头痛和全身不适；部分患者可有恶心、腹痛、腹泻、稀水样便等消化道症状。重症患者病情发展迅速，可出现肺炎、急性呼吸窘迫综合征、肺出血、胸腔积液、全血细胞减少、肾功能衰竭、败血症、休克及 Reye 综合征等多种并发症。

3. 体征　重症患者可有肺部实变体征等。

（二）人感染禽流感的并发症

1. 原发性病毒性肺炎　多见于原有心肺疾病的患者，肺部病变以浆液性出血性支气管炎为主，临床表现为高热不退、气急、紫绀、咳嗽、咯血，X 线发现双肺有散在絮状阴影，白细胞计数中性粒细胞减少，痰与血培养均无致病菌生长。

2. 继发性细菌性肺炎　最常见的病原菌是肺炎链球菌、金黄色葡萄球菌或流感嗜血杆菌。病人病情逐渐加重，或在暂时的改善后临床症状进一步加重，咳嗽，咯脓痰，并且出现肺部实变体征，X 线发现肺部有片状和斑片状阴影，白细胞总数和中性粒细胞计数增高。

3. Reye 综合征　常见于 2～16 岁的儿童少年。患病开始时患者出现恶心、呕吐，继而出现中枢神经系统症状如嗜睡、昏迷或谵妄，并出现肝脏肿大，丙氨酸氨基转移酶、门冬氨酸氨基转移酶、乳酸脱氢酶和血氨均增高。

4. 心肌炎　有报道流感病毒性肺炎可以并发心肌炎。

5. 肌炎　并发肌炎的患者表现为受累的肌肉明显触痛，肌肉肿胀无弹性，以下肢肌肉受累多见。实验室检查可以见到血清肌酸磷酸激酶和羟丁酸脱氢酶水平增高，严重者可以发生横纹肌溶解，出现肌红蛋白尿，导致肾功能衰竭。

五、理化检查

（一）实验室检查

1. 外周血象　白细胞总数一般不高或降低，重症患者多有白细胞总数及淋巴细胞下降。

2. 病毒抗原及基因检测　取患者呼吸道标本采用免疫荧光法（或酶联免疫法）检测甲型流感病毒核蛋白抗原及禽流感病毒 H 亚型抗原，还可用 RT‐PCR 法检测禽流感病毒亚型特异性 H 抗原基因。

3. 病毒分离　从患者呼吸道标本中分离禽流感病毒。

4. 血清学检查　发病初期和恢复期双份血清抗禽流感病毒抗体滴度有 4 倍或以上升高，有助于回顾性诊断。

（二）胸部影像学检查

重症患者胸部 X 线检查可显示单侧或双侧肺炎，少数可伴有胸腔积液等。

六、诊断

根据流行病学接触史、临床表现及实验室检查结果，可作出人禽流感的诊断。

1. 流行病学接触史

（1）发病前 1 周内曾到过疫点。

（2）有病死禽接触史。

（3）与被感染的禽或其分泌物、排泄物等有密切接触。

（4）与禽流感患者有密切接触。

（5）实验室从事有关禽流感病毒研究。

2. 诊断标准

（1）医学观察病例：有流行病学接触史，1 周内出现流感样临床表现者。

（2）疑似病例：有流行病学接触史和临床表现，呼吸道分泌物或相关组织标本甲型流感病毒 M_1 或 NP 抗原检测阳性或编码它们的核酸检测阳性者。

（3）临床诊断病例：被诊断为疑似病例，但无法进一步取得临床检验标本或实验室检查证据，而与其有共同接触史的人被诊断为确诊病例，并能够排除其他诊断者。

（4）确诊病例：有流行病学接触史和临床表现，从患者呼吸道分泌物标本或相关组织标本中分离出特定病毒，或采用其他方法禽流感病毒亚型特异抗原或核酸检查阳性，或发病初期和恢复期双份血清禽流感病毒亚型毒株抗体滴度 4 倍或以上升高者；流行病学史不详的情况下，根据临床表现、辅助检查和实验室检查结果，特别是从患者呼吸道分泌物或相关组织标本中分离出特定病毒，或采用其他方法禽流感病毒亚型特异抗原或核酸检查阳性，或发病初期和恢复期双份血清禽流感病毒亚型毒株抗体滴度 4 倍或以上升高，可以诊断确诊病例。

七、鉴别诊断

临床上应注意与流感、普通感冒、细菌性肺炎、传染性非典型肺炎（SARS）、传染性单核细胞增多症、巨细胞病毒感染、衣原体肺炎、支原体肺炎、军团菌病、肺炎型流行性出血热等疾病进行鉴别诊断，鉴别诊断主要依靠病原学检查。

（一）禽流感和流行性感冒

流行性感冒一般分甲型、乙、丙三型。乙型和丙型流行性感冒一般只在人群中传播，很少传染到其他动物；甲型流行性感冒大部分都是禽流感，禽流感主要在鸟类中间传播，偶可感染至人，其临床表现与人类流行性感冒相似，但人禽流感症状重、并发症多、病死率高，普通流感疫苗接种无效，与普通流感有一定区别。

.（二）禽流感与传染性非典型肺炎

传染性非典型肺炎患者的发病和禽流感临床表现，尤其是早期表现很相似，最为可靠的鉴别方法是实验室检测。

八、治疗

对疑似和确诊患者应进行隔离治疗，禽流感病人的治疗与普通流感病人的治疗相同。

对症治疗

对症治疗主要包括解热、镇痛、止咳、祛痰、缓解黏膜充血，及时发现和处理各种并发症。

抗病毒治疗

应在发病48h内试用抗流感病毒药物。

1. 神经氨酸酶抑制剂奥司他韦（达菲）

达菲为新型抗流感病毒药物，试验研究表明对禽流感病毒 H_5N_1 和 H_9N_2 有抑制作用，成人剂量每日150mg，儿童剂量每日3mg/kg，分2次口服，疗程5天。

2. 离子通道 M_2 阻滞剂金刚烷胺和金刚乙胺

金刚烷胺和金刚乙胺可抑制禽流感病毒株的复制，早期应用可阻止病情发展、减轻病情、改善预后，在发病2天内使用疗效更好。金刚烷胺成人剂量每日100~200mg，儿童每日5mg/kg，分2次口服，疗程5天，老年人及肾功能受损者剂量酌减，有癫痫病史者忌用。

3. 其他

三氮唑核苷又称利巴韦林病毒唑，具有广效抗DNA和RNA病毒的作用，0.1~0.2g，每日3次口服，疗程一般3~5天；干扰素：早期应用α-干扰素有一定疗效，肌肉注射 10^6~10^9IU，每日1次，疗程根据病程而定。美国的研究人员最近研制出一种名为RWJ4-27020的药物，临床试验证明每日1次，连续5天就能抑制病毒。

中医辨证论治

参照感冒（流感）及风温肺热病进行辨证论治。

（一）治疗原则

1. 及早使用中医药治疗。

2. 清热、解毒、化湿、扶正祛邪。

（二）中成药应用

应当辨证使用中成药，可与中药汤剂综合应用。

1. 退热类　适用于发热期、喘憋期发热，可根据其药物组成、功能主治选用，如瓜霜退热灵胶囊、紫雪、新雪颗粒等。

2. 清热解毒类　口服剂可选用清开灵口服液（胶囊）、双黄连口服液、清热解毒口服液（颗粒）、银黄颗粒、板蓝根冲剂、抗病毒胶囊（口服液）、藿香正气丸（胶囊）、葛根芩连微丸、羚羊清肺丸、蛇胆川贝口服液等，注射剂可选用清开灵注射剂、鱼腥草注射剂、双黄连粉针剂。

（三）分证论治

参照卫生部中医药管理局修订人禽流感诊疗方案。

1. 毒邪犯肺

主症：发热，恶寒，咽痛，头痛，肌肉关节酸痛，咳嗽，少痰，苔白，脉浮滑数。

治则：清热解毒，宣肺透邪。

方药：柴胡 9g，黄芩 10g，炙麻黄 9g，炒杏仁 15g，银花 15g，连翘 15g，牛蒡子 15g，羌活 10g，茅根 15g，芦根 15g，生甘草 6g。

加减：咳嗽甚者，加炙枇杷叶、浙贝母；恶心呕吐者，加竹茹、苏叶。

2. 毒犯肺胃

主症：发热，或恶寒，头痛，肌肉关节酸痛，呕吐，腹泻，腹痛，舌苔白腻，脉浮滑。

治则：清热解毒，祛湿和胃。

方药：葛根 20g，黄芩 10g，黄连 6g，鱼腥草 30g，苍术 10g，藿香 10g，姜半夏 10g，厚朴 10g，连翘 15g，白芷 10g，白茅根 20g。

加减：腹痛甚者，加炒白芍、炙甘草；咳嗽重者，加炒杏仁、蝉蜕。

3. 毒邪壅肺

主症：高热，咳嗽少痰，胸闷憋气，气短喘促，或心悸，躁扰不安，甚则神昏谵语，口唇紫暗，舌暗红，苔黄腻或灰腻，脉细数。

治则：清热泻肺，解毒化瘀。

方药：炙麻黄 9g，生石膏 30g（先下），炒杏仁 10g，黄芩 10g，知母 10g，浙贝母 10g，葶苈子 15g，桑白皮 15g，蒲公英 15g，草河车 10g，赤芍 10g，丹皮 10g。

加减：高热，神志恍惚，甚则神昏谵语者加用安宫牛黄丸，也可选用清开灵注射液、痰热清注射液、鱼腥草注射液，口唇紫绀者加黄芪、三七、当归尾；大便秘结者，加生大黄、芒硝。

4. 内闭外脱

主症：高热或低热，咳嗽，憋气喘促，手足不温或肢冷，冷汗，唇甲紫绀，脉沉细或脉微欲绝。

治则：扶正固脱。

方药：生晒参 15g，麦冬 15g，五味子 10g，炮附子 10g（先下），干姜 10g，山萸肉 30g，炙甘草 6g。

加减：汗出甚多者加煅龙牡；痰多、喉中痰鸣、苔腻者，加金荞麦、苏合香丸、猴枣散。

加强支持治疗和预防并发症

注意休息、多饮水、增加营养，给易消化的饮食；密切观察、监测并预防并发症。

重症患者的治疗

重症患者应送入 ICU 病房进行救治。对于低氧血症的患者应积极进行氧疗，如经常规氧疗患者低氧血症不能纠正，应及时进行机械通气治疗，治疗应按照急性呼吸窘迫综合征的治疗原则，同时加强呼吸道管理；多脏器功能衰竭时应当采取相应的治疗措施。

九、预后

人禽流感的预后与感染的病毒亚型有关，感染 H_9N_2、H_7N_7 者，大多预后良好；而感染 H_5N_1 者预后较差。影响预后的因素除与感染的病毒亚型有关外，还与患者年龄、是否有基础性疾病、治疗是否及时以及是否发生并发症等有关。

十、预防

（一）监测及控制传染源

加强禽类疾病的监测，一旦发现禽流感疫情，应立即封锁疫区，捕杀疫区内的全部家禽，对疫区 5 公里范围内的易感禽类进行强制性疫苗接种，加强对密切接触禽类人员的检疫。

（二）切断传播途径

发生禽流感疫情后，应对禽类养殖场、市售禽类摊档以及屠宰场进行彻底消毒，对死禽及禽类废弃物应销毁或深埋；医院诊室要彻底消毒，医护人员要做好个人防护；加强检测标本和实验室毒株的管理；保持室内空气清新流通，养成良好的个人卫生习惯。

（三）保护易感人群

目前尚无商品化的人用 H_5N_1 疫苗，对密切接触者可试用抗流感病毒药物或按中医药辨证施治。

第七节　麻　　疹

麻疹是由麻疹病毒引起的急性呼吸道传染病，临床上以发热、咳嗽、眼结膜充血为主要症状，以颊黏膜出现麻疹黏膜斑（又称柯氏斑）及全身皮肤出现红色斑丘疹为主要体征，主要通过呼吸道和直接接触传播，只能自然感染人和一些类人猿。

中医文献很早就有关于发疹性疾病的记载，其中就包含了现代所称之麻疹病。如汉代张仲景在《金匮要略》中有"邪气中经，则身痒瘾疹"的记述，隋代巢元方《诸病源候论》、唐代孙思邈《千金要方》、王焘《外台秘要》、宋代钱乙《小儿药证直诀》等书中有"发斑""瘾疹""丹疹""赤疹"等记载，但由于条件限制，描写不详，把斑、痘、疱疹相提并论。《古今医鉴》一书则首立"麻疹"病名，指出："麻疹之发，多为天行戾气传染"。明代吕坤《麻疹拾遗》才将"麻""痘"区分开，指出"麻细如芝麻，故名麻疹"。万全《麻疹世医心法》则进一步指出了麻疹常见的并发症为"喉痹""肺胀""口疳"等。根据其发病规律，当属中医"温病"范畴。并总结出了"麻为阳毒，以透为顺"的治疗大法。

一、病原学

麻疹病毒属副黏病毒科，只有一个血清型，呈球形，有包膜，包膜上有突起，含血凝素和血溶素。麻疹病毒为单股负链 RNA，基因组全长约为 16kb，有 6 个结构基因，编码 6 个主要结构蛋白即核蛋白（N），磷酸蛋白（P），膜蛋白（M），融合蛋白（F），血凝素蛋白（H），依赖于 RNA 的 RNA 聚合酶（L）。

麻疹病毒在体外生存力不强，对热不稳定，对紫外线敏感，在流通的空气和日光下半小时即失去活力，对脂溶剂、乙醚、氯仿及一般消毒剂均敏感。

二、流行病学

1. 传染源　患者是本病的唯一传染源，传染期一般为出疹前后各 5 天，但以前驱期及出疹后第 1、2 天传染性最强。

2. 传播途径　主要经飞沫直接传播。

3. 人群易感性　人群对麻疹普遍易感，多见于 6 个月到 5 岁的儿童。

4. 流行特征　麻疹呈世界性分布，5 岁以下发病数占总发病数的 85% ~ 90%。近年来因麻疹疫苗的普遍接种，发病年龄有后移倾向，以至出现成人麻疹。

三、发病机制

麻疹病毒随飞沫进入人体鼻、咽、眼结膜及气管，并在局部组织繁殖，少量进入血液，形成第 1 次病毒血症，随后病毒随血进入全身淋巴组织、肝、脾等器官，并在组织器官中广泛繁殖，再次进入血液，引起第 2 次病毒血症，出现广泛病变。

四、中医病因病机

中医学对本病的认识是逐步发展而得以明确的。宋代以前，认为麻疹由胎毒引起，如《小儿药证直诀》云："小儿在胎十月，食五脏血秽，生下则其毒当出"。其后又有胎毒加外邪之说，《仁端录》中指出："麻虽胎毒，皆带时行"。到了清代，更进一步认识到其发病是感受"时行""疠气"所致。如《麻疹会通》说："麻非胎毒，皆属时行"。《麻疹拾遗》云："麻疹之发，多为天行疠气传染"。其发展，认为是"先起于阳，后归于阴"。麻疹病毒由口鼻而入，主要侵犯肺脾二经，肺主皮毛，麻疹邪毒犯肺，故见发热，咳嗽，流涕。脾主四肢和肌肉，热壅于脾，外发肌肤，而见纳少，体倦，皮疹。若毒流于心，与气血相搏，正邪交争，毒透于外，则疹色鲜红，邪郁肝经，上熏目窍而目赤畏光，泪水汪汪，麻疹为阳毒，化热化火，易耗阴津，故后期多见伤阴之证。若年幼体弱，正气不足，则易引起麻毒内陷，郁闭于肺，清肃失常，肺气闭塞，见高热不退，咳嗽加剧，鼻煽气促，喉间痰鸣等；若麻毒炽盛，熏蒸心包，犯扰肝木，则见抽风、神昏、谵语等。

五、临床表现

（一）典型麻疹

可分为潜伏期、前驱期、出疹期和恢复期。

1. 潜伏期　平均为 10 ~ 14 天。

2. 前驱期　2 ~ 4 天，发热、上呼吸道卡他、结膜炎等，此期可见到颊黏膜周围有红晕的 0.5 ~ 1mm 灰白色小点，称柯氏斑，是早期诊断麻疹的标志。

3. 出疹期　多在发热 4 ~ 5 天后出现，持续 2 ~ 5 天不等，皮疹为玫瑰色丘疹，自耳后、发际、前额、面、颈部开始逐渐波及躯干和四肢、手掌、足底，出疹时体温达到高峰，皮疹出齐后体温开始下降。

4. 恢复期　皮疹色变暗，有色素沉着及糠皮样脱落；如不出现并发症，病情自愈。

（二）非典型麻疹

1. 轻型麻疹　感染后临床症状较轻，潜伏期可长至3~4周，前驱期较短，发热及上呼吸道症状均较轻，麻疹黏膜斑不典型或不出现，皮疹稀疏，病程短，较少并发症。

2. 重型麻疹　起病急骤，高热40℃以上，严重中毒症状，谵妄或昏迷，呼吸急促，唇甲紫绀，脉搏细速，皮疹密集，呈暗红色且融合成片即中毒性麻疹；有时皮疹呈出血性，形成紫斑并内脏出血，称出血性麻疹；有时皮疹呈疱疹样，可融合成大疱，称疱疹性麻疹；皮疹少或皮疹突然隐退，遗留少数皮疹呈青紫色，面色苍白或青灰色，大多因心功能不全或循环衰竭引起，称休克性麻疹。

3. 异形麻疹　急起高热，多数无麻疹黏膜斑，2~3日后出现皮疹，但从四肢远端开始，渐及躯干与面部，皮疹为多形性，一般可同时见到2~3种皮疹形态，常合并有四肢水肿与肺炎，血嗜酸性粒细胞增多。本型多见于接种疫苗后4~6年再接种麻疹灭活疫苗，或接触麻疹病人者。

4. 成人麻疹　全身症状较小儿为重，麻疹黏膜斑往往与皮疹同时出现，或迟于皮疹出现，皮疹多密集。青年人麻疹中约70%~80%有继发性肝功能异常，但并发细菌感染者少见。

（三）并发症

1. 肺炎　继发细菌感染或其他病毒感染的肺炎为麻疹最常见并发症，约占麻疹死亡的90%以上，多见于5岁以下小儿，全身中毒症状严重，有高热、咳嗽、气急，唇甲发绀，肺部啰音，X线见大片融合病灶。

2. 喉炎　症见声嘶，犬吠样咳嗽，吸气性呼吸困难，严重者面色苍白，紫绀气促，甚至可因咽喉梗阻引起窒息死亡，多由继发金黄色葡萄球菌或溶血性链球菌感染引起。

3. 心功能不全　多见于 2 岁以下小儿，多由麻疹毒血症或并发肺炎、高热、缺氧、脱水等所致，表现为气急、烦躁、紫绀、脉搏细速等。

4. 脑炎及亚急性硬化性全脑炎　主要由麻疹病毒直接侵犯脑组织所致，表现为高热、头痛、呕吐、嗜睡、昏迷、惊厥及强直性瘫痪等，脑膜刺激征和病理反射均阳性，多数约 5 周恢复，部分患者留有后遗症。亚急性硬化性全脑炎是麻疹的远期并发症，主要表现为脑组织亚急性进行性退变。

5. 肝损害　多见于成人患者，重症麻疹尤甚，多见于麻疹急性期，表现为厌食，恶心，乏力，黄疸及肝功能异常等，但大多于 2~4 周内恢复正常。

6. 其他并发症　营养不良，口腔炎及结核复发扩散等。

六、诊断

（一）疑似病例

有发热、咽红等上呼吸道卡他症状，畏光、流泪、结合膜红肿等急性结膜炎症状，发热 4 天左右全身出现红斑丘疹，与患者在 14 天前有接触史。

（二）确诊病例

（1）口腔颊黏膜处见到柯氏斑。

（2）咽部或结合膜分泌物中分离到麻疹病毒。

（3）1 个月内未接种过麻疹疫苗而在血清中查到麻疹 IgM 抗体。

（4）恢复期血清中麻疹 IgG 抗体滴度比急性期升高 4 倍以上，或急性期抗体阴性而恢复期抗体阳转。

临床诊断：疑似病例加（1）。

实验确诊：疑似病例加（2）或（3）或（4）。

七、鉴别诊断

本病应注意与风疹、幼儿急疹、猩红热等鉴别。

1. 风疹 皮疹类似麻疹，发热及上呼吸道症状轻，无麻疹黏膜斑，发热 1~2 日出疹，迅速见于全身，1~2 日即退，不脱屑，不留色素沉着，耳后、枕后、颈部淋巴结常肿大，多无并发症，预后良好。

2. 幼儿急疹 多见于婴幼儿，1 岁以内者为主，高热骤起，持续 3~5 日，无其他明显症状，热退后出现皮疹，呈散在玫瑰色斑丘疹，以躯干为多，疹退不脱屑，无色素沉着。

3. 猩红热 发热咽痛明显，1~2 日全身出现大头针帽大小红疹，疹间皮肤充血，呈一片猩红，压之退色，疹退可见大片脱皮，白细胞总数及中性粒细胞增高。

4. 药疹 有近期服药史，皮疹多样，停药后皮疹逐渐消退。

5. 肠道病毒感染 柯萨奇病毒及埃可病毒感染时常并见皮疹，但皮疹形态不一，大多为斑丘疹，也有疱疹、瘀点，常伴咽痛、肌痛、腹泻等。

八、治疗

对麻疹病毒尚无特异性抗病毒药物，重点为对症治疗，加强护理和预防并发症。

（一）一般治疗

呼吸道隔离，卧床休息至体温正常或至少出疹后 5 天；保持室内空气新鲜；眼、鼻、口腔保持清洁，多饮水，饮食宜富营养易消化。

（二）对症治疗

高热可酌用小剂量解热药物或头部冷敷；咳嗽可用祛痰镇咳药；剧咳和烦躁不安可用少量镇静药；体弱病重患儿可早期注射丙种球蛋白；有抽搐者采取止痉措施，保证水电解质及酸碱平衡等。

中医辨证论治

（一）分型论治

麻疹之辨证，首当辨别顺逆。顺证者，发热 3~4 天后疹出均匀，鲜红而后渐转暗，先见于耳后、颈、头面，渐及胸背、腹部、四肢、手足，疹退后热退身凉，精神转佳，渐趋康复。此乃病儿正气盛而邪毒轻之表现。逆症者，疹出不畅，出疹无先后次序，疹色紫暗，稠稀不匀，或见高热等变证，疹退后诸症不改善。此为麻毒灼盛，毒邪内陷之象。

1. 顺证

（1）初热期：从发热开始到出疹止，约 3～4 天。

症状：发热恶风，咳嗽，流涕，目赤怕光，眼胞浮肿，泪水汪汪，神倦纳呆，或伴呕吐，泄泻，咽痛，热甚时伴有惊惕，口腔颊部近白齿处可见"麻疹黏膜斑"。舌苔薄白或微黄，脉浮数，指纹紫。

治法：辛凉透表。

方药：银翘散汤加减。

加减：热甚惊惕者，加蝉蜕、僵蚕；咽痛甚者加射干、板蓝根；体虚者加人参、黄芪。

（2）出疹期：从皮疹开始出现至消退止。约 3～4 天。

症状：壮热不退，肌肤灼热，烦渴引饮，咳嗽加剧，神倦懒动，目赤唇红，或见惊跳抽风等，皮肤见玫瑰样丘疹，从耳后、颈、头面、胸背、四肢依次出现，初起鲜红，渐转暗红，分布均匀。舌质红，苔黄，脉洪数，指纹紫。

治法：辛凉透表，清宣肺卫。

方药：清解透表汤加减。

加减：高热烦渴者，加生地、花粉、芦根、生石膏；抽风者加地龙；疹色紫暗者加红花、丹参。

（3）恢复期：自疹点透齐至依次收没止，约 3～4 日。

症状：皮疹依次消退，热退身凉，咳嗽轻微，胃纳日增。舌红少津，脉细数，指纹淡红。

治法：养阴益气，清解余邪。

方药：沙参麦冬汤加减。

加减：胃纳呆滞者，加麦芽、神曲，山楂；高低热不退者，加地骨皮。

2. 逆证

（1）麻毒闭肺

症状：高热不退，咳嗽剧烈，气促鼻煽，喉间痰鸣，疹出不透，甚则烦躁不安，口唇紫绀，四肢不温。舌红绛，苔黄厚，脉浮数，指纹青紫。

治法：清热解毒，宣肺化痰。

方药：麻杏石甘汤加味。

加减：痰多者加天竺黄、鲜竹沥；口唇紫绀、四肢不温者合用生脉散。

（2）麻毒内陷心包

症状：高热不退，神志模糊，或神昏谵语，狂躁不安，呕吐，抽风，甚则呼吸微弱，面色苍白，四肢欠温。舌红绛，苔黄干，脉滑数。

治法：清热解毒，平肝息风。

方药：犀角地黄汤加减同时吞服紫雪丹或安宫牛黄丸。

（3）麻毒攻喉

症状：咽喉肿痛，吞咽不利，呛咳呕吐，声嘶，心烦不宁，甚则呼吸困难，抬肩张口。舌红，苔黄，脉浮数。

治法：清热解毒，利咽消肿。

方药：清咽下痰汤加减。

（二）验方

（1）鲜芫荽、浮萍各30g，水煎服，用于麻疹初热期和出疹期，帮助透疹。

（2）鲜柚子叶30~60g，煎水外洗，适用于麻疹出疹初期，帮助出疹。

（3）野菊花、一点红各12g，青蒿9g，水煎服，适用于麻疹出疹期。

（三）其他疗法

1. 饮食疗法

（1）宜给予富有营养、易消化的流质或半流质饮食，忌食油腻和辛辣食物。

（2）恢复期可给甘蔗、荸荠、鲜芦根煎水代茶，或红萝卜煎水代茶饮。

（3）食疗方

初期：芫荽 15g，生葱（连须）3～5 根。共放锅内加水适量煎煮，取液 300ml 左右。趁热 1 次服完。每日 1 剂，连服 3～5 天。

见行期：大雪梨 1 个，冰糖 20～30g。将雪梨洗净，从顶部切开一个小口，挖去果心，填入冰糖，放入小碗中置锅内隔水蒸烂，去渣留取汁液。每日 1 剂，1 次服完，连服 5～7 天。

收没期：马蹄菜 500g，甘蔗 500g，胡萝卜 250g。加适量水煎汤代茶饮。

2. 针灸疗法　高热者，可配合针刺中冲放血治疗，或针刺曲池、大椎、合谷等穴，强刺激。有抽风惊厥者，可取穴人中、合谷、内关、太冲、涌泉、百会、印堂，耳针取穴神门、皮质下，均予中强刺激。

九、预防

（1）加强麻疹的计划免疫工作，冬春流行季节加强巡诊。

（2）阻断医源性传播，对有密切接触史的易感儿应医学观察 21 天，并在接触后进行麻疹疫苗应急接种。

（3）麻疹流行期儿童不去公共场所，经常开窗保持室内空气新鲜。

第八节　风　　疹

风疹是风疹病毒引起的急性呼吸道传染病，临床特点是低热、皮疹和耳后、枕部淋巴结肿大，全身症状轻。

一、病原学

风疹病毒为 RNA 病毒，电镜下呈球形，直径 60nm，中心有单股 RNA，病毒外有包膜，膜表面的刺突有血凝活性。该病毒在体外生活力较弱，不耐热，能被紫外线、乙醚、氯仿和甲醛灭活，能耐寒及耐干燥。

中医学根据其皮疹细小如沙的特点，称其为"风痧"，祖国医学还有"瘾疹""风瘾"之称。《医门补要·风疹》指出："小儿乃脆嫩弱质，淫风疠气，每能侵犯而发风疹，壮热咳嗽，鼻塞作呕，眼如含泪，烦躁易涕，身现似针尖红点，此名风疹。"对风疹的病因、临床表现作了较为细致的记载，已经认识到风疹是一种由外感邪气而致的传染性疾病。《三因极一病证方论》："世医诊瘾疹，无不谓是皮肤间风，然既分冷热，冷热即寒暑之证。又有因浴出凑风冷而得之者，岂非湿也。则知四气备矣。《经》云：诸病痒疮，皆属于心。心实热则痛，虚寒则痒。又阳明主肌肉，属胃与大肠，亦有冷热分痛痒，不可不审。世人呼者为婆膜，赤者为血风，名义混淆，当以理晓。内则察其脏腑虚实，外则分其寒暑风湿，随证调之，无不愈。"对本病的病因及辨证分型有了详细的论述。

二、流行病学

1. 传染源　为病人及无症状携带者，从出疹前 5 日到出疹后 2 日均有传染性。

2. 传播途径　主要经空气飞沫传播。

3. 人群易感性　患者多为 1~5 岁的儿童，病后可获持久的免疫力，育龄妇女对风疹较易感。

三、发病机制

病毒首先侵入上呼吸道黏膜及颈淋巴结，在此处复制并释放于血液，临床上出现发热、皮疹、上呼吸道炎症、浅表淋巴结肿大。妊娠初 3 个月内感染风疹病毒，可经胎盘发生宫内感染，病毒在胎儿体内不断繁殖，可致各种先天畸形，称先天性风疹。

四、中医病因病机

中医认为风疹是由风热病邪侵袭人体而引起的急性外感热病。风疹多发于春冬季节，因春季风木当令，气候温暖多风，阳气升发，容易形成风热病邪；冬季虽为寒气当令，若气候反常，应寒反暖，或冬初气暖多风，亦可形成风热病邪。此时，若患者素禀不足，正气虚弱，卫外不固或起居不慎，寒温失调，即可致风热蕴毒为病。风热毒邪属阳邪，其性升散、疏泄，外窜多从口鼻而入。因肺主气属卫，主一身之表，外合皮毛，肺又开窍于鼻，其位居高，故风热毒邪从口鼻而入，多先犯肺卫外窜，症见发热、恶风、咳嗽流涕等肺卫表证，疹色浅红，分布均匀，如感邪不重，及时治疗，可早期治愈。若肺卫之邪不解，可顺传入气分，热壅于肺，肺热炽盛伤及肺络，内迫营血而外发肌肤，可见高热口渴，疹色鲜红或紫暗，融合成片等。时邪内传由肺及脾，酿生痰浊，热毒流注于经络，则见耳后枕部淋巴结肿大疼痛。病之后期，因风热毒邪易于伤及肺胃阴津，热退，皮疹消退，但肺胃阴伤较重，本病一般多在卫气阶段治愈，极少内陷营血，出现危重之候。

五、临床表现

潜伏期平均 18 日（14～21 日）。

1. 前驱期　约 1～2 日，症状较轻，有低热及全身不适、乏力、轻咳、流涕等，耳后、枕部、颈部淋巴结肿大，单个分散伴压痛。

2. 出疹期　发热 1～2 日即出现皮疹，皮疹先见于面部，1 日内遍及全身，躯干、背部皮疹较密集，面部和四肢较少，皮疹初为淡红色斑疹，继之为斑丘疹，直径约 2 ~ 3mm，部分可融合，此期淋巴结肿大更明显，脾脏轻度肿大；皮疹经 2 ~ 3 日消退，退疹后不留色素斑，全身症状消失，肿大的淋巴结和脾脏亦渐缩小。部分病人只有发热、上呼吸道炎症及淋巴结肿大而无皮疹。先天性风疹多于出生时即有各种畸形或多脏器损害的表现。

六、诊断与鉴别诊断

（一）临床诊断与鉴别

风疹常因临床症状轻微而难于诊断，仅在有本病流行时较易作出临床诊断，皮疹特点为细小色淡、出现较早、伴发全身症状轻微，可与麻疹相鉴别；根据皮疹特点和突出的咽部症状亦易与猩红热区分；传染性单核细胞增多症病程较长，常见脾大及全身浅表淋巴结肿大，并常有伴发肝损害。

（二）实验室诊断

确诊风疹依靠从细胞培养中分离风疹病毒；临床采用血凝抑制或补体结合试验检测患者血清中抗风疹病毒抗体，如滴度显著升高或前后两次检测效价升高 4 倍以上，有助于临床诊断。

七、治疗

尚无特效疗法，以对症治疗为主。

中医辨证论治

（一）辨证论治

1. 邪郁肺卫型

主症：发热恶风，流清涕，咳嗽，目赤喷嚏，咽痛，神倦纳差，发起于头面，继而于躯干四肢，出现斑丘疹，疹色淡红，分布较稀疏，有瘙痒感，耳后及枕部可见淋巴结肿大，舌苔薄白或薄黄，脉浮数，小儿指纹紫，现于风关。

治则：疏风清热，宣肺透表。

方药：银翘散加减。

加减：咳嗽较甚加前胡、杏仁宣肺止咳；发热加栀子、黄芩清热；呕吐加半夏、枳壳、竹茹降逆止吐；夹食积加山楂、鸡内金。

2. 邪热炽盛型

主症：高热，口渴，心烦，儿童则哭闹不安，目赤唇红，疹色鲜红或暗红，疹点分布密集或融合成片，瘙痒较甚，伴耳后淋巴结肿大，纳差或伴胸腹闷胀，大便干结，小便短赤，舌质红，苔黄或黄厚腻，脉浮数，指纹紫，在风关或上达气关。

治则：清热凉血解毒。

方药：透疹凉解汤加减。

加减：口渴加花粉、玉竹清热生津；纳呆食少加神曲、山楂、鸡内金；胸腹闷胀加厚朴、枳壳行气除胀；大便干结加大黄导滞通腑。

（二）其他疗法

1. 针灸疗法　针刺曲池、合谷、血海、膈俞以祛风达邪活血，用泻法不留针，每日 1 次。

2. 外治法

（1）一般外治。炉甘石洗剂或三黄洗剂外涂。

（2）外治验方

①白鲜皮 15g，地肤子 15g，苦参 20g，煎水后熏洗，每日 1 ~ 2 次；

②千里光 20g，浮萍 30g，煎汤洗浴全身，每日 1 次。

（三）民间经验方

（1）徐长卿、浮萍、鱼腥草各 18g，白蒺藜、蝉衣、金银花各 15g，防风、赤芍、牛蒡子各 12g，甘草 5g，每日 1 剂，水煎服，分 2 次服。

（2）疏风散：桑叶、牛蒡子、升麻各 9g，白菊花、荷叶、葛根、淡竹叶各 10g，连翘 15g，甘草 3g。

（3）野菊花、千里光、咸虾菜各 15g，水煎服，每日 1 剂。

八、预防

预防的目的在于减少风疹的发病率，重点预防先天性风疹，孕妇在妊娠 3 个月内应避免与风疹病人接触，如已接触病人应于接触 5 日内注射丙种球蛋白；对已确诊的风疹病毒感染的早期孕妇应终止妊娠；对儿童及易感育龄妇女，可接种风疹减毒活疫苗。

第九节　流行性腮腺炎

流行性腮腺炎是由腮腺炎病毒所引起的急性呼吸道传染病，主要发生在儿童和青少年。腮腺炎病毒除侵犯腮腺外，尚能引起脑膜炎、脑膜脑炎、睾丸炎、卵巢炎和胰腺炎等。

流行性腮腺炎中医称之为"痄腮"。是由风温病毒引起的急性传染病。在历代文献中，根据本病的发病部位、证候特征、流行季节和传染性而有不同的命名，如"时行腮肿""搭腮肿""腮颌发""温毒"等。

一、病原学

腮腺炎病毒属于副黏病毒科副黏病毒属的单股 RNA 病毒，呈球形，直径 100~200nm，脂蛋白包膜表面有小突起的糖蛋白，此病毒含有 5 种主要蛋白，即核蛋白（NP）、多聚酶蛋白（P）、基质蛋白（M）、含血凝素的神经氨酸酶（HN）糖蛋白以及血溶 - 细胞融合（F）糖蛋白。

二、流行病学

1. 传染源　早期患者及隐性感染者均为传染源。
2. 传播途径　主要通过飞沫传播。
3. 流行情况　本病为世界性疾病，全年均可发病，但以冬、春季为主；患者主要是学龄儿童；感染后一般可获较持久的免疫力。

三、发病机制与病理改变

（一）发病机制

腮腺炎病毒从呼吸道侵入人体后，在局部黏膜上皮细胞和脸部淋巴结中复制，然后进入血流，播散至腮腺和中枢神经系统，引起腮腺炎和脑膜炎。病毒在此进一步繁殖复制后，再次侵入血流，形成第二次病毒血症，并侵犯第一次病毒血症未受累的器官，因此临床上出现不同器官相继发生病变。

（二）病理改变

腮腺炎的病理特征是非化脓性炎症，腮腺导管的壁细胞肿胀，导管周围及腺体壁有淋巴细胞浸润，腮腺导管阻塞、扩张和淀粉酶潴留；睾丸、卵巢和胰腺等受累时亦可出现淋巴细胞浸润和水肿等病变；腮腺炎病毒所致脑膜脑炎的发病机制目前考虑是腮腺炎病毒的血溶－细胞融合糖蛋白所致，病理变化包括神经细胞的变性、坏死和炎性浸润，亦可见急性血管周围脱髓鞘。

四、中医病因病机

中医认为痄腮病因为外感风温邪毒，从口鼻而入，壅阻少阳经脉，郁而不散，结于腮部。足少阳之脉起于目外眦，上行至头角、下耳后，绕耳而行，邪入少阳，经脉壅滞，气血流行受阻，故耳下腮颊漫肿而有痛感。少阳与厥阴互为表里，病则相互传变。足厥阴之脉循少腹络阴器，若受邪较重，较大儿童可并发少腹痛、睾丸肿痛。若温毒炽盛，热极生风，内窜心肝，扰乱神明，则可出现高热、昏迷、痉厥等变证。

五、临床表现

潜伏期 14 ~ 25 日，平均 18 日。部分病例有发热、头痛、无力、食欲不振等前驱症状，发病 1 ~ 2 日后出现颧骨弓或耳部疼痛，通常一侧腮腺肿大后 2 ~ 4 日又累及对侧，双侧腮腺肿大者约占

75%，腮腺肿大是以耳垂为中心，向前、后、下发展，局部皮肤发亮，疼痛明显，当进食酸性食物时疼痛加剧，腮腺肿大 2 ~ 3 日达高峰，持续 4 ~ 5 日后逐渐消退。颌下腺或舌下腺可以同时受累。有症状的脑膜炎发生在 15% 的病例，患者出现头痛、嗜睡和脑膜刺激征，一般发生在腮腺炎发病后 4 ~ 5 日，症状多于 1 周内消失，预后一般良好。脑膜脑炎或脑炎患者常有高热、谵妄、抽搐、昏迷，重症者可致死亡，可遗留耳聋、视力障碍等后遗症。

睾丸炎常见于腮腺肿大开始消退时，睾丸明显肿胀和疼痛，可并发附睾炎、鞘膜积液和阴囊水肿。睾丸炎多为单侧，急性症状持续 3 ~ 5 日，10 日内逐渐好转，部分患者睾丸炎后发生不同程度的睾丸萎缩，但很少引起不育症。

卵巢炎发生于 5% 的成年妇女，可出现下腹疼痛，右侧卵巢炎患者可酷似阑尾炎，有时可触及肿大的卵巢，一般不影响生育能力。

胰腺炎常于腮腺肿大数日后发生，可有恶心、呕吐和中上腹疼痛及压痛，脂肪酶升高有助于胰腺炎的诊断。

其他如心肌炎、乳腺炎和甲状腺炎等均可在腮腺炎发生前后发生。

六、理化检查

1. 常规检查　白细胞计数和尿常规一般正常，有睾丸炎者白细胞可以增高，有肾损害时尿中可出现蛋白和管型。

2. 血清和尿液中淀粉酶测定　90% 患者发病早期有血清和尿淀粉酶增高，血脂肪酶增高有助于胰腺炎的诊断。

3. 脑脊液检查　有腮腺炎而无脑膜炎症状和体征的病人约半数脑脊液中白细胞计数轻度升高，且能从脑脊液中分离出腮腺炎病毒。

4. 血清学检查

①抗体检查　ELISA 法检测血清中 NP 的 IgM 抗体阳性可诊断为近期感染。

②抗原检查 检测腮腺炎病毒抗原有利于早期诊断。

5. 病毒分离 应用早期患者的唾液、尿或脑膜炎患者的脑脊液接种于猴肾、Vero 细胞和 HeLa 细胞分离腮腺炎病毒，3~6 日内组织培养细胞可出现细胞病变现象。

七、诊断与鉴别诊断

发热和以耳垂为中心的腮腺肿大，结合流行情况和发病前 2~3 周有接触史，诊断一般不困难。没有腮腺肿大的脑膜脑炎、脑膜炎和睾丸炎等，确诊需依靠血清学检查和病毒分离。

八、鉴别诊断

1. 化脓性腮腺炎 主要是一侧腮腺肿大，不伴睾丸炎或卵巢炎，挤压腮腺时有脓液自腮腺管口流出，白细胞计数和中性粒细胞明显增高。

2. 其他病毒性腮腺炎 流感 A 病毒、副流感病毒、肠道病毒中的柯萨奇 A 组病毒及淋巴细胞脉络丛脑膜炎病毒等均可以引起腮腺炎，需根据血清学检查和病毒分离进行鉴别。

3. 其他原因的腮腺肿大 许多慢性病如糖尿病、慢性肝病、结节病、营养不良和腮腺导管阻塞等均可引起腮腺肿大，一般不伴急性感染症状，局部也无明显疼痛和压痛。

九、治疗

1. 一般治疗 卧床休息，给予流质饮食，避免进食酸性饮料，注意口腔卫生。

2. 抗病毒治疗 发病早期可试用利巴韦林每日 1g，儿童 15mg/kg 静脉滴注，疗程 5~7 日。

3. 对症治疗 头痛和腮腺胀痛可应用镇痛药，睾丸胀痛可用棉花垫和丁字带托起。

3. 肾上腺皮质激素的应用 对重症或并发脑膜脑炎、心肌炎患者可应用地塞米松。

5. 颅内高压处理　疑为颅内高压的患者，可应用 20% 甘露醇 1～2g/kg 静脉推注，每 4～6h 一次，直至症状好转。

6. 预防睾丸炎　为预防睾丸炎的发生，男性成人患者早期可应用己烯雌酚。

中医辨证论治

（一）辨证论治

1. **温毒在表**

症状：轻微发热恶寒，一侧或两侧耳下腮部漫肿、疼痛，咀嚼不利，或有咽红、舌苔薄白或淡黄、质红，脉浮数。

治法：疏风清热，散结消肿。

方药：银翘散。

加减：若咽喉疼痛去荆芥，加马勃、板蓝根，以增强解毒利咽作用；腮肿疼痛，加夏枯草清肝火，散结消肿。

2. **热毒蕴结**

症状：壮热烦躁，头痛，口渴，食欲不振，或伴呕吐，腮部漫肿、胀痛、坚硬拒按，咀嚼困难，咽红肿痛，舌红苔黄，脉滑数。

治法：宜清热解毒，软坚散结。

方药：普济消毒饮。

加减：若腮部漫肿，硬结不散者，加夏枯草、海藻、昆布软坚散结；热毒壅盛，大便秘结者，加大黄、玄明粉清热泻火。

（二）外治法

1. 青黛散以醋调敷腮部，每日 3～4 次。

2. 紫金锭（即玉枢丹）或如意金黄散以水调匀后外敷患处。

3. 天花粉、绿豆各等份，研为细末，加入冷开水调成糊状，外敷患处，每日 3～4 次。

4. 鲜蒲公英、鲜马齿苋、鲜芙蓉花叶，可任选一种，捣烂外敷患处。

九、预后

腮腺炎大多预后良好，病死率为 0.5% ~ 2.3%，主要死于重症腮腺炎病毒性脑炎。

十、预防

患者应按呼吸道传染病隔离，预防的重点是应用疫苗对易感者进行主动免疫，潜伏期患者接种可以减轻发病症状。孕妇禁用，严重系统性免疫损害者为相对禁忌。

附：流行性腮腺炎中医治疗指南

韩氏等制定了流行性腮腺炎的诊疗指南，现摘录如下：

一、辨证

1. 温毒在表证

轻微发热恶寒，一侧或两侧耳下腮部漫肿疼痛，触之痛甚，咀嚼不便，或有头痛、咽红咽痛、纳少，舌质红，苔薄白或薄黄，脉浮数。

2. 热毒蕴结证

高热，一侧或两侧耳下腮部漫肿胀痛，范围大，坚硬拒按，张口咀嚼困难，或有烦躁不安，面赤唇红，口渴欲饮，头痛呕吐，咽红肿痛，颌下肿块胀痛，纳少，尿少而黄，大便秘结，舌质红，舌苔黄，脉滑数。

3. 邪陷心肝证

高热不退，耳下腮部漫肿疼痛，坚硬拒按，头痛项强，烦躁，呕吐剧烈，或神昏嗜睡，反复抽搐，舌质红，舌苔黄，脉弦数。

4. 毒窜睾腹证

腮部肿胀同时或腮肿渐消时，一侧或双侧睾丸肿胀疼痛，或少腹疼痛，痛时拒按，或伴发热，溲赤便结，舌质红，舌苔黄，脉弦。

5. 毒结少阳证

腮部肿胀数日后，左胁下、上腹部疼痛较剧，胀满拒按，恶心呕吐，发热，大便秘结或溏泄，舌质红，舌苔黄，脉弦数。

二、治疗

1. 治疗原则

流行性腮腺炎的治疗，以清热解毒、软坚散结为基本法则。温毒在表证治以疏风清热，散结消肿；热毒蕴结证治以清热解毒，软坚散结。软坚散结只可用宣、通之剂，以去其壅滞，不要过于攻伐。壅滞祛除，则风散毒解，可达到消肿止痛的目的。邪陷心肝证治以清热解毒，息风开窍；毒窜睾腹证治以清肝泻火，活血止痛；毒结少阳证治以清泄热毒，和解少阳。本病宜采用内治法与外治法结合治疗，有助于加速腮部肿胀的消退。

2. 分证论治

（1）温毒在表证

治法：疏风清热，散结消肿。

主方：柴胡葛根汤加减。

常用药：柴胡、黄芩、牛蒡子、葛根、金银花、连翘、板蓝根、夏枯草、赤芍、桔梗、甘草等。加减：咽喉肿痛加马勃、玄参；纳少呕吐加竹茹、陈皮。

（2）热毒蕴结证

治法：清热解毒，软坚散结。

主方：普济消毒饮加减。

常用药：柴胡、黄芩、黄连、连翘、升麻、板蓝根、蒲公英、挂金灯、玄参、夏枯草、陈皮、桔梗等。

加减：热甚便秘加生石膏、大黄；腮部肿胀甚，坚硬拒按加海藻、牡蛎、赤芍、牡丹皮。

（3）邪陷心肝证

治法：清热解毒，息风开窍。

主方：清瘟败毒饮加减。

常用药：栀子、黄连、连翘、板蓝根、生地黄、生石膏、牡丹皮、赤芍、玄参、钩藤、僵蚕、甘草等。

加减：头痛剧烈加用龙胆草、石决明；恶心呕吐甚者加竹茹、代赭石；神志昏迷加服至宝丹；抽搐频作加服紫雪丹。

（4）毒窜睾腹证

治法：清肝泻火，活血止痛。

主方：龙胆泻肝汤加减。

常用药：龙胆草、栀子、黄芩、黄连、蒲公英、醋柴胡、川楝子、荔枝核、延胡索、桃仁、赤芍、青皮等。

加减：睾丸肿大明显加莪术、皂荚；伴腹痛呕吐加郁金、竹茹、制半夏；少腹痛甚加香附、木香、红花；伴腹胀便秘加大黄、枳实。

（5）毒结少阳证

治法：清泄热毒，和解少阳。

主方：大柴胡汤加减。

常用药：柴胡、黄芩、制半夏、蒲公英、郁金、枳壳、竹茹、川楝子、虎杖、大黄、白芍、甘草等。

加减：大便溏泄去大黄，加苍术、煨木香；腹痛剧烈加川芎、红花、牡丹皮。

3. 中成药

（1）腮腺炎片：每服 4~6 片，1 日 3 次。用于邪犯少阳证。

（2）安宫牛黄丸：3 岁以内每服 1/4 丸，4~6 岁每服 1/2 丸，7 岁以上每服 1 丸，1 日 1 次。用于邪陷心肝证。

（3）醒脑净注射液：每次 2~4ml，肌肉注射，1 日 2 次；或每次 10~20ml，加入葡萄糖注射液中静脉点滴，1 日 1~2 次。用于邪陷心肝证。

（4）龙胆泻肝丸：每服 3~6g，1 日 2 次。用于毒窜睾腹证。

4. 药物外治

（1）如意金黄散、青黛散、紫金锭（即玉枢丹）、玉露膏、季德胜蛇药、大黄粉，任选 1 种，适量，以醋或茶水调，外敷患处。1 日 1~2 次。用于腮部肿痛。已破溃者禁用。

（2）鲜仙人掌：每次取 1 块，去刺，洗净后捣泥或剖成薄片，贴敷患处。1 日 2 次。用于腮部肿痛。

（3）鲜蒲公英、鲜芙蓉花叶、鲜败酱草、鲜马齿苋，任选 1 种，也可 2 种合用，适量，捣烂外敷患处。1 日 1～2 次。用于腮部肿痛。

（4）鲜芙蓉叶、鲜败酱草各适量，捣烂；青黛 10g，大黄 10g，皂荚 10g，荔枝核 10g，研细末。将以上药物混合、调匀，敷睾丸肿痛部位，并用布带托起睾丸，药干则用清水润湿继用。每日 1 次。用于睾丸肿痛。

5. 针灸疗法

（1）体针

主穴：翳风、颊车、合谷、外关、关冲。随证加减：温毒郁表加风池、少商；热毒蕴结加商阳、曲池、大椎；睾丸肿痛加太冲、曲泉；惊厥神昏加水沟、十宣；脘腹疼痛加中脘、足三里、阳陵泉。用泻法，强刺激，1 日 1 次，每次留针 30min，或点刺放血。

（2）耳针

取穴：耳尖、对屏尖、面颊、肾上腺。耳尖用三棱针点刺放血，余穴用毫针强刺激，每次留针 20～30min，1 日或隔日 1 次。用于腮部肿痛。

（3）耳穴贴压

取穴：双侧腮腺、皮质下、肾上腺、面颊。用王不留行籽按压在穴位上，胶布固定，按压每个穴位，以耳廓发热为度。1 日按 4～5 次，一般 3～4 日为 1 个疗程。用于腮部肿痛。

6. 激光疗法

用氦-氖激光照射少商、合谷、阿是穴。每穴照射 5～10min，1 日 1 次，连用 3～5 日。用于腮部肿痛。

7. 灯火燋法

取角孙、阳溪或阿是穴。剪去头发，取一根火柴棒点燃，对准穴位迅速灼灸。1 日 1 次，连用 3～4 日。用于腮部肿痛。

第十节 艾 滋 病

艾滋病即获得性免疫缺陷综合征（AIDS），是由人类免疫缺陷病毒（HIV）引起的慢性传染病。HIV 主要侵犯、破坏辅助性 T 淋巴细胞，导致机体细胞免疫功能受损乃至缺陷，最终并发各种严重机会性感染和肿瘤。

中医古籍对艾滋病并无记载，当根据其发病特点及临床表现，大多学者认为应属于中医学"瘟疫""虚劳"范畴。艾滋病的发生是由于正虚而感受疫毒，长期性生活紊乱、吸食毒品等，损伤脏腑精气，正气虚弱，血络空虚，疫毒乘虚而入，因正气无力与之抗争，则疫毒潜伏，暗耗精血，更伤肾精，渐成虚劳，虚劳则百病丛生，变证百出，从而出现虚实、寒热、阴阳错综复杂的病理状态。

一、病原学

HIV 为单链 RNA 病毒，属于逆转录病毒科、慢病毒属、人类慢病毒组，直径约 100 ~ 120nm，由核心和包膜两部分组成。核心包括两条单股 RNA 链、核心结构蛋白和病毒复制所必须的酶类，含有逆转录酶（RT，P_{51}/P_{66}），整合酶（INT，P_{32}）和蛋白酶（P_1，P_{10}）；核心外面为病毒衣壳蛋白（P_{24}，P_{17}）；病毒的最外层为包膜，其中嵌有 gp120 和 gp41 两种糖蛋白。

HIV 基因全长约 9.8kb，含有 gag、pol、env3 个结构基因、2个调节基因（tat 反式激活因子、rev 毒粒蛋白表达调节子）和 4 个辅助基因（nef 负调控因子、vpr 病毒 r 蛋白、vpu 病毒 u 蛋白和 vif 毒粒感染性因子）。

HIV 是一种变异性很强的病毒，根据 HIV 基因差异，分为 HIV－1 型和 HIV－2 型，两型间氨基酸序列的同源性为 40% ~ 60%。目前全球流行的主要是 HIV－1，HIV－1 可进一步分为不同的亚型，包括 M 亚型组（主要亚型组）、O 亚型组和 N 亚型组，其中 M 组有 A、B、C、D、E、F、G、H、I、J、K11 个亚型。HIV－2 的生物学特性与 HIV – 1 相似，但其传染性较低，引起的艾滋病临床进展较慢，症状较轻，HIV – 2 型至少有 A、B、C、D、E、F、G 7 个亚型。

HIV 在外界环境中的生存能力较弱，对物理因素和化学因素的抵抗力较低。HIV 对热很敏感，对低温耐受性强于高温。

二、流行病学

1. 传染源　HIV 感染者和艾滋病病人是本病的唯一传染源。

2. 传播途径　目前公认的传播途径主要是性接触、血液接触和母婴传播。

①性接触传播　精液含 HIV 量为（1～10）×10^6/ml，远高于阴道分泌物，与发病率有关的因素包括性伴侣数量、性伴侣的感染阶段、性交方式和性交保护措施等。

②经血液及血制品传播　共用针具静脉吸毒、输入被 HIV 污染的血液和血制品以及介入性医疗操作等均可感染。

③母婴传播　感染 HIV 的孕妇可经胎盘将病毒传给胎儿，也可经产道及产后血性分泌物、哺乳等传给婴儿，目前认为 HIV 阳性孕妇约 11%～60% 会发生母婴传播。

④其他　接受 HIV 感染者的器官移植、人工授精等；医务人员被 HIV 污染的针头刺伤或破损皮肤受污染也可受染。

3. 易感人群

人群普遍易感，高危人群为男性同性恋者、静脉药物依赖者、性乱者、经常接受输血或血制品者以及血友病人。

三、发病机制及病理改变

（一）发病机制

1. HIV 感染与复制　HIV 需借助于易感细胞表面的受体进入细胞，HIV – 1 的外膜糖蛋白 gp120 首先与第一受体（CD_4 分子）结合，然后与第二受体（$CXCR_4$ 或 CCR_5）结合后构象改变，与 gp41 分离，导致 HIV 与宿主细胞膜融合进入细胞，随后在反转录酶作用下 HIV RNA 反转录成负链 DNA，在胞核内 DNAP 作用下复制成双链 DNA，后者部分存留于细胞质，部分作为前病毒。前病毒可被激活、转录和翻译成新 HIV RNA 和病毒蛋白质，在细胞膜上装配成新 HIV 后芽生释出。

2. CD_4^+ T 淋巴细胞数量减少和功能障碍

（1） HIV 对受感染细胞溶解破坏和诱导细胞凋亡致 CD_4^+ T 细胞减少。

（2） CD_4^+ T 淋巴细胞的极化群 Th1/Th2 失衡使 HIV/AIDS 患者易发生各种感染。

3. 单核 – 吞噬细胞、B 细胞、自然杀伤细胞功能异常。

4. 异常免疫激活　HIV 感染后，异常激活 CD_4^+、CD_8^+ T 细胞表达的 CD_{69}、CD_{38} 和 HLA – DR 等免疫激活标志物的水平异常升高，且与 HIV 血浆病毒载量有良好的相关性。

（二）病理改变

组织炎症反应少，机会性感染病原体多，主要病变在淋巴结和胸腺等免疫器官；淋巴结病变可以为反应性和/或肿瘤性病变，胸腺可萎缩、退行性或炎性病变；中枢神经系统有神经胶质细胞灶性坏死、血管周围炎及脱髓鞘等。

四、中医病因病机

（一）艾滋病的中医病因病机

1. 疫毒外侵　艾滋病传染性强，病证相类，易于流行，符合《素问·刺法论》所称："五疫之至，皆相染易，无问大小，病状相似"的特点。艾滋病似可归属温病中的"瘟疫"范畴。本病主要是由交合不洁或乖逆，触染淫秽疫毒而致。其次，接受含毒血制品也可致病；母体之毒邪则可通过胞宫传及婴儿。感受毒邪之后，发病与否，则取决于正气强弱。正气强者，可不发病，或仅呈带毒状态；正气虚者，则毒邪乘虚而入，发为艾滋病。

2. 肾精亏损　人体肾精亏损是温疫邪毒容易侵入的内在因素，

《灵枢·百病始生篇》曰："盖无虚，故邪不能独伤人，此必因虚邪之风，与其身形，两虚相得，乃客其形。"清代温病学家叶桂亦曰："冬不藏精，春必病温。"中医认为，凡房事过度、性欲妄动、不正常性交等皆能耗伤肾精；或因吸食毒品，而毒品之性燥烈发散，也能损耗人体精气；至于输血等亦为患者本身气血不足，输入挟疫毒之血而患病。肾精不足，正气虚弱，血络空虚，不但易感疫毒之邪，而且疫毒之邪乘精血之亏，无力与之抗争，则深潜伏匿于营血之舍，消烁正气，伺机发作。所以，感染艾滋病病毒后，有一定的潜伏期。《素问·口问篇》指出："邪之所在，皆为不足。"因疫毒长期潜伏，暗耗精血，更伤肾精，渐成虚劳，虚劳则百病丛生，变证百出，虚则无气，无气则死矣。正如《内经》所曰："肾不可伤，伤则失守而阴虚，阴虚则无气，无气者，则死矣。"这是从机体本身的内因解释艾滋病证候的多样性、复杂性、迅变性和难治性。

　　本病潜伏期长，病势凶猛而缠绵，继温热证之后，往往先伤肺之气阴，然后深入脾、心、肝、肾诸脏而渐见虚损诸象，如进行性消瘦、全身乏力、盗汗、纳差、腹泻等等。一旦到艾滋病阶段，病情急剧发展，出现高热不退、皮下出血、痴呆昏迷和泄下无度等症状，而且很快死亡。这种病变过程，正如清代温病学家王士雄在《温热经纬》一书中所述的："伏气温病，自里出表，乃先从血分而达气分，……不比外感温邪，由卫及气，自营而血。"一般的传染病由卫分到气分到营分到血分，称为由表达里，病情由轻到重，而伏气温病则一发病就出现血分、营分证候，病情比较危重，艾滋病多数病例的病情与"伏气温病"很相似。所以，根据艾滋病的这一特点又可归于"伏气温病"范畴。这不但比较符合艾滋病的发病情况，同时也对艾滋病的急骤多变的临床表现和治疗的复杂困难提供了中医理论依据。

五、临床表现

临床分期

潜伏期平均 9 年，根据我国有关艾滋病的诊疗标准和指南，将艾滋病的全过程分为急性期、无症状期和艾滋病期。

（一）急性期

通常发生在初次感染 HIV 后 2 ~ 4 周左右，大多数病人临床症状轻微，持续 1 ~ 3 周后缓解，临床表现以发热最为常见，可伴有咽痛、盗汗、恶心、呕吐、腹泻、皮疹、关节痛、淋巴结肿大及神经系统症状。此期血液中可检出 HIV RNA 和 P_{24} 抗原，CD_4^+ T 淋巴细胞计数一过性减少，部分病人可有轻度白细胞和血小板减少或肝功能异常。

（二）无症状期

此期持续时间一般为 6 ~ 8 年，其时间长短与感染病毒的数量、型别、感染途径、机体免疫状况的个体差异、营养条件及生活习惯等因素有关。此期 HIV 在感染者体内不断复制，免疫系统受损，CD_4^+ T 淋巴细胞计数逐渐下降。

（三）艾滋病期

为感染 HIV 后的最终阶段，病人 CD_4^+ T 淋巴细胞计数明显下降，HIV 血浆病毒载量明显升高，主要临床表现为 HIV 相关症状、各种机会性感染及肿瘤。

1. HIV 相关症状　主要表现为持续一个月以上的发热、盗汗、腹泻；体重减轻 10% 以上；神经精神症状如记忆力减退、精神淡漠、性格改变、头痛、癫痫及痴呆等；持续性全身性淋巴结肿大，其特点为：①除腹股沟以外有两个或两个以上部位的淋巴结肿大；②淋巴结直径≥1cm，无压痛，无黏连；③持续时间 3 个月以上。

2. 各系统常见的机会性感染及肿瘤

（1）呼吸系统：人肺孢子虫引起的肺孢子菌肺炎（PCP），表现为慢性咳嗽、发热、发绀、血氧分压降低，胸部 X 线显示间质性肺炎；CMV、MTB、鸟分枝杆菌（MAC）、念珠菌及隐球菌等常引起肺部感染；卡波希肉瘤也常侵犯肺部。

（2）中枢神经系统：隐球菌脑膜炎、结核性脑膜炎、弓形虫脑病、各种病毒性脑膜脑炎。

（3）消化系统：白色念珠菌食道炎及巨细胞病毒性食道炎、肠炎；沙门氏菌、痢疾杆菌、空肠弯曲菌及隐孢子虫性肠炎；隐孢子虫、肝炎病毒及CMV感染可致血清转氨酶升高。

（4）口腔：鹅口疮、舌毛状白斑、复发性口腔溃疡、牙龈炎等。

（5）皮肤：带状疱疹、传染性软疣、尖锐湿疣、真菌性皮炎和甲癣。

（6）眼部：巨细胞病毒性及弓形虫性视网膜炎；眼睑、睑板腺、泪腺、结膜及虹膜等常受卡波希肉瘤侵犯。

（7）肿瘤：恶性淋巴瘤、卡波希肉瘤等。

六、理化检查

（一）一般检查

白细胞、血红蛋白、红细胞及血小板均可有不同程度减少，尿蛋白常阳性。

（二）免疫学检查

T细胞总数降低，CD_4^+ T细胞减少，$CD_4/CD_8 \leqslant 1.0$，免疫球蛋白、B_2微球蛋白可升高。

（三）血生化检查

可有血清转氨酶升高及肾功能异常等。

（四）病毒及特异性抗原和（或）抗体检测

1. 分离病毒　患者血浆、单核细胞和脑脊液可分离出HIV，主要用于科研。

2. 抗体检测　ELISA法检测血清、尿液、唾液或脑脊液抗

HIV 阳性，但 ELISA 抗体检测结果须经蛋白印迹（WB）检测确认。

3. 抗原检测　采用流式细胞技术（FCM）检测血清或体液中 HIV 特异性抗原，对诊断有一定帮助。

4. 核酸检测　体外淋巴细胞培养后应用 Northern 印迹法测淋巴细胞 HIV RNA，亦可应用 PCR 或反转录 PCR 法测血清 HIV RNA 与 HIV DNA。

5. 蛋白质芯片　能同时检测 HIV、HBV、HCV 联合感染者血清中 HIV、HBV、HCV 核酸和相应抗体。

（五）其他检查

X 线检查有助于了解肺部并发肺孢子菌、真菌、结核杆菌感染及卡波希肉瘤等情况；痰、支气管分泌物或肺活检可找到肺孢子菌包囊、滋养体或真菌孢子；粪涂片可查见隐孢子虫；隐球菌脑膜炎者脑脊液可查见隐球菌；血或分泌物培养可确诊继发细菌感染；组织活检可确诊卡波希肉瘤或淋巴瘤等。

七、诊断

HIV/AIDS 的诊断需结合流行病学史、临床表现和实验室检查等进行综合分析。诊断 HIV/AIDS 必须是 HIV 抗体阳性（经确认试验证实），而 HIV RNA 和 P_{24} 抗原的检测有助于 HIV/AIDS 的诊断，尤其是能缩短抗体"窗口期"和帮助早期诊断新生儿的 HIV 感染。

（一）急性期

诊断标准：病人近期内有流行病学史和临床表现，结合实验室检查 HIV 抗体由阴性转为阳性，或仅实验室检查 HIV 抗体由阴性转为阳性。

（二）无症状期

诊断标准：有流行病学史，HIV 抗体阳性，或仅 HIV 抗体阳性。

（三）艾滋病期

诊断标准：有流行病学史，实验室检查 HIV 抗体阳性，加以下各项中的任何一项，即可诊断为艾滋病。

（1）原因不明的持续不规则发热 38℃以上，>1 个月

（2）慢性腹泻次数多于 3 次/日，>1 个月

（3）6 个月之内体重下降 10% 以上

（4）反复发作的口腔白色念珠菌感染

（5）反复发作的单纯疱疹病毒感染或带状疱疹病毒感染

（6）肺孢子虫肺炎（PCP）

（7）反复发生的细菌性肺炎

（8）活动性结核或非结核分支杆菌病

（9）深部真菌感染

（10）中枢神经系统占位性病变

（11）中青年人出现痴呆

（12）活动性巨细胞病毒感染

（13）弓形虫脑病

（14）青霉菌感染

（15）反复发生的败血症

（16）皮肤黏膜或内脏的卡波氏肉瘤、淋巴瘤

HIV 抗体阳性，虽无上述表现，但 CD_4^+ T 淋巴细胞数 <200/mm^3，也可诊断为艾滋病。

八、鉴别诊断

（一）原发性 CD_4^+ 淋巴细胞减少症

少数原发性 CD_4^+ 淋巴细胞减少症（ICL）可并发严重机会性感染，但无 HIV 感染流行病学资料，HIV-1 和 HIV-2 病原学检测阴性可与 AIDS 区别。

（二）继发性 CD_4^+ 细胞减少

多见于肿瘤及自身免疫性疾病经化学或免疫抑制治疗后，根据

病史常可区别。

九、治疗

（一）抗反转录病毒治疗

1. 治疗目标

最大限度地抑制病毒的复制，保存和恢复免疫功能，降低病死率和 HIV 相关性疾病的发病率，提高患者的生活质量，减少艾滋病的传播。

2. 开始抗逆转录病毒治疗的指征和时机

（1）成人及青少年开始抗逆转录病毒治疗的指征和时机

临床分期	CD_4 细胞计数（个/mm^3）	推荐意见
急性感染期	无论 CD_4 细胞计数为多少	考虑治疗
无症状感染期	> 350/mm^3，无论血浆病毒载量的值为多少	定期复查，暂不治疗
	200 ~ 350/mm^3 之间	定期复查，出现以下情况之一即进行治疗：①CD_4 细胞计数 1 年内下降 >30%；②血浆病毒载量 >100,000/ml；③患者迫切要求治疗，且保证有良好的依从性。
艾滋病期	无论 CD_4 细胞计数为多少	进行治疗

如果无法检测 CD_4 细胞数并且出现临床症状的时候，淋巴细胞总数 ≤1200/mm^3 时可以开始 ART。

在开始进行抗逆转录病毒治疗前，如果病人存在严重的机会性感染，应控制感染后，再开始治疗。

（2）婴幼儿和儿童开始抗逆转录病毒治疗的指征和时机

婴幼儿期首选应用 HIV DNA PCR 法检测，阳性可早期诊断 HIV 感染；如无条件时，也可用 HIV RNA PCR 法来代替，两次检测阳性也可诊断 HIV 感染。

对于 <12 个月龄的婴幼儿，可不考虑病毒学、免疫学指标及是否伴有临床症状的改变，建议治疗。1 岁以上的儿童，艾滋病期或 CD_4^+ T 淋巴细胞的百分数 <15%，建议治疗；如果 CD_4^+ T 淋巴细胞的百分数介于 15% ~20% 之间，推荐治疗；如果介于 21% ~25% 之间建议延迟治疗、密切监测患者 CD_4^+ T 淋巴细胞百分数的变化；无临床症状，CD_4^+ T 淋巴细胞的百分 >25%，建议延迟治疗、定期随访，监测临床表现、免疫学及病毒学指标的变化。

3. 国内现有抗逆转录病毒（ARV）药物介绍

目前国内的 ARV 药物共 12 种，分为三类，即核苷类逆转录酶抑制剂（NRTIs）、非核苷类逆转录酶抑制剂（NNRTIs）和蛋白酶抑制剂（PIs）。

国内现有 12 种 ARV 药物简介

药物名称	缩写	类别	用法与用量	主要不良反应	ARV 药物间相互作用和注意事项	备注
Zidovudine 齐多夫啶	AZT	核苷类	成人:300mg/次,2 次/日 新生儿/婴幼儿:2mg/kg,4 次/日 儿童:160mg/m² 体表面积,3 次/日	①减少骨髓抑制、严重的贫血或嗜中性粒细胞减少症 ②胃肠道不适:恶心、呕吐、腹泻等 ③CPK 和 ALT 升高;乳酸酸中毒和/或肝脂肪变性	不能与 d4T 合用	已有国产药
Lamivudine 拉米夫啶	3TC	核苷类	成人:150mg/次,2 次/日 或 300mg/次,1 次/日 新生儿:2mg/kg,2 次/日 儿童:4mg/kg,2 次/日	少,且较轻微。偶有头痛、恶心、腹泻等不适		已有国产药

药物名称	缩写	类别	用法与用量	主要不良反应	ARV 药物间相互作用和注意事项	备注
Didanosine 去羟肌苷（片或散）	ddI	核苷类	片剂成人：体重 ≥ 60kg，200mg/次，2 次/日；体重＜60kg，125mg/次，2 次/日　散剂成人：体重 ≥ 60kg，250mg/次，2 次/日；体重＜60kg，167mg/次，2 次/日　新生儿/婴幼儿：50mg/m^2 体表面积，2 次/日；儿童：120mg/m^2 体表面积，2 次/日。空腹服用	①胰腺炎②外周神经炎③消化道不适，如恶心、呕吐、腹泻等④乳酸酸中毒和/或肝脂肪变性	与 IDV、RTV 合用应间隔 2h 与 d4T 合用会使二者的毒副作用叠加	已有国产和进口药
Stavudine 司坦夫啶	d4T	核苷类	成人：体重≥60kg，40mg/次，2 次/日；体重＜60kg，30mg/次，2 次/日；儿童：1mg/kg，2 次/日（体重＞30kg 按 30kg 计算）	①外周神经炎②胰腺炎③乳酸酸中毒和/或肝脂肪变性	不能与 AZT 合用与 ddI 合用会使二者的毒副作用叠加	已有国产和进口药
Abacavir 阿巴卡韦	ABC	核苷类	成人：300mg/次，2 次/日　新生儿/婴幼儿：不建议用本药　儿童：8mg/kg，2 次/日，最大剂量300mg，2 次/日。	①高敏反应，一旦出现应终身停用本药②恶心、呕吐、腹泻等	已注册	已注册
Combivir（AZT + 3TC）		核苷类	成人：1 片/次，2 次/日	见 AZT 与 3TC	见 AZT 与 3TC	已有进口药
Trizivir（AZT + 3TC + ABC）		核苷类	成人：1 片/次，2 次/日	见 AZT、3TC 和 ABC	见 AZT、3TC 和 ABC	已注册

药物名称	缩写	类别	用法与用量	主要不良反应	ARV药物间相互作用和注意事项	备注
Nevirapine 奈韦拉平	NVP	核苷类	成人:200mg/次,2次/日 新生儿/婴幼儿:5mg/kg,2次/日;儿童:<8岁,4mg/kg,2次/日 >8岁,7mg/kg,2次/日	①皮疹,出现严重的或可致命性的皮疹后应终身停用本药②肝损害。出现重症肝炎或肝功能不全时,应终身停用本药。	引起PI类药物血浓度下降;与IDV合用时,IDV剂量调整至1000mg,3次/日	已有国产药
注意:奈韦拉平有导入期,即在开始治疗的最初14天,需先从治疗量的一半开始(1次/日),如果无严重的副作用才可以增加到足量(2次/日)						
Efavirenz 依非韦伦	EFV	非核苷类	成人:600mg/次,1次/日 儿童:体重15~25kg:200~300mg,1次/日; 25~40kg:300~400mg,1次/日 >40kg:600mg,1次/日睡前服用	①中枢神经系统毒性,如头晕头痛、失眠、非正常思维等②皮疹③肝损害④高脂血症和高甘油三酯血症	与IDV合用时,IDV剂量调整到1000mg,3次/日不建议与SQV合用	已有进口药
Indinavir 印第那韦	IDV	蛋白酶抑制剂	成人:800mg/次,3次/日 儿童:500mg/m²体表面积,3次/日空腹服用	①肾结石②对血友病病人有可能加重出血倾向③腹泻、恶心、呕吐等④甲外翻、甲沟炎、脱发溶血性贫血等⑤高胆红素血症⑥高脂血症、糖耐量异常、脂肪重新分布等PI类药物共性毒副作用	与NVP、EFV合用时,剂量增至1000mg,3次/日服药期间,每日均匀饮用1.5L~2L水	已有国产和进口药

药物名称	缩写	类别	用法与用量	主要不良反应	ARV 药物间相互作用和注意事项	备注
Ritona-vir	RTV	蛋白酶抑制剂	成人:在服药初至少用二周的时间将服用量逐渐增加至600mg/次,2 次/日。通常为:第一、二天,口服300mg/次,2次/日;第三至第五天,口服400mg/次,2 次/日;第六至第十三天,口服500/次,2 次/日	①恶心、呕吐、腹泻、头痛等②外周神经感觉异常③转氨酶和γGT的升高④血脂异常⑤糖耐量降低,但极少出现糖尿病⑥应用时间较长时可出现脂肪的重新分布。	由于 RTV 可引起较重的胃肠道不适,大多数患者无法耐受本药。故多作为其他 PI 类药物的激动剂,仅在极少的情况下单独	已注册
Lopina-vir/Ritona-vir(Kale-tra)	LPVRTV	蛋白酶抑制剂	成人:3 粒/次,2 次/日(Kale-tra 每粒含量:LPV 133.3mg,RTV 33.3mg)儿童:7～15kg,LPV 12mg/kg 和 RTV 3mg/kg,2 次/日;LPV 15 ～ 40 kg10mg/kg 和 RTV2.5mg/kg,2 次/日	主要为腹泻、恶心、血脂异常也可出现 头痛和转氨酶升高。	与ddI 合用时,ddI 应在 本药服用前 1h 或服用 后 2h 再口服	已注册

注:服用方法中 2 次/日 = 每12h 服药 1 次，3 次/日 = 每8h 服药 1 次

4. 成人及青少年几种推荐用药方案

以我国已有药物为基础推荐以下几种组合方案:

（1）一线推荐方案：AZT（或 d4T）＋3TC＋EFV（或 NVP）

（2）替代方案：①AZT（或 d4T）＋3TC＋IDV；②ddI ＋ d4T ＋ EFV（或 NVP）；③AZT＋ddI＋EFV（或 NVP）

5. 特殊人群的 ARV

（1）儿童：首选 3 种抗病毒药物联合治疗方案，推荐儿童使用的一线药物包括 2NRTIs 加一种非核苷类药物（NVP 或者 EFV），替代方案为 2NRTIs 加一种 PI：PI 首选 LPV/RTV，次选 IDV。

（2）孕妇：孕妇与成人开始抗病毒治疗的时机相同，一般原则是孕前已应用 HAART 的，不建议停用治疗，如原方案中无 AZT，在可能的情况下应加入 AZT；如未开始治疗的孕妇，怀孕前

三个月一般不推荐治疗。推荐 AZT + 3TC + NVP 可以作为孕妇的一线方案。

（3）同时合并有结核的 HIV/AIDS 病人：诊断结核时未接受抗病毒治疗的 TB/HIV 合并感染者，一般建议在开始 ARV 治疗前先完成结核的治疗。对于 AIDS 晚期病人如病人 CD_4^+T 淋巴细胞计数 <50/mm³，当结核治疗有效、病情好转即开始抗病毒治疗；如 CD_4^+T 细胞计数在 50～200/mm³，结核治疗强化阶段结束开始抗病毒治疗。如果需要同时服用抗结核药物和抗 HIV 药物，首选药物包括 AZT/3TC 或者 d4T/3TC 加另外一种非核苷类药物或者是 ABC；如果服用非核苷类药物，则 EFV 是首选的配伍药物；在结核治疗过程中不推荐使用蛋白酶抑制剂。

（4）静脉药物依赖者的抗病毒治疗：对静脉药物依赖患者开始抗病毒治疗的时机与普通病人相同，最好采用简单的治疗方案、固定剂量联合方案，d4T + 3TC + NVP 是一种比较理想的方案。

6. 疗效的评估

疗效主要通过以下三个方面进行评估：病毒学指标、免疫学指标和临床症状，其中病毒学的改变是最重要的指标。

（1）病毒学指标：对于应用 HAART 方案治疗的患者，大多数患者血浆中病毒载量 4 周内应下降 1 个 log 以上，治疗 3～6 个月后病毒载量达到检测不到的水平。

（2）免疫学指标：经 HAART 治疗 3 个月后，CD_4^+T 淋巴细胞计数与治疗前相比增加了 30% 即提示治疗有效，或治疗第一年后 CD_4^+T 淋巴细胞计数增长 100 个/mm³，提示治疗有效。

（3）临床症状：当治疗有效时，临床症状能够缓解，机会性感染的发病率和艾滋病的死亡率可以大大降低。

7. 换药的指征、原则

（1）换药的指征

①存在治疗失败的情况；

②出现 ARV 药物的严重毒副作用如骨髓抑制、胰腺炎、重症皮疹、高脂血症、肝功能异常等。

（2）换药的原则

①治疗失败的换药原则

根据耐药试验结果，对出现耐药的药物进行更换；无法进行耐药试验，在可能的条件下应更换所有的治疗药物。

②因药物毒副作用换药的原则和方案（以我国现有药物为基础）

治疗药物	主要的毒副作用（换药的原因）	可更换的药物
AZT	骨髓抑制作用、严重的胃肠道反应	d4T
d4T	外周神经炎、胰腺炎	AZT
	脂肪丢失或脂肪重新分布	ABC
NVP	严重的肝损害	EFV
	重症（非致命性的皮疹）	EFV
	致命性的皮疹（高敏反应）	IDV
EFV	中枢神经系统毒性	NVP

8. 依从性

应用 HAART 之前应与患者充分交流以提高患者的依从性。

（二）免疫治疗

采用 IL－2 与抗病毒药物同时应用有助于改善患者免疫功能。

（三）治疗并发症

1. 肺孢子虫肺炎

（1）对症治疗：卧床休息，改善通气功能，注意水和电解质平衡；（2）病原治疗：首选复方新诺明 9～12 片/日口服，疗程 2～3 周；复方新诺明针剂（剂量同上），每 6～8h 1 次；替代治疗：氨苯砜 100mg 口服，1 次/日，联合应用甲氧苄啶 200～400mg 口服，疗程 2～3 周。

2. 结核病

HIV 阳性病人一旦并发结核病，其治疗原则与常规抗结核治疗方法相同，但疗程应适当延长。治疗药物有异烟肼（H）、丁胺卡那（A）、利福平（R）、利福喷丁（L）、乙胺丁醇（E）、对氨基水杨酸钠（PAS）、吡嗪酰胺（Z）及链霉素（S）。

药物剂量、用法及主要毒副反应见下表

药名	每日疗法			间歇疗法		主要不良反应
	成人（g）		儿童 mg/kg	成人（g）（周1～2次）		
	<50kg	≥50kg		<50kg	≥50kg	
H	0.3	0.3	10～15	0.5	0.6	肝毒性、末梢神经炎
S	0.75	0.75	20～30	0.75	0.75	听力障碍、肾功能障碍、过敏反应
R	0.45	0.6	10～20	0.6	0.6	肝毒性、胃肠反应、过敏反应
E	0.75	1.0	—	1.0～1.2		视力障碍、视野缩小
PAS	8.0	8.0	150～250	10	12	肝毒性、胃肠反应、过敏反应
Z	1.5	1.5	30～40	2.0	2.0	肝毒性、胃肠反应、痛风
L				0.6	0.6	同利福平

3. 分支杆菌感染

其他分支杆菌治疗同结核病的治疗。

鸟分支杆菌（MAC）治疗：首选克拉霉素 500mg/次，2 次/日或阿奇霉素 600mg/日 + 乙胺丁醇 15mg（/kg·d），重症病人可同时联合应用利福布汀（300～600mg/日）或阿米卡星（10mg/kg/次），疗程 6 个月；替代治疗方案：利福布汀 + 阿米卡星 + 环丙沙星，疗程 6 个月。

4. 巨细胞病毒视网膜脉络膜炎

（1）更昔洛韦 5mg/（kg·d），2～3 周后改为 5mg/（kg·d），终身维持，病情危重或单一药物治疗无效时可联用膦甲酸钠 90mg/kg；若为视网膜炎亦可球后注射更昔洛韦。

（2）膦甲酸钠 90mg/kg，2 次/日，应用 2～3 周后改为长期 90mg/kg，1 次/日。

5. 弓形虫脑病

首选治疗乙胺嘧啶 + 磺胺嘧啶，疗程一般为 3 周，重症患者和临床、影像学改善不满意患者疗程可延长至 6 周以上；不能耐受者和磺胺过敏者可以选用克林霉素联合乙胺嘧啶。

6. 真菌感染

（1）念珠菌感染

口腔念珠菌感染的首选治疗是制霉菌素局部涂抹加碳酸氢钠漱口水漱口，如果对上述治疗无反应，可以给予氟康唑 50mg ~ 100mg/次口服，疗程 1 ~ 2 周；食道念珠菌感染：氟康唑首剂 200mg/日，后改为 100mg/次，应用 1 ~ 2 周。

（2）新型隐球菌脑膜炎

①降颅压治疗：首选甘露醇，重症者可行侧脑室外引流。

②抗真菌治疗：首选两性霉素 B，先从每天 1mg 开始，第二天和第三天各为 2mg 和 5mg，若无反应第四天可以增量至 10mg，以后按 5mg/日增加，一般达 30 ~ 40mg，疗程需要 3 个月以上，两性霉素 B 的总剂量为 2 ~ 4g。两性霉素 B 与 5 - 氟胞嘧啶（5FC）合用具有协同作用，二者共同使用至少 8 ~ 12 周；两性霉素 B 也可与氟康唑联合使用。

③必要时可由脑室引流管注射两性霉素 B0.5 ~ 1mg/次，隔日 1 次。

④病情稳定后可改用氟康唑维持，200mg/次，1 次/日，长期维持。

7. 卡波希肉瘤

抗病毒治疗同时使用 INF - a 治疗，也可用博来霉素 10mg/m²，长春新碱 2mg/m² 和阿霉素 20mg/m² 联合化疗等。

（四）对症治疗

加强营养支持治疗，部分病人可辅以心理治疗。

（五）预防性治疗

CD_4 细胞 < 0.2×10^9/L 者服用复方磺胺甲恶唑预防肺孢子菌

肺炎。

（六）中医辨证论治

1. 急性感染期　此期治疗的原则是尽快透邪外出，消除急性感染的症状。

（1）风热型

症状：身热、头痛、咽痛、微恶风、咳嗽、痰黄稠、自汗出，脉浮数，舌苔薄白或兼黄。

治法：辛凉解表。

方药：银翘散加减。

中成药：板蓝根冲剂、VC 银翘片。

（2）风寒型

症状：恶风、恶寒明显，头痛剧烈，发热汗不出，周身肌肉疼痛，脉浮紧，舌苔薄白。

治法：辛温解表。

方药：荆防败毒散加减。

中成药：川芎茶调散、正柴胡饮。

2. 潜伏期（无症状 HIV 感染）　此期的治疗原则是尽量增强机体的免疫功能，调整全身的功能状态，使正邪处于平衡状态，尽量延缓发病时间。

（1）气血两亏型

症状：平素体质虚弱，面色苍白，畏风寒，易感冒，声低气怯，时有自汗，舌质淡，脉虚弱或细弱。

治法：气血双补。

方药：八珍汤或归脾汤加减。

中成药：人参归脾丸。

（2）肝郁气滞火旺型

症状：平素性格内向，情感脆弱，情绪易抑郁，得知自己感染 HIV 后，更是焦虑恐惧，胸胁胀闷，失眠多梦，不能控制自己的情绪，甚至产生轻生念头，妇女可有月经不调，乳房少腹结块，查体可较早出现淋巴结肿大，舌苔薄白，脉弦。

治法：疏肝理气。

方药：柴胡疏肝散加减。

中成药：丹栀逍遥丸。

（3）痰热内扰型

症状：平素饮食不节，或嗜食辛辣厚腻，易于心烦急躁，口苦吞酸，呕恶嗳气，失眠，目眩头晕，苔腻而黄，脉滑数。

治法：化痰清热，理气和中。

方药：温胆汤加减。

3. 发病期　此期的治疗原则是减轻患者的症状，提高生存质量，延长生命，减少死亡率。以下见主症两项、次症三项或见主症三项、次症一项者即可确定为该证型。

（1）热毒内蕴，痰热壅肺

主症：咳嗽、喘息、痰多色黄、发热、头痛。次症：胸痛，口干口苦，皮疹或疱疹，或大热、大渴、大汗出、日晡潮热。舌红苔白或兼黄，脉浮数或弦数。

治法：清热解毒，宣肺化痰。

方药：清金化痰汤合麻杏石甘汤加减。

中成药：羚羊清肺散、二母宁嗽丸；艾滋病机会性感染之上呼吸道感染，肺炎初、中期可参考此型论治。

（2）气阴两虚，肺肾不足

主症：低热盗汗，五心烦热，干咳少痰，痰稠黏难咳出，乏力。次症：口干咽燥，午后或夜间发热，或骨蒸潮热，心烦少寐，颧红，尿黄，或面色白、气短心悸，头晕，咳嗽无力、咳痰困难或挟血丝，或恶风、多汗，皮肤受风后起痒疹、如粟粒或成片状。舌质干红，少苔，脉细数。

治法：补肺益气，滋肾养阴。

方药：生脉散合百合固金汤加减。

中成药：生脉饮口服液或胶囊、养阴清肺丸；艾滋病呼吸系统机会性感染之后期可参考此型论治。

（3）气虚血瘀，邪毒壅滞

主症：乏力气短，躯干或四肢有固定痛处或肿块，甚至肌肤甲错，面色萎黄或黯黑。次症：口干不欲饮，午后或夜间发热，或自感身体某局部发热，或热势时高时低，遇劳而复发或加重，自汗，易感冒，食少便溏，或肢体麻木，甚至偏瘫，或脱发。舌质紫暗或有瘀点、瘀斑，脉涩。

治法：益气活血，化瘀解毒。

方药：补中益气汤合血府逐瘀汤加减。

中成药：血府逐瘀口服液或胶囊、补中益气丸；艾滋病见周围神经炎、带状疱疹后遗症、脂溢性皮炎等可参考此型论治。

（4）肝经风火，湿毒蕴结

主症：疱疹，口疮，不易愈合。次症：皮肤瘙痒或糜烂、溃疡，或小水泡、疼痛、灼热，或发于面部躯干，或发于口角、二阴，口苦，心烦易怒。苔腻质红，脉滑数。

治法：清肝泻火，利湿解毒。

方药：龙胆泻肝汤加减。

中成药：龙胆泻肝丸、皮肤病血毒丸或防风通圣丸，冰硼散、锡类散、湿毒膏外涂患处；艾滋病见带状疱疹、单纯性疱疹、脓疱疮、脂溢性皮炎、药疹等可参考此型论治。

（5）气郁痰阻，瘀血内停

主症：瘰疬肿块，抑郁寡欢，病情常随情绪而变化，善太息，按之不痛或轻痛，胸胁胀满。次症：梅核气，或大便不爽，妇女可见月经不畅或痛经或兼血块。舌淡红苔薄白，脉弦。

治法：利气化痰，解毒散结。

方药：消瘰丸合逍遥丸加减。

中成药：内消瘰疬丸、牛黄解毒片。艾滋病出现的卡波西肉瘤，或淋巴瘤紫色丘疹和结节，或颈部淋巴结核等可参考此型论治。

（6）脾肾亏虚，湿邪阻滞

主症：腹泻便溏，脘闷食少。次症：大便如稀水，间歇发作，或持续不断而迁延难愈；或泄泻清稀，甚则如水，腹痛肠鸣：恶寒发热，泻下急迫；或腹痛，大便不爽，粪色黄而臭，肛门灼热，烦热口渴，小便短黄；或泻下粪臭如败卵，得泻而痛减，伴不消化之物，脘腹痞满，嗳腐酸臭；或大便时溏时泻，时发时止，日久不愈，水谷不化，稍进油腻等难消之物或凉食则发，食少腹胀，面色萎黄；或五更泄泻，甚则滑泄不禁，迁延反复，形寒肢冷，腰膝酸软，腹痛绵绵，下腹坠胀，•脱肛；或恶心、呕吐、食欲不振，腹痛腹胀，泄泻频多，经久不愈；或伴腰酸腿软，消瘦痿弱，毛发疏落，耳聋耳鸣。舌淡苔白或黄腻或厚腻秽浊，脉沉细或滑数，或濡缓。

治法：和胃健脾，利湿止泻。

方药：参苓白术散加减。

中成药：参苓白术丸、葛根芩连微丸、四神丸；艾滋病以消化道为主的各种慢性疾病可参考此型论治。

（7）元气虚衰，肾阴亏涸

主症：消瘦脱形，乏力身摇，水谷难入。次症：四肢厥逆，神识似清似迷，冷汗淋漓，或喘脱息高；耳鸣重听，齿摇发脱，排尿困难，鸡鸣泄泻，下利清谷或洞泄不止；或口腔舌面布满腐糜；或面色苍白，疲惫腰酸，两耳不聪，小便频数，夜尿增多，甚至失禁；女子月经不行，带下清稀或子宫脱垂；口干咽燥，声音嘶哑。舌苔灰或黑或舌光剥无苔，脉沉弱或虚大无力或脉微欲绝。

治法：大补元气，滋阴补肾。

方药：补天大造丸加减。

中成药：参麦注射液合六味地黄丸或左归丸；艾滋病晚期恶液质可参考此型酌情治疗。

十、预后

部分感染者无症状期可达十年以上，进入艾滋病期后如不进行抗病毒治疗病死率很高，平均存活期 12 ~ 18 个月，规范的抗病毒治疗可以显著延长艾滋病病人生存期。

十一、预防

1. 管理传染源 高危人群普查 HIV 感染有助于发现传染源。

2. 切断传播途径 加强艾滋病防治知识宣传教育，严格筛查血液及血制品，严格消毒医疗器械，规范治疗性病；对 HIV 感染的孕妇可采用产科干预加抗病毒药物干预以及人工喂养措施；注意个人卫生。

3. 保护易感人群 重组 HIV - 1gp120 亚单疫苗或重组痘苗病毒表达的 HIV 包膜作为疫苗等均尚在研制中。

第十一节　巨细胞病毒感染

人巨细胞病毒（HCMV）感染是指从患者血液、体液或其他组织中检测出 HCMV。绝大多数 HCMV 感染者临床上无任何症状，呈隐性或亚临床感染，仅少数患者依累及部位的不同而出现相应的症状，称之为巨细胞病毒病（HCMV disease，HCMV 病），多发于免疫低下或免疫缺陷者。HCMV 病的特征性病变为受染细胞体积增大，胞核和胞质内可见包涵体，故又名巨细胞包涵体病（CID）。

一、病原学

HCMV 又称人疱疹病毒 5 型，属 β 疱疹病毒亚科，呈球形，直径为 200nm，核心为双股线形 DNA，外蛋白质衣壳由 162 子粒构成对称的 20 面体。HCMV 有严格的种特异性，HCMV 不耐酸，亦不耐热，于 56℃30min、紫外线照射 5min、20% 乙醇中 2h 可灭活。

二、流行病学

1. 传染源 病人和隐性感染者为本病传染源。

2. 传播途径

①垂直传播：HCMV 可通过胎盘、产道及乳汁由母体传给子代。

②水平传播：主要通过接触 HCMV 阳性患者的血液、体液和分泌物而感染。

③医源性感染：HCMV 可通过输血、器官移植、体外循环、手术等传播。

2. 易感人群 一般年龄越小，其易感性越高，宫内未成熟胎儿最易感，可致多种畸形；年长儿童及青壮年则以隐性感染居多。

3. 流行特征 本病遍布全球。发达国家 HCMV 感染率约30%，经济欠发达国家及发展中国家可高达 90%～100%。

三、发病机制与病理改变

人体通过不同途径感染后，HCMV 与胞膜融合或经吞饮作用进入上皮细胞和白细胞等宿主细胞，目前认为 HCMV 潜伏的人体细胞主要是白细胞。HCMV 可通过直接和间接途径引起细胞损害，有些临床情况下这两种机制可能均发挥作用。HCMV 感染后人体细胞免疫功能受到抑制，有些原发性 HCMV 感染会出现与 EB 病毒感染时相仿的单核细胞增多症表现；HCMV 也可引起 B 细胞的多克隆活化，产生 RF 及其他自身抗体。HCMV 病的特征性病理改变为受染细胞体积增大 3～4 倍，胞质内首先出现嗜碱性包涵体，直径为 2～4μm，大多位于边缘，染深蓝色；继而在胞核内出现直径为 10～15μm 的嗜酸性包涵体，位于核中央，染红色，周围有一透亮晕与核膜分开，酷似猫头鹰眼，颇具特征性。

四、临床表现

HCMV 感染有原发性与复发性之分，原发性感染是指原 HCMV 血清学检查阴性者首次出现 HCMV 感染；复发性感染是指以前发生过 HCMV 感染，通过积极的监测 HCMV 持续阴性 4 周以上，再次检测到 HCMV。HCMV 感染可引起多种不同的临床综合征：新生儿可引起先天性 HCMV 感染；正常健康人可引起潜伏性感染，仅少数出现单核细胞增多症；免疫缺陷病人如未成熟新生儿、器官移植受者或 AIDS 病人等，HCMV 可引起严重的巨细胞病毒病。

（一）先天性感染

1%新生儿出生前已在宫内感染 HCMV，10%先天性感染的新生儿在出生时即有症状，其母亲几乎都有孕期原发性 HCMV 感染史，典型重症先天性感染的特征性表现为黄疸，肝、脾肿大，瘀点状皮疹和多系统器官损害；中枢神经系统、内耳和眼脉络膜累及在先天性感染中具独特性，即使这些出生时就有症状的新生儿能够存活，也会遗留智力、视力和听力损害。

（二）围生期感染

围生期感染者绝大多数无任何症状，一般无眼部病变，播散性内脏或神经系统损害较罕见，预后良好。

（三）后天获得性感染

正常儿童和成人 HCMV 感染多表现为隐性感染，几乎无任何症状，偶有肝肿大伴肝功能损害；少数 HCMV 感染者呈单核细胞增多症表现，预后多良好。

（四）免疫抑制的患者

原发性感染临床症状多且严重，往往出现致死性的间质性肺炎。

五、理化检查

1. 血液学和生化学检查　原发性 HCMV 感染和部分 HCMV 激活感染（HCMV 病）者外周血白细胞升高，淋巴细胞增多，并出现异形淋巴细胞；HCMV 肝炎可出现 ALT 升高。

2. 细胞学检查　可从受累组织和尿液中找到含包涵体的巨大细胞。

3. 病毒分离　将标本接种到人体成纤维细胞，24h 后可见包涵体，2~6 周后可见细胞病变，是 HCMV 感染最直接的诊断依据。

4. 抗体检测　检测血清中 HCMV 特异性 IgG 和 IgM，可为 HC-MV 感染提供间接证据。

5. HCMV 的核酸检测　PCR 技术最常用，但不能区分潜伏感染和活动性感染。

六、诊断

婴幼儿患者母亲于妊娠期有可疑 HCMV 感染史；先天性畸形；新生儿黄疸消退延迟；肝、脾肿大；重度溶血性贫血；白细胞增多伴异常淋巴细胞增多；有颅内钙化、脑部症状原因不明者；年长儿童及成人单核细胞增多而嗜异凝集试验阴性者；AIDS 病人或器官移植后接受免疫抑制剂治疗者出现传染性单核细胞增多症表现而血清嗜异凝集试验阴性；发生间质性肺炎或原因不明的肝炎时均应考虑本病，确诊有赖于实验室检查。

七、鉴别诊断

先天性 HCMV 感染应与 TORCH 综合征（由弓形虫病、风疹、CMV 感染、单纯疱疹四者组成）、新生儿败血症等鉴别；后天获得性 HCMV 感染应与 EB 病毒所致的传染性单核细胞增多症、病毒性肝炎、肺炎等鉴别，鉴别诊断主要依靠相应的实验室检查。

八、治疗

对 HCMV 感染有效的药物主要有更昔洛韦和膦甲酸钠。更昔洛韦系鸟嘌呤核苷的衍生物，目前是 HCMV 病首选的治疗和预防药物。膦甲酸钠是一种竞争性 HCMV DNA 聚合酶抑制剂，对耐更昔洛韦的 HCMV 感染也有效。

九、预后

预后取决于病人的年龄和免疫功能状态。无症状的先天性感染者，至学龄期近 20% 可出现明显的感觉神经功能障碍；重症先天性感染者以及免疫缺陷的 HCMV 感染者易发生严重或全身性感染，而 HCMV 感染本身亦可造成免疫抑制，诱发其他机会感染，预后多差；正常健康人感染 HCMV 后，病情常为自限性，且一般无后期并发症。

十、预防

1. 传染源的管理　病人的分泌物和排泄物应予消毒处理；对已有宫内感染的新生儿应进行适当隔离。

2. 切断传播途径　应重视献血者、器官移植供体的抗－HCMV抗体、HCMV DNA 的筛查；HCMV 阳性的母亲应避免母乳喂养；原发性感染者如怀孕应中止妊娠；良好的卫生、生活习惯也有助于防止 HCMV 感染。

3. 保护易感者　目前尚无 HCMV 疫苗广泛应用于临床。

第十二节　流行性出血热

肾综合征出血热（HFRS）是由汉坦病毒引起的急性传染病，临床表现为发热、出血、肾功能不全，重症患者可因顽固性休克和急性肾衰竭而死亡。

在中医文献中有不少类似本病的记载，如清代温病学家余师愚的《疫疹一得》所述病症如"头痛如劈""遍体炎炎""骨节烦痛，腰如被杖""静躁不常""周身如冰，四肢逆冷""胸膈郁遏""红丝绕目""大便不已""小便短缩如油"等，与出血热之临床表现极为相似。近年来国内各地学者对出血热的中医命名论述甚多，如冬温时疫、冬温伏暑、伏暑、伏暑秋发、伏气瘟疫、少阴伏气温病、春温、湿温、温毒发斑、温毒疫斑、暑燥疫、疫毒热斑、疫斑等等。显然，这些命名多从温病角度选取，此与中医文献上所说之伏气温病较多接近。综上所述，出血热大抵属于中医外感热病中"瘟疫""疫疹""疫斑"的范畴。

一、病原学

肾综合征出血热病毒又名汉坦病毒（HTNV）属布尼亚病毒科、汉坦病毒属。病毒颗粒呈球形或卵圆形，有双层包膜，病毒基因组为负性单链 RNA，分大（L），中（M）和小（S）3 个片段，分别编码聚合酶、膜蛋白 G_1、G_2 和核衣蛋白（NP）。目前认为有 6 种血清型：Ⅰ型（野鼠型）、Ⅱ型（家鼠型）、Ⅲ型（流行性肾病型）、Ⅳ型（宾州田鼠型）、Ⅴ型（巴尔干姬鼠型）、Ⅵ型（小鼠型、Leakey 病毒型）。我国流行的是以黑线姬鼠、大林姬鼠为宿主的野鼠型和以褐家鼠为宿主的家鼠型。该病毒不耐酸，亦不耐热，对紫外线、一般消毒剂和脂溶剂都很敏感。

二、流行病学

1. 汉坦病毒的宿主动物和传染源　本病毒呈多宿主性，啮齿类如黑线姬鼠、林区的大林姬鼠和褐家鼠等为主要的宿主动物和传染源。

2. 传播途径

（1）呼吸道传播：鼠类含有病毒的排泄物污染尘埃后形成的气溶胶，可经呼吸道黏膜侵入体内，是主要的传播途径。

（2）消化道传播：进食携带病毒的鼠的排泄物污染的食物或水可经口腔黏膜或胃肠道黏膜而感染。

（3）接触传播：鼠类咬伤或人破损的皮肤、黏膜接触鼠的排泄物和分泌物可被感染。

（4）虫媒传播：通过革螨或恙螨叮咬人或鼠类而传播。

（5）母婴传播：孕妇感染本病毒后可经胎盘感染胎儿。

3. 人群易感性　人群普遍易感，病后能获得较持久的免疫力。

4. 流行特征　主要流行于欧亚大陆，全年均有发生；有明显的季节性，野鼠型 10～12 月份为流行高峰，3～7 月份为小流行高峰，家鼠型 3～5 月份为高峰；男性高于女性；青壮年发病率高，野外工作人员、农民发病率高。

三、发病机制和病理改变

（一）发病机制

病毒通过各种途径进入人体后，可在局部组织或经血液循环散布到全身各脏器、组织细胞中增殖后释放入血，形成病毒血症及多脏器损伤。

1. 主要发病机制

（1）病毒直接作用学说：病毒的直接作用是全身小血管受损伤的启动因素，最终引起弥漫性血管内凝血（DIC）；病毒亦可直接侵犯骨髓细胞，导致血小板减少及其功能障碍。

（2）免疫损伤学说

①I 型变态反应引起血管扩张，通透性增强，血浆外渗。

②免疫复合物沉积在小血管壁、肾小球基底膜、肾小管上皮细胞、红细胞和血小板表面，通过Ⅲ型变态反应引起组织损伤。

③病毒可直接作用于 T、B 淋巴细胞，导致细胞免疫功能紊乱。

④病毒诱发巨噬细胞和 T 淋巴细胞等释放各种细胞因子和介质，可能与组织损伤有关。

2. 休克、出血和肾功能不全的发病机制

（1）低血压、休克：病程第 3～7 日出现低血压、休克称为原发性休克，主要系血容量减少所致，血液循环淤滞可进一步加重休克；继发性休克多发生在少尿期以后，多由于大出血、继发感染和多尿期水与电解质补充不足所致。

（2）出血：血管壁的损伤、血小板减少及其功能障碍是早期出血的主要原因；晚期出血的主要原因是继发性纤维蛋白溶解亢进。

（3）急性肾衰竭：肾功能不全或肾衰竭与下列因素有关。全身小血管损伤、血浆外渗导致肾血流量不足，肾素－血管紧张素系统激活引起肾小球动脉痉挛，肾血流量进一步减少，从而引起缺血性急性肾衰竭；肾小球基底膜和肾小管上皮细胞免疫损伤；DIC 时肾小球内微血栓形成；肾小管上皮细胞肿胀、坏死、脱落以及管腔内蛋白、管型等堵塞肾小管；肾间质水肿、出血使肾小管受压而阻塞。

（二）病理改变

1. 血管　血管内皮细胞肿胀、变性和坏死，管腔内有微血栓形成。血管周围有出血、血浆外渗、水肿和炎症细胞浸润。

2. 肾脏 皮质、髓质分界明显，髓质极度充血、水肿及出血，可见缺血性、灶性坏死；镜下可见肾小球充血，基底膜增厚，近曲小管有不同程度的变性、坏死和脱落，肾间质高度充血、水肿和出血，肾小管管腔内可见管型和细胞碎屑，肾间质有炎症细胞浸润。

3. 心脏 主要表现有心房内膜下出血，心肌纤维有不同程度的变性、坏死，间质有充血、水肿和出血。

4. 脑垂体及其他脏器的病变 脑垂体肿大，明显充血、水肿、出血和坏死；后腹膜和纵隔有胶冻样水肿；肝、胰和脑实质细胞有不同程度的灶性及片状变性、坏死。

四、中医病因病机

肾综合征出血热有明显的传染性，呈流行性发病的特征，这与祖国医学中瘟疫致病是一致的。中医学认为，本病主要是由于人体正气不足，外感温热疫毒之邪，由口鼻或皮毛侵入机体，化火内陷营血所致。近年来，中医根据本病发热、出血、肾损伤等特点，命名为"肾性疫斑热"。其病因主要为"疫毒"，病因属性主要有热毒、湿毒、寒毒三种。病邪初犯肌表，郁遏卫气，邪正相争，故见发热、头痛、恶寒、身重、苔黄、脉浮数等卫表证候，但此阶段持续时间不长，此后温邪迅速入里，多见卫气或气营同病，如高热，烦渴，恶心呕吐；或腹满胀痛，便秘或便泄不爽；斑疹隐现，甚则神昏谵语，斑疹密布，吐血、衄血、便血等。若因热毒内炽，气机闭郁，易发厥逆，或热厥夹瘀，或水热瘀结，严重者邪伤气阴，正气虚败，阳气衰竭呈现高热骤退，冷汗淋漓，疲乏无力，肢厥脉伏，进入低血压休克期。若热毒伤肾，肾阴亏损，肾水枯竭，症见尿少、尿闭，口渴舌燥，此为病情进一步发展至少尿期阶段。因该阶段热结血瘀，尿少尿闭，故毒无出路变证丛生。轻则湿热结聚，膀胱气化不利而腹满，小便赤色或水血蓄积，水道不通则少腹刺痛，肌肤衄血或肾阴亏耗而尿少尿闭，唇焦齿稿，皮肤干燥，精神恍惚，也可出现。肾阳衰败，气化无能而尿少，重则邪陷厥阴，心肝受病而神昏，惊厥，抽搐或水无出路，水饮壅肺而喘息胸满，痰涎壅盛。少尿期过后，进入多尿期，因肾络瘀阻不通，故腰部刺痛，瘀斑，尿多而涩滞；若阳虚水湿内停可见面浮肢肿，尿多清长；邪去正虚，肾气不固，膀胱失约则腰酸肢软，尿量颇多。进入恢复期，肾气渐复，固摄有权，开合有度，则尿量趋于正常，此为病愈佳兆。本病初期虽有湿、热、寒偏重的不同，但至休克期，则多为热邪内闭，气阴欲脱或兼阳气欲脱，而至极期（少尿期）则多从热化，而成湿热夹瘀，阻滞三焦之证。多尿期、恢复期皆属正虚邪未尽的病证。

五、临床表现

潜伏期 4～46 日，一般为 7～14 日。

1. 典型临床表现　发病急，多无前驱期症状，可分为发热期、低血压休克期、少尿期、多尿期和恢复期，轻型病例可有越期现象，重症患者发热期、休克期和少尿期可重叠出现。

（1）发热期：主要表现为发热、全身中毒症状、毛细血管损伤和肾脏损害，持续 3～7 日。

（2）低血压休克期：多发生在病程 4～6 日，多数患者在发热期末或退热同时出现，持续 1～3 日。血压开始下降时，四肢尚温暖；若血容量继续减少，表现为面色苍白、四肢厥冷、烦躁、脉搏细弱或触不到、尿量减少；少数顽固性休克患者可出现发绀、DIC、脑水肿、成人型呼吸窘迫综合征（ARDS）和急性肾衰竭。

（3）少尿期：多发生在病程 5～8 日，可继低血压休克期而出现，也可与低血压休克期重叠，或由发热期直接进入此期，少数重症患者可三期重叠出现。少数患者无明显少尿，而存氮质血症，称无少尿型肾衰竭。少尿期临床表现：①尿毒症表现；②酸中毒；③电解质紊乱：水钠潴留、高血钾常见，部分患者可出现低血钾；④高血容量综合征。本期一般持续 2～5 日，短者 1 日，长者 10 余日。

（4）多尿期：多发生在病程 9～14 日，开始数日尿量逐日增加，每日尿量在2000ml左右，但血尿素氮和肌酐等继续上升，症状加重，称为移行阶段，少数患者可因并发症死于此期。每日尿量在2000～3000ml为多尿早期，氮质血症未见改善；尿量每日超过3000ml并逐渐增加为多尿后期，氮质血症逐渐下降，症状随之减轻。一般每日尿量可达4000～8000ml，此期可因电解质紊乱或继发感染，出现继发性休克和二次肾衰竭。

（5）恢复期：尿量逐渐恢复正常，约每日2000ml以下，血肌酐、尿素氮恢复正常，肾脏的浓缩和稀释功能逐日恢复，3～6个月可完全恢复。少数患者可留有高血压、肾功能障碍、心肌劳损和垂体功能减退等症状。

2. 临床分型

（1）轻型：体温39℃以下，中毒症状轻，除皮肤有出血点外，无其他出血现象，肾脏损害轻，病程短，无休克和少尿。

（2）中型：体温波动在39℃～40℃，中毒症状重，有明显的球结膜水肿，收缩压≤12.0kPa，脉压≤3.46kPa，皮肤、黏膜或其他部位出血明显，有明显少尿期，尿蛋白可达＋＋＋。

（3）重型：体温≥40℃，全身中毒症状及渗出征严重，可出现中毒性精神神经症状，出现休克，有皮肤瘀斑和腔道出血，肾脏损伤严重，少尿持续5日以内或无尿2日以内。

（4）危重型：在重型基础上出现以下任何一种严重情况者：难治性休克；重要脏器出血；少尿超过5日或无尿超过2日，或血尿素氮＞42.84mmol；出现心力衰竭、肺水肿，或中枢神经系统并发症如脑出血、脑水肿或脑疝等；或合并严重感染者。

3. 并发症　各期均可出现并发症，尤以少尿期、多尿期为重。

（1）腔道出血：消化道出血常见，颅内出血、子宫出血、腹腔出血和肾破裂出血等较少见。

（2）肺水肿：发生在低血压休克期、少尿期和多尿早期。分以下两种类型：①心源性肺水肿又称高血容量肺水肿表现为急性左心衰竭。②成人型呼吸窘迫综合症（ARDS）又称渗出性肺水肿表现为胸闷，进行性呼吸困难，呼吸30～35次/分钟，发绀，两肺呼吸音减弱，可听到干、湿性啰音，血气分析动脉血氧分压显著降低，常因急性呼吸衰竭而死亡。

（3）中枢神经系统并发症：表现为中毒性脑病、尿毒症脑病、高血压脑病、脑水肿、颅内出血等，也可因病毒直接侵犯引起脑炎或脑膜炎。

（4）继发感染：常见有肺部感染、泌尿系统感染和败血症等，可引起继发性休克。

六、理化检查

1. 常规检查

（1）血常规：早期白细胞正常或偏低，3～4日后明显升高达（15～20）×10⁹/L以上，少数重症患者呈类白血病反应，早期以中性粒细胞为主，4～6日后淋巴细胞升高，并出现异常淋巴细胞，有早期诊断意义。发热晚期、低血压休克期红细胞、血红蛋白明显升高。血小板自第二病日开始减少并可出现血小板功能障碍。

（2）尿常规：病程第2日出现尿蛋白，4～6日达高峰，重症患者尿蛋白（＋＋＋）以上，可出现血尿，少数患者尿中可出现膜状物，尿沉渣镜检可见红细胞、白细胞及各类管型。

（3）粪常规：多无异常，如有消化道出血可出现血便或大便潜血阳性。

2. 血液生化检查 血尿素氮、肌酐在低血压休克期开始升高，少尿期和移行阶段达高峰，多尿期恢复正常；血钾在发热期、低血压休克期可降低，少尿期血钾多升高，多尿期降至正常；二氧化碳结合力降低，发热初期以呼吸性碱中毒多见，在低血压休克期、少尿期以代谢性酸中毒为主。

3. 凝血功能 血小板减少，其黏附、凝集和释放功能降低；DIC开始时为高凝阶段，其后为低凝阶段（多在少尿期），进入纤溶亢进阶段则出现纤维蛋白降解产物明显增加，鱼精蛋白副凝试验（3P试验）阳性。

4. 病原学检查 发热期病人的血清、血细胞和尿液等接种 Ve-

ro - E_6 细胞或 A_{549} 细胞可分离汉坦病毒。

5. 免疫学检查　间接免疫荧光或酶联免疫吸附试验检测血清特异性 IgM 抗体，约 2/3 病例在病程第 1 日即可检出，一周后阳性率可达 100%，有早期诊断价值。IgG 型抗体出现较晚，隔周复查滴度上升 4 倍可作为诊断依据。

七、诊断

（1）流行病学资料：近 2 个月到过疫区，有野外作业、接触鼠类和其他宿主动物的病史。

（2）临床表现：早期的三大主征（即发热、出血和肾损害）和典型的五期经过。

（3）实验室检查：外周血白细胞增多，异型淋巴细胞增多，红细胞、血红蛋白明显升高，血小板减少；尿蛋白阳性，镜检可查出红细胞、白细胞及管型；血清学和病原学检查阳性者可确诊。

八、鉴别诊断

（1）流感：起病急、高热、头痛、全身酸痛，无出血倾向和低血压，尿常规正常，外周血白细胞降低，病程短。

（2）败血症：多有原发感染灶，血白细胞和中性粒细胞明显增加，无异常淋巴细胞，血培养阳性，无"三痛"和"三红"征，无球结膜充血、水肿，无明显的出血倾向和肾脏损害。

（3）流行性脑脊髓膜炎（流脑）：多见于儿童，冬春季节多发，发病早期全身散在瘀点、瘀斑，脑膜刺激征阳性，脑脊液呈化脓性改变，瘀点、脑脊液涂片可找到脑膜炎双球菌，无皮肤和黏膜充血、水肿现象，也无明显的肾损害。

（4）肾小球肾炎：儿童多见，常伴有浮肿、高血压，无明显发热等中毒症状及出血倾向，有溶血性链球菌感染史。

九、治疗

以综合疗法为主，强调"三早一就"，即早发现、早诊断、早治疗和就近治疗。

1. 发热期治疗　治疗的原则是改善中毒症状，减轻渗出和预防 DIC 等。

（1）一般治疗和对症治疗：早期卧床休息，高热量、高维生素、易消化食物。高热者物理降温；中毒症状重者可加用肾上腺皮质激素；出血者给予一般止血剂。

（2）液体疗法：发热早期每日液体量为前 1 日尿量加 1000 ~ 1500ml，以口服为主；发热后期根据病人情况可给 5% 碳酸氢钠溶液调节酸碱平衡，渗出明显者给予低分子右旋糖酐、20% 甘露醇、新鲜血浆、白蛋白等胶体溶液。

（3）抗凝疗法：发热后期凝血时间在 3min 以内，而类肝素物质不增高，可给予小剂量肝素有助于阻止 DIC 的发生；肠溶阿司匹林、双嘧哒莫、低分于右旋糖酐和复方丹参注射液有阻止血小板及血细胞的黏附、聚集，防止 DIC 发生的作用。

（4）抗病毒治疗：病程早期应用病毒唑，每日 700 ~ 1000mg，连用 3 日；干扰素每日 300 万 U，连用 3 日；阿糖胞苷每日 100 ~ 200mg，连用 3 日；也可用恢复期高效价血清 10ml 或高效价免疫球蛋白 1ml，肌注 1 次，或恢复期血浆静脉滴注。

2. 低血压休克期治疗　治疗原则为积极补充血容量，纠正酸中毒，改善微循环，保护心、脑、肾等重要脏器的功能。

（1）补充血容量：补液应早期、快速、适量，根据血红蛋白和红细胞压积调节输液速度和掌握液体量，血压稳定 12 ~ 24h 后按常规速度输液。液体应晶、胶结合。老人和心、肺功能不全患者酌情减少输液量和减慢输液速度。

（2）纠正酸中毒：休克患者均有不同程度的代谢性酸中毒，可应用 5% 碳酸氢钠静脉注射或静脉点滴。

（3）血管活性药物：经扩容和纠酸治疗后，血红蛋白恢复正常，但血压仍不稳定者可选用血管活性药物。

（4）肾上腺皮质激素：可选用氢化考的松每日 200 ~ 300mg，或地塞米松每日 10 ~ 20mg 静脉点滴，2 ~ 3 日病情好转后停用。

3. 少尿期治疗　主要是防治肾衰竭及其并发症,稳定内环境,促进利尿,导泻和透析等。

(1) 稳定内环境:①控制氮质血症;②维持水、电解质平衡;③维持酸碱平衡。

(2) 促进利尿:可用呋噻米(速尿)20 ~ 100mg/次,静注,可多次重复应用。

(3) 导泻疗法:口服甘露醇粉 25g 或 20% 甘露醇注射液250ml,或与 50% 硫酸镁口服液 30ml 合用。

(4) 放血疗法:经利尿、导泻无效者或合并有高血容量综合征引起急性心衰、肺水肿、脑水肿者可采用放血疗法,放血 300 ~ 400ml。

(5) 透析疗法:适应证:①无尿 2 日或持续少尿 5 日以上,有明显尿毒症;②高血容量综合征和肺水肿;③明显氮质血症,并有高分解状态 2 日以上者,血尿素氮、肌酐高于正常 4 ~ 5 倍以上者;④进行性酸中毒,药物治疗无效者;⑤高血钾(血钾 > 6.0mmol/L)。

4. 多尿期治疗　移行期和多尿早期治疗原则与少尿期相同;多尿后期注意水、电解质平衡,防止继发感染。液体量开始按每日出水量的 75% 补充,以后维持出入量平衡。

5. 恢复期治疗　补充营养,休息 1 ~ 3 个月,逐渐恢复体力活动。

6. 并发症治疗　积极防治并发症是降低病死率的关键。①腔道出血,尤其是消化道出血,给予输血、补液、抢救休克、输新鲜血小板、应用止血剂等;继发纤溶亢进者给予 6 - 氨基己酸,类肝素物质增高者给予鱼精蛋白;肾破裂出血应手术治疗;②继发感染,选用无肾脏损害的抗生素;③心功能不全、肺水肿者给强心剂、血管扩张剂、利尿剂,必要时可放血或采用透析疗法;④中枢神经系统并发症:脑水肿、脑出血者给予脱水、止血、肾上腺皮质激素,必要时也可透析治疗;⑤ARDS 可用大剂量肾上腺皮质激素静脉注射,及时应用呼气末正压通气,积极治疗肺水肿。

中医辨证论治

（一）辨证论治

1. 发热期

（1）表寒郁热证

主症：恶寒重发热轻，全身酸痛，口渴欲饮，无汗面红，舌淡红，苔薄白，脉浮紧。

治则：散寒解表，清解郁热。

方药：越婢汤加减。

加减：如夹有湿邪者，可加藿香、半夏、茯苓以祛湿。

（2）风热表证

主症：发热恶寒，无汗头痛，眼眶痛，身痛，咽红咽痛，面红目赤，食欲不振，恶心呕吐，腹痛腹泻，舌红，苔薄白腻，脉浮数。

治则：清热透表，解毒祛湿。

方药：银翘散加减。

加减：腹胀明显者，加厚朴、大腹皮；脘痞，泛呕，加半夏，滑石；呕而痰多者，加半夏、茯苓；心烦口渴，溲赤，热甚者，加栀子、黄芩；若大便不通可加大黄、芒硝；腹痛、腹泻者可加白芍、白头翁；头痛甚者加葛根；肢痛加秦艽。

（3）气分热证

主症：壮热烦渴，汗出气粗，烦躁口渴，面红如醉，舌红苔黄，脉洪大或滑数。

治则：清热解毒生津。

方药：白虎汤加减。

（4）气血两燔

主症：壮热烦渴，两目昏瞀，烦躁不安，甚则神昏谵语、动风痉厥，头痛如劈，身痛如被杖，肌肤斑疹密布，衄血、咯血、便血等各种出血症，舌绛苔黄燥，脉弦数或细数。

治则：清热解毒，凉血护阴。

方药：清瘟败毒饮加减。

加减：大便秘结者加大黄、芒硝；出血明显者根据部位不同，咯血加白茅根、茜草根、侧柏叶，消化道出血加紫珠草、地榆、槐花等，尿血加白茅根、大小蓟等；若热毒闭阻心窍，出现神昏谵语者可加用安宫牛黄丸鼻饲。

2. 低血压休克期

（1）热毒夹瘀

主症：壮热面赤，瘀斑吐衄，口渴饮冷，心烦肢冷，舌红苔黄，脉沉数。

治则：养阴益气，解毒化瘀。

方药：生脉散加减。

加减：恶心呕吐者，加石菖蒲、郁金；狂躁，脉细数者，重用西洋参。

（2）水热瘀结

主症：壮热面赤，烦渴多饮，浮肿少尿，四肢厥冷，舌红暗，苔黄厚而干，脉沉细微。

治则：清热利水化湿。

方药：五苓散加减。

（3）阳气衰败

主症：畏寒肢冷，神疲气微，倦卧不渴，面色苍白，口唇青紫，舌质淡，苔白，脉微细或深伏。

治则：温经通脉，回阳救逆。

方药：参附汤加减。

3. 少尿期

（1）湿热蕴结

主症：小腹胀满，小便赤涩量少，欲解不得，甚则尿闭不通，或有血尿，尿中有膜状物，少腹胀满，舌红胖大，苔黄腻，脉滑数。

治则：清热利尿，滋肾通腑。

方药：导赤承气汤加减。

（2）肾阴亏耗

主症：唇焦齿枯，皮肤干燥，烦渴欲饮，两目昏花，精神恍惚，或烦躁谵语，尿少尿闭，舌红苔黄，脉沉细数。

治则：滋阴养肾，清热利尿。

方药：知柏地黄丸加减。

加减：腰部大片瘀斑，血尿者，加赤芍、桃仁、白茅根。

（3）肾络瘀阻

主症：尿少或尿闭，或尿赤而见尿膜，腰腹刺痛，腰背部大片瘀斑，舌暗红有瘀斑，苔腐腻，脉涩滞。

治则：化瘀解毒，疏通肾络。

方药：桃核承气汤合导赤散加减。

加减：兼气阴两伤者，合用参麦注射液或生脉散；阴虚明显加阿胶、玄参；气虚较明显者，加黄芪；瘀血较明显者，加红花、紫草；神昏者加石菖蒲，或加服至宝丹；呕吐甚者，加竹茹、法半夏。

（4）肾阳衰败

主症：腰酸肢软，畏寒倦卧，尿少或滴沥不畅，舌淡胖有齿痕，苔白腻，脉沉无力。

治则：温阳益气，利尿祛湿。

方药：济生肾气丸加减。

（5）肺热壅盛

主症：咳喘咯血，胸满喘急，痰涎壅盛，烦躁不安，尿少尿闭，大便秘结，舌胖苔黄腻，脉数或洪大。

治则：清热泻肺，利尿通腑。

方药：桃核承气汤合葶苈大枣泻肺汤加减。

加减：咳喘咳血者，加白茅根、丹皮；痰多者，加竹叶、浙贝母。

（6）邪热动风

主症：神昏谵语，惊厥抽风，头痛呕吐，尿少尿闭，舌红绛，苔黄干裂，脉弦细。

治则：清热解毒，凉肝息风。

方药：羚角钩藤汤加减。

加减：呕吐甚者，加石菖蒲、郁金。

（7）水热结胸

主症：胸闷气促，口泛涎沫，面浮肢肿，痰声辘辘，尿少尿闭，舌胖苔腻，脉滑数。

治则：泻热逐水，开胸散结。

方药：大陷胸汤加减。

4. 多尿期

（1）肾气不固

主症：尿频量多，口渴引饮，头昏耳鸣，腰酸肢软，舌淡苔白，脉沉弱。

治则：温肾固摄。

方药：金匮肾气丸加减。

（2）肺胃热盛

主症：小便频数，干咳少痰，口舌干燥，舌红苔黄，脉细数。

治则：养阴清热。

方药：清燥救肺汤加减。

（3）肾络瘀阻

主症：尿量多而滞涩不畅，腰部刺痛不移，或见瘀点、瘀斑，舌质紫暗或有瘀点，脉细涩。

治则：补肾活血。

方药：肾气丸合桃红四物汤加减。

（4）阳虚湿困

主症：颜面四肢浮肿，尿多而清长，身困纳呆，舌淡胖有齿痕，苔白腻，脉滑。

治则：通阳益气，育阴渗湿。

方药：补中益气汤合五苓散加减。

5. 恢复期

（1）余邪未尽

主症：低热不退，少气多汗，心烦胸闷，气短，口干思饮，干咳，舌红少苔，脉虚数。

治则：清热生津，益气和胃。

方药：竹叶石膏汤加减。

加减：食少纳呆者，加扁豆、山药；干咳甚者，加荷叶、西瓜翠衣、石斛。

（2）肾阴亏虚

主症：腰膝酸软乏力，头晕耳鸣，口干舌燥欲饮，五心烦热，舌红少津而干，脉细数。

治则：滋补肾阴，佐清余热。

方药：知柏地黄丸加减。

（3）肺脾气虚

主症：纳呆便溏，身困乏力，胸脘痞闷，身面浮肿，舌淡苔白腻，脉虚缓。

治则：补益脾肺。

方药：参苓白术散加减。

加减：胸脘满闷或身面浮肿者，加厚朴、大腹皮、猪苓。

（4）肺胃阴虚

主症：口干舌燥，干咳少痰，口渴，大便干结，舌红，苔黄而干，脉细弱。

治则：滋阴清热润燥。

方药：沙参麦冬汤加减。

（二）其他疗法

1. 针灸疗法

（1）发热者：可针刺大椎、足三里、曲池等；热闭心包，神昏谵语者，针刺人中、十宣，各放血3滴。

（2）少尿期：针刺中极、膀胱俞、阴陵泉等。

（3）多尿期：刺气海透中极、肾俞、大椎等。

2. 灌肠疗法 中药煎剂灌肠是近年来本病常用的一种方法，适用于口服汤药困难者。

（三）民间经验方

1. 加味银翘散（米伯让研究员经验）金银花、连翘、薄荷、竹叶、淡豆豉、牛蒡子、桔梗、白芍、党参、升麻、荆芥穗、鲜芦根、葛根、生甘草。水煎服，重者每日 2 剂。辛凉解表，透热解毒，益气护阴，散血凉血。适用于流行性出血热发热期，可预防厥证出现。

2. 桔梗白散（胡元奎经验）桔梗、川贝母、巴豆霜各等量，研为细末，每日 0.5～1.0g，用热米汤调成糊状，喂服或鼻饲，通腑泻浊。适用于有高热、休克、无尿者。

十、预后

本病预后与病情轻重、治疗早晚及措施是否恰当有关。近年来病死率明显下降，家鼠型病死率为 0.5%～3.5%，野鼠型病死率为 3%～10%。

十一、预防

1. 灭鼠防鼠　是预防本病的关键。

2. 灭螨防螨

3. 个人防护　疫区劳动或生活者不用手接触鼠粪及其排泄物，皮肤破损要消毒包扎，疫区作业应穿长裤，扎紧裤腿、袖口和腰带；实验室工作人员严格操作规程；清扫粮仓时宜戴多层口罩。

4. 疫苗的应用　目前研制的疫苗正在临床试用之中。

第十三节　流行性乙型脑炎

流行性乙型脑炎简称乙脑，是由乙脑病毒所致的中枢神经系统急性传染病，临床表现为急性起病，高热、意识障碍、抽搐、脑膜刺激征及病理反射阳性，重者常出现呼吸衰竭，病死率高。

流行性乙型脑炎的发病特点及证候表现，与中医学的"温病"

"暑温""伏暑""暑风""暑厥"等相似。按《素问·热论》"先夏至日者为病温，后夏至日者为病暑"之说，因其多发于夏季，故相当于暑温，其发于秋者则相当于伏暑。根据其临床表现命名者，如以突然高热、神志不清、抽搐为主者，名曰暑风或暑痉、暑痫；以神志昏迷、手足厥冷为主者，名曰暑厥。但由于本病的临床证候有时表现出湿热郁蒸的特点，所以也可将其归属于"湿温"病范畴。至清代，随着温病学说的兴起和发展，出现了更多类似本病的论述，如《温病条辨》云："暑温，身热卒然痉厥。"《临证指南医案》云："暑风乘虚袭人，最虑风动中厥。"

一、病原学

乙脑病毒属虫媒病毒乙组，披盖病毒科黄病毒属。病毒呈球形，直径 20～40nm，核心为单股正链 RNA，外有脂蛋白包膜，其表面含有血凝素刺突。乙脑病毒抵抗力不强，不耐热，但耐低温及干燥。病毒的抗原性较稳定，有助于诊断及流行病学的调查。

二、流行病学

1. 传染源　人和动物均可成为传染源，其中猪是本病的主要传染源。

2. 传播途径　本病主要通过蚊虫叮咬而传播。

3. 人群易感性　人对乙脑病毒普遍易感，感染后多呈隐性感染，感染后可获得较持久的免疫力。

4. 流行特征　本病流行于亚州东部的热带和温带区，流行季节为夏秋季，大部分集中于 7、8、9 三个月，呈高度散发。

三、发病机制与病理改变

带毒的蚊虫叮咬人时，病毒进入人体先在单核－巨噬细胞内增殖，随后进入血液，引起病毒血症。若病毒不侵入中枢神经系统则呈隐性感染或轻型病例；仅在少数情况下病毒通过血脑屏障进入中枢神经系统，引起脑炎。近年研究发现乙脑的发病机制与病毒对神经组织的直接侵袭和免疫损伤有关。乙脑的病变范围较广泛，脑和脊髓均可受累，但以大脑皮质、丘脑和中脑最严重。镜检可见神经细胞呈程度不等的变性、肿胀和坏死，血管内淤血、附壁血栓及出血灶，血管周围淋巴细胞和大单核细胞浸润，形成"血管套"，小胶质细胞、中性粒细胞侵入神经细胞内，形成"噬神经细胞现象"。

四、中医病因病机

传统医学认为本病的发生是因感受夏暑之季的暑热病邪。正如王安道所说："暑热者夏之令也，人或劳倦或饥饿，元气亏乏，不足以御天令亢热，于是受伤而为病。"从温病的特点可以看出：温病具有特异的致病因素即温邪、暑邪，有一定的传染性、流行性、季节性和地域性，病情变化又有不同的阶段性，即卫气营血所属脏腑的功能失调和病理损害。众多医家也根据本病的发病季节和临床特点，认识到发病的主要原因是暑热疫疠之邪侵袭人体所致，由于受邪的深浅和个体抗病能力的差异，临床反映的病情有轻、重及险恶的区别，乙脑的一般病程发展经过，基本上符合温病卫气营血的传变规律。

暑为火热之气，其性酷烈，传变迅速，故病邪侵入人体发病，多经气分而无卫分过程，初起即见壮热、汗多、口渴、脉洪等阳明气分热盛证候。暑性炎热，极易伤人正气，尤多耗伤津液，出现津气耗伤，甚或津气欲脱等危重征象；如身热、肢倦神疲、嗜睡、昏睡；又因暑性炎热，易入心营，引动肝风，火入心营，生痰生风，出现痰热闭窍，风火相煽等病证，症见高热、神昏谵语，暑热之邪侵袭心包，出现神昏、惊厥，甚至抽搐等症。暑为阳邪，易化火动风（高热抽风），风动生痰（抽风昏迷及痰堵咽喉），痰盛生惊（痰堵气道，促使抽风），故"热""痰""风"三者是互相联系、互为因果的病理转归。天暑下逼，地湿上蒸，湿气与热邪相合致病可形成暑温挟湿证。由于暑湿郁阻，而见头痛如裹、身热不扬、胸闷呕恶、嗜睡等湿伏热郁的证候。疾病后期，由于暑邪伤气、伤阴，筋脉失养，或因余热未清，风、痰留阻络道而产生不规则发热、震颤、失语、痴呆、吞咽困难、四肢痉挛性瘫痪等症状。少数重症病例，因在病程中气阴耗损，脏腑、经络功能未能及时恢复，可留下后遗症。

五、临床表现

潜伏期 4～21 日，一般 10～14 日。

1. 典型的临床经过可分为 3 期。

（1）初期：病程第 1～3 日。起病急骤，体温在 1～2 日内高达 39℃～40℃，伴头痛、恶心和呕吐，多有不同程度的精神倦怠或嗜睡。

（2）极期：病程第 4～10 日，主要表现脑实质损害症状。

①高热：体温常达 40℃ 或以上，多呈稽留热，高热一般持续 7～10 日。

②意识障碍：可有嗜睡、谵妄、昏睡、昏迷、定向力障碍等，是本病的主要表现。

③惊厥或抽搐：多见于病程第 2～5 日，先见于面部、一侧的眼肌或口唇的小抽搐，随后出现肢体阵挛性抽搐，重者可出现全身强直性或痉挛性抽搐，抽搐均伴有意识障碍。

④呼吸衰竭：是本病死亡的主要原因，主要为中枢性呼吸衰竭，表现为呼吸节律及幅度的变化；有时发生混合性呼吸衰竭即中枢性及外周性呼吸衰竭同时存在。

⑤颅内压升高及脑水肿：主要表现为剧烈头痛、频繁呕吐、血压升高、脉搏变慢、瞳孔或大或小、视神经乳头水肿等。婴幼儿常有前囟膨隆，而脑膜刺激征则大多缺如。

⑥脑膜刺激征：见于较大儿童及成人，可出现颈部强直、克氏征和布氏征同时阳性。

⑦其他神经系统症状和体征：浅反射先减弱后消失，深反射先亢进后消失，病理反射阳性，部分患者有延脑麻痹的表现。

（3）恢复期：多数病人于病程第 8～11 日开始，进入恢复期。

体温逐渐下降，神志逐渐转清，语言、意识及各种反射逐渐恢复，一般于2周左右完全恢复正常，重症病人可有反应迟钝、痴呆、失语、多汗、流涎、吞咽困难、四肢强直性瘫痪或扭转痉挛等恢复期症状。约5%～20%的重症患者在半年后仍有精神、神经症状，称为后遗症。

2. 临床类型

轻型：体温在38℃～39℃，轻度嗜睡，无抽搐，脑膜刺激征不明显，无恢复期症状，病程5～7日。

普通型：体温39℃～40℃，嗜睡或浅昏迷，偶有抽搐及病理反射阳性，脑膜刺激征较明显，多无恢复期症状，病程约7～10日。

重型：体温40℃以上，昏迷，反复或持续抽搐，脑膜刺激征明显，深反射消失，病理反射阳性，常有神经定位症状和体征，常有恢复期症状，少数人有后遗症，病程多在2周以上。

极重型：起病急骤，体温迅速上升到40℃以上，反复或持续抽搐，深昏迷，迅速出现中枢性呼吸衰竭及脑疝，多在2～3日内或极期死亡，幸存者常有恢复期症状，且多有后遗症。

3. 老年人乙脑　临床上以重型、极重型为多，并发症及夹杂症多，常见慢性呼吸道感染、心血管疾患、败血症及消化道出血等，死因以外周性呼吸衰竭多见。

六、理化检查

1. 血常规　白细胞总数常在（10～20）×10^9/L，中性粒细胞占0.80以上，嗜酸粒细胞减少。

2. 脑脊液　压力增高，外观无色透明或微混，白细胞计数大多在（0.05～0.5）×10^9/L，少数可高达1.0×10^9/L以上，分类早期以中性粒细胞为主，后期以淋巴细胞为主，蛋白定量轻度增高，氯化物正常，糖正常或偏高。

3. 血清学检查

（1）补体结合试验：补体结合抗体为特异性IgG抗体，常在病程第 3～4 周出现，特异性及灵敏度高，一般用于回顾性诊断及当年隐性感染率的流行病学调查。

（2）血凝抑制试验：病程第 1 周阳性率为 30%，第 2 周达 60%～80%，持续时间长，用于临床诊断及流行病学调查。

（3）中和试验：发病 2 周后抗体逐渐升高，2 个月时效价最高，持续 5～15 年，仅用于人群免疫水平的流行病学调查。

（4）特异性 IgM 抗体测定：常用方法有①IgM 抗体捕获酶联免疫法（ELISA 法）；②间接免疫荧光法；③2－巯基乙醇耐性试验

4. 病毒分离　病程第 1 周内死亡的病例脑组织中可分离到病毒。

并发症　发生率约 10%，支气管肺炎最常见，其次为肺不张、败血症、尿路感染、褥疮，重症病人易发生应激性溃疡、口腔炎及水电解质平衡失调。

七、诊断

1. 流行病学资料　明显的季节性，多在 7、8、9 三个月发病。

2. 临床主要症状和体征　起病急，高热、头痛、呕吐、意识障碍、抽搐、病理反射及脑膜刺激征阳性等。

3. 实验室检查　白细胞总数及中性粒细胞均增高；脑脊液压力增高，白细胞增多，蛋白轻度增高，糖和氯化物正常；特异性 IgM 抗体检查早期出现阳性可确诊。

八、鉴别诊断

1. 中毒型菌痢　起病急骤、高热、抽搐、昏迷，部分患者出现中毒性休克，白细胞总数及中性粒细胞均升高，但中毒型菌痢一般无脑膜刺激症，脑脊液正常，肛拭子或用生理盐水灌肠取便镜检可见大量脓细胞。

2. 结核性脑膜炎　发病无季节性，大多起病缓慢，病程较长，脑脊液蛋白明显升高，糖和氯化物降低，脑脊液薄膜涂片或培养可检出结核杆菌，OT 试验阳性，肺部或其他部位结核病灶均有助于诊断。

3. 化脓性脑膜炎　流脑多发生在冬、春季节，皮肤黏膜常有瘀点、瘀斑，严重者出现败血症，感染性休克等；化脓性脑膜炎发病无季节性，多发生于婴幼儿，常有原发感染灶，脑脊液混浊，细胞计数常在 $1.0 \times 10^9/L$ 儿以上，以中性粒细胞为主，蛋白增加，糖和氯化物降低，涂片或培养可查出病原菌。

4. 其他病毒性脑炎　单纯疱疹病毒、柯萨奇病毒、埃可病毒、腮腺炎病毒、麻疹病毒、脊髓灰质炎病毒等均可引起脑炎，临床表现及脑脊液变化与乙脑相似，但临床症状相对较轻，确诊有赖于血清免疫学检查和病毒分离。

九、治疗

本病尚无特效疗法，综合治疗，重点处理好高热、抽搐、呼吸衰竭等危重症状。

1. 一般治疗　患者应隔离治疗，注意补充热量、水和电解质；昏迷、痰多者应定时翻身、拍背、吸痰、吸氧；注意口腔卫生和保护角膜；反复抽搐者要放牙垫或用开口器；注意观察患者生命体征及肌张力的变化。

2. 对症治疗　高热、抽搐、呼吸衰竭是危及患者生命的三大主要症状。

（1）高热：持续高热应积极降温，以物理降温为主，药物降温为辅，同时降低室温。

①物理降温：头部戴冰帽，体表大血管处冰敷或冷水湿敷，酒精擦洗，冷盐水灌肠。

②药物降温：口服小剂量阿斯匹林或消炎痛，高热伴抽搐者可用亚冬眠疗法。

（2）惊厥或抽搐：针对惊厥、抽搐的不同病因，分别处理。

①高热惊厥者以降温为主。

②脑水肿所致者以甘露醇脱水为主，同时应用肾上腺皮质激素、速尿和50%葡萄糖。

③因呼吸道分泌物堵塞致脑缺氧者应及时吸痰、给氧。

④因脑实质病变引起的抽搐应给镇静剂。

（3）呼吸衰竭：是乙脑致死的主要原因，处理原则是保持呼吸道通畅，促进气体交换，解除二氧化碳潴留，积极治疗诱发呼吸衰竭的原因，解除脑水肿、脑疝等危险状态。

①保持呼吸道通畅：及时吸痰、翻身，必要时可雾化吸入 α - 糜蛋白酶。

②脑水肿所致者应用脱水剂与肾上腺皮质激素治疗。

③应用中枢性呼吸兴奋剂。

（4）气管插管指征：呼吸衰竭发展迅速或呼吸突然停止，来不及作气管切开或上呼吸道阻塞可望 2～3 日内解除者。

（5）气管切开指征：呼吸功能恶化、短期内无法解除，或需用人工呼吸通气者；脑干型呼吸衰竭，延髓性麻痹、唾液不能排出者；呼吸肌麻痹，经尽力吸痰、给氧，仍不能维持其换气功能者；年老体弱者，有心肺功能不全，病情发展快。

（6）人工呼吸器的应用：如呼吸突然停止，经积极抢救自主呼吸不恢复而心功能良好者，或呼吸微弱、有严重换气功能障碍者，可用人工呼吸器辅助呼吸。

3. 恢复期及后遗症处理　恢复期应防止肺炎、褥疮及消化道感染；注意进行功能训练，可采用针灸、推拿、按摩、体疗、高压氧等治疗。

中医辨证论治

（一）辨证论治

1. 邪在卫气

主症：发热微有恶寒，嗜睡神疲，进食时呕吐，口干，有的伴有项强，肢体震颤，舌质红，苔薄黄，脉浮数。

治则：辛凉解表，清气泻热。

方药：银翘散加减或白虎汤合新加香薷饮。

加减：若挟湿邪，脘痞身重，苔腻者加藿香、佩兰、厚朴；湿盛者加苍术；若恶寒轻、壮热烦躁者宜适当减少解表药，加石膏、知母；若抽搐频作者加钩藤、僵蚕、羚羊角粉。

2. 气血两燔（极期）

主症：壮热，头痛，口干，呕吐多为喷射性，神昏谵语，颈项强直，四肢抽搐，角弓反张，双目上视，舌红，苔黄，脉洪数。

治则：清气凉营，泻热解毒。

方药：白虎汤合清营汤加减。

加减：抽搐频繁者，加羚羊角粉、僵蚕、钩藤以息风；痰多者，加胆南星、天竺黄、郁金、菖蒲以清热化痰开窍；腹胀便秘者加大黄、芒硝以通里泄热；昏迷者加服安宫牛黄丸以开窍解毒。

3. 热陷营血（极期）

主症：身热夜甚，神昏谵语，反复抽搐、惊厥，项强，牙关紧闭，舌红绛，脉细数。

治则：清营凉血，息风开窍。

方药：清营汤合羚角钩藤汤加减。

加减：抽搐频发者，加蜈蚣；痰多者，加天竺黄、胆南星、竹沥，以清热化痰；若出现气阴外脱者，改用生脉散以益气固脱；若心阳欲脱者加附子以回阳救逆。

4. 正虚邪恋（恢复期）

主症：低热盗汗，面赤心烦，口干，神情呆滞，舌红，少苔，脉虚数。

治则：养阴清热。

方药：三甲复脉汤加减。

加减：气血不足者合当归补血汤；痰热未净，烦躁不安，情绪异常者，去生地、阿胶之滋腻，加石菖蒲、远志、胆南星以化痰开窍；手足抽搐者加牡蛎、龟板、鳖甲以息风；邪留脉络，肢体拘挛者去知母、丹皮之凉滞，加僵蚕、红花、地龙以化痰通络。

5. 痰瘀阻络（恢复期）

主症：神志呆滞，语言不利，精神疲惫，面色晦暗或面色苍白，肢体无力或有肢体瘫痪，舌淡或紫，脉细涩。

治则：益气养阴，化痰通络。

方药：菖蒲郁金汤合当归补血汤加减。

加减：痰多呕恶者加半夏、胆南星；气血不足为主者，加党参、白术、茯苓、熟地、白芍；低热不退者，加青蒿、地骨皮、白薇；血瘀明显者，加乳香、没药、三棱、莪术；痰浊内蒙而致神昏或痴呆者，加苏合香丸。

（二）其他疗法

1. 针灸疗法　针灸疗法在乙脑的恢复期及后遗症的治疗中有独特的疗效。

（1）神志不清，抽搐，躁动不安者，选大椎、哑门、人中、合谷、足三里等穴。

（2）上肢瘫痪者，选曲池透少海、合谷透劳宫等。

（3）醒脑开窍法　主穴：水沟、内关、三阴交。辅穴：极泉、尺泽、委中、合谷。配穴：吞咽困难者加风池、翳风、完骨；语言不利加廉泉、金津、玉液放血；视力障碍者加睛明；听力障碍加耳门、听宫、听会；智力迟钝配通里；下肢瘫配环跳、阳陵泉；上肢瘫配肩髃、曲池；颈瘫配天柱。

2. 中成药

（1）安宫牛黄丸：用于乙脑高热神昏热毒深重者。

（2）至宝丹：用于乙脑热不壮甚、痰多昏迷者。

（3）紫雪丹：用于乙脑高热痉厥，动风抽搐者。

（4）醒脑静注射液：用于乙脑高热昏迷及抽搐等。

（5）清开灵注射液：用于高热神昏者。

（三）民间经验方

1. 鲜荷叶 30g，冬瓜皮 30g，菊花 5g，滑石 18g（包），甘草 3g。用于流行期的预防。

2. 大青叶 9g，鲜荷叶 10g，淡豆豉 10g，西瓜翠衣 15g。用于急性期。

3. 沙参 20g，金银花 12g，板蓝根 30g，莱菔子 9g，郁金 9g，神曲 6g，谷芽 10g，麦芽 10g。用于恢复期。

十、预后

本病病死率 10% 以下。流行早期发病者病情重，病死率达 15% 以上，死亡的主要原因为中枢性呼吸衰竭，存活者可有不同程度的后遗症；流行后期发病者预后良好。

十一、预防

采取灭蚊、防蚊及预防接种为主的综合性预防措施。
1. 控制传染源　早期发现并隔离病人；搞好饲养场所的环境卫生，人畜居地分开；流行季节前给猪接种疫苗。
2. 切断传播途径　主要是灭蚊、防蚊，消灭蚊虫孳生地。
3. 保护易感人群　预防接种是保护易感人群的根本措施。

第十四节　登革热

登革病毒可引起多种疾病，从登革热到登革出血热、登革休克综合征。该病流行于热带、亚热带地区，特别是东南亚、西太平洋及中南美洲。

登革热在古代文献中尚无直接的记述。但根据本病的特点，可将其归属于温病中的"湿热疫""暑热疫""疫疹"的范畴。中医对"疹"的最早记载见于《素问·至真要大论》"少阳司天，客胜则丹胗外发"，此处所言丹胗，即是火毒炽盛而外发的红疹。疫疹作为病名首见于清代余师愚的《疫疹一得》，余氏认为"疫症者，四时不正之疠气。夫疠气，乃无形之毒，胃虚者感而受之"。也有根据其临床特点，将其称为"断骨热""蝶鞍热""红疹"等。

一、病原学

登革病毒属于黄病毒科、黄病毒属，有 4 种血清型和许多种生物型。成熟登革病毒颗粒由一直径 30nm、近似二十面体的核衣壳包绕一条单股正链 RNA 基因组，核衣壳外有一层 10nm 厚、来自宿主细胞膜的脂质包膜。依抗原性不同分为 1、2、3、4 四个血清型，其中 2 型传播最广泛，各型病毒间抗原性有交叉。

登革病毒对寒冷的低抗力强，但不耐热，不耐酸、不耐醚。用乙醚、紫外线或 0.05% 福尔马林可以灭活。

二、流行病学

1. 传染源　患者和隐性感染者为主要传染源。

2. 传播媒介　已知 12 种伊蚊可传播本病，最主要的是埃及伊蚊和白伊蚊。

3. 易感人群　新疫区人群普遍易感。感染后对同型病毒有免疫力，并可维持多年，对异型病毒也有 1 年以上免疫力。

4. 流行特征

①地方性　凡有伊蚊孳生的自然条件及人口密度高的地区，均可发生地方性流行。

②季节性　发病季节与伊蚊密度、雨量相关，热带地区全年均可发病。

③突然性　流行多突然发生，不少国家在本病消匿十余年之后突然发生流行。

④传播迅速　疫情常由一地向四周蔓延，多发生在交通沿线及对外开放的城镇。

三、发病机制及病理改变

（一）发病机制

病毒感染人后，先在毛细血管内皮细胞及单核巨噬细胞系统中增殖，然后经血流扩散（第 1 次病毒血症），再定位于网状内皮系统和淋巴组织，在外周血液中的大单核细胞、组织中的巨噬细胞、组织细胞和肝脏的 Kupffer 氏细胞内再复制至一定程度，释出于血流引起第 2 次病毒血症。体液中的抗登革病毒抗体与登革病毒形成免疫复合物，激活补体系统，导致血管通透性增加，同时抑制骨髓中的白细胞和血小板系统，导致白细胞、血小板减少和出血倾向。

（二）病理改变

病理变化有肝、肾、心和脑的退行性变；心内膜、心包、胸膜、胃肠黏膜、肌肉、皮肤及中枢神经系统不同程度的出血；皮疹内小血管内皮肿胀，血管周围水肿及单核细胞浸润。重症患者可有肝小叶中央坏死及淤胆，小叶性肺炎，肺小脓肿形成等。

四、中医病因病机

中医认为本病的病因是一种具有湿热或暑热性质的疫病毒邪，其发生乃因夏季摄生不慎，人体正气不足，阳盛阴亏，抗邪能力低下，复感疫疠毒邪致病。疫疠毒邪从肌肤入侵，先犯卫气或侵犯膜原；疫病毒邪夹湿热秽浊阻遏中焦，则出现运化功能异常。疫疠炽盛则内传营血，耗损营阴，扰乱心神，故见烦躁，神志昏蒙；疫毒灼伤血络，则出现斑疹，迫血妄行则出现各种出血证，且因血不循经，瘀滞络脉而致毒瘀交结；疫毒内闭心脑则神志昏迷。若因邪热亢盛引动肝风而见痉厥。病程中若因疫毒太盛，耗伤元气，或出血过多，气随血脱，则可导致元气暴脱。病变后期，疫毒渐退，表现为余邪留恋。综上所述，本病的病机为疫毒内侵，毒盛致热，热毒壅盛，迫血妄行，疫毒交结，津液、气血耗伤，心、肝、肾、脑、胃肠等脏腑功能失常或实质损害而出现一系列病证。

五、临床表现

潜伏期 5 ~ 8 天，按世界卫生组织的标准可分为典型登革热、登革出血热（DHF）和登革休克综合征（DSS）3 型。我国近年来所见的登革热可分为典型登革热、轻型登革热和重型登革热。

（一）典型登革热

1. 典型登革热

（1）发热：所有患者均发热。起病急，先寒战，随之体温迅速升高，24h 内可达 40℃，一般持续 5 ~ 7 日，然后骤降至正常。

热型多不规则，部分病例于第 3 ~ 5 日体温降至正常，1 日后又再升高，称为双峰热或鞍型热。

（2）全身毒血症状：发热时伴全身症状如头痛、腰痛，尤其骨、关节疼痛剧烈，消化道症状可有食欲下降，恶心、呕吐、腹痛、腹泻等；严重者疲乏无力呈衰竭状态。

（3）皮疹：于病程 3 ~ 6 日出现，为斑丘疹或麻疹样皮疹，重者变为出血性皮疹。皮疹分布于全身、四肢、躯干和头面部，多有痒感，皮疹持续 5 ~ 7 日，疹退后无脱屑及色素沉着。

（4）出血：25% ~ 50% 病例有不同程度出血如牙龈出血、鼻衄、消化道出血、咯血、血尿等。

（5）其他：多有浅表淋巴结肿大，约 1/4 病例有肝脏肿大及 ALT 升高，束臂试验阳性。

2. 轻型登革热

表现类似流行性感冒，短期发热，全身疼痛较轻，皮疹稀少或无疹。

3. 重型登革热

早期具有典型登革热的所有表现，3 ~ 5 病日后突然加重，出现剧烈头痛、呕吐、谵妄、昏迷、抽搐、大汗、血压骤降、颈强直、瞳孔散大等脑膜脑炎表现；有些病例表现为消化道大出血和出血性休克。

（二）登革出血热

分为登革出血热和登革休克综合征。

1. 登革出血热 开始表现为典型登革热，但骨、关节痛不显著，出血倾向严重，常有两个以上器官大量出血。

2. 登革休克综合征 具有典型登革热的表现，在病程中或退热后，病情突然加重，有明显出血倾向伴周围循环衰竭，病情凶险，如不及时抢险，可于 4 ~ 6h 内死亡。

六、理化检查

1. 血象 白细胞和中性粒细胞减少，淋巴细胞相对增高，可见中毒颗粒及核左移。

2. 血清学检查 常用补体结合试验、红细胞凝集抑制试验和中和试验。单份血清补体结合试验效价超过 1：32，红细胞凝集抑制试验效价超过 1：1280 者有诊断意义；双份血清恢复期抗体效价比急性期高 4 倍以上者可以确诊；中和试验特异性高，中和指数超过 50 者为阳性。

3. 病毒分类 采用白纹伊蚊细胞株 C6/36 进行病毒分离，阳性率高达 70%；用 C6/36 细胞培养第 2 代分离材料作为病毒红细胞凝集素进行病毒分型的红细胞凝集抑制试验，或做为补体结合抗原作补体结合试验分型，可达到快速诊断的目的。

七、诊断

流行季节来自流行区 15 天内的患者或在当地感染发病的患者，凡具备登革热一般症状并符合突然起病，发热 24～36h 达高峰，三红征、皮疹、表浅淋巴结肿大、束臂试验阳性、白细胞和血小板减少等特点者，结合流行病学资料可作出临床诊断。

世界卫生组织已经提出了 DHF 的临床诊断标准：（1）发热；（2）出血现象，至少包括一个束臂试验阳性结果和一个大的或小的出血现象；（3）肝大；（4）休克（脉率高于 100/min 和血压低至 20mmHg 或更低，或低血压）。实验标准包括（1）血小板减少症（$\leqslant 100 \times 10^9$/L）和（2）血浓缩（血细胞浓度增加$\geqslant 20\%$）。

八、鉴别诊断

登革热应与流行性感冒、麻疹、猩红热、药疹相鉴别；登革出血热的登革休克综合征应与黄疸出血型的钩端螺旋体病、流行性出血热、败血症、流行性脑脊髓膜炎、黄热病等相鉴别。

九、治疗

本病尚无特效治疗方法。

1. 一般治疗 急性期应卧床休息，给予流质或半流质饮食，保持皮肤和口腔清洁。

2. 对症治疗

①高热应以物理降温为主，中毒症状严重的患者可短期使用小剂量肾上腺皮质激素。

②维持水电平衡：大汗或腹泻者应口服补液；频繁呕吐、不能进食或有脱水、血容量不足的患者应及时静脉输液。

③出血倾向者可选用安络血、止血敏、维生素 C 及维生素 K 等止血药物，必要时应输新鲜血浆或血小板。

④休克病例应快速输液以扩充血容量，并加用血浆和代血浆。

⑤脑型病例应及时应用 20% 甘露醇和地塞米松降低颅内压，防止脑疝发生。

中医辨证论治

（一）辨证论治

1. 卫气同病（登革热轻型）

主症：发热恶寒，无汗或少汗，头痛身疼，四肢倦怠，心烦，颜面潮红，口微渴，小便短赤，舌边尖红，苔白干或黄，脉浮数或濡数。

治则：清暑化湿，透表解肌。

方药：新加香薷饮合柴葛解肌汤加减。

加减：若恶寒，周身肌肉、关节疼痛较甚者，加羌活、独活、薏苡仁；若里热较甚，汗出较多者可去香薷，加石膏、知母、花粉等；若热结肠腑，大便秘结者，可加大黄、芒硝；若目赤涩痛者，加菊花、桑叶、夏枯草。

2. 邪遏膜原（典型登革热）

主症：寒战壮热，继而但热不恶寒，头重痛，肢体沉重酸痛，脘闷纳呆，恶心欲吐，腹满胀痛，腹泻或便秘，面目红赤，秽气喷人，小便短赤，舌红赤，苔白厚腻浊或自如积粉，脉濡数。

治则：疏利透邪，避秽化浊。

方药：达原饮加减。

加减：若周身肌肉酸痛、目痛、眼眶痛者，加羌活、葛根；胸脘痞闷、舌苔厚腻、湿浊盛者去知母，加藿香、佩兰、薏苡仁；恶寒渐罢，口干口苦，苔腻转黄者，为湿浊化热之象，当去槟榔、草果，加黄连、山栀子；若腹胀便秘、舌苔黄燥者，为燥热内结，去草果，加大黄、大腹皮；若呕吐较剧者，用黄连、苏叶少许泡开水频频饮服。

3. 气热炽盛

主症：高热不恶寒，头痛腰痛，口渴有汗，面赤气粗，心烦，大便干结，舌质红，苔黄燥，脉滑数。

治则：大清气热。

方药：白虎汤加减。

加减：大便秘结者，加生大黄；口渴甚者加玉竹、石斛、天花粉；斑疹明显者，加紫草、丹皮、赤芍；鼻衄者，加侧柏叶、藕节；吐血者，加生大黄、田三七末；便血者，加地榆炭、槐花。

4. 气营（血）两燔（登革出血热）

主症：壮热不退，头痛如劈，目眶疼痛，周身肌肉、关节疼痛，口渴，恶心呕吐，心烦，甚则昏谵，面红目赤，皮肤斑疹透发，或有衄血、呕血、便血、尿血，妇女子宫、阴道出血，舌红或红绛，苔黄，脉数。

治则：清气凉营（血），泻热解毒。

方药：清瘟败毒饮加减。

加减：若疫毒迫血妄行，而致出血较多者，加侧柏叶、旱莲草、紫珠草、大黄；便血者加地榆、槐花；尿血者加白茅根、大蓟、小蓟、生蒲黄；崩漏者加苎麻根、地榆、血余炭、棕榈炭；若烦躁不安，或昏谵者，可配安宫牛黄丸，口服或鼻饲；大便秘结者，加大黄；动风抽搐者加羚羊角、钩藤。

5. 邪毒内陷（登革热脑型）

主症：身灼热，肢厥，神昏谵语，时发惊厥，颈项强直，牙关紧闭，两目上视，手足抽搐，频频呕吐，舌质红绛，脉细数。

治则：清心开窍，镇痉息风。

方药：加味清宫汤送服安宫牛黄丸或紫雪丹。

加减：若喉间痰鸣者，加服鲜竹沥；高热、惊厥、抽搐者加服紫雪丹；若身热不甚而昏聩不语、痰涎壅盛者，加服至宝丹。

6. 正气暴脱（登革出血热休克综合征）

主症：身热骤降，大汗淋漓不止，四肢湿冷，气短息微，面色苍白，烦乱不安或神昏谵语，肌肤斑疹，全身出血，血压下降，舌质淡红或萎缩，脉微欲绝。

治则：益气固脱，回阳救逆。

方药：生脉散合四逆汤加减。

加减：若脉微欲绝，大汗不止，手足厥冷者，加龙骨、牡蛎、白芍等；神昏谵语者加服苏合香丸或至宝丹以开闭。

7. 余邪未净（恢复期）

主症：持续低热，汗出，口渴，头目不清，神疲乏力，脘闷纳食不香，小便短少，舌红少津，或舌苔微腻，脉细数或缓而无力。

治则：清涤余邪，化湿醒脾。

方药：竹叶石膏汤加减或薛氏五叶芦根汤加减。

加减：若气阴耗伤而湿浊未尽者可去藿香、佩兰，加石斛、麦冬、太子参等；若午后低热，去石膏，加地骨皮、青蒿；口渴较甚，加知母、生地黄；汗多少气乏力者，可用西洋参代替太子参以加强益气生津之功。

（二）其他疗法

1. 针灸疗法　头痛者针刺风池、合谷、太阳、头维、三阴交；出现休克者针刺人中，灸关元、气海、百会；呕吐严重者针中脘、内关、足三里、公孙。

2. 刺络拔罐法　患者取坐位，上肢放于床上，在大椎穴常规消毒，用三棱针点刺3～5下，取大号火罐拔于点刺部位，待拔出约2～4ml血后取罐拭净皮肤。然后平卧，针刺合谷、曲池、足三里，行泻法，留针15min。治疗次数视症状改善情况而定，针刺每日1次，刺络拔罐隔日1次，最多治疗4次。

3. 中成药

（1）安宫牛黄丸。高热伴神志异常者口服。

（2）紫雪丹。高热伴痉厥者口服。

（3）柴胡注射液。用于高热者退热治疗。

（4）清开灵注射液。用于高热伴有烦躁不安者。

（三）民间经验方

1. 白花蛇舌草 30g，知母 15g，葛根 30g，柴胡 10g，成人每日 2～3 剂，小儿酌减。

2. 青蒿 25～30g，微煎，成人每日 1～3 剂，小儿酌减，适用于一般典型登革热。

3. 蒲公英 15g，土茯苓 20g，藿香 10g，法半夏 10g，木瓜 12g，水牛角 20g（先煎），金银花 12g，连翘 12g，丹皮 10g，紫草 15g，大青叶 12g，紫花地丁 15g，小儿酌减，每日 1 剂，清水 1200ml 煎至 600ml，分 2 次服，同时配合板蓝根注射液肌注。

4. 登革清 I 号（何养中经验）：大黄 5～10g，柴胡、知母、栀子、金银花各 15g，青蒿、茵陈、白花蛇舌草各 30g，石膏 40～100g，水煎服。有出血倾向者加生地、丹皮、赤芍，清气泻热解毒，适用于登革热属气分热盛者。

十、预防

1. 做好疫情监测以便及时采取措施控制扩散。

2. 预防措施的重点在于防蚊和灭蚊。

3. 预防接种目前还处于研究阶段，不能用于疫区。

第十五节　狂　犬　病

狂犬病又名恐水症，是由狂犬病毒引起的以侵犯中枢神经系统为主的急性传染病，临床表现为特有的恐水、怕风、恐惧、兴奋、咽肌痉挛、流涎、进行性瘫痪，最后因呼吸、循环衰竭而死亡。预后凶险，典型病例病死率几乎 100%。

狂犬病在我国俗称"疯狗咬"。亦有称"恐水病""怕水疯"等。历代医籍中有不少本病的记载。如《千金方》云："凡狂犬咬人著讫，即令人狂"。《巢氏病源》云："其狗齿疮，重发，则令人狂乱，如狗之状"。此与现代所称之狂犬病基本一致。

一、病原学

狂犬病毒属核糖核酸病毒，形似子弹，病毒中心为单股负链RNA，外绕以蛋白质衣壳，表面有脂蛋白包膜，包膜上有由糖蛋白G组成的刺突，具免疫源性，能诱生中和抗体，并且能与乙酰胆碱受体结合，使病毒具有神经毒性。病毒在紫外线及日光照射下迅速死亡，易被季铵化合物、碘酒、高锰酸钾、酒精、升汞等灭活。

二、流行病学

1. 传染源　主要传染源为狂犬，其次是猫和狼，狐狸、黄鼬、浣熊等野生动物。

2. 传播途径　病犬或其他病兽咬人时，病毒随唾液经伤口侵入人体；也可由染毒的唾液经抓伤、舐伤的黏膜和皮肤而入侵；少数可通过宰杀病犬、剥皮、切割过程中接触毛皮、血、尿、乳汁等而感染；偶有因吸入蝙蝠群居洞穴中含病毒气溶胶而感染发病。

3. 人群易感性　人对狂犬病毒普遍易感，发病与否与咬伤部位、创伤程度、被咬处衣着厚薄及是否及时处理伤口和接种疫苗有关。

三、发病机制与病理改变

病毒侵入人体后首先在侵入处及周围横纹肌细胞内小量增殖，在局部停留 1~2 周或更久之后，再侵入近处的末梢神经，此时病人处于潜伏期。之后病毒沿周围神经的轴索上行向中枢神经作向心性扩展，至脊髓背根神经节再大量增殖，达中枢神经系统，病毒主要侵犯脑干、小脑等处神经细胞。病毒从中枢神经向周围神经呈离心性扩散，侵入各器官组织尤其以唾液腺、舌部味蕾、嗅神经上皮等处病毒量较多。迷走神经核、舌咽神经核和舌下神经核受损临床上出现恐水、吞咽困难、呼吸困难等症状；交感神经受损使唾液分泌增加和多汗，迷走神经节、交感神经节和心脏神经节受损可发生心血管功能紊乱和猝死。病理变化主要为急性弥漫性脑脊髓炎尤以与咬伤部位相应的背神经节和脊髓段、大脑基底面海马回和脑干部位及小脑损害最明显，外观充血、水肿、微小出血。特征性病变是嗜酸性包涵体即内基小体（Negri body），呈圆形或卵圆形，直径为 $3 \sim 10 \mu m$，系狂犬病毒的集落，具有特异性诊断价值，最常见于海马及小脑浦肯野细胞中。

四、中医病因病机

中医学认为，本病的发生是由于疫疠之邪，经癫狂之犬的唾液由伤口侵入人体而发病。病邪直入营血，迅即生风化痰，上蒙神明，内攻心营，故临床见发热、恐慌、谵妄、恐水、怕风、心慌等症。邪毒内闭，瘀毒内壅，毒瘀交结，凝滞血脉，气血乖逆，则可见肢体软瘫、谵语、神昏等症。

五、临床表现

潜伏期10日至19年或更长，超过3个月者约占15%。临床可分为3期：

1. 前驱期　类似感冒，继之出现烦躁、恐惧不安，对风、光、声等刺激敏感，并有喉头紧缩感，最有意义的早期症候是在已愈合的伤口、伤口附近及其神经通路处有麻木、痒、痛等异常感觉，四肢有蚁走感。本期持续 2~4 日。

2. 兴奋期　患者逐渐进入高度兴奋状态，突出表现为极度恐惧；恐水、怕风，发作性咽肌痉挛。恐水症状发作时表现为咽到胸部的各种肌肉剧烈痉挛，伴呛咳、呕吐，严重发作时全身肌肉疼痛性抽搐，交感神经功能亢进表现为大量流涎、乱吐唾液、大汗淋漓、心率加快、血压上升；部分患者可出现精神失常，定向障碍，幻视、幻听、谵妄等。本期约 1～3 日。

3. 麻痹期 经 1～3 日的狂躁后，痉挛发作减少或停止，全身呈弛缓性瘫痪，继而进入昏迷状态，最后可因呼吸和循环衰竭而死亡。本期持续时间较短，一般为 6～18h。

本病整个病程一般不超过 6 日，除上述狂躁型外，尚有以脊髓和延髓受损为主的麻痹型（静型），该型无兴奋期和典型的恐水表现，常以高热、头痛和咬伤处痒痛起病，继之出现肢体无力，腱反射减弱，共济失调，瘫痪，大小便失禁，最后全身瘫痪而死亡。

六、理化检查

1. 周围血象及脑脊液 白细胞总数轻至中度增加，中性粒细胞占 0.80 以上。脑脊液细胞数及蛋白质可稍增多，糖和氯化物正常。

2. 病毒分离 取患者的唾液、脑脊液、泪液接种鼠脑分离病毒，至少 1 周才有结果。

3. 内基小体检查 取死者的脑组织作切片染色，镜检找内基小体，阳性可确诊。

4. 免疫学检查 应用荧光抗体法查找脑组织涂片或患者唾液、尿沉渣、角膜印片中的病毒抗原，阳性率近 40%；ELISA 的阳性率与荧光抗体法相近；血清中和抗体多用于流行病学调查，对未接种疫苗者有诊断价值。

七、诊断

根据有犬或病畜咬伤或抓伤史及特有的临床症状即恐水、怕风、怕声、怕光、咽喉痉挛、多汗、流涎、咬伤处麻木、蚁走感等即可作出诊断，确诊有赖于检查病毒抗原，或尸检脑组织中发现内基小体。

八、鉴别诊断

1. 破伤风 有外伤史，牙关紧闭，苦笑面容，角弓反张，无恐水及咽喉肌痉挛、流涎等。

2. 脊髓灰质炎 发热、咽痛、恶心、呕吐，肢体疼痛，感觉过敏，肢体非对称性瘫痪。无兴奋、狂躁、恐水及咽肌痉挛等。

3. 类狂犬病 癔病有喉头紧缩感、不能饮水、兴奋等症状，但无怕风、发热、流涎、瘫痪等表现，经暗示、说服、对症治疗后即可恢复。

4. 狂犬疫苗接种后 偶有发热、关节酸痛、肢体麻木、运动失调及各种瘫痪等，与本病麻痹型不易区别，但停止接种并采用肾上腺皮质激素治疗后多数可恢复，其血清及脑脊液中90%出现狂犬病毒中和抗体，而麻痹型仅15%出现中和抗体。

5. 病毒性脑膜脑炎 早期即有发热，不同程度的意识障碍及脑膜刺激征，无恐水、怕风、怕声、怕光等，无咽肌痉挛等症状。

九、治疗

目前尚无特效疗法，以对症治疗为主。

1. 隔离 单室隔离，安静卧床，防止声、光、风的刺激；对患者的分泌物、排泄物及污染品均须严格消毒；加装床栏，防止病人痉挛发作时坠地受伤。

2. 对症治疗 补充足够的水分和电解质，保证热卡；狂躁不安、痉挛发作时用镇静剂；有脑水肿时给甘露醇等脱水剂；心动过速、心律失常、高血压等可用 β - 受体阻滞剂和强心剂；防止呼吸肌痉挛导致窒息，可给氧，必要时气管切开，间歇正压吸氧；应用抗生素预防继发感染。

中医辨证论治

（一）辨证论治

1. 初期

症状：低热头痛，食少烦躁及恐慌不安，伤口及其附近痛痒或麻或蚁走感。舌质红，苔黄腻，脉数。

治法：清热解毒破瘀。

方药：解毒承气汤合下瘀血汤加减。

2. 恐水期

症状：极度恐怖，恐水怕风，张口呼吸，多汗流涎，大便闭结，小便艰涩，甚或谵妄。舌红绛少苔，脉细数。

治法：清热解毒，镇静息风。

方药：犀角地黄汤加减

加减：如全身抽搐者加用全蝎、蜈蚣、地龙；狂躁者加生石决明。

3. 虚脱期

症状：神昏失语，肢体厥冷，肢软瘫痪，气息微弱。脉微欲绝。

治法：回阳固脱。

方药：四逆散、真武汤加减。

本病的中医辨治，于病之初起，以大剂清热解毒、破瘀行滞之剂投之或可获效，及至恐水期或虚脱期，此时毒邪鸱张，正气已虚，施治甚难。

十、预防

1. 管理传染源　以犬的管理为主。捕杀野犬，家犬应进行登记并免疫注射狂犬病毒疫苗，对进口动物应进行检疫。

2. 伤口处理　尽快用20%肥皂水或0.1%新洁尔灭反复冲洗至少半小时，并挤出污血，冲洗后用70%酒精或2%碘酒反复涂擦伤口处，伤口不缝合，不包扎。如有高效价免疫血清，经皮肤试验阴性后可在伤口底部或周围作浸润注射，用量按每次40IU/kg，酌情选用抗生素预防感染，并应用破伤风抗毒素预防破伤风。

3. 预防接种　可应用人二倍体细胞疫苗或地鼠肾细胞疫苗。

（1）暴露前预防：接触动物较多的人员可应用人二倍体细胞疫苗0.1ml皮内或1ml肌肉注射，分别在第0、7、28日各接种一次，以后每两年再用0.1ml皮内注射作增强免疫。

（2）暴露后免疫

①地鼠肾疫苗：轻度咬伤者于0、7、14日各肌注2ml；重度

咬伤者于 0、3、7、14、30 日各肌注 2ml。

②人二倍体细胞疫苗：世界卫生组织推荐的方案是在咬伤当日、3、7、14、30、90 日各肌注 1ml，共接种 6 次，也可在咬伤当日、7、14、21 日各肌注 1ml，进行 4 次接种。

暴露前曾接受狂犬病疫苗接种者，只需在咬伤当日及第 3 日各肌注入二倍体疫苗 1ml 即可达免疫目的；遇有严重创伤或咬伤发生在头面、手、颈等处，咬人动物又确有狂犬病可能时，可立即作抗狂犬病血清皮肤试验，阴性时，成人剂量 20ml，一半剂量作伤口处浸润注射，另一半肌注，或用人抗狂犬病球蛋白，一次肌注剂量为 20IU/kg，被动免疫制剂需与预防接种联合使用。

第十六节　传染性单核细胞增多症

传染性单核细胞增多症是由 EB 病毒（EBV）引起的急性传染病，主要临床特征为发热、咽峡炎、淋巴结肿大、脾大、周围血淋巴细胞增多，并出现异常淋巴细胞，其主要病理变化为淋巴组织良性增生。

中医没有与本病相对应的病名，根据其临床表现，大多数中医学家认为属于中医热性病中的"温毒""痰毒"等病的范畴。中医古代文献中有关其临床表现的描述有散在记载。如本病有传染性，可发生小流行，早在《素问·刺法论》中就有"五疫之至，无问大小病状相似"的记载，认识到了某些疾病具有传染性、流行性。《金匮要略》："风气相搏，风强则为瘾疹。"这里的瘾疹，包括了现代医学的一部分病毒性出疹。本病可表现咽喉红肿甚则溃烂，古代医家已认识到与外感温热有关。如《疡科心得集》指出："夫风温客热，首先犯肺，化火循经，上逆入络，结聚咽喉，肿如蚕蛾。"清代，随着中医温病学说的兴起，对许多传染性疾病的认识更加成熟、完善。近年来关于本病的临床报道较多，大多数中医学者认为本病应属于"温病"的范畴，其发病为温热毒邪从口、鼻而入，按卫、气、营、血规律传变，其治疗应以清热解毒为基本原则，并取得了较好临床疗效，显示了中医治疗本病的优势。

一、病原学

EB 病毒属疱疹病毒属，电镜下其形态结构与其他疱疹病毒相似，但抗原性不同。病毒潜伏性感染时表达的抗原为核抗原（NA）、淋巴细胞决定性膜抗原（LYDMA），增殖性感染相关抗原为早期抗原（EA）、衣壳抗原（VCA）和膜抗原（MA）。EBV 是一种嗜 B 细胞病毒，主要侵犯 B 淋巴细胞，现已证实腮腺管、咽部及宫颈外的某些上皮细胞亦有 EBV 受体。EBV 感染 B 淋巴细胞后引起增殖性和非增殖性感染（包括潜伏感染和恶性转化），与 EBV 相关的疾病主要有传染性单核细胞增多症、非洲儿童恶性淋巴瘤和鼻咽癌。

二、流行病学

1. 传染源　病人及隐性感染者为本病的传染源。
2. 传染途径　口－口传播是主要途径，接吻是青年人感染的主要渠道；飞沫传播不是重要途径，但可能发生；偶尔可由输血传播。
3. 人群易感性　人群普遍易感，以儿童及青少年多见，病后免疫力持久。
4. 流行特征　本病遍及全球，一般为散发，全年均可发病，但以晚秋至初春为多。

三、发病机制及病理改变

本病发病机制尚未彻底阐明，目前认为可能机制是：EBV 进入口腔后，即侵入口咽腔淋巴组织并在其中复制，导致扁桃体炎和咽痛，然后侵入血循环，通过病毒血症及受染的 B 淋巴细胞播散至全身淋巴系统。EBV 感染 B 淋巴细胞后，引起 B 淋巴细胞的异常增殖并改变其表面抗原性，引起 Tc 细胞增殖并产生细胞毒效应，杀伤受染的 B 细胞。抑制性 T 细胞对受染 B 淋巴细胞增殖的阻遏作用对本病的自限性起重要作用。本病的病理特征是淋巴组织的良性增生，淋巴结肿大，肝脏有单个核细胞浸润、灶性坏死等；脾窦、脾髓质脆，易出血；其他如骨髓、皮肤、心、肾、肾上腺、肺、中枢神经系统等均可受累，出现轻重不等的单个核细胞浸润或局限性病灶。

四、中医病因病机

中医学认为，本病病因为外感温热邪毒。外感温热邪毒从口鼻而入，侵于肺卫，结于咽喉，继而按卫、气、营、血规律传变，内传脏腑，流注经络，酿生热、毒、痰、瘀，而出现全身性的多样临床症状。因本病之温邪较一般温病为甚，故临床症状较一般温热病为重，病程也较长，后期常出现气阴两伤，余毒未清之象。

五、临床表现

潜伏期在儿童通常为 5～15 日，成人通常为 4～7 周。临床表现呈多样性，约半数病例出现前驱期症状。典型的临床表现有以下几种。

1. 发热 除极轻型病例外，大多有发热，体温 38℃～40℃不等，热型不定，热程多为 1～2 周，少数可伴有畏寒或寒颤、肌肉酸痛、多汗等。

2. 淋巴结肿大 70%的患者有淋巴结肿大，以颈部最多见，其次为腋下及腹股沟淋巴结，肿大的淋巴结中等硬度，光滑，不粘连，无明显压痛，不化脓，分布不对称，消退缓慢。

3. 咽峡炎 约半数患者发生咽痛，伴咽、腭垂、扁桃体充血、水肿，少数可有溃疡和伪膜形成，软腭及咽弓处可见小出血点，牙龈可肿胀及溃疡，严重时可发生喉头、气管水肿。

4. 肝脾大 50%以上患者有脾大，一般为轻度，大约20%～62%的患者有肝肿大，2/3 的患者转氨酶升高。

5. 皮疹 约10%的患者在病程 1～2 周时出现多形性皮疹，多见于躯干部，以丘疹及斑丘疹多见，亦有荨麻疹、猩红热样皮疹，皮疹约 1 周内消退。

6. 其他系统症状　婴幼儿可出现支气管炎和肺炎，偶可发生心肌炎、心包炎、肾炎等。

并发症　30% 的患者并发咽部溶血性链球菌感染，急性肾炎发生率高达 13%，60% 的患者有心肌炎，2% ~5% 的患者发生间质性肺炎，偶尔可见脾破裂、溶血性贫血、胃肠道出血、血小板减少等。

六、理化检查

1. 血常规　早期白细胞总数正常或稍低，发病 1 周后增高，分类单个核细胞增多，常达 0.60 以上，异常淋巴细胞 >10% 或绝对计数 >1.0 × 10^9/L 者具有一定的诊断意义。

2. 血清学检查

（1）嗜异性凝集试验：发病第 1 周阳性率 40%，第 2 周 60%，第 3、4 周达 80% ~90%，恢复期迅速下降，约 1% 患者始终阴性，其中以 5 岁以下儿童最多见。

（2）EBV 抗体检测：嗜异凝集试验阴性而临床上又疑似本病者，可用间接免疫荧光法或 ELISA 法检测血清中抗病毒衣壳 IgM 和抗早期抗原 IgG，阳性结果具有诊断价值。抗 VCA – IgM 出现早，敏感性和特异性高，可用于早期诊断。

（3）其他检查：合并肝损害者可有 ALT 轻 – 中度增高，有中枢神经系统合并症者脑脊液蛋白、淋巴细胞轻至中度增多，可见异型淋巴细胞。

七、诊断

（1）流行病学资料：本病出现局部流行时有参考意义；

（2）典型的临床表现如发热、咽峡炎、淋巴结及肝脾肿大等；

（3）外周血异型淋巴细胞 >10%，嗜异凝集试验阳性或特异EBV 抗体检测阳性。

八、鉴别诊断

1. 咽峡炎　应与白喉、疱疹性咽峡炎、急性渗出性扁桃体炎相鉴别。

2. 淋巴结肿大　应与淋巴结结核、淋巴细胞性白血病、急性传染性淋巴细胞增多症相鉴别。

3. 皮疹　应与血清病、风疹、药疹相鉴别。

4. 肝损害　应与病毒性肝炎、巨细胞病毒感染鉴别。

九、治疗

目前尚无特效疗法，主要为对症处理。急性期特别是并发心肌炎、肝炎时宜卧床休息；咽部并发链球菌感染时可用链霉素、青霉素治疗；如合并严重并发症如喉头水肿、神经系统并发症、心肌炎、血小板减少等，可短期使用肾上腺皮质激素；脾破裂宜输血及手术治疗。

中医辨证论治

（一）辨证论治

本病主要为感受温热邪毒所致，而热毒痰瘀又是病变之关键，因此清热解毒、化痰祛瘀是本病的基本治则。因本病病程较长，临床表现多样化，故还应根据病程初、中、晚期之不同及病变各有侧重而辨证分型治疗。

1. 初期（邪在肺卫）

主症：发热、微恶风寒，微汗或无汗，鼻塞流涕，咳嗽，咽红肿痛，颈部及全身淋巴结肿大，舌尖边红、苔薄白，脉浮数。

治法：疏风解表，清热利咽。

方药：银翘散加减。

加减：咽喉红肿加蝉蜕、玄参；淋巴结大加夏枯草、蒲公英；咳嗽加杏仁、浙贝母；胸闷泛恶、纳差苔腻加藿香、神曲。

2. 中期（极期）

（1）毒燔气营

主症：壮热不退，口渴烦躁，面红唇赤，皮疹显露，咽红疼痛，乳蛾肿大，甚则溃烂，淋巴结肿大，便秘尿赤，舌质红，苔黄，脉洪大。

治法：清气凉营，解毒散结。

方药：白虎汤合清营汤加减。

加减：大便秘结不通，加大黄，枳实；淋巴结肿大，加浙贝母、夏枯草；肝脾大加莪术、桃仁；咽喉红肿化脓加僵蚕，板蓝根。另外，还可配合静脉滴注清开灵。

（2）痰热闭肺

主症：高热不退，烦躁不安，咳嗽气促，痰多，咽红肿，淋巴结肿大，大便干，尿短赤，舌质红，苔黄，脉滑数。

治法：宣肺清热，化痰止咳。

方药：麻杏石甘汤加味。

加减：痰多喘促加葶苈子、地龙；大便秘结加大黄；咽红肿加射干、牛蒡子；淋巴结、肝脾大加浙贝母、莪术。

（3）痰毒阻络

主症：发热日久，颈部，颌下及全身淋巴结肿大明显，肝脾大有触叩痛，舌质黯红，苔黄或黄腻，脉滑。

治法：清热解毒，化痰散结。

方药：普济消毒饮加减。

加减：发热日久兼有阴伤者，加地骨皮、知母、鳖甲；淋巴结肿大不消加三棱、山慈菇；重度肝脾肿大加桃仁、莪术、丹参。

（4）温毒发黄

主症：发热不退，身目发黄，恶心呕吐，厌食油腻，肝脾肿大，大便秘结或便溏，小便黄赤，舌质红，苔黄腻，脉弦滑。

治法：清热解毒，化湿退黄。

方药：茵陈蒿汤加味。

加减：大便溏去大黄，加茯苓、苍术、苡仁；恶心、呕吐，加藿香，竹茹、法半夏；纳呆加麦芽、山楂；肝脾肿大不消加丹参、鳖甲。

（5）邪陷心肝

主症：除高热、咽红肿、淋巴结及肝脾肿大外，还可见神昏谵妄、颈项强直、抽搐、角弓反张等，舌质红，苔黄，脉弦数。

治法：清热解毒，息风止痉。

方药：清瘟败毒饮加减。

加减：高热神昏抽搐可合用安宫牛黄丸或紫雪丹。痰多加竹沥、胆南星；大便秘结加大黄、芒硝；呕吐加姜半夏、竹茹。

3. 后期

（1）邪恋阴伤

主症：低热不退，夜热早凉，唇红口干，纳呆，淋巴结、肝脾虽缩小但未恢复正常，舌红苔少，脉细数。

治法：养阴清热，软坚散结。

方药：青蒿鳖甲汤加减。

加减：低热日久加白薇；纳呆加生谷芽、生麦芽、石斛；大便秘结加火麻仁、全瓜蒌。

（2）气阴两虚

主症：热退身凉，汗多乏力，心悸气短，纳食不佳，便干，舌红苔少，脉细数。

治法：益气养阴，生津润燥。

方药：生脉饮加减。

加减：汗多加浮小麦，生龙牡；心悸易惊加酸枣仁、珍珠母；便秘加火麻仁、郁李仁；淋巴结、肝脾未缩至正常者，加鳖甲、桃仁、莪术。

（二）中成药治疗

1. 清开灵注射液　用于高热不退，神昏抽搐者。

2. 莪术油注射液　用于发热、淋巴结、肝脾肿大者。

3. 醒脑静注射液　用于高热不退，谵妄神昏，抽搐者。

4. 生脉饮注射液　用于后期气阴两虚者。

5. 安宫牛黄丸　用于高热不退，谵妄神昏，抽搐者。

（三）中医外治

1. 双料喉风散或冰硼散、锡类散、西瓜霜适量，吹咽喉，1 日 3 次，用于咽喉红肿溃烂者。

2. 金黄膏外敷　用于淋巴结肿痛者。

九、预后

本病多为自限性经过，大多数预后良好，病死率小于 1%，主要死因为脾破裂、心肌炎和严重的脑干脑炎等。

十、预防

目前尚无有效的预防方法。急性期患者宜进行呼吸道隔离，对其鼻咽分泌物应消毒处理。

第十七节　水痘和带状疱疹

水痘和带状疱疹是由水痘－带状疱疹病毒（VZV）所引起的两种疾病。水痘是原发性感染，多发生于儿童，以全身皮肤黏膜分批出现斑疹、丘疹、疱疹、结痂为特征；带状疱疹多见于成人，是潜伏于神经节的水痘－带状疱疹病毒因免疫力低下被再次激活引起以神经节炎和相应的皮肤节段出现成簇分布的疱疹为特点。

传统医学对本病论述颇为详尽，最早于北宋钱乙的《小儿药证直诀》："疱疹证，此天行之病也。"南宋张季明在《医说》中首先提出水痘之病名，描述了水痘的特征为"其疱皮薄如水疱，破即易干者，谓之水痘"。而后诸多医家对其临床特征作了详尽描述，并提出了治疗的具体方药，肯定了水痘具有传染性。明代王肯堂的《证治准绳》更进一步描述："小儿有正痘（天花）与水痘不同，皮薄如水疱即破易干，而无渐冷白色淡红，冷冷有水浆者，谓之水痘。"将水痘与正痘（天花）区别开。《医宗金鉴·痘疹心法要诀》：“水痘发于脾肺二经，由湿热而成也。初起有与大痘似，面赤唇红，眼光如水，咳嗽喷嚏，唾涕稠黏，身热，二三日而始出，其形坚圆而大，内含清水，易胀易靥，不作脓浆。初起荆防败毒散主之，继之以加味导赤散治之。”则对水痘的病因病机、临床症状以及治法、方药作了确切的论述。

病原学 水痘－带状疱疹病毒属疱疹病毒科，呈球形，核心为双股 DNA，包以对称 20 面体核衣壳，其外为脂蛋白包膜，含有补体结合抗原，不含血凝素和溶血素，该病毒仅 1 个血清型。生活力较弱，不能在痂皮中存活，易为乙醚等灭活，在外界环境中易失去传染性。

一、水痘

（一）流行病学

1. 传染源 患者为主要传染源，发病前 1～2 日至疱疹完全结痂时均有传染性。

2. 传播途径 主要经呼吸道飞沫传播和直接接触传播。

3. 人群易感性 人对水痘普遍易感，感染后可获持久免疫力。

（二）发病机制与病理改变

病毒侵入人体后，在呼吸道黏膜增殖，继之小量病毒侵入血流，在单核－巨噬细胞系统内增殖，其后再次侵入血循环形成第二次病毒血症，引起发病，主要为皮肤损害，亦可累及内脏。水痘的皮肤损害为表皮棘细胞气球样变性、肿胀，继而组织液渗入形成透明水泡，即水痘疱疹，其内含大量病毒。水痘疱疹以单房为主，在病灶周边及基底部有血管扩张和单核细胞、多核巨细胞浸润，多核巨细胞内含有嗜酸性包涵体。黏膜病变与皮疹类似，但疱疹常破裂形成小溃疡，随后疱疹内有上皮脱落和炎性细胞浸润，疱内液体变浊、减少，最后结痂和下层表皮细胞再生。并发脑炎者可有脑水肿、点状出血和脑血管有淋巴细胞套状浸润。

（三）中医病因病机

中医认为本病的外因是时行疫邪，内因是脾失健运、湿邪内蕴。疫邪夹风热侵袭人体，与里湿相合，湿热交蒸，郁蒸于肌腠而成。邪轻正盛者，疫毒外泄，逐渐告愈，否则化火化热，内壅于肺，内陷营血。亦有疫毒内舍心包，着于筋骨、浸淫肝胆等变化，但均较少见。外感风热时邪，从口鼻而入，蕴郁于肺，肺合皮毛，主肃降，邪伤肺卫则肺失宣降，故见发热咳嗽，流涕鼻塞等肺卫表证；病邪深入，湿热内蕴，郁于肺脾，肺为水之上源，肺气不利影响上源分布，脾主肌肉，主运化，脾阳受遏，脾湿内生，毒邪与内湿相搏，透发于肌肤而发本病；若素体虚弱，邪盛正衰，毒热炽盛，内犯心营则见壮热口渴，神志模糊，甚则抽搐，痘疹稠密色暗不鲜，疱浆暗浊或疹虽退，而壮热持续，烦躁神萎，或神昏等水痘危重症。

（四）临床表现

潜伏期 10～24 日，以 14～16 日常见。

1. 前驱期　婴幼儿常无症状或症状轻微；年长儿童和成人可有低热、头痛、无力和咽痛等上呼吸道感染症状，持续 1～2 日后出皮疹。

2. 出疹期　皮疹首先见于躯干及头部，初为红色斑疹，后发展为丘疹、疱疹。疱疹为椭圆形，周围有红晕，壁薄易破，疱疹液透明，后逐渐变混浊，1～2 日后疱疹中心干枯，红晕消失并结痂，痂皮脱落后一般不留瘢痕。水痘皮疹呈向心性分布，分批出现，同一部位可见斑疹、丘疹、疱疹和结痂同时存在，部分患者疱疹可出现于口腔、咽喉、结膜及阴道黏膜，破裂后易形成溃疡。水痘为自限性疾病，但免疫功能缺陷者，症状严重，易形成播散型水痘。

3. 并发症

（1）皮疹继发感染：可形成丹毒、蜂窝组织炎、败血症等。

（2）水痘肺炎：原发性水痘肺炎多见于成人，常在病程早期出现呼吸道症状，亦可仅 X 线检查有肺部浸润，继发细菌感染的肺炎多见于儿童。

（3）水痘脑炎：一般在出疹后 1 周左右发生，临床表现与其他病毒性脑炎相似，以小脑功能障碍为主，可引起死亡及中枢神经损害后遗症。

（4）水痘肝炎：多表现为 ALT 增高，少数可出现黄疸或伴发肝性脑病。

（5）其他可有心肌炎、肾炎、睾丸炎、关节炎、角膜炎、视神经炎、白内障等。妊娠早期感染水痘可致胎儿先天畸形，出生前 4 日感染水痘，可引起胎儿先天性水痘。

（五）诊断

典型病例依临床表现尤其是皮疹分布和皮疹特点，结合流行病学史即可诊断。不典型病例的确诊可依靠病毒分离及 PCR 检测水痘 – 带状疱疹病毒 DNA。

（六）鉴别诊断

1. 天花　目前在全世界已消失。天花症状重，同一期出疹，皮疹分布呈离心性，多见于头面部及四肢远端，皮疹密，不易破，呈多房性，中心可有凹陷，皮疹脱落后留瘢痕。

2. 丘疹样荨麻疹　系皮肤过敏性疾病，四肢躯干分批出现红色丘疹，顶端有小水泡，周围无红晕，不结痂。

（七）治疗

1. 一般治疗及对症治疗　卧床休息，注意补充水分及营养；避免抓伤引起继发感染。皮肤瘙痒者可用含 0.25% 冰片的炉甘石洗剂或口服抗组织胺药；疱疹破裂后可涂擦 1% 甲紫或抗生素软膏。

2. 抗病毒治疗　免疫功能缺陷或应用免疫抑制剂治疗的病人应及早使用抗病毒药物。

3. 防治并发症　皮肤或肺部继发细菌感染，应根据药敏试验选用抗菌药物；脑水肿、颅内高压者应用 20% 甘露醇降颅压；不宜用肾上腺皮质激素治疗。

中医辨证论治

（一）辨证论治

1. 风热挟湿型

主症：发热轻微，鼻塞流涕，头痛，纳差，1～2日出疹，疱疹椭圆，疱浆清亮，分布稀疏，此起彼伏，有轻微瘙痒，舌淡红苔薄白，脉浮数，小儿可见指纹红紫，多见于轻型水痘。

治则：疏风清热，除湿解毒。

方药：银翘散加减。

加减：皮肤瘙痒甚者加蝉蜕、浮萍；湿盛者加土茯苓；纳差者加佩兰。

2. 湿热炽盛型

主症：壮热，口干渴，烦躁或哭闹不安，唇红面赤，口舌生疮，痘疹分布密集，疹色紫暗，疱浆混浊，可有糜烂渗出，瘙痒较甚，小便短赤，大便干结，舌苔黄燥而干，舌质红，脉滑数或洪数。

治则：清热凉血，解毒渗湿。

方药：五味消毒饮合清胃解毒汤加减。

加减：口疮，大便干结加大黄、枳实泻热通便；脓疱者加紫花地丁、败酱草解毒排脓。

3. 气营两燔型

主症：壮热不退，烦渴，神志模糊，甚则神昏，抽搐，疱疹大而密集，色紫暗，疱浆晦浊，甚则皮肤瘀斑，舌红绛，苔黄厚，脉数。

治则：清气凉营解毒。

方药：白虎汤合清营汤加减。

（二）其他疗法

1. 外治法

（1）银连外洗液：金银花 40g，连翘 40g，野菊花 30g，蛇床子 30g，地肤子 30g，板蓝根 30g，千里光 30g，苦参 30g，苍术

30g，贯众 30g，水煎外洗患处，每日 2 次。

（2）外洗除痘汤：大黄、薏米、虎杖、花椒、黄柏、地榆各 30g，加水 1500ml，煎至药汁约 1000ml，自然放温，外洗患处，每日 2 次。

（3）艾叶菊花煎：艾叶、菊花各 50～100g 等量。患者温水冲洗全身后，先用药液浸洗头面部，再入浴盆浸浴全身。每次浸浴 15～20min，1 日 1 次，3 天为 1 个疗程。

（4）苦参煎剂：苦参、地肤子、大黄、金银花、鱼腥草各 15g，蛇床子、白藓皮、蝉蜕、黄柏各 10g。加水 1000ml 浸泡 30min，武火急煎取汁放置 20℃左右外洗。

2. 中成药

（1）水痘轻症者可口服银翘解毒片。

（2）水痘继发感染可口服连翘败毒片。

（3）小儿金丹片

功能主治：祛风化湿，清热解毒。

主要成分为：朱砂、橘红、川贝母、胆南星、前胡、玄参、清半夏、大青叶、关木通、桔梗、荆芥穗、羌活、西河柳、地黄、枳壳、赤芍、钩藤、葛根、牛蒡子、天麻、甘草、防风、冰片、水牛角浓缩粉、水牛角粉和薄荷脑等。

（三）民间经验方

1. 板蓝根 30～100g，1 日 1 剂，水煎服。

2. 野菊花、路边菊各 15g，金沙厥 30g，煎汁内服，适用于风热挟湿证。

3. 胡萝卜 100g，芫荽 60g，煎汤代茶，适用于痘发初期，有透疹解毒功效。

4. 金银花、连翘、升麻、紫花地丁各 10g，薏苡仁 20g，白豆蔻 4g，野菊花、蒲公英各 12g，每日 1 剂，水煎服，适用于风热挟湿证和湿热炽盛证。

5. 银翘祛湿汤：金银花、连翘、牛蒡子、虎杖、薏苡仁、黄芩、佩兰、板蓝根各 10g，甘草 5g。

6. 中药清痘汤：金银花、连翘、黄芩、板蓝根、紫草、葛根、荆芥、牛蒡子、藿香、滑石、薏苡仁、甘草。

（八）预防

水痘患者应隔离至疱疹全部结痂或出疹后 7 日。接触者早期应用丙种球蛋白 0.4 ~ 0.6ml/kg，或带状疱疹免疫球蛋白 0.1ml/kg，可减轻发病症状。

二、带状疱疹

祖国医学对本病的著述颇多，称本病为"蛇串疮""缠腰火丹""蜘蛛疮""火带疮""蛇丹""甄带疮""火腰带毒"等。医籍对本病的记载始于隋代，《诸病源候论·甄带疮候》说："甄带疮者，缠腰生，状如甄带，因以为名。"《外科启玄·蜘蛛疮》云："蜘蛛疮，此疮生于皮肤间，与水窠相似，淡红且痛，五、七个成攒，亦能荫开。"《医宗金鉴·缠腰火丹》说："此证俗名蛇串疮，有干湿不同，红黄之异，皆如累累珠形。干者色红赤，形如云片，上起风粟，作痒发热，此属肝、心二经风火，治宜龙胆泻肝汤；湿者色黄白，水疱大小不等，作烂流水，较干者多疼，此属脾、肺二经湿热，治宜除湿胃苓汤。若腰肋生之，系肝火妄动，宜用柴胡清肝汤治之，其间小疱，用线针穿破，外用柏叶散敷之。"明·《疮疡经验全书》称之为火腰带毒，《疡科证治准绳》称之为火带疮、缠腰火丹，清·《外科大成》称之为蛇串疮。

（一）发病机制和病理改变

水痘–带状疱疹病毒侵入人体后，一方面形成病毒血症侵犯全身皮肤及黏膜引起水痘，另一方面病毒可沿感觉神经纤维进入脊神经后根神经节和颅神经的感觉神经节，呈慢性潜伏性感染。当机体免疫力下降时，潜伏的病毒激活而复制，病毒沿感觉神经轴索离心传播，引起该神经支配的皮肤节段发生疱疹。病理变化主要是受累神经节炎，局部可见单个核细胞浸润、神经细胞变性和星形细胞核内可发现包涵体。

（二）中医病因病机

中医学认为其发生多与外感湿热毒邪、情志失调、饮食不节、劳累过度、年老体弱等有关，病机主要为湿热阻滞，循经外发肌肤，日久则气滞血瘀。具体分述如下。

1. 情志失调　情志不畅，肝气郁结，气郁化火，循经外发肌肤，湿热外侵，或肝气乘脾，脾失健运，水湿不化，湿蕴生热，湿热外侵肌肤；或复因外感湿热毒邪，兼夹致病。

2. 饮食不节　恣食辛辣刺激，肥甘醇酒，致脾失健运，水湿不化，湿热内生，蕴湿化热，湿热搏结，蕴积肌肤而成。

3. 正气亏虚　劳累过度或年老体弱，致正气亏虚，血虚肝旺，易外感湿热毒邪致病。

综上所述，不论情志失调、饮食不节或正气亏虚，都可兼夹外感湿热而致本病，日久气滞血瘀，以致疼痛剧烈，病情缠绵。

（三）临床表现

潜伏期不易确定。发疹前数日局部皮肤常先有瘙痒、感觉过敏、针刺感或灼痛，部分病人可有低热及全身不适，1～3日后沿着周围神经分布区出现成簇的皮疹，初为红斑，数小时后发展为丘疹、疱疹，72h内转为小脓疱，皮疹为米粒大至绿豆大不等，分批出现，小脓疱在2～3周内干燥、结痂、脱痂。带状疱疹可以发生于任何感觉神经分布区，但以脊神经胸段最常见，三叉神经第一支亦较常受侵犯。本病轻者可无皮疹，仅有节段性神经疼痛，重者可发生播散性带状疱疹。

（四）诊断

典型病例诊断主要根据呈带状排列的疱疹和伴随的神经痛，非典型患者可根据实验室疱疹组织涂片、血清学检查及病毒分离作出诊断。

（五）治疗

一般治疗及抗病毒治疗同水痘。疼痛剧烈的患者可应用止痛剂或用音频电疗法止痛，氦－氖激光照射具有显著止痛作用；眼部带状疱疹患者可用阿昔洛韦眼药水滴眼，并用阿托品散瞳；局部应用阿昔洛韦湿敷，可减轻疼痛，缩短病程。

中医辨证论治

（一）辨证论治

1. 肝胆热盛型

主症：本型相当于一般型的带状疱疹。皮疹潮红，疱疹如粟，疱壁紧张，灼热疼痛，瘙痒，口苦咽干，口渴，烦热易怒，小便短赤，大便干，舌质红，苔薄黄，脉弦数。

治则：清肝泻火，利湿解毒。

方药：龙胆泻肝汤加减。

加减：发热不适者，加水牛角、绿豆衣、银花炭、生地黄；口苦咽干者，加麦冬、桔梗；大便秘结者，加炒枳壳、酒大黄、桔梗。

2. 脾湿内蕴型

主症：本型相当于带状疱疹湿烂流水，胃肠症状明显者。多发于腹部下肢，皮疹颜色较淡，疱壁松弛，易于破溃，渗出糜烂，水疱苍白，口不渴或渴不欲饮，纳呆，腹胀，便溏，舌质淡，苔白厚或白腻，脉濡缓或滑。

治则：健脾利湿，解毒止痛。

方药：除湿胃苓汤或三仁汤加减。

加减：糜烂渗出者加六一散、生地榆；腹胀便溏者，加大腹皮、炒枳壳、广木香；纳呆者，加神曲、炒麦芽、炒谷芽。

3. 气滞血瘀型

主症：本型相当于带状疱疹之疼痛明显者或疱疹消退仍后遗神经痛者，多见于久病不愈，年老体弱者。疱疹色暗红或结痂或皮疹消退，但仍有局部皮肤刺痛，甚则疼痛剧烈不止，以致夜寐不安，精神萎靡，舌质紫暗或有瘀斑，脉弦细或弦涩。

治则：活血化瘀，理气止痛，佐以清解余毒。

方药：柴胡疏肝汤合桃红四物汤加减。

加减：疼痛不止者，加蜈蚣、全蝎、乳香、没药；皮疹溃烂不敛者，加黄芪、白术、白蔹、党参、怀山药；头昏目眩者，加茺蔚子、蔓荆子；皮疹发于上肢者，加片姜黄、桑枝；发于下肢者，加牛膝、木瓜；发于腰骶者，加炒杜仲、续断。

（二）其他疗法

1. 针灸疗法　取穴内关、曲池、阳陵泉、三阴交等，针刺入后，采取提插捻转，留针 20～30min，1 日 1 次，根据发病部位加刺阿是穴和以下配穴：脐上区，加刺足三里；面颊区，加刺四白、睛明；下眼睑区，加刺头维、阳白；下颌区，加刺颊车、地仓；疱疹多者可用针砭法，用三棱针砭刺患处，以破水出血为度，防止疱疹增大，促进结痂愈合；皮疹愈后，而疼痛日久不消者，可用艾条点燃灸患处。

2. 外治法

（1）玉露膏外涂，用于疱疹红赤者。

（2）如意金黄膏或散外敷，用于疱疹已破而糜烂者。

（3）雄倍散：用于水疱较大而未破者。

（4）柏子散：用于血疱较多而未破者。

（5）二妙散合青黛散外敷，用于疱疹溃疡。

（六）预防

主要是预防水痘。目前尚无有效办法直接预防带状疱疹。

附：水痘中医诊疗指南

汪氏等在文献研究的基础上，提出循证的《水痘中医诊疗指南》。总结如下：

辨证论治

1. 常证

（1）邪伤肺卫证

症状：全身性皮疹，向心性分布，躯干为多，点粒稀疏，疱疹形小，疹色红润，根盘红晕不显，疱浆清亮，瘙痒感，伴发热，多为低热，头痛、鼻塞、流涕、喷嚏、咳嗽、纳差，偶有轻度腹痛，舌质红、苔薄白或薄黄，脉浮数。

治法：疏风清热，利湿解毒。

主方：银翘散合六一散加减。常用药：金银花、连翘、牛蒡子、薄荷（后下）、蝉蜕、桔梗、车前子（包煎）、六一散（包煎）。加减：咽喉肿痛加板蓝根、马勃、山豆根，皮肤瘙痒甚加白鲜皮、地肤子，咳嗽有痰加浙贝母、前胡，素体气虚，疹稀色淡，液少皮皱加黄芪、薏苡仁。

（2）邪炽气营证

症状：全身性皮疹，可呈离心性分布，疹点密布，痘疹形大，疹色红赤或紫暗，疱浆混浊，口腔、睑结膜、阴部可见疱疹，壮热，烦躁，口渴欲饮，面赤唇红，目赤，口舌生疮，牙龈肿痛，纳差，大便干结，小便短赤，舌质红绛、苔黄腻，脉洪数或滑数。

治法：清气凉营，化湿解毒。

主方：清胃解毒汤加减。常用药：黄连、黄芩、生地黄、连翘、升麻、牡丹皮、赤芍、紫草、生石膏（先煎）、栀子、车前草。加减：口舌生疮，大便干结加生大黄（后下）、玄明粉（溶入）、瓜蒌，口干唇燥，津液耗伤加天花粉、麦冬、芦根。

2. 变证

（1）邪陷心肝证

症状：常发生于水痘后期，发热，头痛，呕吐，甚或喷射状呕吐，烦躁不安，神识不清，嗜睡，谵语，狂躁，昏迷，口噤，项强，角弓反张，四肢抽搐，舌质红绛、苔黄燥或黄厚，脉洪数或弦数，指纹紫。

治法：清热解毒，镇惊开窍。

主方：清瘟败毒饮合羚角钩藤汤加减。常用药：生石膏（先煎）、生地黄、水牛角片（先煎）、黄连、栀子、黄芩、知母、赤芍、玄参、连翘、牡丹皮、紫草、羚羊角粉（吞服）、钩藤（后下）、甘草。加减：壮热不退加柴胡、寒水石（先煎），高热烦躁神昏加服安宫牛黄丸，神昏惊厥加服紫雪丹，神昏谵语痰盛加服至宝丹。

（2）邪毒闭肺证。

症状：发热，咳嗽频作，喉间痰鸣，气急，喘促，鼻煽，胸高胁满，张口抬肩，口唇发绀，舌质红、苔黄腻，脉滑数，指纹紫滞。

治法：清热解毒，开肺定喘。

主方：麻杏石甘汤合黄连解毒汤加减。常用药：麻黄、苦杏仁、生石膏（先煎）、桑白皮、葶苈子（包煎）、紫苏子、黄芩、黄连、栀子、紫草、牡丹皮、甘草。加减：热重者加虎杖、连翘、知母；咳重痰多加前胡、天竺黄、浙贝母、瓜蒌；腹胀便秘加生大黄（后下）、玄明粉（溶入）、枳实、厚朴；喘促而面唇青紫加丹参、赤芍。

（3）毒染痘疹证。

症状：发热，疱浆混浊，疱疹破溃，脓液外流，皮肤焮红肿痛，疱疹出血，舌质红绛、舌苔黄，脉象数，指纹紫滞。

治法：清热解毒，透脓排毒。

主方：仙方活命饮加减。常用药：金银花、当归尾、赤芍、野菊花、紫花地丁、白芷、天花粉、皂角刺、甘草。加减：壮热不退加柴胡、葛根；大便干结者加生大黄（后下）、玄明粉（溶入）。

中成药

（1）板蓝根颗粒（板蓝根）。每袋装 10g（相当于饮片 14g）。成人剂量：每服 0.5~1 袋，1 日 3~4 次，开水冲服。儿童应在医师指导下使用。用于邪伤肺卫证。

（2）银翘解毒丸（金银花、连翘、薄荷、荆芥、淡豆豉、炒牛蒡子、桔梗、淡竹叶、甘草）。每丸重 3g。成人剂量：每服 1 丸，1 日 2~3 次，芦根汤或温开水送服。儿童应在医师指导下使用。用于邪伤肺卫证。

（3）双黄连口服液（金银花、黄芩、连翘）。成人剂量：每服 20ml，1 日 3 次，口服。儿童应在医师指导下使用。用于邪伤肺卫证。

（4）清瘟解毒丸（大青叶、连翘、玄参、天花粉、桔梗、牛蒡子、羌活、防风、葛根、柴胡、黄芩、白芷、川芎、赤芍、甘草、淡竹叶）每丸重9g。<3岁每服1/2丸，3～6岁1丸，>6岁2丸，1日2次，口服用于邪伤肺卫证、邪炽气营证。

（5）黄栀花口服液（黄芩、金银花、大黄、栀子）2.5～3岁每服5ml，4～6岁10ml，7～10岁15ml，>11岁20ml，1日2次，饭后口服，疗程3天。用于邪伤肺卫证、邪炽气营证。

中药注射剂

（1）热毒宁注射液（青蒿、金银花、栀子）。静脉滴注，3～5岁最高剂量不超过10ml，溶入5%葡萄糖注射液或0.9%氯化钠注射液50～100ml稀释，滴速为30～40滴/min，1日1次。6～10岁1次10ml，以5%葡萄糖注射液或0.9%氯化钠注射液100～200ml稀释后使用，滴速为30～60滴/min，1日1次。11～13岁1次15ml，以5%葡萄糖注射液或0.9%氯化钠注射液200～250ml稀释后静脉滴注，滴速为30～60/min，1日1次。14～17岁1次20ml，以5%葡萄糖注射液或0.9%氯化钠注射液250ml稀释后静脉滴注，滴速为30～60滴/min，1日1次。或遵医嘱。本品使用后需用5%葡萄糖注射液或0.9%氯化钠注射液冲洗输液管后，方可使用第2种药物。用于邪伤肺卫证、邪炽气营证、毒染痘疹证。

（2）清开灵注射液（胆酸、珍珠母、猪去氧胆酸、栀子、水牛角片、板蓝根、黄芩苷、金银花）。成人剂量肌肉注射：1日2～4ml。静脉滴注：1日20～40ml，以10%葡萄糖注射液200ml或0.9%氯化钠注射液100ml稀释后使用。输液速度：注意滴速勿快，儿童以20～40滴/min为宜。儿童应在医师指导下使用。用于邪伤肺卫证、邪炽气营证、邪陷心肝证。

（3）痰热清注射液（黄芩、熊胆粉、山羊角、金银花、连翘）。成人剂量：静脉滴注，1次20ml，重症患者可用至40ml，溶入5%葡萄糖注射液或0.9%氯化钠注射液250～500ml，注意控制滴速在60滴/min内，1日1次。儿童按0.3～0.5ml/kg，最高剂量不超过20ml，溶入5%葡萄糖注射液或0.9%氯化钠注射液100～200ml，静脉滴注，控制滴速在30～60滴/min，1日1次。或遵医嘱。用于邪伤肺卫证、邪炽气营证、邪毒闭肺证。

(4) 双黄连注射液（金银花、黄芩、连翘）。成人剂量：静脉滴注，每次1ml/kg，溶入0.9%氯化钠注射液或5%~10%葡萄糖注射液中；肌注1次2~4ml，1日2次。儿童应在医师指导下使用。用于邪伤肺卫证、邪炽气营证。

洗浴疗法 蒲公英、黄芩、益母草、苦参各20g，黄连、黄柏各10g，1日1剂，水煎，外洗1日2次。用于毒染痘疹证。

第十八节 脊髓灰质炎

脊髓灰质炎是由脊髓灰质炎病毒引起的急性传染病，临床主要表现为发热、咽痛、肢体疼痛，少数病例可发生肢体弛缓性瘫痪。因本病小儿多见，故又称"小儿麻痹症"。

一、病原学

脊髓灰质炎病毒属于微小核糖核酸病毒科、肠道病毒属，直径20~30nm，内含单股RNA，无包膜。依其抗原性的不同可分为Ⅰ、Ⅱ、Ⅲ 3个血清型，型间很少有交叉免疫，目前国内外发病与流行以Ⅰ型居多。脊髓灰质炎病毒在外界生活力强，对热、干燥、氧化消毒剂等敏感，60℃30min或煮沸均可灭活，紫外线及2%碘剂等亦可使其灭活。

二、流行病学

1. 传染源 患者和隐性感染者是传染源，其中隐性感染及无瘫痪者为本病的主要传染源。

2. 传播途径 可经呼吸道飞沫及粪-口途径传播，其中粪-口传播是主要传播方式，也可通过被病毒污染的手、食物、水和玩具等媒介传播。

3. 人群易感性 人群普遍易感，感染后可获得同型病毒的持久免疫力。

4. 流行特征　本病多见于温带地区，终年散发，夏秋季较多；发病年龄高峰为 6 个月 ~5 岁儿童（占发病者 94%）

三、发病机制与病理改变

（一）发病机制

病毒经口侵入人体，在咽部及肠黏膜上皮细胞和局部淋巴组织内增殖，若此时人体产生大量的特异性抗体，病毒被清除而成为隐性感染者；当人体免疫功能低下时，在局部增殖的病毒经淋巴入血，引起原发性病毒血症，可侵犯呼吸道、心、肾等，并在非神经的易感组织，特别是淋巴组织中增殖后，再次入血流形成第二次病毒血症，出现前驱期症状，如此时产生足量的中和抗体，病毒被清除而成为顿挫型；少数患者因感染的病毒数量大、毒力强或机体免疫力差，病毒可通过血 – 脑脊液屏障侵入中枢神经系统，轻者不引起瘫痪而成为无瘫痪型，重者引起瘫痪成为瘫痪型。

（二）病理改变

脊髓灰质炎病毒为嗜神经病毒，可引起中枢神经系统广泛病变，以脊髓病变最重，脑干次之。神经系统的基本病变是神经细胞受损，早期可见胞浆染色质溶解、尼氏小体消失（可逆性改变），如病变进展，胞核固缩、溶解，则导致神经细胞坏死，受损组织周围及软脑膜常有炎症反应，脑脊液有轻微炎性改变。

四、中医病因病机

中医认为本病的病因是外感湿热疫毒之邪，侵犯肺胃，阻滞经络，气血运行不畅，筋脉关节不利，久则骨骼肌肉失养，致使肢体瘫痪无力，骨骼畸形。根据病情可分为发病初期、瘫痪期、瘫痪后期、后遗症期，其病机关键为经脉闭阻，气血不畅；病变脏腑主要是肺、胃、肝、肾。

五、临床表现

潜伏期一般为 5 ~14 日（3 ~35 日），临床分为无症状型（隐性感染)、顿挫型、无瘫痪型及瘫痪型,其中隐性感染占 90% 以上,瘫痪型仅占 1% ~2%。瘫痪型的典型表现可分以下几期。

1. 前驱期 主要表现为呼吸道感染和胃肠炎症状,持续 1 ~4 日后体温正常,症状消失而痊愈,成为顿挫型,部分患者病情发展进入瘫痪前期。

2. 瘫痪前期 多数患者从前驱期直接进入此期,少数患者可退热 1 ~6 日后再次发热进入本期,为本病典型的双峰热。本期主要临床表现为发热和中枢神经系统症状,多数患者 3 ~5 日退热康复,为无瘫痪型,少数患者病情继续发展进入瘫痪期。

3. 瘫痪期 多在起病 2 ~7 日后体温开始下降时出现瘫痪,以后逐渐加重,一般体温正常后不再进展。瘫痪可有以下类型:

(1)脊髓型:最多见,呈弛缓性瘫痪,但无感觉障碍。瘫痪肌群分布不规则、不对称,轻重程度各异,最常见于下肢,其次为上肢,肢体近端肌群瘫痪常较远端肌群出现的早且重。

(2)脑干型:病情大多严重,常因第Ⅶ、Ⅸ、Ⅹ、Ⅻ对颅神经运动核受损而引起面肌和软腭肌肉瘫痪;呼吸中枢受损可出现呼吸衰竭征;血管运动中枢受损可出现循环衰竭征。

(3)脑型:可有高热、抽搐、意识障碍、脑膜刺激征阳性及痉挛性瘫痪。

(4)混合型:兼有两型的临床表现,以脊髓型合并脑干型较多见。

4. 恢复期 体温正常后瘫痪不再进展,一般症状消失,肢体功能从远端开始恢复,最初 2 个月恢复最快,6 个月以后则恢复减慢,1 年后仍未恢复者常留有后遗症。

5. 后遗症期 神经细胞受损严重,某些肌群功能不能恢复,久之形成肌肉萎缩及畸形。

六、理化检查

1. 血常规 白细胞计数多正常,急性期血沉可增快。

2. 脑脊液 发病第 1 周可出现异常,白细胞数多为 (0.05 ~

0.5）×10^9/L，早期以中性粒细胞为主，以后则以淋巴细胞为主，热退后白细胞数迅速恢复正常。蛋白早期可正常，以后逐渐增高，持续 4~10 周，呈细胞蛋白分离现象，糖及氯化物均正常。

3. 病毒分离 起病后 1 周内可从患者鼻咽部、血、脑脊液及粪便中分离出病毒。

4. 血清学检查 ELISA 法检测血及脑脊液中特异性 IgM 抗体，阳性率高，第 1~2 周即可出现阳性，可作早期诊断；中和试验或补体结合试验检测血中特异性抗体，病程中抗体滴度增高 4 倍以上有诊断意义。

七、诊断

夏秋季节当地有本病发生，未服过疫苗的小儿有发热、咽痛、多汗、烦躁、肌肉疼痛及皮肤感觉过敏者，应怀疑本病，如出现分布不对称的肢体弛缓性瘫痪，本病临床诊断基本可成立，病毒分离或血清特异性抗体阳性可确诊；无症状型、顿挫型及无瘫痪型患者则须依据流行病学资料、病毒分离或血清特异性抗体检测来确诊。

八、鉴别诊断

1. 感染性多发性神经根炎（格林－巴利综合征） 本病多见于年长儿，弛缓性瘫痪逐渐发生，呈上行性发展及对称性分布，伴感觉障碍，瘫痪期恢复较快，后遗症少。脑脊液呈蛋白细胞分离现象。

2. 家族性周期性麻痹 有家族史或既往发作史，瘫痪突然发生，发展迅速，呈全身性及对称性，近端重于远端，发作时血钾低，补钾后迅速恢复。

3. 其他肠道病毒感染 柯萨奇病毒及埃可病毒感染偶可引起弛缓性麻痹，大多程度轻、范围小，多无后遗症，须依据病原学及血清免疫学检测鉴别。

4. 脑型或脑干型 需与流行性乙型脑炎、其他肠道病毒及腮腺炎病毒等引起的病毒性脑炎鉴别，主要依赖流行病学资料、血清免疫学检查和病毒分离来鉴别。

5. 假性瘫痪 小儿可因先天性髋关节脱位、骨折、骨关节炎、骨膜下血肿等使肢体活动受限而误诊为本病，仔细询问病史及体检不难诊断。

九、治疗

1. 急性期的治疗

（1）抗病毒治疗：疾病早期可抗病毒治疗，病毒唑每日 10 ~ 15mg，疗程 3 ~ 5 日；发热及中毒症状重者可用丙种球蛋白 3 ~ 6ml，连续 2 ~ 3 日。

（2）前驱期及瘫痪前期：加强护理及病情监护，补充营养、维生素及水分，病情严重者可应用肾上腺皮质激素。

（3）瘫痪期：固定肢体于功能位，避免刺激及受压，瘫痪停止进展后应用加兰他敏、地巴唑等促进神经肌肉传导，注意观察呼吸和循环功能，及时纠正酸碱失衡和水、电解质紊乱。

2. 恢复期及后遗症期的治疗 采取综合措施促进神经肌肉功能恢复，进行主动和被动活动，同时可进行针灸、按摩、理疗等，如有严重后遗畸形，须行畸形矫正术。

中医辨证论治

（一）辨证论治

1. 邪郁肺胃

主证：发热汗出，咳嗽流涕，咽红肿疼，肢体疼痛项强，嗜睡，头痛，恶心呕吐，腹痛腹泻或便秘。苔薄腻，脉濡数。

治法：解表宣肺，清热利湿。

方药：葛根黄芩黄连汤加味。

加减：烦躁者加栀子、豆豉；嗜睡、苔腻者加南星、远志、茯苓；高热有汗加石膏、知母。

2. 湿热阻络

主证：发热，肢体疼痛，转则不利，继则瘫痪，下肢多见，或伴有口眼歪斜，或小便失禁或癃闭，或呼吸微弱，或抽风。舌红苔黄腻，脉滑数或濡数。

治法：清热利湿，通经活络。

方药：四妙丸加味。

加减：上肢瘫痪加桑枝；下肢加杜仲、牛膝；项强筋惕加全蝎、蜈蚣；肢痛加桃仁；呼吸不利加葶苈子、青礞石或用三宝（至宝丹、紫雪丹、安宫牛黄丸）。

3. 气阴两虚

主证：肢体瘫软无力，口干喜饮，大便干结，面色萎黄。舌淡少苔，脉沉细而涩。

治法：益气养阴，活血通络。

方药：补阳还五场合增液汤加减。

4. 肝肾阴虚

主证：肢体瘫痪日久，肌肉挛缩，腰膝酸软，头晕耳鸣。苔薄黄，脉沉细数。

治法：滋补肝肾，强筋壮骨。

方药：当归丸加减。

加减：肢体挛缩麻木不仁加地龙、白花蛇、僵蚕；畏寒加肉桂、附子、肉苁蓉；肌肉萎缩加紫河车。

5. 中成药　大活络丸、人参再造丸、人参归脾九。

（二）其他疗法

1. 针灸

宜在恢复早期采用强刺激手法，待出现疗效后改为弱刺激，每日 1 次，每 10～15 次为 1 疗程，休息 3～5 日。治疗效果较好。

体针

（1）夹脊穴为主；上肢颈 5、6、7，胸 1、2，腰 1、2、3、4、5，骶 1、2、3。

（2）近部取穴为主：上肢，曲池、手三里、合谷；下肢环跳、风市、阳陵泉、足三里、悬钟、承山、三阴交、太冲。若肌肉萎缩加脾俞、肾俞、肝俞。

2. 推拿按摩

每日或隔日 1 次，可长期坚持；在瘫痪肢体上以滚法来回滚 5～10min，按揉松弛关节 3～5min；在局部用搓法搓热并可在相应部位搓 5～10min。

十、预防

1. 控制传染源　患者自发病日起隔离 40 日，密切接触者观察 20 日。

2. 切断传播途径　患者排泄物及用具应严格消毒，加强饮食、水源及粪便管理。

3. 保护易感者

（1）被动免疫：流行期间未服过疫苗而与患者密切接触的幼儿应肌注丙种球蛋白或胎盘球蛋白。

（2）主动免疫：口服减毒活疫苗有良好的预防效果，使用安全。

第二章 立克次体病

第一节 斑疹伤寒

斑疹伤寒是由立克次体所致的急性传染病，可分流行性斑疹伤寒和地方性斑疹伤寒，前者又称虱型斑疹伤寒，由普氏立克次氏体引起，后者又称蚤型斑疹伤寒或鼠型斑疹伤寒，由莫氏立克次氏体引起。临床表现为起病急，寒战高热、剧烈头痛、肌肉疼痛及压痛尤以腓肠肌明显、颜面潮红、眼结膜充血、精神神经症状等，可有脉搏增快或中毒性心肌炎。

流行性斑疹伤寒

流行性斑疹伤寒又称虱传斑疹伤寒，是普氏立克次体通过人虱为媒介引起的急性传染病，临床特征为急性起病、稽留型高热、剧烈头痛、皮疹与中枢神经系统症状等。患流行性斑疹伤寒后数月至数年可能出现复发，称为复发型斑疹伤寒，又称 Brill - Zinsser 病。

祖国医学根据本病急性起病、高热、斑疹、有传染性等特点，将其归属于"瘟疫""疫疹""疫斑"范畴。古代医籍对本病皮疹形态的描述颇为详细，如南宋·郭雍《伤寒补亡论》云："伤寒热病发斑为之斑，其形如丹砂小点，终不成疮，迟即消失，不复有痕。"清代余霖《疫疹一得》有"斑疹伤寒"的病名，并创制清疫败毒饮予以治疗。

一、病原学

普氏立克次体呈多形性球杆状，革兰染色阴性，Giemsa 染色呈淡紫红色，其胞壁组成近似革兰阴性杆菌的细胞壁。普氏立克次体主要有 2 种抗原：①可溶性抗原，具有种特异性；②颗粒性抗原，含有型特异性抗原。普氏立克次体与变形杆菌 OX19 有部分共同抗原，可与患者血清发生凝集反应（即外斐反应）而用于诊断。普氏立克次体对热、紫外线及一般消毒剂均敏感，不耐热，耐低温和干燥。

二、流行病学

传染源：该病的传染源是感染普氏立克次体的患者，发病后 1 周传染性最强。

传播途径：人虱是本病的传播媒介。病原体随虱粪排出，或因虱体被压碎而逸出，通过搔抓经皮肤侵入人体；虱粪中的立克次体偶可随尘埃经呼吸道、口腔或眼结膜感染。

人群易感性：人群普遍易感，感染后可获得比较持久的免疫力。

流行特征：寒冷地区多发，冬春季发病较多，卫生条件差与本病流行相关。

三、发病机制及病理改变

（一）发病机制

本病的主要发病机制为病原体所致的血管病变、毒素引起的毒血症和一些免疫、变态反应。立克次体侵入人体后，先在小血管和毛细血管的内皮细胞内繁殖，细胞破裂后立克次体释放入血形成立克次体血症，立克次体散布到全身各器官的内皮细胞继续繁殖。立克次体对血管内皮细胞的直接损伤和其释放的毒素引起全身微循环障碍，临床表现为组织器官受损的相应症状，病程第 2 周随机体抗感染免疫的产生，出现变态反应，全身病变进一步加重。

（二）病理改变

基本的病理变化是小血管炎，典型特点是增生性、血栓性、坏死性血管炎及血管周围炎性细胞浸润所形成的立克次体肉芽肿，也称为斑疹伤寒结节，多见于皮肤、心肌、中枢神经系统。脑膜可呈急性浆液性炎症；肝脏汇管区有嗜碱性单核细胞浸润，肝细胞有不同程度的脂肪变性及灶性坏死与单核细胞浸润。

四、中医病因病机

中医学认为引起本病的基本病因为疫毒，有湿热疫毒与温热疫毒之分。本病的临床证候及其病机演变与病因、体质、气候变化三者有密切关系。邪毒从皮肤、口鼻入侵人体后，正气较充或感邪轻微者只出现卫气同病，或热毒内窜血络，症状较轻，皮疹量少。体质较差尤其阴液不足者或感邪较重者，起病急骤，变化较快，初起即可见到卫气营血同病的表现，易于出现气营（血）两燔，表现热毒极盛，斑疹紫暗，全身中毒症状明显，甚而出现热毒内闭心包见神志不清、谵妄，或引动肝风见抽搐痉厥等危重证候。正气不支尤其阳气不足者则极易外闭内脱、阳气外脱而亡。若正气尚能抗邪，则病情可逐渐恢复，后期多见气阴两虚的表现。若其人脾湿内蕴，再感湿热疫毒，则表现为湿遏热伏之象，或为湿热疫毒郁于少阳，或为湿热弥漫三焦等；湿热合邪者，亦可邪从燥化，而入营、动血、动风、闭窍。气候的反常，每为促使疾病发生发展的重要因素，即所谓"非其时而有其气"，致天地间阴阳之气升降紊乱，天与人在气机上有较高的一致性，天地阴阳之气紊乱严重影响着人体的气机，从而增加了本病的易感性。

五、临床表现

潜伏期为 10 ~ 14 天（5 ~ 23 天），少数患者有 2 ~ 3 天的前驱症状如疲乏、头痛、头晕、畏寒、低热等。

（一）典型斑疹伤寒

1. 侵袭期 急起发热伴寒战高热，体温 39℃ ~ 40℃，呈稽留热型，少数呈不规则或弛张热型，伴严重毒血症症状，此时患者面颊、颈、上胸部皮肤潮红，球结膜高度充血，似酒醉貌，肺底有湿性啰音，肝脾在发热3~4日后肿大、质软、压痛。

2. 发疹期 病程第4~6日出现皮疹，先见于躯干，数小时至1日内遍及全身，但面部无皮疹。皮疹大小形态不一，边缘不整，多数孤立，初起常为充血性斑疹或丘疹，继之转为暗红色或出血性斑丘疹，皮疹持续1周左右消退，退后留有棕褐色色素沉着。随着皮疹出现，中毒症状加重，神经精神症状加剧，可有脑膜刺激征。严重者可出现休克、中毒性心肌炎，少数患者发生支气管炎或支气管肺炎。

3. 恢复期 病程第13~14日开始退热，一般3~4日退为正常，少数病例体温可骤降至正常，随之症状好转。

（二）轻型斑疹伤寒

特点为：①全身中毒症状轻，但全身酸痛、头痛仍较明显；②热程短，平均8~9日，体温一般39℃左右，呈弛张热；③皮疹少；④神经系统症状较轻；⑤肝、脾肿大少见。

（三）复发型斑疹伤寒

也称 Brill－Zinsser 病。流行性斑疹伤寒病后可获得较牢固的免疫力，但部分患者病原体可潜伏体内，在第一次发病后数年或数十年后再发病，其特点是：①病程短；②发热不规则；③皮疹稀少或无皮疹；④外斐氏试验常为阴性或低效价，但补体结合试验阳性且效价很高。

并发症 支气管肺炎是流行性斑疹伤寒的常见并发症，其他尚有中耳炎、腮腺炎、心内膜炎、脑膜脑炎等。

六、理化检查

（一）一般检查

1. 外周血检查 早期外周血白细胞总数多正常或降低，淋巴细胞升高；后期白细胞数增高，并有核左移或中毒颗粒。感染第10天后可出现中度正色素性贫血；红细胞沉降率升高。

2. 其他检查 血清总蛋白和白蛋白降低，血清钠通常降低；

尿液中白蛋白、红细胞及颗粒管型轻度增加；血培养细菌阴性。

（二）病原学检查

取发热期患者血液 3～5ml 接种于雄性豚鼠腹腔内，第 7～10 天豚鼠发热，取其腹膜刮片或脑、肾上腺、脾组织涂片染色镜检，可在细胞浆内查见大量立克次体。

（三）免疫学检查

1. 外斐反应　最早于第 4 病日可出现阳性反应，病程第 2～3 周达高峰，阳性率以第 4 周最高，抗体滴度1：160以上或双份血清呈 4 倍以上升高有诊断意义。外斐反应阳性还可见于：①其他类型的立克次体病如地方性斑疹伤寒等；②非立克次体病如伤寒、疟疾、肝炎、回归热、布氏菌病、钩体病等。本试验对斑疹伤寒诊断的阳性率达 74%～84%。

2. 立克次体凝集反应　以普氏立克次体颗粒抗原与患者血清作凝集反应，病程第 5 日阳性率达 85%，第 16～20 病日可达100%。此方法与莫氏立克次体有一定交叉，但后者滴度较低。

3. 补体结合试验　对于复发型流行性斑疹伤寒的诊断有重要参考价值，病程早期即可检测出抗体为 IgG 型的阳性反应；如抗体为 IgM 型，则提示为初次感染的流行性斑疹伤寒。

4. 间接血凝试验　灵敏度较外斐反应及补体结合试验高，特异性强，与其他群立克次体无交叉反应，便于流行病学调查及早期诊断，但不易区分普氏、莫氏立克次体和复发型斑疹伤寒。

5. 间接免疫荧光试验　用两种斑疹伤寒立克次体作抗原进行间接免疫荧光试验检查抗体，可鉴别流行性斑疹伤寒与地方性斑疹伤寒。

（四）分子生物学检查

用 DNA 探针或 PCR 方法检测普氏立克次体特异性 DNA，具快速、特异、敏感等优点。

（五）其他

有脑膜刺激征者脑脊液外观大多澄清，白细胞及蛋白稍增多，糖一般正常；心电图可示心肌损害。

七、诊断

流行地区，好发季节，有虱寄生或人虱接触史。急起发热、头痛、皮疹和中枢神经系统症状，查体可有脾肿大；间接免疫荧光法和 ELISA 法检查特异性 IgM 抗体有早期诊断价值；双份血清 IgG 有 4 倍以上增高可确定诊断；单份血清间接免疫荧光抗体滴度 ≥ 1∶128 强烈提示诊断。

八、鉴别诊断

1. **伤寒** 夏秋季节发病较多，起病较缓慢，头痛及全身痛不甚明显，皮疹出现较晚，淡红色、数量较少、多见于胸腹，可有相对缓脉，神经系统症状出现较晚、较轻，常有较明显的腹泻或便泌，白细胞数多减少，伤寒杆菌凝集反应及血、尿、粪、骨髓培养可获阳性结果。

2. **钩端螺旋体病** 夏秋季节发病，有疫水接触史，多有腹股沟和/或腋窝淋巴结肿大，腓肠肌压痛明显，可有黄疸、出血或咯血，钩端螺旋体补体结合试验或钩体凝溶试验阳性。

3. **虱传回归热** 体虱传播，冬春发病，皮疹少见，白细胞计数及中性分类增多，发热时病人血液涂片可查见回归热螺旋体。

4. **地方性斑疹伤寒** 临床表现酷似轻型流行性斑疹伤寒，变形杆菌 OX19 凝集试验阳性，无虱叮咬史，可能有鼠蚤叮咬史，立克次体凝集试验、补体结合试验及豚鼠阴囊试验可鉴别。

5. **其他** 还应与恙虫热、流脑、大叶性肺炎、成人麻疹及流行性出血热鉴别。

九、治疗

1. **一般治疗** 灭虱、卧床休息，保持口腔和皮肤清洁，给富有营养易消化的饮食，补充维生素 B、C 及水分和电解质。

2. **病原治疗** 氯霉素、四环素族药物对本病皆有特效，一般于用药后十余小时症状开始减轻，2～3天内完全退热。氯霉素1.5～2g/d，分3～4次口服，退热后用量酌减，继续服3天或延长至5～7天；多西环素0.2～0.3g顿服，必要时2～4天再服1剂，副作用少，效果满意。近来应用红霉素、氟喹酮类药物及米诺环素等治病本病也取得较好的效果。

3. 对症治疗　高热以物理降温为主；毒血症症状严重者可给予肾上腺皮质激素；有低血容量倾向或休克时按感染性休克处理；有心功不全者可用强心药等。

中医辨证论治

（一）辨证论治

1. 邪袭肺卫

主症：发热微恶寒，头身疼痛，咽干咳嗽，舌边尖红，苔薄白，脉浮数。

治则：解表润燥，解毒清肺。

方药：葱豉桔梗汤加减。

加减：发热重，咳喘甚者，加黄芩；斑疹隐现者加丹皮、生地。

2. 气营（血）两燔

主症：壮热烦渴，面红如醉，头身疼痛，斑疹显露，胁下痞块，舌红绛，苔黄，脉洪大或滑数。

治则：清气凉营（血）。

方药：化斑汤加减。

加减：神昏肢厥者，加服安宫牛黄丸或紫雪丹；寒热往来，胸胁苦满者，选蒿芩清胆汤加减。

3. 气阴两伤

主症：乏力倦怠，纳少便溏，手足心热，口干枯燥，舌红少津，脉细数。

治则：益气养阴，佐以清热。

方药：参苓白术散合沙参麦冬汤加减。

（二）针灸

1. 风池、合谷、外关、曲池、大椎、鱼际，均用泻法，适用于斑疹伤寒早期卫表之证。

2. 阴陵泉、外关、合谷，进针得气后，用紧按慢提手法，留针 20~30min，主治湿热郁蒸证。

3. 劳宫、列缺、血海、肝俞、脾俞，深刺得气后，用慢按紧提手法，不必留针，适用于热入营血证。

十、预后

预后取决于患者年龄、一般情况、有无并发症、治疗早晚等，未有特效治疗前的病死率为 5%~17%，采用四环素类、氯霉素等治疗后病死率约为 1.5%。

十一、预防

1. 管理传染源　早期隔离病人，灭虱治疗；对密切接触者，医学观察 3 周。

2. 切断传播途径　病人及接触者进行灭虱，7~10 日重复一次。

3. 预防接种　灭活疫苗能减少发病率、减轻症状、缩短病程，降低病死率。常用灭活鼠肺疫苗皮下注射，第一年共 3 次，间隔 5~10 日，成人剂量分别为 0.5ml、1ml、1ml，以后每年加强注射 1ml；国外有 Golinevich 化学疫苗，注射 1 针即可；减毒 E 株活疫苗已被国外部分国家广泛应用，皮下注射一次即可，免疫效果维持 5 年。

地方性斑疹伤寒

地方性斑疹伤寒也称鼠型斑疹伤寒、蚤传斑疹伤寒，是由莫氏立克次体引起的，鼠蚤为媒介传播的急性传染病，其临床特征与流行型斑疹伤寒近似。

一、病原学

莫氏立克次体的形态、染色特点、生化反应、培养条件及抵抗力均与普氏立克次体相似。DNA 同源性研究显示两者并没有密切关系，在动物实验上也有区别：①莫氏立克次体接种雄性豚鼠腹腔后，豚鼠除发热外，阴囊高度水肿，称之为豚鼠阴囊现象。普氏立克次体仅引起轻度阴囊反应。②莫氏立克次体可引起大白鼠发热或致死，而普氏立克次体仅使大白鼠形成隐性感染。③莫氏立克次体接种于小白鼠腹腔内可引起致死性腹膜炎及败血症。

莫氏立克次体与普氏立克次体有共同的可溶性抗原，均能与变形杆菌 OX19 发生凝集反应，但二者的颗粒性抗原不同，用凝集试验和补体结合试验可将其区别。

二、流行病学

传染源 家鼠如褐家鼠、黄胸鼠等为本病的主要传染源。

传播途径 含病原体的蚤粪和呕吐物可经皮肤抓破处进入人体；或蚤被打扁压碎后，其体内病原体也可经同一途径侵入；进食被病鼠排泄物污染的饮食也可得病；干蚤粪内的病原体偶可成为气溶胶，经呼吸道或眼结膜而使人受染。

人群易感性 人群普遍易感，感染后可获持久免疫力，与流行性斑疹伤寒有交叉免疫。

流行特征 本病是自然疫源性疾病，全球散发，多见于热带和亚热带，晚夏和秋季多见。

三、发病机制及病理改变

与流行性斑疹伤寒者基本相似，但血管病变较轻，小血管中有血栓形成者少见。

四、临床表现

潜伏期为 1~2 周，临床表现和流行性斑疹伤寒相似，但病情轻、病程短，主要表现为发热、头痛、恶心、呕吐等，神经系统症状较流行性斑疹伤寒轻，约50%患者有脾轻度肿大，肝肿大较少见，老年患者或未经治疗患者感染后可陷于极度衰弱。

1. 发热　起病多急骤，少数患者有前驱期症状，体温渐上升，第1周末达高峰，多呈稽留热或弛张热，热程多为9～14天。

2. 中枢神经系统症状　患者神经系统症状较流行性斑疹伤寒轻，表现为头痛、头晕、失眠，较少发生烦躁、谵妄、昏睡及意识障碍。

3. 皮疹　50%～80%的患者在发病第5天开始出现皮疹，初为红色斑疹，继成暗红色斑丘疹，常初发于胸腹部，24h内迅速扩展至颈背肩臂下肢等处。皮疹出现时间及特点与流行性斑疹伤寒相似，但皮疹量少，多为充血性，数日内可消退。

4. 其他　约1/3～1/2患者有轻度脾肿大，少数病例病情严重发生多脏器功能衰竭而死亡。

5. 并发症　支气管炎最多见，支气管肺炎也有报道。

五、理化检查

1. 血象　发病早期（7天以内）1/4～1/2的病例有轻度白细胞和血小板减少，随后近1/3的病人出现白细胞总数升高。

2. 血清学检查

（1）患者血清可与变形杆菌OX19株发生凝集反应，阳性反应出现于5～17病日。

（2）以莫氏立克次体为抗原与患者血清作凝集试验、补体结合试验以及间接免疫荧光试验可与流行性斑疹伤寒相鉴别。

（3）部分患者可有一过性血清谷丙转氨酶、天门冬氨酸氨基转移酶升高，凝血酶原时间可延长，严重的病例可出现血肌酐和尿素氮升高。

（4）DNA探针杂交与PCR基因扩增技术联合检测患者血中立克次体DNA可用于本病的早期诊断。

3. 动物接种　将患者血液注入雄性豚鼠的腹腔，一般于接种后 5~7 天豚鼠开始发热，阴囊肿胀，鞘膜渗出液涂片可见肿胀的细胞质内有大量的病原体。

4. 其他　心电图可显示低电压、ST－T 改变等；胸部 X 线检查常见肺部间质感染征象。

六、诊断

居住地有本病发生，有鼠及蚤叮咬史；临床表现与流行性斑疹伤寒相似，但症状轻，病程短；结合外斐反应变形杆菌 OX19 凝集试验阳性可作出临床诊断，确诊应做补体结合试验或立克次体凝集试验。

七、鉴别诊断

1. 伤寒　是由伤寒杆菌引起的急性传染病，典型临床表现包括持续高热、肝脾肿大、白细胞低下、玫瑰疹和相对缓脉等，确诊伤寒以检出致病菌为依据。

2. 流行性感冒　是流感病毒引起的急性呼吸道感染，临床表现为急起高热、全身疼痛、显著乏力，但呼吸道症状较轻。

3. 恙虫病　又名丛林斑疹伤寒，是由恙虫病立克次体引起的急性传染病，啮齿类为主要传染源，恙螨幼虫为传播媒介，临床特征有高热、毒血症、皮疹、焦痂和淋巴结肿大等。

4. 钩端螺旋体病　夏秋季节发病，有疫水接触史，多有腹股沟和/或腋窝淋巴结肿大，腓肠肌压痛明显，可有黄疸、出血或咯血，钩端螺旋体补体结合试验或钩体凝溶试验阳性。

5. 本病需与流行性斑疹伤寒鉴别，参阅流行性斑疹伤寒。

八、治疗参阅流行性斑疹伤寒

九、预后

本病病情较轻、并发症少，偶见出现多脏器衰竭病例。未经治疗者，病死率一般不到 5%。用抗生素治疗后，患者很少死亡。

十、预防

1. 主要是灭鼠灭蚤，早期发现、隔离患者并及早治疗。

2. 因本病多为散发，故一般不用预防注射，但对从事动物实验人员和灭鼠人员进行预防接种，可用普氏立克次体株灭活疫苗。

第二节 恙 虫 病

恙虫病又名丛林斑疹伤寒，是由恙虫病立克次体引起的急性自然疫源性疾病，临床特征为急起发热伴皮疹，被恙螨幼虫叮咬的原发感染部位常存在溃疡或焦痂及局部或全身淋巴结肿大。

中医文献有"沙虱病"的记录，类似本病，其记载最早见于晋·葛洪《肘后方·治卒中沙虱毒方》："山水间多有沙虱甚细，略不可见。人入水浴及以水澡浴，此虫在水中，着人身，及阴天雨行草中，亦着人，便钻入皮里……初得之，皮上正赤，如小豆黍米粟粒，以手摩赤上，痛如刺，三日之后，令百节强，疼痛寒热，赤上发疮，此虫渐入至骨，则杀人。"其描述的沙虱，即指本病传播媒介恙虫。《诸病源候论·蛊毒病诸候》称之为"沙虱候"，又名沙虱毒。本病是由被携带疫毒邪气的沙虱幼虫叮咬而引起，毒邪留滞局部，腐肌败血，以骤起发热，斑疹，叮咬处溃烂、结痂为主要表现，可归属于中医之暑温、伏暑、湿温范畴。

一、病原学

恙虫立克次体又名东方立克次体，是一种细小的专性细胞内寄生的微生物，外形呈短杆状或双球状，大小不等，电子显微镜下其结构与其他立克次体大致相似。恙虫病立克次体与变形杆菌 OXk 有共同抗原成分，临床上常用变形杆菌 OXk 为抗原作凝集试验协助诊断，但与 OX2、OX19 不发生凝集反应。病原体耐寒不耐热，对一般消毒剂极为敏感。

二、流行病学

传染源　野鼠和家鼠是本病的主要传染源。

传播途径　传播本病的恙螨有地里纤恙螨、红纤恙螨等，由感染鼠类获得立克次体的恙螨幼虫在当代无传播机会，立克次体经卵传至下一代（第二代）幼虫，当第三代幼虫叮刺动物或人时，立克次体随唾液传入新的宿主，称为隔代传播。

易感者　人对恙虫病立克次体普遍易感，得病后对同株病原体有持久免疫力。

三、发病机制及病理改变

（一）发病机制

受染的恙螨幼虫叮咬人体后，病原体先在局部繁殖，然后直接或经淋巴系统入血，在小血管内皮细胞及其他单核 – 吞噬细胞系统内生长繁殖，不断释放立克次体及毒素，引起立克次体血症和毒血症，立克次体死亡后释放的毒素是致病的主要因素。

（二）病理改变

本病的基本病变与斑疹伤寒相似，为弥漫性小血管炎和小血管周围炎，小血管扩张充血、内皮细胞肿胀、增生、血管周围单核细胞、淋巴细胞和浆细胞浸润；幼虫叮咬的局部因毒素损害、小血管形成栓塞出现丘疹、水泡、坏死出血后成焦痂，痂脱即成溃疡；全身表浅淋巴结肿大，尤以焦痂附近的淋巴最为明显；体腔可见草黄色浆液纤维蛋白渗出液，内脏普遍充血；心脏呈局灶或弥漫性心肌炎；肺脏可有出血性肺炎或继发性支气管肺炎；脑可发生脑膜炎；肾脏可呈广泛急性炎症变化。

四、中医病因病机

中医学认为，本病湿热袭表，热盛于湿，湿阻气运，热郁肺卫，故起病即见恶寒高热，头痛肢酸，肺失宣降则见咳嗽胸痛；湿热蕴阻中焦，湿阻气运则纳呆腹胀，胃气失降则见食欲不振，恶心呕吐；邪热上炎头面，则见面赤，目赤而畏光；湿热郁滞肌表，则见肌表赤疹生疮；若湿邪化热化火，亦可入侵营血分，出现烦躁、出血等症；或者邪热内闭心包而见神昏谵妄，甚则昏迷不醒，热甚引动肝风亦可出现抽搐等症。总之，其病理机制为湿热毒邪内遏机体，充斥三焦所致。

五、临床表现

潜伏期为 4～20 天，常为 10～14 天。

一般无前驱症状，突然起病，体温迅速上升，达 39～41℃，呈持续热、弛张热或不规则热型，持续 1～3 周，多伴有畏寒或寒战、全身酸痛、疲乏、嗜睡、食欲下降、恶心呕吐、颜面潮红、眼结膜充血、畏光、咳嗽等，严重者可出现烦躁、谵妄、听力减退、强直性痉挛、嗜睡和昏迷等，可出现脑膜刺激征及病理神经反射。主要体征包括：

1. 焦痂与溃疡　本病特征性表现，可见于 70%～100% 患者，恙螨幼虫叮咬的局部出现红色丘疹，不痛不痒，继成水疱，然后坏死、出血，随后结成黑色痂皮称为焦痂，其边缘突起，周围有红晕，呈圆形或椭圆形，直径可为 2～15mm，痂皮脱落后即成溃疡，其基底部为淡红色肉芽组织，起初常有血清样渗出液，随后逐渐减少，形成一个光洁的凹陷面。多数患者仅有 1 个，焦痂多见于腋窝、阴囊、外生殖器、腹股沟、会阴、肛周和腰带压迫等处。

2. 淋巴结肿大　焦痂附近的淋巴结常明显肿大，伴疼痛和压痛；全身浅表淋巴结肿大常见，多见于腹股沟、腋下、耳后等处，消肿较慢。

3. 皮疹　多见于第 4～6 天，皮疹多呈暗红色充血性斑丘疹，无痒感，直径为 2～5mm，多散布于躯干部，向四肢发展，经 3～7 天后逐渐消退，不脱屑，但有色素沉着。

4. 肝脾肿大　肝肿大约占 10%～30%，脾肿大约占 30%～50%，质软，表面平滑，无触压痛。

5. 其他 眼结膜充血常见，同时约5%患者有结膜下出血；眼底可见静脉曲张，视盘边缘模糊、水肿；心肌炎较常见，重型患者可发生心力衰竭与循环衰竭；肺部继发性细菌感染时可闻干、湿性啰音。

危重病例呈严重的多器官损害，出现心、肾衰竭、循环衰竭与出血现象，还可发生弥散性血管内凝血。

并发症 有支气管肺炎、脑炎、胸膜炎、中耳炎、腮腺炎、流产、血栓性静脉炎、DIC、感染性休克等，以支气管肺炎和心血管功能不全较多见。

六、理化检查

1. 血、尿常规 白细胞计数减少或正常，半数患者尿中有蛋白质。

2. 血清免疫学试验

(1) 外斐试验：患者血清可与变形杆菌OXk株发生凝集反应，第1病周仅30%阳性，第2周末为60%左右，第3、4周可达80～90%，效价随病程而逐渐增高；第4周后开始下降，至第8～9周多数为阴性。

(2) 补体结合试验：特异性和灵敏性均比外斐试验为高。

(3) 免疫荧光试验：采用间接免疫荧光技术测血清抗体，阳性率较外斐试验为高。荧光抗体多在1周末出现，3～4周最高，可持续数年至十年，有利于流行病学调查。

(4) 斑点酶免疫测定：检测患者血清中特异性IgG和IgM抗体，敏感度高、特异性强，可区分各种血清型。

(5) 酶联免疫吸附试验与酶免疫测定：检测患者血清中抗恙虫病立克次体的IgG和IgM抗体，其敏感度为86%～88%，特异性为84%～90%。

3. 病原学检查

(1) 病原体分离：取患者的血液接种小鼠腹腔，多在接种后第7～9天发病，取腹膜、肠系膜、肝、脾或肾印片，可于单核细胞和巨噬细胞的胞质中发现恙虫病立克次体。

（2）分子生物学检查：采用套式聚合酶链反应检测各血清型的相应基因，敏感度高、特异性强，用于本病的诊断并鉴定血清型。

4. 病程中大多数患者胸部 X 线检查均无明显异常，少数严重病例可存在支气管肺炎。

5. 脑脊髓液常规检查潘迪氏试验可为阳性，但细胞计数多正常。

6. 心电图检查于严重病例中可见 P－R 间隔延长，T 波平坦或倒置等异常改变。

七、诊断

1. 流行病学资料　查问患者发病前 4～20 天内是否去过恙虫病流行区，是否曾在户外工作、露天野营或在灌木草丛中坐、卧等经历。

2. 临床症状　突然发病、高热、颜面潮红、浅表淋巴结肿大、肝脾肿大、斑丘疹，并可发现特征性焦痂或溃疡。

3 实验室检查　补结试验、间接免疫荧光试验可协助确诊，双份血清 4 倍以上升高尤有重要意义，必要时作动物接种试验和分子生物学检查。

八、鉴别诊断

1. 钩端螺旋体病　常有腓肠肌痛、眼结膜下出血，早期出现肾损害而无皮疹、焦痂或溃疡，必要时可作血清学与病原学检查，血清钩端螺旋体凝集溶解试验阳性。

2. 斑疹伤寒　多见于冬春季节及寒冷地区，有虱寄生史或被鼠蚤叮咬史，有发热、斑丘疹，但无焦痂、无淋巴结肿大，血清变形杆菌凝集反应时 OX19 为阳性，OXk 则为阴性。

3. 伤寒　常有不洁饮食史，起病缓慢，体温渐升高，相对缓脉、表情淡漠、腹胀、便秘、右下腹压痛、玫瑰疹常见，血白细胞总数下降，嗜酸性粒细胞减少或消失，肥达反应可阳性，血液、骨髓培养可有伤寒杆菌生长。

4. 败血症　常有原发性感染病灶，弛张热、不规则热型常见，革兰阳性细菌所致者皮肤常出现皮疹或花纹样改变，革兰阴性细菌所致者常发生休克，血白细胞总数升高，中性粒细胞增多，有核左移现象，外－斐反应阴性，血液、骨髓培养可有致病菌生长。

5. 登革热　发病前曾在登革热流行区居住或逗留，有伊蚊叮咬史，多夏秋季发病，头痛、全身疼痛较显著，常同时出现斑丘疹和皮下出血点，血白细胞总数和血小板常减少，血清抗登革病毒抗体阳性。

6. 流行性出血热　高热时头痛、腰痛和眼眶痛较明显，体温下降时常出现休克、皮下出血点、瘀斑，少尿或无尿常见，血白细胞总数升高，异型淋巴细胞常超过10%，血小板明显减少，血清抗流行性出血热病毒的特异性抗体阳性。

7. 其他　须与流行性感冒、疟疾、急性上呼吸道炎、恶性组织细胞病、淋巴瘤等鉴别。

九、治疗

1. 一般治疗　卧床休息，进流质或半流质、易消化的食物，补充 B 族维生素和维生素 C。

2. 病原治疗　可酌情选用下列抗菌药物治疗。

（1）大环内酯类：对恙虫病有良好疗效。罗红霉素的常用剂量为成人 300mg/d，阿奇霉素成人剂量为 0.25g，疗程 8～10 天。明显肝功能损害者不宜应用大环内酯类。

（2）四环素类：包括四环素、多西环素、米诺环素等，对恙虫病亦有良好疗效。四环素的常用剂量为成人 2g/d，儿童 25～40mg/（kg·d）；多西环素的常用剂量为成人 0.2g/d，儿童 4mg/（kg·d）；米诺环素的常用剂量为成人 0.2g/d，儿童 4mg/（kg·d），疗程均为 8～10 天。8 岁以下的儿童、孕妇和哺乳期妇女不宜应用四环素类。

（3）氯霉素：常用剂量为成人 2g/d，儿童 25 ~ 40mg/（kg·d），患者多于用药后 24h 之内快速退热，退热后剂量减半，继续用药 7 ~ 10 天。幼儿、孕妇和哺乳期妇女不宜应用氯霉素。

（4）喹诺酮类：氧氟沙星成人剂量为 0.2g/次，环丙沙星成人剂量为 0.25g/次，疗程均为 8 ~ 10 天。8 岁以下的儿童、孕妇和哺乳期妇女不宜应用喹诺酮类。

上述的四类抗菌药物中，大环内酯类、四环素类和氯霉素对恙虫病立克次体的抑杀作用较强，通常只需选用一种抗菌药物，越早诊治疗效越好。儿童和妊娠患者宜选用大环内酯类作病原治疗，少数患者可出现复发，应用与首次发病相同的抗菌药物治疗同样有效。

3. 对症治疗　典型和重型患者可出现多种并发症和合并症，应及时对症治疗。

中医辨证论治

（一）辨证论治

1. 热毒侵袭，卫气同病

主症：突然寒战，随后高热，头痛，全身不适，肌肉酸痛，面赤口干，苔薄腻，脉数大。

治则：外散表邪，清热利湿。

方药：银翘散加减。

加减：头身痛者，加葛根、秦艽；恶心呕吐者，加藿香、佩兰；便秘者，加大黄、芒硝；发热重，咳喘甚者，加黄芩。

2. 热入营血

主症：持续高热，面红目赤，口渴烦躁，肌肤斑疹，色暗红，舌红苔黄，脉洪数或滑数。

治则：清气凉血解毒。

方药：清热地黄汤合五味消毒饮加减。

加减：皮疹明显者，加紫草、丹参、大青叶；高热者，加石膏、知母；惊厥者，加羚羊角、钩藤；神昏重者，可送服安宫牛黄丸。

3. 湿热阻遏中焦

主症：身热不扬、头晕昏沉嗜睡，肢体酸痛，恶心呕吐，纳呆腹胀，斑疹结痂、脱落、溃疡，舌红苔黄腻，脉滑数或濡数。

治则：清热利湿。

方药：三仁汤加减。

加减：呕吐甚者，加竹茹、苏梗；寒热往来者，加草果、青蒿。

（二）民间验方

（1）五味消毒饮加减。金银花、菊花、蒲公英、知母各15g，连翘、大青叶各10g，石膏30g，适用于焦痂、溃疡明显者。

（2）穿心莲片。每次5片，每日3~4次。

十、预后

若及时诊断治疗，绝大部分患者预后良好，若有并发症则预后较差。病死率与恙虫病立克次体的株间毒力强弱差异及病程的长短有关。免疫力较低的患者康复后可再次感染。

十一、预防

1. 消灭传染源　主要是灭鼠，采用各种灭鼠器与药物相结合的综合措施灭鼠。

2. 切断传播途径　铲除杂草、改造环境、消灭恙螨孳生地是最根本措施。

3. 个人防护　避免在溪边草地上坐卧，在杂草灌丛上晾晒衣服。在流行区工作活动时应扎紧袖口、领口及裤脚口，身体外露部位涂擦5%的邻苯二甲酸二甲脂、邻苯二甲酸二苯酯、苯甲酸苄酯或硫化钾溶液，如发现恙螨幼虫叮咬立即用针挑去，涂以酒精或其他消毒剂。

4. 目前尚无可供使用的有效疫苗，进入重疫区的人员可服强力霉素0.1g~0.2g或氯霉素1g，隔日1次，连用4周。

第三章　细菌感染

第一节　伤寒与副伤寒

伤　　寒

伤寒又称为肠热病、肠伤寒，是由伤寒杆菌造成的急性胃肠道传染病，典型临床表现包括持续高热、全身中毒性症状与消化道症状、相对缓脉、玫瑰疹、肝脾肿大、白细胞减少，主要并发症为肠出血和肠穿孔。

根据现代伤寒的临床表现和病理特点，当属中医学"湿温"的范畴，部分病例也可归属于"暑温""暑湿"的范畴，若在一定范围内引起流行又称为"瘟疫""湿热疫"。

一、病原学

伤寒杆菌属沙门杆菌属 D 组，革兰染色阴性，呈短杆状，周围有鞭毛，不产生芽胞，无荚膜，在含有胆汁的培养基中生长良好。在自然界中生活力较强，对光、热，干燥剂及消毒剂的抵抗力均较弱。自然条件下伤寒杆菌只感染人类，菌体裂解时释放强烈的内毒素，对本病的发生和发展起着重要的作用。伤寒杆菌的菌体（"O"）抗原、鞭毛（"H"）抗原和表面（"Vi"）抗原均能产生相应的抗体，常用血清凝集试验（肥大反应）来辅助临床诊断，亦可用以制做伤寒杆菌疫苗供预防接种。

二、流行病学

传染源　为病人及带菌者。

传播途径　伤寒杆菌通过污染的水或食物、日常生活接触、苍蝇和蟑螂等传播。水源污染是本病传播的重要途径，亦是暴发流行的主要原因；散发病例一般以日常生活接触传播为多。

人群易感性　人类对伤寒普遍易感，病后可获得持久性免疫。

流行特征　本病世界各地终年均有发生，夏秋季最多，呈散发、地方性流行或暴发流行。感染者以儿童和青壮年居多。

三、发病机制及病理改变

（一）发病机制

伤寒杆菌随污染的水或食物经胃进入小肠黏膜，部分病原菌被肠黏膜内巨噬细胞吞噬并在其胞浆内繁殖，而部分病原菌则经淋巴管进入回肠集合淋巴结、孤立淋巴滤泡及肠系膜淋巴结中繁殖，然后再经门静脉或胸导管进入血流而引起第一次菌血症，此时如机体免疫力弱，伤寒杆菌随血流扩散至骨髓、肝、脾及淋巴结等组织大量繁殖，至潜伏期末再次侵入血流，形成第二次菌血症并释放强烈的内毒素，出现发热、皮疹及肝脾肿大等临床症状，病程第 2 ~ 3 周，伤寒杆菌继续随血流散播至全身各脏器及组织而引起病变，病程第 4 ~ 5 周人体产生的免疫力渐加强，组织修复而痊愈，但约 3% 患者可成为慢性带菌者，少数病例可复发。

（二）病理改变

伤寒的主要病理特点为全身单核 – 巨噬细胞系统的炎性增生，镜检最显著特征是以巨噬细胞为主的细胞浸润，巨噬细胞内可见被吞噬的淋巴细胞、红细胞、伤寒杆菌及坏死组织碎屑，称为"伤寒细胞"，是本病的特征性病变，若伤寒细胞聚积成团，则称为"伤寒结节"或伤寒肉芽肿。病变以肠道为最显著，主要病变部位在回肠下段的集合淋巴结和孤立淋巴滤泡。病程的第 1 周，病变部位肠道淋巴组织增生肿胀呈钮扣样突起，镜下见到大量巨噬细胞浸润、增生；病程的第 2 周，肠道淋巴组织的病变继续加剧，形成黄色结痂；病程第 3 周，结痂脱落形成溃疡，溃疡沿肠纵轴排列，周围肠黏膜充血；病程第 4～5 周，溃疡组织逐渐愈合，不留瘢痕或狭窄。其他脏器中脾和肝的病变最为显著，呼吸系统以支气管炎为常见。

四、中医病因病机

本病病因为湿热，夏秋之际多雨多湿，且气温较高，热气蒸腾，易形成湿热之邪此为外因。脾主湿，若患者的脾胃功能虚弱或因饮食失调而加重脾胃功能受损，则易致内湿产生及加重，此为内因。内外合邪，则致湿温发病。湿热之邪侵袭人体，病变中心在脾胃，涉及三焦。有明显的卫气营血的传变过程，变化快且病势比较缠绵。初起多表现为卫气同病，湿热外遏肌表，内蕴脾胃，此过程较短，其后则以湿热郁蒸中焦为主，中气实者病便偏于胃，表现为热重于湿；中气虚者病便偏于脾，表现为湿重于热。且湿邪具有蒙上流下的特点，还可表现为其他脏腑的病变，如湿热蒸腾，蒙蔽于上，壅塞清窍，可引起神昏头晕；如湿邪困阻肠道，气机不利，传导失司，可致大便不通，如湿热与气血相搏，则出现玫瑰疹，湿热下注则小便不利等。若病久迁延不愈，湿热郁蒸不解，化燥化火，热盛伤津，阳明腑实，或者热入营血，内陷厥阴，出现神昏谵语、斑疹、出血、动风发痉等，重者可出现热伤肠络、大便下血，若下血过多、气随血脱则可危及生命。至恢复阶段，湿热渐消，则以胃气未醒、脾虚不运为主。

五、临床表现

典型伤寒　潜伏期 7～23 天，临床表现分为四期：

1. 初期　相当于病程第一周，多数患者起病缓慢，发热伴全身不适、乏力、食欲不振等，随病情加重，体温呈阶梯样上升，5～7 日上升达 39℃～40℃，发热前可有畏寒，少有寒战。

2. 极期　相当于病程第 2 ~ 3 周，常有伤寒特有的症状和体征。

（1）持续高热，热型多为稽留热，少数呈弛张热或不规则热，持续时间 10 ~ 14 天。

（2）消化系统症状：食欲不振、腹胀、便秘或腹泻，右下腹可有轻度压痛。

（3）神经系统症状：可出现表情淡漠、反应迟钝、听力减退，重症患者可表现为谵妄、昏迷或脑膜刺激征。

（4）循环系统症状：常有相对缓脉或有时出现重脉，并发心肌炎时相对缓脉不明显。

（5）肝脾大：可出现肝脾肿大，质软伴压痛，中毒性肝炎时可出现肝功异常。

（6）皮疹：病程 7 ~ 13 天部分患者的皮肤分批出现淡红色小斑丘疹（玫瑰疹），直径约 2 ~ 4mm，压之退色，主要分布于胸腹，多在 2 ~ 4 天内消失。

3. 缓解期　相当于病程第 3 ~ 4 周，症状减轻，肝脾回缩，可出现肠穿孔、肠出血等。

4. 恢复期　相当于病程第 5 周，症状消失，一般 1 月左右完全康复，但在体弱或原有慢性疾病患者，其病程往往延长。

其他临床类型　除典型伤寒外，伤寒可分为下列类型：

1. 轻型　全身毒血症状轻，病程较短，一般 1 ~ 2 周内痊愈。

2. 暴发型　起病急，全身毒血症状严重，常有畏寒、高热、腹痛、腹泻，可有中毒性脑病、心肌炎、肝炎、肠麻痹、休克、DIC 等临床表现。

3. 迁延型　起病与典型伤寒相似，发热持续不退，可达 45 ~ 60 天之久。

4. 小儿伤寒　学龄期儿童症状与成人相似，多属轻型，常急性起病，持续发热、食欲不振、腹痛、腹胀、便秘、表情淡漠、嗜睡及肝脾肿大等，而缓脉及玫瑰疹少见，白细胞计数常不减少，病程较短，肠出血，肠穿孔等并发症也较少；婴幼儿伤寒常不典型，起病急，伴有呕吐、惊厥、不规则高热、腹胀、腹泻等，玫瑰疹少见，白细胞计数常增多，常并发支气管炎或肺炎。

5. 老年伤寒　症状多不典型，易并发支气管肺炎与心功能不全，常有持续的肠功能紊乱和记忆力减退，病程迁延，病死率较高。

复发与再燃

复发是指症状消失后 1～2 周再次出现伤寒临床表现，与初次发作相似。复发与胆囊或网状内皮系统中潜伏的病菌大量繁殖，再度侵入血循环有关。

再燃是指体温在逐渐下降的过程中又重新升高，5～7 天后正常，血培养常阳性。

并发症

1. 肠出血　多见于病程第 2～3 周，表现可从大便隐血至大量血便，病程中随意起床活动、饮食中含固体及纤维渣滓较多、过量饮食、用力排便及治疗性灌肠等均为肠出血诱因。

2. 肠穿孔　为最严重的并发症，多见于病程第 2～3 周，常发生于回肠末段，表现为突起右下腹剧痛，伴有恶心呕吐、脉细数、体温与血压下降，1～2h 后腹痛及其他症状缓解，不久体温又上升并出现腹膜炎征象，腹腔内有游离液体，X 线检查膈下有游离气体，白细胞增多伴核左移。肠穿孔的诱因大致与肠出血相同。

3. 中毒性心肌炎　常见于病程第 2～3 周，临床特征为心率快，律不齐，第一心音减弱，期前收缩，舒张期奔马律，心电图示 P－R 间期延长，T 波改变，S－T 段偏移等。

4. 中毒性肝炎　常见于病程第 1～2 周，主要特征为肝肿大伴压痛，转氨酸轻度升高。

5. 溶血性尿毒综合征　一般见于病程第 1～3 周，主要表现为溶血性贫血和肾功能衰竭，并有纤维蛋白降解产物增加、血小板减少及红细胞碎裂现象。

除上述并发症外伤寒杆菌所致肺部感染、急性胆囊炎、溶血性贫血、DIC 等也可见到。

六、理化检查

常规检查

1. 血常规　白细胞偏低或正常，嗜酸性粒细胞减少或消失，血小板减少。

2. 尿常规　极期可出现尿蛋白及管型。

3. 粪便常规　肠出血时有血便或潜血阳性，当病变侵及结肠时可有黏液便或脓血便。

细菌学检查

①血培养是确诊的依据，病程早期即可阳性，第 7～10 病日阳性率可达 90%；

②骨髓培养阳性率较血培养高，适合于已用抗菌药物治疗、血培养阴性者；

③粪便培养整个病程中均可阳性，第 3～4 周可高达 80%，病后 6 周阳性率迅速下降；

④尿培养病程第 2 周后阳性者可达 50%；

⑤玫瑰疹的刮取物或活检切片可获阳性培养。

免疫学检查

1. 伤寒血清凝集试验（肥达反应）　应用伤寒杆菌菌体（O）抗原、鞭毛（H）抗原，副伤寒甲、乙、丙鞭毛抗原来测定病人血清中各种抗体的凝集效价，其阳性者对伤寒、副伤寒有辅助诊断价值。病程第 4～5 周阳性率最高，可达 90%，但肥达反应阴性不能排除伤寒。

2. 检测血清或尿中伤寒抗原或血清中特异性抗体 IgM，对伤寒的早期诊断有意义。

分子生物学检查

1. DNA 探针　DNA 探针特异性高而敏感性低，一般用于菌种鉴定及分离。

2. 聚合酶链反应（PCR）　特异性高，因其高度敏感易出现产物污染。

七、诊断

1. 临床诊断标准 伤寒流行季节和地区出现持续性高热、相对缓脉、皮肤玫瑰疹、肝脾肿大、周围血白细胞总数低下、嗜酸粒细胞消失、骨髓象中有伤寒细胞。

2. 确诊标准 疑似病例如有以下项目之一者即可确诊。

（1）血、尿、骨髓、粪便、玫瑰疹刮取物中，任一种标本分离到伤寒杆菌。

（2）血清特异性抗体阳性，肥达氏反应"O"抗体凝集效价≥1：80、"H"抗体凝集效价≥1：160，恢复期效价增高4倍以上者。

八、鉴别诊断

伤寒病早期应与病毒感染、疟疾、钩端螺旋体病、急性病毒性肝炎等鉴别。

伤寒极期多数病例无典型伤寒表现，须与败血症、粟粒性肺结核、布氏杆菌病、地方性斑疹伤寒，结核性脑膜炎等鉴别。

1. 病毒感染 此类患者起病较急，多伴有上呼吸道症状，常无缓脉、脾大或玫瑰疹，伤寒病原与血清学检查均为阴性，常在1~2周内自愈。

2. 斑疹伤寒 流行性斑疹伤寒多见于冬春，地方性斑疹伤寒多见夏秋。一般起病较急，多有明显头痛，第5~6病日出现皮疹，数量多且可有出血性皮疹，外斐反应阳性。

3. 钩端螺旋体病 有疫水接触史，临床表现有眼结合膜充血、全身酸痛尤以腓肠肌疼痛与压痛为著、腹股沟淋巴结肿大等，外周血白细胞数增高，病原学及血清学检查可确诊。

4. 急性病毒性肝炎 伤寒并发中毒性肝炎易与病毒性肝炎相混淆，但前者肝功能损害较轻，有伤寒的特征性表现，肝炎病原学及血清学检查均为阴性。

5. 布氏杆菌病 患者有病畜接触史或饮用未消毒的乳制品史。

起病缓慢，波浪热，退热时伴大汗，并有关节痛或肌痛，确诊须血液或骨髓培养出病原体、布氏杆菌凝集试验阳性。

6. 急性粟粒性肺结核　患者多有结核病史或结核病患者密切接触史。发热不规则，常伴盗汗、脉搏增快、呼吸急促等，发病2周后X线检查可见双肺有弥漫的细小粟粒状病灶。

7. 败血症　败血症多有原发病灶，热型多不规则，常呈弛张热伴寒战，无相对缓脉，血培养可分离出致病菌。

8. 其他　疟疾、恶性组织细胞病、风湿热以及变应性亚败血症等有时需进行鉴别。

九、治疗

一般治疗　按消化道传染病隔离，卧床休息，给高热量、高营养、易消化饮食。

药物治疗

1. 氟喹诺酮类　为首选药物。氧氟沙星300mg，每日2~3次口服，或200mg，每8~12h1次静脉滴注；也可选用环丙沙星等，疗程为2周。儿童及孕妇慎用或忌用。

2. 头孢菌素类　以第二、三代头孢菌素效果较好，尤其适用于孕妇、儿童、哺乳期妇女以及氯霉素耐药菌所致伤寒。头孢三嗪成人1g，每12h一次，儿童每天100mg/kg，疗程14天；头孢噻肟成人1~2g，每8~12h一次，儿童每天100~150mg/kg，疗程14天。

3. 氯霉素　氯霉素可用于非耐药菌株伤寒的治疗，疗程中应每周查血象2次，白细胞$< 2.5 \times 10^9$/L应停药，婴幼儿、血液病、肝肾功能障碍者慎用。

4. 氨苄西林　适应证为：①对氯霉素等耐药的患者；②不能应用氯霉素的患者；③妊娠合并伤寒；④慢性带菌者，疗程不短于2周。

5. 其他　对耐药菌株引起的伤寒尚可选用阿米卡星及利福平等药物。

带菌者的治疗

1. 氨苄西林（或阿莫西林） 成人氨苄西林 4～6g/d 或阿莫西林 6g/d 加丙磺舒 2g/d，疗程 6 周。

2. 氧氟沙星或环丙沙星 氧氟沙星 300mg，1 日 2 次；环丙沙星 500～750mg，1 日 2 次口服，疗程 6 周。

并发症的治疗

1. 肠出血

①绝对卧床休息，严密观察血压、脉搏、神志变化及便血情况；②暂停饮食或进少量流质；③静脉滴注葡萄糖生理盐水，注意电解质平衡，并加用止血药；④根据出血情况酌量输血；⑤如病人烦躁不安，可注射镇静剂，禁用泻剂及灌肠；⑥经积极治疗仍出血不止者，应考虑手术治疗。

2. 肠穿孔 肠穿孔伴腹膜炎的患者应及早手术治疗，同时加用足量有效的抗生素。

3. 中毒性心肌炎 严格卧床休息，加用肾上腺皮质激素，如出现心力衰竭应积极处理。

4. 中毒性肝炎 护肝治疗。

5. 胆囊炎 按一般内科治疗。

6. 溶血性尿毒综合征

①控制伤寒杆菌的原发感染；②输血、补液；③使用肾上腺皮质激素，尤对儿童患者可迅速缓解病情；④抗凝疗法，可用小剂量肝素每日 50～100u/kg 静注或静滴，也可用低分子右旋糖酐静滴；⑤必要时行腹膜或血液透析。

7. DIC 给予抗凝治疗、酌情输血，并应用氨苄青霉素控制原发感染。

中医辨证论治

1. 湿阻卫表型

主症：恶寒少汗，身热不扬，午后热盛，头重如裹，身重肢倦，胸闷脘痞，脉濡缓。

治则：芳香辛散，宣化表里湿邪。

方约：藿朴夏苓汤加减。

组成：藿香 10g，半夏 10g，赤茯苓 10g，杏仁 10g，生薏仁 10g，白蔻仁 10g，猪苓 10g，泽泻 10g，淡豆豉 10g，厚朴 10g，金银花 10g，连翘 10g，黄连 6g，水煎服，每日 1 剂，早晚分 2 次口服

加减：表证不明显者用三仁汤加减。

2. 湿热中阻型

主症：发热较高，稽留不退，脘痞腹胀，渴不欲饮，恶心呕吐，小便短黄，舌红苔黄腻，脉濡数。

治则：清热化湿解毒。

方药：王氏连朴饮加减。

组成：黄连 10g，厚朴 12g，菖蒲 12g，半夏 10g，山栀 10g，淡豆豉 10g，芦根 20g，每日 1 剂，早晚分 2 次口服。

加减：若湿象较重，胸闷脘痞，身重不渴，腹胀便溏，舌苔滑腻者，治以宣气化湿，佐以淡渗，方药用三仁汤加减；若热象较著，面赤大汗，气粗，苔黄腻，脉洪者，治以清热化湿，方用白虎汤加味。

3 湿热痰蒙型

主症：身热，汗多，神情淡漠，耳鸣重听，时有谵语，或神识昏蒙，时明时昧，舌苔浊腻微黄，脉濡数。

治则：清热化湿，豁痰开窍。

方药：菖蒲郁金汤加减。

组成：石菖蒲 10g，郁金 10g，山栀 10g，连翘 15g，薏苡仁 30g，滑石 20g，竹叶 10g，鲜竹沥 20g，生姜汁 5 滴、甘草 5g，水煎服，每日 1 剂，早晚分 2 次口服。

加减：痰浊偏盛者合服苏合香丸；热邪偏盛者可加至宝丹。

4. 三焦湿热型

主症：身热蕴蒸不退，面赤耳聋，胸闷腹胀，脘闷纳呆，咽痛咳嗽，口渴而不甚多饮，下利，尿赤，舌红苔黄腻，脉滑数。

治则：清热利湿，宣通三焦。

方药：杏仁滑石汤加减。

组成：滑石 15g，通草 15g，黄连 6g，杏仁 10g，黄芩 10g，厚朴 10g，半夏 10g，橘红 10g，郁金 10g，炒栀子 10g，白蔻仁 10g，玉枢丹 1.5g，水煎服，每日 1 剂，早晚分 2 次口服。

加减：表情淡漠，听力下降者可加石菖蒲、郁金、苍耳子、蝉蜕等；腹胀纳呆甚者加藿香、佩兰；小便短赤者加车前草、凤尾草。

5. 热盛动血型

主症：身体灼热，神情烦躁，口燥咽干，便下鲜血或暗红血水或柏油样便，小便短赤，舌红苔黄干，或舌绛少津，脉细数。

治则：清热解毒，凉血止血。

方药：清热地黄汤加减。

组成：水牛角 60g，生地 20g，赤芍 15g，丹皮 10g，紫草 10g，茜根 15g，地榆炭 10g，水煎服，每日 1 剂，早晚分 2 次口服。

加减：壮热躁狂，脉滑数有力者，加大黄、黄芩、连翘；便血明显者，合用云南白药，每次 2~3g，冲服，每日 3 次。

6. 气随血脱型

主症：便血不止，面色苍白。精神萎顿，汗出肢冷，体温骤降，舌质淡白，脉细微欲绝。

治则：益气固脱，养血止血。

方药：独参汤合黄土汤加减。

组成：人参 5g，灶心土 30g，生地 20g，白术 12g，制附子 10g，阿胶 10g，黄芩 10g，甘草 6g，水煎服，每日 1 剂，早晚分 2 次口服。

7. 气阴两伤，余热未清型

主症：发热渐退，或见低热，汗出，面色苍白，形体消瘦，口干喜饮，饥不欲食。倦怠乏力，舌红苔少而干，脉细数。

治则：养阴益气，兼消余邪。

方药，生脉散合竹叶石膏汤加减。

组成：太子参 15g，麦冬 10g，五味子 10g，竹叶 10g，生石膏

15g，粳米 15g，天花粉 10g，玉竹 10g，鲜芦根 15g，生谷芽 15g，生麦芽 15g，甘草 5g，水煎服，每日 1 剂，早晚分 2 次口服。

加减：胸腹痞闷者加藿香、荷叶；若余热已清，而食少便溏者，去竹叶、石膏，加怀山药、白术、茯苓。

其他疗法

1. 自拟方

董氏认为伤寒、副伤寒病因为感受寒湿病邪，且寒重于湿，以温阳散寒、祛湿发汗为治则自拟伤寒药茶，组成为桂枝、干姜、蔻仁、甘草等。临床观察 617 例患者，表明此方能明显缩短病程，并对并发症肠出血治疗也取得比较满意疗效。

2. 针灸疗法

（1）天枢、中脘、梁门、关元、足三里、血海、膈俞、风池、曲池、合谷、太阳，针灸并用，实证以针为主，虚证以灸为主。每日 1 次，留针 30~60min。留针阵动，主治伤寒各证型。

（2）湿遏卫气证，针刺合谷、内关、列缺、足三里。

（3）湿热中阻证，针刺中脘、天枢、足三里、阴陵泉、内关。

（4）湿热酿痰、蒙蔽心包证，针刺人中、涌泉、曲池、内关、丰隆，十宣放血。

（5）热盛动血证，针灸内关、大陵、水沟、风池、曲池、大椎、印堂，均可用泻法。

3. 民间经验方

（1）十大功劳、海金沙、地锦草、大青叶、铁苋菜、黄芩、旱莲草、生石膏各 15g，水煎服，每日 1 剂。

（2）金银花汤：金银花、连翘、黄芩、黄柏、板蓝根、生地、地锦草、丹皮各 12g，水煎分 2 次服，每日 1 剂，用于邪在气分者。

十、预后

伤寒的预后与病人的情况、年龄、有无并发症、治疗早晚、治疗方法、过去曾否接受预防注射以及病原菌的毒力等有关，病死率约 1% ~5%，老年人、婴幼儿预后较差，明显贫血、营养不良者预后也较差，并发肠穿孔、肠出血、心肌炎、严重毒血症等病死率较高。

十一、预防

1. 管理传染源　及时发现、早期诊断、隔离并治疗患者和带菌者，隔离期应自发病日起至临床症状完全消失、体温恢复正常后 15 日为止，或停药后连续大便培养 2 次（每周 1 次）阴性方可出院。

2. 切断传播途径　搞好"三管一灭"（管水、管饮食、管粪便，消灭苍蝇），做到饭前便后洗手，不进食生水和不洁食物。

3. 保护易感人　流行区内的易感人群可接种伤寒菌苗。

副 伤 寒

副伤寒是由副伤寒杆菌引起的急性消化道传染病，按病原体不同可分为甲、乙、丙三种类型，其中副伤寒甲、乙的临床表现与伤寒相似，但病情更轻、病程较短，副伤寒丙的临床表现则较为特殊，临床可表现为轻型伤寒、急性胃肠炎或脓毒血症。

一、病原学

副伤寒的病原体有三种：副伤寒甲杆菌、副伤寒乙杆菌、副伤寒丙杆菌，分别属于沙门菌属 A，B，C 三群。三种病原体均为革兰氏阴性杆菌，无荚膜，周身有鞭毛，需氧或兼性厌氧菌，在普通培养基上即能生长，各种副伤寒杆菌均有"O"和"H"抗原，其中副伤寒丙杆菌还兼有"Vi"抗原，其致病性主要在于其能产生毒力较强的内毒素。在自然条件下，副伤寒杆菌一般只感染人类。

二、流行病学

传染源：为患者和带菌者。带菌者包括潜伏期带菌、恢复期带菌、慢性带菌、健康带菌四类。

传播途径：与伤寒大致相同，以食物传播较为常见。

人群易感性：人群普遍易感，感染后通常可获得较巩固的免疫力。

流行特征：夏秋季多发，发病多为青壮年、学龄及学龄前儿童，散发是主要流行形式。

三、发病机制及病理变化

（一）发病机制

副伤寒杆菌感染后是否发病与细菌数量、毒力、机体免疫力等因素有关，但胃酸过低、重度营养不良、贫血、低蛋白血症等也是造成副伤寒发病的因素，发病机制伤寒相似。

（二）病理变化

副伤寒甲、乙的病理变化大致与伤寒相同，主要病理特点为全身单核－巨噬细胞系统的炎性增生反应，主要病变部位在回肠下段的集合淋巴结和孤立淋巴滤泡，肠出血或穿孔少，胃肠炎型患者的肠道病变显著而广泛，且多侵及结肠。副伤寒丙的肠道病变不显著，但常引起化脓症。败血症副伤寒常有骨、关节、心包、软组织等处化脓性迁延性病灶。

四、临床表现

副伤寒的潜伏期一般为 8 ~ 10 天，副伤寒甲、乙的症状与伤寒类似，成年人的副伤寒以副伤寒甲多见，副伤寒丙的症状较特殊。

副伤寒甲、乙

与伤寒的表现极为类似，但病情较轻，病程较短，其临床经过可分为初期、极期、缓解期和恢复期。临床表现有：1. 消化系统症状：发病开始时可先有急性胃肠炎症状，约2～3天后症状减轻；2. 持续高热：多见于急性胃肠炎症状减轻后，发热常于3～4天内达高峰，波动较大，热程较伤寒短；3. 心血管系统症状：相对缓脉和重脉；4. 神经系统症状：可出现表情淡漠、反应迟钝、听力减退，重症患者可有谵妄，昏迷或脑膜刺激征；5. 肝、脾大：多数患者有脾大，质软有压痛；部分有肝大，并发中毒性肝炎时可出现肝功异常；6. 皮疹：皮疹出现较早且数量多；7. 复发与再燃多见，肠出血、肠穿孔少见。

副伤寒丙

临床表现可分为：1. 伤寒型：临床表现与伤寒及副伤寒甲、乙相似，但较易出现肝功异常。2. 胃肠炎型：以急性胃肠炎症状为主，表现为发热、恶心、呕吐、腹痛、腹泻等。3. 脓毒血症型：常见于体弱儿童和慢性消耗疾病患者，常有皮疹、肝脾肿大，半数以上病人可出现胸膜炎、脓胸、关节及骨的局限性脓肿、脑膜炎、心包炎、心内膜炎、肾盂炎等。

副伤寒并发症与伤寒并发症大致相同，但肠出血、肠穿孔少见。

五、理化检查

1. 血常规　白细胞偏低或正常，嗜酸性粒细胞减少，血小板可减少。

2. 尿常规　可出现尿蛋白及管型。

3. 粪便常规　在肠出血时有血便或潜血试验阳性。

4. 血培养　病程第1周阳性率最高，对已用抗生素的患者，可取血凝块做培养。

5. 骨髓培养　较血培养阳性率更高，可达90%以上。

6. 粪便培养　整个病程中均可阳性，第3～4周阳性率最高，达75%。

7. 尿培养　病程第2周后出现阳性者可达50%。

8. 胆汁培养　用十二指肠引流的胆汁培养，对病程后期的诊断和发现带菌者有意义。

9. 肥达反应 测定患者血清中相应抗体的凝集效价，对伤寒及副伤寒有辅助诊断价值，其效价随病程的演变而递增，第 4 周达高峰，至恢复期应有 4 倍以上升高。

10. 其他免疫学实验 检测血清或尿中副伤寒抗原或血清中特异性抗体 IgM，对副伤寒的早期诊断有意义。

六、诊断和鉴别诊断

副伤寒甲、乙、丙的诊断、鉴别诊断与伤寒大致相同。

七、治疗

治疗与伤寒大致相同，药物治疗可根据有无耐药株选用氟喹诺酮类、头孢菌素类、氯霉素、氨苄西林等，对慢性带菌者应选用有效抗菌药联用，足量、长疗程进行治疗。肠出血和肠穿孔患者经积极内科治疗效果不佳可考虑手术治疗。对于并发化脓病灶者，如发现脓肿已形成，可考虑行外科手术排脓。

中医辨证论治和伤寒相同。

八、预后

大多预后良好。预后与病人的基本情况和病情有关包括年龄、有无并发症、治疗是否及时、治疗方法、过去曾否接受预防注射以及病原菌的毒力等。

九、预防

预防方法与伤寒大致相同，尚无推荐的药物预防方法。

第二节 细菌性食物中毒

细菌性食物中毒系指由于进食被细菌或细菌毒素污染的食物而引起的急性中毒性疾病，其中前者称感染性食物中毒，病原体有沙

门氏菌、副溶血性弧菌（嗜盐菌）、大肠杆菌、变形杆菌等；后者
称毒素性食物中毒。主要特征有：1. 发病者与食入同一污染食物
有明显关系；2. 突然发病，临床表现以急性胃肠炎为主，肉毒中
毒则以眼肌、咽肌瘫痪为主；3. 病程较短，多数在 2～3 日内自
愈；4. 多发生于夏秋季。根据临床表现可分为胃肠型食物中毒与
神经型食物中毒两大类。

中医学无细菌性食物中毒的名称记载，根据其临床表现，胃肠
型食物中毒当属中医"下利""呕吐""泄泻"等范畴，病情严重
者属"霍乱"范畴。神经型食物中毒当属中医"痿证"范畴。

胃肠型食物中毒

胃肠型食物中毒较多见，以恶心、呕吐、腹痛、腹泻为主要特
征。

一、病原学

引起胃肠型食物中毒的细菌很多，常见的有下列 6 种。

1. 沙门氏菌 属肠杆菌科沙门氏菌属，革兰氏阴性杆菌，需
氧，不产生芽胞，无荚膜，绝大多数有鞭毛，对外界的抵抗力较
强，不耐热。据其抗原结构和生化试验，目前已有 2000 余种血清
型，其中以鼠伤寒沙门氏菌、肠炎沙门氏菌和猪霍乱沙门氏菌较为
多见。

2. 副溶血性弧菌（嗜盐菌） 为革兰氏阴性、椭圆形、荚膜
球杆菌，菌体两端浓染，一端有鞭毛，本菌广泛存在于海水中，在
海水中能存活 47 日以上，对酸敏感，不耐热，对低温及高浓度氯
代钠抵抗力甚强。带鱼、黄鱼、乌贼、梭子蟹等海产品带菌率极
高。

3. 大肠杆菌 为两端钝圆的革兰氏阴性短杆菌，多数菌株有
周鞭毛，有荚膜，体外抵抗力较强。在大肠杆菌中，能引起食物中
毒的菌种有 16 个血清型，亦称为致病性大肠杆菌（EPEC），其中

常见的血清型为 O111、O114、O128、O55、O20、O119、O86、O125、O127 等。

4. 变形杆菌 为革兰氏阴性、两端钝圆、无芽胞、多形性小杆菌，有鞭毛，其抗原结构有菌体（O）及鞭毛（H）抗原 2 种，依生化反应的不同，可分为普通、奇异、莫根、雷极及不定变形杆菌 5 种，前三种能引起食物中毒。

5. 葡萄球菌 主要是由金黄色葡萄球菌引起，少数可由表皮（白色）葡萄球菌引起。该菌革兰氏染色呈阳性，不形成芽胞，无荚膜，可产生耐热性很强的外毒素（肠毒素），此种毒素为一种低分子量可溶性蛋白质，可分 5 个血清型（A、B、C、D、E），其中以 A 型引起食物中毒最多见，B、C 型次之。

6. 产气荚膜杆菌 又名魏氏杆菌，为厌氧、革兰氏阳性、粗大芽胞杆菌，常单独、成双或短链状排列，芽胞常位于次极端；在体内形成荚膜，无鞭毛，芽胞体外抵抗力极强，能分泌强烈的外毒素，依毒素性质可分六型（A、B、C、D、E、F），引起食物中毒者主要是 A 型和 F 型，其中以 A 型（能产生肠毒素）为多。

二、流行病学

传染源 带菌的动物为本病主要传染源。

传播途径 被细菌及其毒素污染的食物经口进入消化道而得病。

人群易感性 普遍易感，病后无明显免疫力。

流行特征 本病在 5~10 月较多，7~9 月尤易发生，常因食物采购疏忽、保存不好、烹调不当、生熟刀板不分或剩余物处理不当而引起。

三、发病机制及病理变化

病原菌在污染的食物中大量繁殖，并产生肠毒素类物质，或菌体裂解释放内毒素引起人体剧烈的胃肠道反应。

1. 肠毒素 上述细菌多能产生肠毒素或类似毒素。肠毒素刺激肠壁上皮细胞，激活其腺苷酸环化酶，促进液体及氯离子分泌，抑制肠壁上皮细胞对钠和水的吸收，导致腹泻。耐热肠毒素是通过激活肠黏膜细胞的鸟苷酸环化酶引起肠隐窝细胞分泌增强和绒毛顶部细胞吸收能力降低而致腹泻。

2. 侵袭性损害　沙门氏菌、副溶血弧菌、变形杆菌等能侵袭肠黏膜上皮细胞，引起黏膜充血、水肿、上皮细胞变性、坏死、脱落并形成溃疡。

3. 内毒素　除鼠伤寒沙门氏菌可产生肠毒素外，沙门氏菌菌体裂解后释放的内毒素致病性较强，能引起发热、胃肠黏膜炎症、消化道蠕动并产生呕吐、腹泻等症状。

4. 过敏反应　莫根变形杆菌能引起过敏反应。

四、中医病因病机

本病是由于疫毒兼湿热、暑湿、寒湿等随饮食而侵入中焦，致脾胃受邪，运化失职，升降失常，脾不升清，胃不降浊，致吐泻交作；严重者可耗伤津气，致阳气虚脱或阴阳俱损。

五、临床表现

潜伏期短，临床表现以急性胃肠炎为主。

1. 沙门菌食物中毒　潜伏期一般为 4～24h，起病急，先有腰痛、恶心、腹痛、腹泻、呕吐，继而腹泻、水样便、恶臭，偶带脓血，一日大便数次至数十次不等。严重病例可发生抽搐、甚至昏迷。

2. 变形杆菌食物中毒　可分为过敏型及胃肠型两类。潜伏期：过敏型为 30～120min，胃肠型为 3～20h，多数病例在 1～2 日内迅速痊愈，短者仅数小时，长者可达数日。

3. 副溶血性弧菌食物中毒　潜伏期 1～26h，突然发病，多以上腹部绞痛开始，迅速出现呕吐和腹泻，一日大便数次至十数次，大便为黄水样或黄糊状，1/4 病例呈血水样或洗肉水样，吐泻严重者可致脱水和休克。病程一般为 2～4 日。

4. 葡萄球菌食物中毒　潜伏期为 1～6h，突然起病，上腹痛、腹泻，以呕吐最为显著，一般在数小时至 1～2 日内迅速恢复。

六、理化检查

1. 血常规　副溶血性弧菌食物中毒白细胞计数增高，分类以中性粒细胞为主；沙门菌属食物中毒白细胞计数多在正常范围内。

2. 大便常规　多有大量白细胞或脓细胞，或伴少量红细胞，偶见巨噬细胞。

3. 细菌培养　采取粪便、呕吐物、可疑食物标本作细菌培养，发病初期采集标本阳性率较高，婴儿肉毒杆菌中毒主要依靠患儿粪便中肉毒杆菌或肉毒杆菌毒素的检出。

4. 血清学检查　沙门菌属、变形杆菌和副溶血性弧菌可作血清凝集试验。

5. 动物试验　用可疑含肉毒杆菌肉毒毒素的食物喂饲小动物，被饲动物出现麻痹或死亡可判定毒素所致，将检出的毒素用中和试验鉴别其类型将有助于抗毒素治疗。

6. 肌电图检　对诊断肉毒杆菌食物中毒有参考价值。

七、诊断

根据集体伙食单位短期内爆发大批急性胃肠炎患者，结合季节及饮食情况即可作出临床诊断。取患者吐泻物及可疑的残存食物进行细菌培养并行血培养，可培养分离出可疑细菌；另留取早期及病后二周的双份血清与培养分离所得可疑细菌进行血清凝集试验，双份血清凝集效价递增者有诊断价值。

八、鉴别诊断

1. 非细菌性食物中毒　食用发芽马铃薯、苍耳子、苦杏仁、河豚鱼或毒蕈等中毒者，潜伏期仅数分钟至数小时，一般不发热，以多次呕吐为主，腹痛、腹泻较少，但神经症状较明显，病死率较高。

2. 霍乱 为无痛性泻吐，先泻后吐且不发热，大便呈米泔水样，大便涂片荧光抗体染色镜检及培养找到霍乱弧菌可确定诊断。

3. 急性菌痢 常有发热、里急后重，脓血便，下腹部及左下腹明显压痛，大便镜检有红细胞、脓细胞及巨噬细胞，大便培养约半数有痢疾杆菌生长。

4. 病毒性胃肠炎 以急性小肠炎为特征，潜伏期24~72h，主要表现有发热、恶心、呕吐、腹胀、腹痛及腹泻，排水样便，吐泻严重者可发生水、电解质及酸碱平衡紊乱。

九、治疗

1. 一般治疗 卧床休息，流食或半流食，多饮糖盐水。

2. 对症治疗 吐泻腹痛剧烈者暂禁食，给复方颠茄片口服或注射654-2，及时纠正水与电解质紊乱及酸中毒；血压下降者可给予升压药；高热者用物理降温或退药热药；变形杆菌食物中毒过敏型以抗组织胺药物治疗为主，必要时加用肾上腺皮质激素；精神紧张不安时应给镇静剂。

3. 抗菌治疗 通常勿须应用抗菌药物，症状较重考虑为感染性食物中毒或侵袭性腹泻者，应及时选用抗菌药物。

中医辨证论治

1. 湿热内蕴

症状：起病急骤，吐泻并作，脘腹疼痛，吐下急迫，或泻而不爽，其气臭秽，肛门灼热，烦热口渴，小便短赤，舌苔黄腻，脉多滑数或濡数。

治法：清热利湿。

方药：葛根芩连汤加减。

组成：葛根、银花、茯苓各15g，黄芩、车前子各10g，黄连、木通、甘草各6g。若湿邪偏重，可加厚朴10g，薏仁30g；夹食滞，可加神曲、山楂、麦芽各10g，如有发热、头痛、脉浮等风热表证，可加连翘、薄荷各10g；如在夏季盛暑之时，可加藿香、香薷各10g，扁豆花、荷叶各6g。

2. 暑湿郁蒸

症状：卒然吐泻交作，腹痛、呕吐物酸腐、泻下黄色水样便，或带黏液，气味臭秽、烦热口渴，胸脘痞闷，或伴有发热头重，肢体酸楚，小便短赤，舌苔黄腻，脉多濡数或滑数。

治法：解暑清热，利湿止泻。

方药：新加香薷饮合鸡苏散加减。

组成：香薷、厚朴、连翘各10g，金银花、扁豆花各12g，滑石15g，甘草、薄荷各6g。若表证较重可加葛根15g，黄芩10g；若出现高热、烦渴，可加黄连6g，大黄10g；若夹食滞而见呕吐酸腐、大便奇臭者，可加神曲、山楂、麦芽、枳实各10g；腹痛肠鸣较重者，可加白芍10g，木香6g。

3. 寒湿内阻

症状：呕吐清水，泻下清稀，甚至如水样，腹痛肠鸣，脘闷食少，口淡不渴，小便清而量少，或兼有恶寒，头痛，肢体酸痛，苔白腻，脉濡缓。

治法：芳香化湿，散寒和中。

方药：藿香正气散加减。

组成：藿香、紫苏叶、大腹皮、白术、厚朴、半夏、白芷各10g，云苓12g，桔梗、甘草各8g，生姜5片，大枣5枚。若表邪较重者，可加荆芥10g，防风6g；湿邪较重而证见胸闷食少、肢体倦怠、苔腻或白滑者，可加苍术15g，陈皮10g，猪苓10g，木香6g。

4. 食滞肠胃

症状：先吐后泻，呕吐物有酸腐气味，泻下酸腐，泻后痛减，伴有不消化之物，脘腹痞满，不思饮食，苔垢浊或厚腻，脉滑。

治法：消食导滞，健脾和胃。

方药：保和丸加减。

组成：神曲、山楂、茯苓各12g，半夏、陈皮、莱菔子、连翘、枳实、香附各10g。若食滞较重，脘腹胀满甚者，可加大黄10g，厚朴12g。

5. 邪盛亡阴

症状：吐泻频繁，发热口渴，烦躁不安，皮肤干燥，眼眶凹陷，唇干齿燥，尿短色浓，甚则昏迷，舌红绛而干枯，脉细数无力。

治法：救阴存津。

方药：生脉散加减。

组成：人参 12g，麦冬 20g，五味子 5g。若烦躁神昏者，可加用紫雪丹；若呕恶不止者，可加法夏、石斛、知母、竹茹；以湿热为主者，可加用葛根芩连汤；以暑湿为主者，加服新加香薷饮；以寒湿为主者，可加用藿香正气散；以食滞为主者，加保和丸。

6. 阴泻阳脱

症状：吐下无度，口干咽燥，目眶凹陷，神昏，呼吸急促，四肢厥冷，舌光红或淡暗，脉微细欲绝。

治法：回阳固脱，益气救阴。

方药：参附龙牡汤和生脉散。

组成：人参 12g，附子 9g，龙骨 12g，牡蛎 30g，干姜、炙甘草各 5g，麦冬 20g，五味子 5g。

十、预防

做好饮食卫生监督，对炊事人员定期进行健康检查及卫生宣传教育，认真贯彻《食品卫生法》。1. 禁止食用病死禽畜。2. 肉要煮透。3. 生鱼生肉和蔬菜应分开存放。4. 售卖食品时切实做到货款分开。5. 饭菜按就餐人数做好计划，避免剩饭剩菜。6. 消灭苍蝇、鼠类、蟑螂和蚊类，不在食堂附近饲养家畜家禽。7. 沙门氏菌、葡萄球菌感染者及带菌者，应暂时调离饮食工作单位，并予适当治疗。

神经型食物中毒

神经型食物中毒又称"肉毒中毒"，主要是由于进食被肉毒杆菌外毒素污染的食物而引起的中毒性疾病，临床表现为脑神经支配的肌肉麻痹如眼肌及咽肌甚至呼吸肌麻痹。

一、病原学

肉毒杆菌亦称腊肠杆菌，革兰氏阳性厌氧梭状芽胞杆菌，次极端有大型芽胞，有周鞭毛，芽胞体外抵抗力极强。本菌按抗原性不同，可分 a、b、c、d、e、f、g 7 种血清型，对人致病者以 a、b、e 3 型为主，f 型较少见。各型均能产生外毒素，是一种嗜神经毒素，毒素对胃酸有抵抗力，但不耐热，在干燥、密封和阴暗的条件下，可保存多年。

二、流行病学

发病机制及病理变化、实验室及特殊检查、预防同胃肠型食物中毒。

三、临床表现

潜伏期一般为 12～36h，潜伏期愈短，病情愈重。起病突然，以神经系统症状为主，胃肠炎症状很轻或完全缺如。先感头痛、头晕、全身软弱、乏力等，随即出现神经麻痹症状如复视、斜视、视力模糊、瞳孔散大、对光反射消失、眼睑下垂等，重症者可出现吞咽、咀嚼、发音等困难，甚至呼吸困难，肢体瘫痪少见。病程长短不一，可于 4～10 日后逐渐恢复健康，但全身乏力、眼肌瘫痪可持续数月之久，严重者在发病 3～10 日内因呼吸衰竭、心力衰竭或继发性肺炎等而死亡。

四、诊断

1. 流行病学史　曾进食可疑被污染的变质罐头、腊肠、发酵豆制品与面制品等。
2. 临床表现　有脑神经麻痹症状，但神志清楚，体温正常，感觉存在。

3. 实验室检查　对可疑食物作厌氧菌培养可发现肉毒杆菌。

五、鉴别诊断

应与河豚、毒蕈所致食物中毒、流行性乙型脑炎、脊髓灰质炎等鉴别。

六、治疗

（一）一般及对症治疗

1. 进食可疑食物4h以内，应尽快用5%碳酸氢钠溶液或1∶4000高锰酸钾溶液洗胃，并用50%硫酸镁导泻及清洁灌肠。

2. 补充必需的液体、电解质及其他营养。

3. 保持呼吸道通畅及氧的供给，继发肺炎时应用抗菌药物。

（二）病原治疗

大剂量青霉素治疗可减少肠道内肉毒杆菌的数量，防止外毒素增加及吸收；早期多价抗毒血清治疗有效，起病后24h内或肌肉瘫痪之前应用效果最佳，一次应用5~10万U，必要时6h后重复注射，用药前先做皮肤过敏试验，如试验阳性，可采用脱敏注射给药。

（三）中医辨证论治

除细菌性食物中毒的类型外，兼见下列证型。

1. 湿热浸淫

症状：四肢瘫软，眼睑下垂，张目困难，瞳孔扩大，重者吞咽困难，咀嚼无力，言语及气息微弱等，舌苔黄腻，脉滑数。

治法：清热化湿，化瘀通络。

方药：加味二妙散加减

组成：黄柏、苍术、牛膝、防己、地龙、当归、海风藤、络石藤、鸡血藤、萆薢等。

2. 脾虚湿滞

症状：肢体痿软日久不复，倦怠乏力，纳谷不香，腹胀，苔白腻舌淡，脉濡细。

治法：健脾化湿，益气通络。

方药：参苓白术散加减。

组成：党参、白术、茯苓、当归、木瓜、川芎、当归等。

第三节 细菌性痢疾

细菌性痢疾简称菌痢，是由志贺菌属（痢疾杆菌）引起的肠道传染病，临床表现主要有发热、腹痛、腹泻、里急后重、排黏液脓血样大便，严重者可发生感染性休克和（或）中毒性脑病。

早在《内经》中，即对本病有记载，谓之"肠澼"，《难经》称之为"滞下"。《诸病源候论》中第一次提出"痢疾"的病名。

一、病原学

痢疾杆菌属肠杆菌科志贺菌属，为革兰染色阴性的无鞭毛杆菌，其在外界环境中生存力较强，对各种化学消毒剂均很敏感。按其抗原结构和生化反应之不同，分为 4 群和 47 个血清型即：①A 群包括志贺氏菌及其血清型 1～15；②B 群包括福氏菌及其血清型：1a－c、2a－b、3a－c、4a－c、x、y 等；③C 群包括鲍氏菌及其血清型 1～18；④D 群宋内氏菌属。所有痢疾杆菌均能产生内毒素、细胞毒素、肠毒素（外毒素），志贺氏痢疾杆菌尚可产生神经毒素。目前以福氏和宋内氏菌占优势，福氏菌感染易转为慢性，宋内氏菌感染则多呈不典型发作，志贺菌的毒力最强。

二、流行病学

传染源 包括患者和带菌者，其中非典型病人、慢性病人及带菌者意义更大。

传播途径 主要借被细菌污染的食物、饮水和手等经口传播。

人群易感性 人群对痢疾杆菌普遍易感，患病后仅产生短暂、不稳定的群和型免疫力。不同菌群及血清型痢疾杆菌之间无交叉免疫，易复发和重复感染。

流行特征　本病全年均可发生，夏秋季多发；以儿童发病率最高，其次为中青年。

三、发病机制及病理变化

（一）发病机制

痢疾杆菌经口进入消化道后，侵入肠黏膜上皮细胞，先在上皮细胞内繁殖，然后通过基底膜侵入黏膜固有层，并在该处进一步繁殖，迅速引起炎症反应、肠上皮细胞坏死、溃疡，因而产生腹痛、腹泻、脓血便；直肠括约肌受刺激产生里急后重感；菌体内毒素吸收入血，引起全身毒血症。中毒性菌痢的全身中毒症状与肠道病变程度不一致，虽有毒血症症状，但肠道炎症反应极轻。

（二）病理变化

急性细菌性痢疾典型病理过程为初期的急性卡他性炎症，随后出现特征性假膜性炎症和溃疡形成，最后愈合。菌痢病程超过二个月以上者称为慢性菌痢，组织的损伤修复反复进行，慢性溃疡边缘不规则，黏膜过度增生而形成息肉，肠壁各层有慢性炎症细胞浸润和纤维组织增生，乃至瘢痕形成，从而使肠壁不规则增厚、变硬，严重的病例可致肠腔狭窄。中毒性细菌性痢疾的发生与内毒素血症有关，急性微循环障碍是其病理基础，多数器官微血管痉挛和通透性增加，肠道病变呈卡他性炎改变，有时呈滤泡性肠炎改变。

四、中医病因病机

本病的病因为外感时邪或者饮食不洁，恣食生冷及天行疫毒之气。脾胃虚弱或者脾阳不足是久痢不愈的关键。饮食不洁，损伤中气，气滞水湿积聚于肠，腑气不通，闭阻气机，积湿化热，损伤气血，肉腐血败化为脓血，则为痢疾；感染时邪，长夏或者夏秋之交，脾土受困，湿热郁蒸，闭阻气机，热伤血络，肠腑传导失司，气血壅滞，则发为痢疾；天行时疫之毒，染于饮食，入于肠胃，壅阻大肠，化为热毒，熏灼气血，发为疫毒痢；若久痢不愈，脾胃受损，甚则伤及阴血，正气虚弱，而邪气未清，时发时止，则为休息痢。

五、临床表现

潜伏期平均1~2日，临床上常分为急性和慢性细菌性痢疾。

（一）急性细菌性痢疾

1. 普通型（典型） 起病急，畏寒、发热，多38℃~39℃以上，伴头痛、恶心等全身中毒症状及腹痛、腹泻，粪便开始呈稀泥糊状或稀水样，继则呈黏液或黏液脓血便，量不多，每日排便十次至数十次不等伴里急后重，左下腹压痛明显，可触及痉挛的肠索。少数患者因呕吐严重，补液不及时出现脱水、酸中毒、电解质紊乱，发生继发性休克。

2. 轻型 全身毒血症状和肠道表现均较轻，腹痛轻，腹泻次数少，每日3~5次，大便呈糊状或水样，含少量黏液，一般无肉眼脓血便，无里急后重。病程一般为4~5日。

3. 中毒型 多见于2~7岁体质较好的儿童。起病急骤，可致呼吸和循环衰竭，但肠道症状较轻，甚至无腹痛、腹泻。按临床表现可分为①休克型：主要表现为周围循环衰竭，伴不同程度意识障碍；②脑型：以严重脑部症状为主，临床表现主要为惊厥、昏迷和呼吸衰竭；③混合型：是预后最为凶险的一种，具有循环衰竭与呼吸衰竭的综合表现。

（二）慢性细菌性痢疾

病程超过2个月即称慢性细菌性痢疾。

1. 慢性迁延型 急性菌痢后，病情长期迁延不愈，有不同程度腹部症状，大便经常或间歇带有黏液或脓血，可长期间歇排菌。

2. 慢性隐匿型 有急性菌痢史，无临床症状，大便病原菌培养阳性，乙状结肠镜检查有异常发现。

3. 急性发作型 慢性患者呈急性发作，症状一般较急性期轻。

并发症 恢复期或急性期偶可发生渗出性大关节炎、关节红肿；孕妇重症患者可导致流产或早产；慢性菌痢有溃疡结肠病变者，可并发营养不良、贫血、维生素缺乏及神经官能症。

六、理化检查

血常规　急性病例白细胞总数及中性粒细胞升高，慢性病人可有轻度贫血。

大便检查　1. 常规检查　典型痢疾粪便中无粪质，量少，无臭味。镜检可见大量脓细胞及红细胞；2. 病原学检查　确诊有赖于粪便中找到痢疾杆菌；3. 志贺菌核酸检测　应用基因探针或PCR 法检测，适用于细菌培养阴性的病人标本的检测。

荧光抗体染色技术　免疫荧光菌球法灵敏性及特异性高，采样后 8h 即可作出诊断。

乙状结肠镜检查　急性期肠黏膜弥漫性充血、水肿、大量渗出、浅表溃疡，有时有假膜形成。慢性期肠黏膜呈颗粒状，可见溃疡或息肉形成。

X 线钡剂检查　慢性期患者可见肠道痉挛、动力改变、袋形消失、肠腔狭窄、肠黏膜增厚或呈节段状。

葡萄球菌协同凝集试验　为细菌性痢疾的快速诊断手段，具有良好的敏感性和特异性。

七、诊断

1. 流行病学资料　包括不洁饮食史、接触史、当地本病流行情况以及流行区旅游史、有无类似症状发作史，药物使用情况等。

2. 临床表现

（1）起病急缓有助于判断不同的临床类型。

（2）可有畏寒、发热、腹痛、腹泻，每日大便数次至十余次不等。急性期病人多为黏液或黏液脓血便，量不多，有里急后重感，查体左下腹压痛，肠鸣音亢进；慢性期常为黏液便，或腹泻与便秘交替出现，查体左下腹可扪及增粗的乙状结肠；中毒型菌痢病人可突发高热、反复惊厥、嗜睡，甚至昏迷等，可有循环衰竭或/和呼吸衰竭的表现。

3. 实验室检查

大便检查　粪便中无粪质，量少，无臭味，镜检可见大量脓细胞及红细胞；粪便中找到痢疾杆菌；粪便痢疾杆菌抗原阳性。乙状结肠镜检查及 X 线钡剂检查，对鉴别慢性菌痢和其他肠道疾患有一定价值。

八、鉴别诊断

急性细菌性痢疾需与细菌性胃肠型食物中毒及急性阿米巴痢疾等疾病鉴别。①细菌性胃肠型食物中毒：由于进食细菌及毒素污染的食物所致，表现为急性胃肠炎症状，大便多为稀水样便，具有集体进食同一食物及在同一潜伏期内集体发病的特点，确诊有赖于从病人的呕吐物、粪便及可疑食物中检出同一病原体。②急性阿米巴痢疾鉴别要点见下表。

鉴别要点	急性菌痢	急性阿米巴痢疾
病原及流行病学	痢疾杆菌，夏秋季流行	阿米巴原虫，散发性
毒血症状	多有发热及其他毒血症状	多无发热，少有毒血症状
胃肠道症状	腹痛重，有里急后重，腹泻每日十余次至数十次，脓血便，无粪质	腹痛轻，无里急后重，腹泻每日数次果酱样便，粪质多
体征	多为左下腹压痛	多为右下腹压痛
粪便检查	黏液脓血便，镜检有大量的脓细胞和分散的红细胞，可见吞噬细胞，粪便培养有痢疾杆菌	暗红色果酱样血便，有腥臭，镜检白细胞少，红细胞多，有夏－雷晶体，有溶组织阿米巴滋养体
乙状结肠镜检查	黏膜弥漫性充血、水肿及浅表溃疡	黏膜多正常，散在烧瓶样溃疡，边缘深切，周围有红晕

慢性细菌性痢疾需与结肠癌及直肠癌、慢性非特异性溃疡性结肠炎、慢性血吸虫病相鉴别。①结肠癌与直肠癌：腹泻久治不愈，伴有进行性消瘦，肛门指诊、纤维结肠镜、乙状结肠镜及钡灌肠可协助诊断。②慢性非特异性结肠炎：有反复腹泻及脓血便，抗菌药物治疗无效，纤维结肠镜和乙状结肠镜检查可诊断。③慢性血吸虫病：有血吸虫病疫水接触史，肝脾肿大，直肠镜黏膜活检到血吸虫卵。

中毒型细菌性痢疾休克型应与其他感染性休克鉴别，通过血及大便培养可检出不同的病原菌；脑型需与流行性乙型脑炎鉴别，均发生在夏秋季，有发热、惊厥及昏迷等，但乙型脑炎的病情发展较中毒型菌痢缓慢，以意识障碍为主，脑脊液检查有颅内压增高，蛋白及白细胞数的轻度增高，乙脑特异性 IgM 抗体阳性。

九、治疗

急性细菌性痢疾

（1）一般治疗：消化道隔离，补充足够的水分、电解质及维持酸碱平衡，给流质或半流质饮食，毒血症状严重者可酌情小剂量应用肾上腺皮质激素。

（2）病原治疗：疗程通常 5～7 天。①氟喹诺酮类是目前治疗细菌性痢疾的较理想药物，首选环丙沙星，孕妇、儿童及哺乳期妇女不宜使用。②磺胺类药物：磺胺药与甲氧苄氨嘧啶（TMP）合用有协同效果如复方磺胺甲噁唑（SMZ－TMP），对有过敏者、严重肾病及血白细胞明显减少者忌用。③其他如阿奇霉素对耐药痢疾杆菌有强抑菌作用。

慢性细菌性痢疾　去除诱因，积极治疗并存的慢性疾病。

（1）病原治疗：主张联合应用两种不同类的抗菌药物，剂量足，可供选用的药物同急性菌痢，7～10 日为一疗程，停药后多次大便培养未能阴转，可改换药物进行第 2 个疗程。

（2）灌肠疗法：肠黏膜病变经久不愈者可采用药物保留灌肠，0.5% 卡那霉素或 0.3% 黄连素或 5% 大蒜素液，每次 100～200ml，每晚 1 次，10～14 日为一疗程。

（3）疫苗治疗：应用自身菌苗或混合菌苗，隔日皮下注射一次，20 天为一疗程。

（4）肠道菌群失调的处理可予微生态制剂如乳酸杆菌或双歧杆菌等。

中毒型细菌性痢疾　　除有效的抗菌治疗外，宜针对危象及时采用综合措施抢救治疗。

（1）一般治疗：观察意识状态、血压、脉搏、呼吸及瞳孔等变化，加强护理。

（2）病原治疗　　应用有效的抗菌药物静脉滴注如环丙沙星 0.2～0.4g，静脉滴注，1 日 2 次；左氧氟沙星，每日 250mg～500mg，静脉滴注，待病情明显好转后改口服。

（3）对症治疗：①降温止惊；②扩容纠酸，维持水及电解质平衡；③血管活性药物的应用；④防治脑水肿和 ARDS。

中医辨证论治

1. 湿热痢

症状：发热、腹痛，里急后重，下利脓血，肛门灼热，小便短赤大便日达 10～30 次，舌质红，苔黄腻，脉滑数。

治法：清热解毒，调气行血。

方药：芍药汤加减。

组成：金银花、赤芍各 15g，葛根、黄柏、槟榔、丹皮、木香、佩兰各 10g，黄连、酒军各 6g，马齿苋 30g。若下痢血多，可加秦皮、地榆炭清热止血。

2. 疫毒痢

症状：发热急剧，状热神昏，甚或惊厥，腹痛，里急后重，下痢鲜紫脓血，舌质红绛，苔黄腻，脉滑数。

治法：清热解毒，凉血止痢。

方药：白头翁汤加减。

组成：白头翁、赤芍各 15g，秦皮、丹皮、黄连、黄柏各 10g，紫草、地榆各 12g，酒军 6g，马齿苋、板蓝根各 30g。若见壮热，神昏，惊厥者可加用神犀丹加减，或根据病情选用安宫牛黄丸、紫雪丹、至宝丹等。

3. 寒湿痢

症状：腹痛拘急，痢下赤白黏冻，白多赤少，或为纯白冻，里急后重，口淡乏味，脘腹胀满，头身困重，舌质或淡，舌苔白腻，脉濡缓。

治法：温中燥湿，调气和血。

方药：不换金正气散加减。

组成：藿香、苍术、半夏、厚朴、生姜、陈皮、大枣、甘草、木香、枳实等。若痢下白中兼赤者，加当归、芍药调营和血；脾虚纳呆者加白术、神曲、麦芽等；腹痛，痢下滞而不爽者加大黄、槟榔、炮姜，肉桂等。

4. 阴虚痢

症状：痢下赤白，日久不愈，脓血黏稠，或下鲜血，脐下灼痛，虚坐努责，食少，心烦口干，至夜转剧，舌红绛少津，苔少或花剥，脉细数。

治法：养阴和营，清肠化湿。

方药：黄连阿胶汤和驻车丸加减。

组成：黄连、黄芩、阿胶、芍药、甘草、当归、甘草、生地榆等。若虚热灼津而见口渴，尿少、舌干者，可加沙参、石斛；若痢下血多者，可加丹皮、旱莲草以凉血止血；若湿热未清者，可加秦皮、白头翁。

5. 虚寒痢

症状：痢下赤白清稀，无腥臭，或为白冻，甚则滑脱不禁，肛门坠胀，便后更甚，腹部隐痛，缠绵不已，喜按喜温，形寒畏冷，四肢不温，食少神疲，腰膝酸软，舌质淡苔薄白，麦沉细而弱。

治法：温补脾肾，收涩固脱。

方药：桃花汤合真人养脏汤加减。

组成：人参、白术、干姜、肉桂、粳米、炙甘草、诃子、罂粟壳、肉豆蔻、赤石脂、当归、白芍、木香等；若积滞未尽者，加用枳实、山楂、神曲等；若痢久脾气内陷者，可加黄芪、柴胡、升麻、党参等。

6. 休息痢

症状：下痢时发时止，迁延不愈，常因饮食不当，受凉，劳累而发，发时大便次数增多，夹有赤白黏冻，腹胀食少，倦怠嗜卧，舌质淡苔腻，脉濡软或虚数。

治法：温中清肠，调气化滞。

方药：连理汤加减。

组成：人参、白术、干姜、茯苓、甘草、黄连、枳实、木香、槟榔等。若脾阳虚极，肠中寒积不化，遇寒即发，证见下痢白冻，倦怠少食，舌淡苔白，脉沉者，用温脾汤加减；若久痢兼见肾阳虚衰，关门不固者，可加用四神丸。

其他疗法

1. 灌肠疗法

（1）大黄 20g，赤芍 30g，煎汁 120ml，分 2 次保留灌肠，每日 2 次，同时煎服葛根汤，治疗急性痢疾。

（2）白头翁 30g，乌梅、黄连、赤芍、槟榔各 6g，加水浓煎 200ml，将药液导入肛门内约 10cm 处，抬高臀部以利吸收，每日 2 次，小儿按年龄酌减，治疗痢疾挟滞者。

2. 针灸疗法

（1）体针：取上巨虚或足三里、天枢，配曲池、内关，行泻法，留针 30min，中毒性痢疾加合谷、大椎、十宣放血；若食入即吐、不思饮食者加中脘；慢性痢疾宜针脾俞、胃俞、肾俞、大肠俞、三阴交、足三里，并灸神阙、关元、气海，采用平补平泻或者补法，留针 30～45min，急性期每日 2～3 次，慢性患者每日 1 次。

（2）耳针：取小肠、大肠、直肠下段等穴，毫针强刺激，留针 30min，其间运针 3～4 次，一般每日 1～2 次，病情严重者每日 2～3 次，持续 3～7 天，慢性痢疾加脾、胃、肾、神门、交感，选 3～5 穴毫针轻刺激，留针 10min，隔日 1 次或者每日 1 次，也可用贴耳穴方法，将王不留行籽置于上述穴位，胶布固定，每日按压

3～7次。2～3日换药1次。

（3）穴位注射：选天枢或者足三里，用氯霉素注射液2ml，加入1%普鲁卡因0.5ml，每侧穴位注入1ml，得气后注药，每日1次，7天为1疗程，或选长强、天枢（双）、足三里（双），用仙鹤草素8mg注入长强穴，黄连素2mg注入天枢，针刺足三里，治疗湿热痢疾。

（4）灸法：取神阙、关元、气海、脾俞、肾俞、大肠俞、胃俞、足三里等穴，每次选2～3穴，用艾条温和灸，以穴位局部有合适温热感为度。每日或隔日1次，10～15次为1疗程，适用于慢性痢疾久不痊愈者。

治疗效果评估

1. 治愈标准　（1）临床症状消失，每日大便在两次以下，外观正常。（2）粪便镜检在停药后1日1次，连续2次，每高倍视野白细胞不超过5个。（3）停药后每日粪便培养，连续2次阴性。（4）慢性菌痢乙状结肠镜检查溃疡消失，随访一个月无症状复发。

2. 好转标准　（1）临床症状改善，大便性状恢复正常。（2）粪便检查及培养未达到治愈标准。

十、预后

急性细菌性痢疾一般预后良好，经一周左右的治疗大多痊愈，但下列情况易发展为慢性病变：①病人感染为福氏痢疾杆菌；②急性期治疗不及时、不彻底；③原有营养不良、胃肠道疾患、肠道寄生虫病或肠道分泌性IgA减少等局部或全身抵抗力低下。中毒型菌痢的死亡率约为8%～10%。

十一、预防

1. 控制传染源　早期发现病人和带菌者，及时隔离和彻底治疗，是控制菌病的重要措施。

2. 切断传播途径　搞好"三管一灭"即管好水、粪和饮食以及消灭苍蝇，养成饭前便后洗手的习惯；对饮食业、儿童机构工作人员定期检查带菌状态。

3. 保护易感者　口服痢疾活菌苗如 F2a 型 "依链株" 活菌苗能刺激肠黏膜产生局部保护性抗体 – 分泌型 IgA，免疫力可维持6～12 个月。

第四节　霍　　乱

霍乱是由霍乱弧菌所致的烈性肠道传染病，为我国两种甲类传染病之一，临床表现轻重不一，典型病例病情严重，临床上以起病急骤、剧烈泻吐、排泄大量米泔水样肠内容物、脱水、肌痉挛少尿和无尿为特征，严重者可因休克、尿毒症或酸中毒而死亡。

《内经》首次提出 "霍乱" 病名，《灵枢·经脉》篇云："足太阴……厥气上逆则霍乱。"《伤寒论·辨霍乱病脉证并治》中对霍乱作出了专篇的论述，指出了霍乱的特征，提出了分型用药，《诸病源候论·霍乱病诸侯》论述了霍乱的病因和症状，清代王孟英的《霍乱论》则进一步充实了霍乱的理法方药。

一、病原学

霍乱弧菌为革兰氏阴性菌，菌体短小，弯曲呈弧状或逗点状，无芽胞和荚膜，菌体一端有单根鞭毛和菌毛，运动活泼。该菌为需氧菌，对营养要求不高，氧化酶试验阳性，吲哚试验阳性，EL – Tor 型霍乱弧菌与古典型霍乱弧菌生化反应有所不同，前者 Vp 阳性而后者为阴性；前者能产生强烈的溶血素，溶解羊红细胞，后者则不溶解羊红细胞。霍乱弧菌对热、干燥、日光、酸及大多数抗生素敏感，茶及一般消毒剂对其有很强的灭菌作用，而在低温、潮湿、碱、盐及低营养物的不良环境条件下可长期存活。

抗原与分类：霍乱弧菌有菌体抗原（O 抗原）和鞭毛抗原（H 抗原），根据 O 抗原的不同将弧菌属细菌分为 100 多个血清群。

（1）O1 群霍乱弧菌：包括两个生物型即古典生物型和 EL – tor 生物型，两型均为流行菌株，可被 O1 群血清凝集，能在体外产生霍乱肠毒素。

（2）不典型 O1 群霍乱弧菌：可被多价 O1 群血清凝集，不产生肠毒素，无致病性。

（3）非 O1 群霍乱弧菌：本群弧菌不被 O1 群霍乱弧菌多价血清所凝集，根据 O 抗原的不同，可分为 137 个血清群（即 O2 ~ O138），一般不引起疾病，但其中 O139 群霍乱弧菌曾引起霍乱暴发流行。

二、流行病学

自 1817 年以来，全球共发生了七次世界性大流行，前六次病原是古典型霍乱弧菌，第七次病原是埃尔托型所致。1992 年 10 月印度发生了 O139 群霍乱暴发流行。

（1）传染源：主要是患者和带菌者。

（2）传播途径：经水传播是霍乱最重要的传播途径，亦可通过食物、与病人接触和苍蝇携带传播。

（3）人群易感性：人群对霍乱弧菌普遍易感。

（4）流行特征：①地区分布：印度素有"人类霍乱的故乡"之称，印度尼西亚的苏拉威西岛是 EL - Tor 弧菌的疫源地；②季节分布：流行高峰多在 7 ~ 10 月；③流行方式有暴发及迁延散发两种形式。

三、发病机制及病理改变

（一）发病机制

小肠黏膜上皮细胞的刷状缘存在霍乱肠毒素的受体 GM_1，GM_1 与霍乱肠毒素（CT）结合后引起前列腺素（PGE）的合成与释放增加，PGE 使腺苷酸环化酶（AC）活性增高，催化 ATP 使之转化为环腺苷酸（cAMP），促使细胞分泌功能增强，同时抑制了肠绒毛膜对钠的吸收并主动分泌氯化钠，导致水及电解质大量丧失。现认为另一种 O1 群霍乱毒素（无 CT 的基因）以及埃托生物型产生的可溶素可能也是致病因子。

（二）病理改变

霍乱的病理改变常甚轻微，仅表现为杯状细胞中黏液的明显减少、肠腺和微绒毛轻度扩张以及黏膜固有层轻度水肿。患者死后病理解剖所见主要为严重脱水现象。胃肠道的浆膜层干燥，肠黏膜发炎松弛，淋巴滤泡显著肿大，心、肝、脾等脏器多缩小，肾小球及间质的毛细血管扩张，肾小管上皮有浊肿变性及坏死。

四、中医病因病机

本病的病因为秽浊疫疠之邪，与饮食不洁有密切关系。

秽浊疫疠之邪侵入中焦，致脾胃受伤，运化及升降失司，清浊相干，气机逆乱，发为吐泻交作。饮食不洁，损伤脾胃，功能失调，清阳不升、浊阴不降，从而发为霍乱。临床上二者是相为因果的，夏秋之际，暑湿蒸腾，易致脾胃损伤，则外界疫疠之邪易侵入，若寒热湿邪困脾，则中气不健，也易导致饮食内伤，若中阳素亏，脾不健运，或感寒湿，或过食生冷，则病从寒化形成寒霍乱；若素体阳盛，或感受热邪，或湿热内生，则病从热化形成热霍乱；若饮食先伤脾胃，又感秽浊之气，邪阻中焦，气机阻滞，上下不通，发为干霍乱，为霍乱中的重症。

五、临床表现

潜伏期 1～3 天，古典生物型与 O139 型霍乱弧菌引起的疾病症状较严重，埃尔托型所致者轻型及无症状者较多。

（一）典型病例

病程分为 3 期。

1. 泻吐期　绝大多数病人以急剧无痛性腹泻、呕吐开始，少数病人可因腹直肌痉挛而引起腹痛，大便开始为泥浆样或水样，尚有粪质，迅速成为米泔水样或无色透明水样，无粪臭，微有淡甜或鱼腥味，含大量片状黏液，大便量多，每次可超过 1000ml，每日十余次，甚至难以计数；呕吐多在腹泻后出现，常为喷射性和连续性，呕吐物先为胃内容物，后为清水样，严重者可为"米泔水"样。本期持续数小时至 1~2 天。

2. 脱水虚脱期　频繁的腹泻和呕吐使病人迅速出现脱水和微循环衰竭，患者表情淡漠或烦躁不安、眼球下陷、口唇干燥、皮肤凉、弹性消失、手指皱瘪、脉细速或不能触及、血压低，可出现腓肠肌和腹直肌痉挛、酸中毒，严重酸中毒时可出现神志不清，呼吸深长，血压下降。此期一般为数小时至 2~3 天。

3. 恢复期　病人脱水纠正后，多数症状消失，约 1/3 病人有反应性发热。

（二）临床类型

根据临床表现，霍乱可分为五型。

1. 无症状型　感染后无任何症状，仅呈排菌状态，排菌期一般为 5~10 天，个别成为慢性带菌者。

2. 轻型　病人微感不适，每日腹泻数次，大便稀，无呕吐及脱水表现，尿量无明显减少。

3. 中型　吐泻次数较多，每日达 10~20 次，大便呈米泔水样，有一定程度的脱水，血压降低、脉搏细速，血浆比重为 1.031~1.040，24h 尿量在 500ml 以下。

4. 重型　吐泻频繁，脱水严重，血压低甚至不能测出，脉速弱，血浆比重 >1.041，尿极少或无尿。

5. 暴发型　亦称干性霍乱，起病急骤，不待泻吐出现即因循环衰竭而死亡。

并发症

1. 肾功能衰竭　表现为尿量减少和氮质血症，严重者出现尿闭，可因尿毒症而死亡。

2. 急性肺水肿　代谢性酸中毒可致肺循环高压，后者因补充大量不含碱的盐水而加重。

3. 其他　低钾综合症、心律不齐及流产等。

六、理化检查

（一）血常规及生化检查

红细胞、血红蛋白及红细胞压积增高，白细胞及中性粒细胞增多；血清钾、钠、氯化物和碳酸盐均降低，血 pH 下降，尿素氮、肌酐升高。

（二）尿常规

可有蛋白、红白细胞及管型，尿比重为 1.010～1.025 之间。

（三）血清学检查

发病第 1～3 日及第 10～15 日各取 1 份血清，若第 2 份血清的抗体效价比第 1 份增高 4 倍或 4 倍以上，有诊断参考价值。

（四）病原菌检查

1. 涂片染色　取粪便或早期培养物涂片作革兰染色镜检，可见革兰阴性稍弯曲的弧菌。

2. 悬滴检查　将新鲜粪便作悬滴或暗视野显微镜检，可见运动活泼呈穿梭状的弧菌。

3. 制动试验　取急性期病人的水样粪便或碱性胨水增菌培养 6h 左右的表层生长物，先作暗视野显微镜检，如有穿梭样运动物时，则加入 O1 群多价血清一滴，若是 O1 群霍乱弧菌，则弧菌运动即停止；如不能制止运动，应再用 O139 血清重作试验。

4. 增菌培养　所有怀疑霍乱患者粪便，均应作增菌培养以提高检出率和早期诊断。

5. 分离培养　应用庆大霉素琼脂平皿或碱性琼脂平板进行培养并选择可疑或典型菌落，应用霍乱弧菌"O"抗原的抗血清作玻片凝集试验。

6. 核酸检测　通过 PCR 技术检测霍乱弧菌毒素基因亚单位 CtxA 和毒素协同菌毛基因（TcpA）来区别霍乱菌株和非霍乱弧菌，并区别古典生物型和埃尔托生物型霍乱弧菌。

七、诊断

依据患者的流行病学史、临床表现及实验室检测结果进行综合判断。

（一）带菌者

无霍乱临床表现，但粪便、呕吐物或肛拭子细菌培养分离到 O1 群和或 O139 群霍乱弧菌。

（二）疑似病例

1. 与霍乱患者或带菌者有密切接触史或共同暴露史，并出现霍乱轻症病例临床表现者。

2. 霍乱轻症病例临床表现且粪便、呕吐物或肛拭子标本霍乱毒素基因 PCR 检测阳性。

3. 霍乱轻症病例临床表现且粪便、呕吐物或肛拭子标本霍乱弧菌快速辅助检测试验阳性。

4. 具备中毒型病例临床表现且粪便、呕吐物或肛拭子标本霍乱毒素基因 PCR 检测阳性。

5. 具备中毒型病例临床表现且粪便、呕吐物或肛拭子标本霍乱弧菌快速辅助检测试验（胶体金快速检测）阳性。

6. 具备中、重型病例临床表现者。

（三）临床诊断病例

1. 具备各型霍乱临床表现之一且在腹泻病患者日常生活用品或家居环境中检出 O1 群和或 O139 群霍乱弧菌。

2. 在一起确认的霍乱暴发疫情中，暴露人群中出现任一型霍乱临床表现者。

（四）确诊病例

1. 具备任一型霍乱临床表现且粪便、呕吐物或肛拭子细菌培养分离到 O1 群和或 O139 群霍乱弧菌。

2. 粪便培养检出 O1 群和或 O139 群霍乱弧菌前后各 5 天内有腹泻症状者。

八、鉴别诊断

（一）急性胃肠炎

多有食用不洁食物史，起病急骤，早期常有发热和其他中毒症状，先有呕吐而后腹泻，排便前往往有肠鸣、阵发性腹部剧痛，常为水样或类似痢疾样脓血便，很少发生肌肉痉挛、虚脱和高氮质血症。

（二）急性细菌性痢疾

常有发热，大便为黏液脓血便，量少，有腹痛及里急后重，大便镜检有大量的脓细胞，大便培养痢疾杆菌阳性。

（三）大肠杆菌性肠炎

1. 产肠毒素性大肠杆菌（ETEC）性肠炎　潜伏期4～24h，有发热、恶心、呕吐及腹部绞痛，腹泻每日10次左右，黄水或清水样便，无脓血便，严重腹泻者可产生重度脱水。

2. 肠致病性大肠杆菌（EPEC）性肠炎　大便为水样或蛋花汤样，重者可有脱水及全身症状。两者粪便培养均可获得相应的大肠杆菌。

（四）鼠伤寒沙门氏菌感染

多发生于5～8月份，可有发热、腹泻或败血症，腹泻每日2～20次，大便为稀水便，常有不同程度脱水，大便培养可获得鼠伤寒沙门氏菌。

（五）空肠弯曲菌肠炎

潜伏期3～5日，病期有发热或有乏力、头痛及肌痛等症状，继而腹痛腹泻，大便为水样、黏液状、胆汁样或呈血性，严重病例可有重度脱水及循环衰竭。大便培养可有弯曲菌阳性。

（六）病毒性肠炎

常见病原为人轮状病毒，多见于婴幼儿，好发于秋冬季，可呈流行性。

九、治疗

治疗原则：1. 各级医疗单位设立腹泻病门诊，加强对霍乱病人的早期诊断；2. 按甲类传染病隔离，危重病人先在现场抢救，病情稳定后送往指定的隔离病房；3. 预防并治疗脱水；4. 治疗期间尽量鼓励其饮水进食；5. 极期暂停进食，病情好转后先给流质饮食，后逐渐增加；6. 重度脱水病人适当的抗菌治疗可缩短腹泻时间，减少排便量，缩短病程。

（一）液体疗法

1. 口服补液

口服补液疗法的适应对象是轻、中度的霍乱患者以及经静脉补液纠正休克而情况改善的重症霍乱病人。世界卫生组织倡导使用口服补液盐（ORS）治疗霍乱，使用方法是治疗最初 6h，成人每小时口服 750ml，小儿（20kg 以下）每小时给 250ml，以后每 6h 的口服补液量为前 6h 泻吐量的 1.5 倍，甘氨酸（111mmol/L）加入 ORS 中可避免产生渗透性腹泻。

2. 输液治疗

口服补液有困难的患者应静脉输液，输液剂量和速度视病情轻重、脱水程度、血压、脉搏、尿量及血浆比重等而定；输液种类以 541 溶液为佳，用时每 1000ml 中另加 50% 葡萄糖 20ml 以防低血糖。现以此溶液为基础提出轻、中、重三型静脉输液方法。

（1）成人静脉输液治疗方法

①轻型：总计 3000 ~ 4000ml/日，最初 2h 5 ~ 10ml/h，以后补充继续损失量和每天生理需要量。

②中型：24h 约需输入 4000 ~ 8000ml，最初 2h 内快速静脉输入含糖 541 溶液或 2：1 电解质溶液 3000 ~ 4000ml，血压、脉搏恢复正常后，可减慢输液速度为每分钟 5 ~ 10ml，并继续应用 541 溶液。原则上应于入院 8 ~ 12h 内补进入院前累计损失量及入院后的继续损失量和每天生理需要量，以后按排出多少补充多少的原则给以口服补液。

③重型：24h 内输液总量约为 8000～12000ml 或更多，先给予含糖 541 溶液，由静脉推注 1000～2000ml，以后按每分钟 20～30ml 的速度快速滴注 2500～3500ml 或更多，直至休克纠正为止，补足入院前后累计丢失量后即按每天生理需要量加上排出量的原则补液。

④补钾与纠酸：严重腹泻脱水的患者应早期应用含钾不甚高的541 溶液，如酸中毒严重酌情另加碳酸氢钠纠正。

⑤血管活性药物及激素的应用：中毒性休克或重型患者经输液.疗法补足液体后，血压仍低或测不出，可加用血管活性药物。

（2）儿童治疗方法

①轻型：常用口服补液，不能口服者可静脉输液，入院后24h 输液量以 100～150ml/kg 计算，给生理盐水及 5% 葡萄糖液，其比为 2：1，并应注意补钾，输液速度为每分钟 1～2ml。

②中型及重型：静脉输液量为 6～7h 内按 100ml/kg 计算，分两个阶段进行。

第一阶段静脉输液方案：按 20ml/kg 给予等张液，1h 内输入。

第二阶段静脉输液方案：按 80ml/kg 给予 2/3 张液或 1/2 张液，1 岁以内患儿于 6h 内输入，1 岁以上患儿 5h 内输入。

补钾：低钾患儿按 100～300mg/（kg·d）氯化钾计算，分3～4 次口服或静点。4 岁以上儿童最初 15min 内每分钟 20～30ml，婴幼儿每分钟 10ml，以后按脱水及脉搏情况调整速度，待脱水、酸中毒纠正后，逐渐减慢至每分钟 20～30 滴左右维持之，呕吐停止后改用口服补液。

（二）抗菌药物治疗

只作为液体疗法的辅助治疗，常用抗菌药物及其用法如下：

1. 喹诺酮类抗菌药：（1）氟哌酸成人每日 3 次，每次 400mg，小儿按 10～15mg/（kg·d），连服 3 天；（2）环丙沙星成人250mg，1 日 2 次口服，小儿按 10～15mg/（kg·d）。

2. 强力霉素 200mg，1 日 2 次口服，连服 3 天，小儿按 6mg/（kg·d）计算，连服 3 日。

3. 庆大霉素成人每次 120000U，1 日 2 次口服，小儿按每次 8000 ~ 10000U/kg 口服。

4. 四环素成人每日 4 次，每次 0.5g，连服 3 天。

5. 黄连素成人每日 3 次，每次 300mg，小儿按 50mg/（kg·d）计算，连服 3 天。

（三）并发症治疗

1. 代谢性酸中毒

（1）轻、中型患者按上述输液方法给予含糖 541 溶液或 2：1 溶液后，一般可纠正，不须另加碱性药物。

（2）重型患者须立即给予碱性药物注射，可快速静脉滴入 5% 碳酸氢钠 5ml/kg 或 11.2% 乳酸钠 3ml/kg，患者情况若有初步改善则继续按前述的输液计划即可；如情况无改善，1 ~ 2h 后再给上述用量的一半或全量，或根据血浆二氧化碳结合力测定结果计算用量。

2. 急性肾功能衰竭

及时正确的输液，迅速纠正休克是预防急性肾功能衰竭的关键。

（1）对症、支持治疗。

（2）透析疗法指征：严重高血容量表现、血钾高过 7.5mEq/L 或心电图有高钾表现、严重酸中毒且用碱性药物不能纠正、血浆非蛋白氮显著增高（ > 142mmol/L）。

3. 急性肺水肿及心力衰竭

（1）暂停输液或减慢输液速度。

（2）绝对卧床休息，半卧位，必要时给予镇静剂。

（3）含酒精的氧吸入。

（4）速尿 20 ~ 40mg 静注，地塞米松 5 ~ 10mg 缓慢静注。

（5）西地兰 0.4mg 缓慢静注，必要时 2 ~ 4h 后再注射 0.2 ~ 0.4mg。

（6）应用血管扩张剂。

4. 低钾综合征

中、重型病人按前述输液原则治疗，一般能预防低钾综合征的产生，如仍发生应酌情继续补钾。症状较轻且能口服者可每日给予氯化钾或枸橼酸钾 4～6g；如有严重缺钾可每日静脉滴注氯化钾6～12g。

（四）中医辨证论治

1. 寒霍乱

（1）轻证

症状：暴起呕吐下痢，初起时所下带有稀粪，继则下痢清稀，或如米泔水，不甚臭秽，腹痛或不痛，胸膈痞闷，四肢清冷，舌苔白腻。

治法：燥湿散寒、芳香化湿。

方药：藿香正气散合纯阳正气丸加减。

组成：藿香12g，紫苏、白芷、桔梗、姜半夏、茯苓、白术、厚朴、陈皮、丁香、青木香、苍术各10g，肉桂6g，花椒叶5g。

（2）重证

症状：吐泻不止，吐泻物如米泔，面色苍白，眼眶凹陷，指螺皱瘪，手足厥冷，头面出汗，筋脉挛急，舌质淡，苔白，脉沉微细。

治法：回阳救逆，温补脾肾。

方药：附子理中汤加味。

组成：制附片8g，炮姜12g，党参、白术、甘草各10g。

2. 热霍乱

症状：吐泻骤作，发热口渴，心烦脘闷，吐泻有腐臭味，腹中绞痛，小溲黄赤，舌苔黄腻，脉濡数，甚则四肢酸楚，筋脉拘急，重者唇面手甲皆青，身热自汗，手足厥逆，脉象沉伏。

治法：清热化湿，泄浊辟秽。

方药：燃照汤加减。

组成：滑石、薏仁各20g，黄芩、黄连、山栀、半夏、厚朴、省头草各10g，蚕砂、木瓜各15g，吴茱萸8g。如证见手足厥冷，唇面手甲皆青，自汗腹痛，口渴，呕吐酸秽，泻下臭恶，小便短赤，六脉俱伏者，此为热遏于内，热深厥深，真热假寒之象，应急投竹叶石膏汤。

3. 干霍乱

症状：卒然腹中绞痛，欲吐不得吐，欲泻不得泻，烦躁闷乱，甚则面色青惨，四肢厥冷，头汗出，脉象沉伏。

治法：辟浊解秽，利气宣焦。

方药：可用玉枢丹、飞龙夺命丹、行军散等化裁，凉开水调下。山慈姑、雄黄、麝香、五倍子、续随子、大戟各 8g。因邪气过盛，可用烧盐方探吐，并可口服红灵丹或行军散 1～3 分。

（五）其他疗法

1. 针刺法　一般热证宜针，穴位一任脉及足太阴脾、足阳明胃经穴为主，如中脘、气海、关元、足三里、内庭、天枢、公孙、三阴交，兼见其他症状者，兼刺其他经穴，可选少商、曲池、委中、舌下等，有青筋活黑筋者，刺出紫黑毒血，可使症状减轻。

2. 熨灸　可用于霍乱之寒症者。如用炒盐一包熨于脐部，令气透，或熨其背，可使手足逆冷者转暖；或以吴茱萸、食盐各适量炒热，包熨脐下，可使腹中热有汗，寒邪可散。或用艾灸神阙、天枢、中脘、气海各穴。

十、预后

近 30 年来由于诊疗技术的提高，已降至 1% 左右。老、幼及孕妇预后较差。

十一、预防

1. 管理传染源　①健全疫情报告制度，及早发现病人；②加强卫生检疫；③发现病人及带菌者隔离治疗；④对接触者隔离 5 日，同时进行医学观察与 3 次粪检。

2. 切断传播途径　开展"三管一灭"（管水、管粪、管饮食灭蝇）。

3. 提高人群免疫水平　　目前预防接种的研究集中于口服菌苗方面，包括灭活弧菌与 B 亚单位的联合菌苗（WC/rBS）及口服减毒活菌苗（如 CVD103 – HgR 菌苗）、口服杂交菌苗等，这些菌苗均有较好的预防作用。到高危地区旅游的人群要接种 WC/rBS 和 CVD103 – HgR 两种口服菌苗，紧急接种首选 CVD103 – HgR 菌苗，接种后 7 日即产生保护性抗体。

第五节　流行性脑脊髓膜炎

　　流行性脑脊髓膜炎简称为流脑，是由脑膜炎奈瑟菌引起的急性化脓性脑膜炎，主要临床表现为突发高热、剧烈头痛、频繁呕吐、皮肤黏膜瘀点、瘀斑及脑膜刺激征，严重者可有败血症休克和脑实质损害。

　　本病没有病名的记载，根据临床特征及发病季节，属于中医"春温""风温""瘟疫"等范畴。

一、病原学

　　脑膜炎双球菌属奈瑟氏菌属，为革兰染色阴性球菌，呈肾形或卵圆型，常成双排列或四个相联。该菌仅存在于人体，可从带菌者鼻咽部，病人的血液、脑脊液和皮肤瘀点中检出。该菌营养要求较高，含自溶酶，如不及时接种易溶解死亡。对寒冷、干燥较敏感，一般的消毒剂处理极易使其死亡。根据荚膜多糖可将该菌分为 A、B、C 等 13 个血清群，我国的流行菌群主要是 A 群，B 群仅占少数，带菌者以 B、C 群为主。

二、流行病学

　　传染源　　人为本病唯一的传染源，病原菌存在于带菌者或病人的鼻咽部。

　　传播途径　　病原菌主要经咳嗽、打喷嚏借飞沫由呼吸道直接传播，密切接触对 2 岁以下婴儿的发病有重要意义。

易感人群　人群易感性与抗体水平密切相关，男女发病率相等，感染后产生持久免疫力。

三、发病机制及病理变化

（一）发病机制

病原菌自鼻咽部侵入人体，如人体免疫力强，则可迅速将病原菌杀灭，或成为带菌状态；若体内缺乏特异性杀菌抗体，或细菌毒力较强时，则病菌可从鼻咽部黏膜进入血液，发展为败血症，继而累及脑脊髓膜，形成化脓性脑脊髓脑炎。败血症期细菌常侵袭皮肤血管内壁引起栓塞、坏死、出血及细胞浸润，从而出现瘀点或瘀斑；由于血栓形成、血小板减少及内毒素的作用，内脏可有不同程度的出血。暴发型败血症是一种特殊类型，脑膜炎球菌的脂多糖内毒素引起微循环障碍和内毒素性休克，继而导致播散性血管内凝血（DIC）是其主要病理基础；暴发型脑膜脑炎的发生和发展亦和内毒素有关。

（二）病理变化

败血症期的主要病变为血管内皮损害，血管壁有炎症、坏死和血栓形成，同时血管周围有出血，皮下、黏膜及浆膜可有局灶性出血。暴发型败血症的皮肤及内脏血管有内皮细胞破坏和脱落，血管腔内有血栓形成，皮肤、心、肺、胃肠道和肾上腺均有广泛出血。脑膜炎期的病变以软脑膜为主，早期有充血、少量浆液性渗出及局灶性小出血点，后期则有大量纤维蛋白，中性粒细胞及细菌出现；暴发型脑膜脑炎的脑组织病变严重，有明显充血和水肿，颅内压明显增高，部分病人有天幕裂孔疝及枕骨大孔疝。

四、中医病因病机

本病病因为温疫时邪，初起从口鼻侵入，出现发热、恶寒、头痛、无汗等卫表症状，邪犯太阳经脉则见颈项强直。邪毒入里，则出现壮热、烦躁、口渴等气分证，邪热犯胃，热毒上冲，呕吐频繁。大多数病例起病即可见卫气同病。若病势无减轻及截断，邪热传营入血，热扰心神则见壮热、神昏，邪陷厥阴，肝风内动则见惊厥、抽筋、角弓反张；气营两燔则斑疹隐隐、吐血、衄血。少数病人发病急骤，初起则由卫分直入营血，逆传心包，见神昏、谵语、抽风等症；邪毒炽盛，病情进展快，则见"热深厥深"的闭证和"阳气暴脱"的脱证。

五、临床表现

潜伏期一般为 2～3 天，临床可分为普通型、暴发型、轻型和慢性型。

（一）普通型

1. 前驱期（上呼吸道感染期）　主要表现为上呼吸道感染症状，持续 1～2 天。

2. 败血症期　多数起病后迅速出现高热、寒战、体温迅速高达40℃以上，伴明显的全身中毒症状，70% 以上皮肤黏膜出现瘀点，持续 1～2 天后进入脑膜炎期。

3. 脑膜脑炎期　除败血症期高热及中毒症状外，同时伴有剧烈头痛、喷射性呕吐、烦躁不安及脑膜刺激征，重者谵妄、抽搐及意识障碍。经治疗通常在 2～5 天内进入恢复期。

4. 恢复期　治疗后体温正常，意识及精神状态改善，皮肤瘀点、瘀斑吸收或结痂愈合，神经系统检查均恢复正常。一般在 1～3 周内痊愈。

（二）暴发型

起病急剧，病情变化快，儿童多见。

1. 暴发型休克型　严重中毒症状，急起寒战、高热，严重者体温不升伴头痛、呕吐，短时间内出现瘀点、瘀斑，随后出现面色苍白、唇周及肢端发绀、皮肤发花、四肢厥冷、脉搏细速、呼吸急促。若抢救不及时，周围循环衰竭症状加重，血压显著下降，昏迷。

2. 暴发型脑膜脑炎型 主要表现为脑膜及脑实质损伤, 常于 1~2 天内出现严重的神经系统症状, 颅内压增高, 脑膜刺激征阳性, 可有惊厥、锥体束征阳性, 严重者可发生脑疝。

3. 混合型 可先后或同时出现休克型和脑膜脑炎型的症状, 是本病最严重的一型。

（三）轻型

多见于流脑流行后期, 病变轻微, 临床表现为低热、轻微头痛及咽痛等上呼吸道症状, 可见少数出血点, 脑脊液多无明显变化, 咽拭子培养可有脑膜炎奈瑟菌生长。

（四）慢性型

一般为成人患者, 常表现为间歇性发冷、发热, 每次发热历时 12h 后缓解, 相隔 1~4 天再次发作, 发作后常成批出现皮疹, 亦可出现瘀点, 常伴关节痛、脾大、血液白细胞增多, 血液培养可为阳性。

并发症

1. 继发感染以肺炎最为常见, 其他有褥疮、角膜溃疡、尿路感染等。

2. 化脓性迁徙性病变有全眼炎、中耳炎、化脓性关节炎、肺炎、心内膜炎等。

3. 脑及周围组织因炎症或粘连而引起的损害有动咽肌麻痹、视神经炎、听神经及面神经损害、肢体运动障碍、失语、大脑功能不全、癫痫、脑脓肿等。慢性病人尤其是婴幼儿可发生栓塞性静脉炎, 引起脑积水或硬膜下积液。

4. 变态反应性疾病 病程后期可出现血管炎、关节炎及心包炎等。

5. 后遗症可由任何并发症引起, 常见者为耳聋、失明、动眼神经麻痹、瘫痪、智力或性情改变、精神异常和脑积水。

六、理化检查

1. 血常规 白细胞总数及中性粒细胞明显增加。

2. 脑脊液检查　病程初期仅压力增高，外观正常；典型脑膜炎期外观呈混浊或脓样，白细胞数明显增加，以中性粒细胞为主，蛋白质含量增加，糖含量减少，氯化物降低。

3. 细菌学检查

（1）涂片检查：用针尖刺破皮肤瘀点，挤出少许血液及组织液，涂片染色后镜检，阳性率高达80%以上；脑脊液沉淀涂片的阳性率为60%～70%。

（2）细菌培养：血培养对普通型流脑败血症期、暴发型败血症及慢性脑膜炎球菌败血症诊断甚为重要，宜多次采血送验；脑脊液应离心取沉渣培养。

4. 免疫学试验　目前临床常用的抗原检测方法有对流免疫电泳、乳胶凝集、反向间接血凝试验、菌体协同凝集试验、放射免疫法、酶联免疫吸附试验等。对流免疫电泳法、放射免疫测定法、间接血凝试验，如恢复期血清效价大于急性期4倍以上有诊断价值。

七、诊断

流行季节突起高热、头痛、呕吐伴神志改变，体检皮肤黏膜瘀点瘀斑，脑膜刺激征阳性，临床诊断可初步成立，确诊有赖于脑脊液检查及细菌学检查，免疫学检查利于早期诊断。

八、鉴别诊断

1. 其他化脓性脑膜炎　肺炎球菌脑膜炎大多继发于肺炎、中耳炎的基础上，葡萄球菌性脑膜炎大多发生在葡萄球菌败血症病程中，革兰氏阴性杆菌脑膜炎易发生于颅脑手术后，流感杆菌脑膜炎多发生于婴幼儿，绿脓杆菌脑膜炎常继发于腰穿、麻醉、造影或手术后。

2. 流行性乙型脑炎　发病多在7～9月，脑实质损害严重，昏迷、惊厥多见，皮肤无瘀点，脑脊液细胞数低，糖及蛋白量正常或稍增高，氯化物正常，免疫学检查有助于鉴别。

3. 虚性脑膜炎　败血症、伤寒、大叶性肺炎等急性感染病人有严重毒血症时，可出现脑膜刺激征，但脑脊液除压力稍增高外，余均正常。

4 中毒性细菌性痢疾　主要见于儿童，发病季节在夏秋季，短期内有高热、惊厥、昏迷、休克、呼吸衰竭等症状，但无瘀点，脑脊液检查正常，确诊依靠粪便细菌培养。

5. 蛛网膜下腔出血　起病突然，以剧烈头痛为主，脑膜刺激征明显，但无皮肤黏膜瘀点、瘀斑及明显中毒症状，脑脊液为血性，脑血管造影可发现动脉瘤、血管畸形等改变。

6. 结核性脑膜炎　有结核病史或密切接触史，起病缓慢，病程较长，有低热、盗汗、消瘦等症状，神经系统症状出现晚，无皮肤瘀点、瘀斑，脑脊液细胞数以单核为主，蛋白质增加，糖和氯化物减少，脑脊液涂片可查到抗酸染色阳性杆菌。

九、治疗

（一）普通型

1. 病原治疗　常选用以下抗菌药物，疗程 5~7 天。

（1）青霉素：成人剂量 20 万 ~30 万 U/kg、儿童 20 万 ~40 万 U/kg，每 8h1 次，静脉滴注。

（2）头孢菌素：易透过血脑屏障且毒性低。头孢噻肟成人 2g，儿童 50mg/kg，每 6h 静脉滴注 1 次；头孢曲松成人 2g，儿童 50 ~ 100mg/kg，每 12h 静脉滴注 1 次。

（3）磺胺药：复方磺胺甲恶唑 3 片口服，每日 2 次。

（4）氯霉素：用于不能使用青霉素或病原不明的患者，剂量成人 2 ~3g，儿童 50mg/kg。

2. 对症治疗　早期诊断，隔离治疗，密切监护，预防并发症；维持水、电及酸碱平衡；高热时可用物理降温和药物降温；颅内高压时给予 20% 甘露醇脱水降颅压。

（二）暴发型

1. 休克型治疗

（1）早期联合应用抗菌药物。

（2）扩充血容量、纠正酸中毒，并在此基础上使用血管活性药物。

（3）防治 DIC，对有皮肤瘀点、瘀斑的流脑病人宜尽早应用肝素。

（4）毒血症：症状明显的病人可应用地塞米松，疗程一般不超过 3 天。

（5）保护重要脏器功能，必要时对症治疗。

2. 脑膜脑炎型的治疗

（1）及时使用高效抗菌素。

（2）防治脑水肿、脑疝，可应用甘露醇、白蛋白、呋塞米、激素等药物治疗。

（3）防治呼吸衰竭，保持呼吸道通畅，必要时气管插管、使用呼吸机治疗。

3. 混合型的治疗　　抗感染治疗的同时，针对具体病情，有所侧重，二者兼顾。

（三）中医辨证论治

1. 卫气同病

症状：发热恶寒，无汗或有汗，头痛项强，恶心呕吐，或见咳嗽，嗜睡或者烦躁不安，神智尚清，或见皮下斑疹隐隐，苔薄白，舌质干而少津，脉数。

治法：清热解毒，或达表邪。

方药：银翘散合白虎汤加减。

组成：银花、连翘、竹叶、荆芥、淡豆豉、牛蒡子、知母、粳米各 9g，桔梗 6g，甘草、薄荷各 3g，生石膏 30g，芦根 20g。头痛剧烈者加菊花、龙胆草、钩藤；呕吐者加竹茹、代赭石，或用玉枢丹 0.5～1g 吞服；有出血倾向者加大青叶、栀子、丹皮。

2. 气血（营）两燔

症状：壮热神昏，头痛剧烈，呕吐频繁，昏昏欲睡，或烦躁谵妄，神昏，抽风，颈项强直，皮肤瘀斑明显，舌红绛少苔，或见黄苔，脉细数或洪数。

治法：气营两清。

方药：清瘟败毒饮加味。

组成：生石膏、水牛角各 30g，黄连、栀子、黄芩、知母、赤芍、玄参、连翘、丹皮、鲜竹叶各 10g，生地 15g，桔梗 6g，甘草 3g。呕吐者加玉枢丹 0.5～1g 吞服，头痛剧烈者加龙胆草、珍珠母、生石决明；斑疹成片加大黄、紫草、大青叶；热闭心包、神昏谵妄者加郁金、菖蒲、连翘、黄连；痰热蒙闭者加竹沥、天竺黄、胆南星。

3. 热陷营血

症状：壮热不退，肌肤灼热，神昏谵语，四肢抽搐，角弓反张，皮肤大片斑疹，鼻衄呕吐，唇舌干燥，舌绛少苔或光剥如镜，脉弦有力。

治法：清营泄热，凉血解毒。

方药：化斑汤合犀角地黄汤。

组成：生石膏、水牛角各 30g，生地、大青叶各 15g，知母、玄参、紫草、大黄各 9g，粳米、芍药各 10g，生甘草 3g。有出血者加仙鹤草、侧柏炭、蒲黄；高热神昏者加安宫牛黄丸或至宝丹；肝火动风者用羚角钩藤汤；角弓反张、抽搐不止者加僵蚕、地龙、全蝎、生石决明。

4. 内闭外脱

症状：高热，神昏，惊厥，皮下瘀斑紫黯，迅速融合成片，大汗淋漓，面色苍白，唇指发绀，四肢厥冷，呼吸急促，血压下降，烦扰躁动，舌苔灰黑，脉微欲绝。

治法：回阳救逆，益气固脱。

方药：独参汤送服安宫牛黄丸 1 粒，或紫雪丹 0，5～1g，或至宝丹 1 粒，每日 2 次，或用生脉散、生脉注射液。

5. 气阴两虚

症状：热渐退或见低热，神倦气弱，全身乏力，口干，胃纳欠佳，或四肢关节不利，舌光剥，脉细数。

治法：健脾益气，滋阴补虚。

方药：生脉散合大补阴汤或三甲复脉汤加味。

组成：党参、麦冬、知母、白芍、龟板、鳖甲、地骨皮各10g，生地15g，五味子6g，炙甘草3g。低热不退者加白薇、青蒿；汗多者加黄芪、糯稻根、牡蛎、石斛、浮小麦；纳差者加鸡内金、山楂、神曲，薏仁；肢体不利者加丝瓜络、木瓜、桑枝、忍冬藤。

6. 后遗症

（1）阴虚风动

症状：偏瘫拘急，瘫痪无力，皮肤干燥，或低热，或角弓反张，或失语，目睛直视呆滞，或吐舌弄舌，舌绛少津，脉弦细而数。

治法：滋阴息风。

方药：大定风珠加味。

组成：白芍、麦冬、阿胶、麻仁、五味子各10g，生地、生龟板、生鳖甲各15g，生牡蛎12g，炙甘草3g。

（2）风痰阻络

症状：喉中痰鸣，舌謇失语，肢体不利，或神识欠佳，舌苔滑腻。

治法：化痰通络。

方药：导痰汤加味。

组成：半夏、陈皮、茯苓、枳实、胆南星各10g，甘草3g，或合用抱龙丹等。

（3）气血亏虚，脉络瘀阻

症状：半身不遂，面色无华，四肢不利，舌淡有瘀紫，脉细弱。

治法：益气活血通络。

方药：补阳还五汤加减。

组成：黄芪30g，当归12g，赤芍、地龙、川芎、桃仁、红花各 10g。

（四）其他疗法

针灸疗法　呕吐者针刺内关、气海、足三里；高热者针刺大椎、曲池、合谷；烦躁抽风者针刺内关、大椎、十宣；呼吸衰竭者取人中、会阴，或膻中；昏迷者，刺人中、涌泉、十宣、太冲。

十、预后

病死率为 5%～15%，以下因素与预后有关：①暴发型患者预后较差。②2 岁以下及高龄病人预后差。③流行高峰发病的病人预后差。④反复惊厥、持续昏迷者预后差。⑤治疗较晚或治疗不彻底者预后不良，并且易有并发症及后遗症发生。

十一、预防

1. 早期发现病人，就地隔离治疗；流行期间避免大型集会及集体活动，外出应戴口罩。

2. 药物预防　密切接触者可用碘胺嘧啶（SD），成人 2g/日，连服 3 日；小儿每日为 100mg/kg；流脑流行时凡具有①发热伴头痛；②精神萎靡；③急性咽炎；④皮肤、口腔黏膜出血等四项中二项者，可给予足量全程的磺胺药治疗。国外采用利福平或二甲胺四环素进行预防，利福平每日 600mg，连服 5 日，1～12 岁儿童每日剂量为 10mg/kg。

3. 菌苗预防　目前各国广泛应用 A 群多糖菌苗，保护率为94.9%。

第六节　炭疽病

炭疽是由炭疽杆菌所致的人畜共患的急性传染病，临床上主要表现为皮肤坏死、溃疡、焦痂和周围组织广泛水肿及毒血症症状，偶可引致肺、肠和脑膜的急性感染，可伴发败血症。

本病根据其发病特点当属中医的"痈""疽"等范畴。

一、病原学

炭疽杆菌系需氧或兼性厌氧、无鞭毛的粗大杆菌，菌体呈竹节状长链排列，革兰氏染色阳性，在人体内有荚膜形成并具较强致病性。炭疽杆菌生活力强，在一般培养基上生长良好，在体外不适宜的环境下可形成卵圆形的芽胞，芽胞的抵抗力极强。炭疽杆菌的抗原组成有荚膜抗原、菌体抗原、保护性抗原及芽胞抗原四种。荚膜抗原与细菌的侵袭力及抗吞噬有关；菌体抗原具有种特异性；保护性抗原具有很强的免疫原性；芽胞抗原有免疫原性及血清学诊断价值。炭疽杆菌繁殖体能分泌炭疽毒素，此毒素是由第 I 因子（水肿因子，EF）、第 II 因子（保护性抗原，PA）及第 III 因子（致死因子，LF）组成的复合多聚体。

二、流行病学

传染源　患病的牛、马、羊、骆驼等食草动物是人类炭疽的主要传染源。猪可因吞食染菌青饲料，狗、狼等食肉动物可因吞食病畜肉类而感染得病，成为次要传染源。炭疽病人的分泌物和排泄物也具传染性。

传播途径　接触感染是本病流行的主要途径，吸入带大量炭疽芽胞的尘埃、气溶胶或进食染菌肉类，可分别发生肺炭疽、肠炭疽。

人群易感性　人群普遍易感，病后免疫力持久与否尚无定论。

流行特征　散布于世界各地，全年均可发病，7~9 月为高峰，呈地方性流行，多发于牧民、农民、屠宰与肉类加工和皮毛加工工人以及兽医等。

三、发病机制及病理改变

（一）发病机制

当一定数量的芽胞进入皮肤破裂处、吞入胃肠道或吸入呼吸道后，病原菌首先在局部繁殖，产生大量毒素，导致组织及脏器发生出血性浸润和严重水肿，形成原发性皮肤炭疽、肠炭疽及肺炭疽等；当机体抵抗力降低时致病菌即迅速沿淋巴管及血循环进行全身播散，形成败血症和继发性脑膜炎，DIC 和感染性休克较常见。

（二）病理改变

炭疽主要病理改变为各脏器、组织的出血性浸润、坏死和水肿。皮肤炭疽局部呈痈样病灶，四周为凝固性坏死区，皮肤组织呈急性浆液性出血性炎症；肺炭疽呈出血性支气管炎、小叶性肺炎及梗死区，支气管及纵隔淋巴结高度肿大并有出血性浸润；肠炭疽时肠壁呈局限性痈样病灶及弥漫性出血性浸润，病变周围肠壁有高度水肿及出血，肠系膜淋巴结肿大，腹腔内有浆液性血性渗出液；脑膜炎时硬脑膜和软脑膜均充血、水肿，蛛网膜下腔出血和炎症细胞浸润；败血症时其他组织及脏器均有广泛出血性浸润、水肿及坏死。

四、中医病因病机

本病的病因为温热毒邪，主要是因为接触病畜、死畜之时，温热毒邪侵入人体，致气血凝滞，营卫不和，经络阻塞，可见发热头痛，肌肉酸痛，皮肤水疱，若进一步发展，致热胜肉腐生痈肿；若温热毒邪侵犯脾胃，脾胃运化及升降功能失常，则见恶心呕吐，腹痛腹泻；若邪毒内陷，客于营血，气营两燔则见头痛呕吐，抽搐等症；若邪毒内闭，则见高热喘促，大汗淋漓，心慌胸闷等症。

五、临床表现

潜伏期 1~5 日，临床可分以下五型。

1：皮肤炭疽　约占 95%，可分炭疽痈和恶性水肿两型。炭疽痈多见于面、颈、肩、手和脚等裸露部位皮肤，初为丘疹或斑疹，第 2 日顶部出现水疱，内含淡黄色液体，周围组织硬肿，第 3~4 日中心区出血性坏死，水肿区继续扩大，第 5~7 日水疱破裂成浅小溃疡，血样分泌物结成黑色干痂，痂下有肉芽组织形成，周围组织有非凹陷性水肿，继之水肿渐退，黑痂脱落，愈合成疤。发病1~2日后出现发热、头痛、局部淋巴结肿大及脾肿大等；恶性水肿累及部位大多为组织疏松的眼睑、颈、大腿等，局部呈大块状水肿，患处肿胀透明、扩展迅速，可致大片坏死，全身毒血症明显，可产生败血症并继发肺炎及脑膜炎。

2. 肺炭疽 大多为原发性，起病急骤，一般先有2~4日的感冒样症状，缓解后再突然起病，临床表现为寒战高热、气急、呼吸困难、紫绀、血样痰、胸痛等，肺部仅闻及散在的细湿啰音，或有脑膜炎体征，常并发败血症和感染性休克。

3. 肠炭疽 可表现为急性胃肠炎型和急腹症型。前者潜伏期12~18h，同食者可同时或相继出现严重呕吐、腹痛、水样腹泻，多于数日内迅速康复；后者起病急骤，有严重毒血症症状，持续性呕吐、腹泻、血水样便、腹胀、腹痛等，腹部有压痛或呈腹膜炎征象。

4. 脑膜型炭疽 大多继发于伴有败血症的各型炭疽，临床症状有剧烈头痛、呕吐、抽搐、明显脑膜刺激征。

5. 败血型炭疽 多继发于肺炭疽或肠炭疽，可伴高热、头痛、出血、呕吐、毒血症、感染性休克、DIC等，病死率几乎100%[4,5]。

六、实验室及特殊检查

1. 血常规 白细胞总数大多增高，分类以中性粒细胞为高。

2. 涂片检查 取水疱内容物、病灶渗出物、分泌物、痰液、呕吐物、粪便、血液及脑脊液等作涂片，染色后可发现有荚膜的典型竹节状大杆菌。

3. 培养 检材培养后如见可疑菌落，可根据生物学特征及动物试验进行鉴定。

4. 动物接种 取患者分泌物、组织液或所获得的纯培养物接种于小白鼠或豚鼠皮下组织，如注射局部24h内出现典型水肿、出血者为阳性反应，可分离可疑炭疽杆菌并鉴定。

5. 鉴定试验　用以区别炭疽杆菌与各种类炭疽杆菌，主要有串珠湿片法、特异性荧光抗体染色法，W 噬菌体裂解试验、碳酸氢钠琼脂平板 CO_2 培养法、青霉素 G 抑制试验、动物致病试验、荚膜肿胀试验、动力试验、溶血试验、水杨酸苷发酵试验等。

6. 免疫学试验　有间接血凝法、ELISA 法、酶标 – SPA 法、荧光免疫法等，用以检测血清中的各种抗体，特别是荚膜抗体及血清抗毒性抗体，一般供追溯性诊断和流行病学调查之用。

七、诊断

1. 有与病畜或其皮毛的密切接触史。

2. 临床表现　皮肤炭疽具一定特征性，一般不难作出诊断；有关工厂工人发生呼吸道感染时，尤其当症状与体征不相称时需想到肺炭疽的可能；肠炭疽的出血性肠炎；败血症的严重全身毒血症与出血倾向等。

3. 确诊需行细菌涂片染色检查、细菌培养以及动物接种等。

八、鉴别诊断

皮肤炭疽应同痈、蜂窝组织炎、丹毒、恙虫病、野兔热等鉴别。

肺炭疽应同大叶性肺炎、肺鼠疫、钩端螺旋体病等鉴别。

肠炭疽应同沙门氏菌肠炎、出血坏死性肠炎及其他急性腹膜炎等鉴别。

败血症应同其他细菌引起的败血症鉴别。

九、治疗

炭疽治疗原则是严格隔离、早诊断、早治疗、杀灭机体内细菌。

1. 一般及对症治疗　严格隔离，分泌物和排泄物按芽胞的消毒方法进行消毒处理；给高热量流质或半流质，必要时静脉补液，出血严重者应适当输血；皮肤恶性水肿患者可应用肾上腺皮质激素，但必须在青霉素 G 的掩护下采用；有 DIC 者，应及时应用肝素、潘生丁等。

2. 局部治疗　皮肤局部病灶可用 1∶2000 高锰酸钾液洗涤，敷以四环素软膏，用消毒纱布包扎。

3. 病原治疗　以青霉素 G 为首选。皮肤炭疽每日 160～320 万 u，疗程 7～10 日；肺炭疽、肠炭疽、脑膜炎型及败血症型炭疽每日剂量 1000 万～2000 万 u，并同时合用氨基糖甙类，疗程需延长至 2～3 周以上。青霉素 G 过敏者可采用四环素或氯霉素每日剂量 2g；强力霉素每日 200mg～300mg；环丙沙星 500mg，每日 2 次；红霉素每日 1.5g，疗程同上。

4. 炭疽恐惧症的治疗　首先对炭疽感染者进行隔离及治疗，其次按照恐惧症的治疗原则采取措施。一般先用药物控制焦虑和惊恐发作，再用行为疗法逐步治疗。恐惧症的心理疗法包括系统脱敏法、示范疗法、电子游戏法和电震疗法等。

中医辨证论治

1. 湿热外侵，营卫不和

症状：恶寒发热，头痛，肌肉酸痛，皮肤水疱或斑丘疹，舌红，苔黄腻，脉滑数。

治法：清热解毒，化痰祛湿。

方药：仙方活命饮加味。

组成：皂角刺、赤芍、乳香、没药、陈皮、防风、白芷、甘草各 10g，金银花、当归各 15g。邪热偏盛者，加黄连、黄芩、板蓝根、紫花地丁；大便秘结者加生大黄、枳实；小便短赤者加车前子、萆薢；阴虚者加生地、玄参。

2. 邪热蕴盛，气滞血瘀

症状：皮肤痛肿溃破，血样分泌物结成炭黑色干痂，或咳嗽，咯出血样痰量多，舌红，苔黄或腻，脉弦数。

治法：清热解毒，活血祛瘀。

方药：如意解毒散合千金苇茎汤加减。

组成：黄芩、黄连、栀子、黄柏、桃仁、苇茎各 10g，银花、连翘、蒲公英、鱼腥草、冬瓜仁各 15g，桔梗、甘草各 5g。烦渴甚者加生石膏、知母；阴虚者加花粉、生地。

3. 邪犯脾胃，胃肠湿热

症状：高热寒战，头痛如劈，呕吐，抽搐，苔黄舌红绛，脉弦数。

治法：清热解毒，凉血息风。

方药：清营汤加减。

组成：水牛角、生地、玄参、麦冬各 12g，银花、连翘、钩藤各 15g，黄连、竹叶、大黄各 10g。抽搐甚者加地龙、石决明；热甚烦渴者加生石膏、知母；神昏谵语者加安宫牛黄丸鼻饲或者醒脑净注射液 2～4ml，肌注。

4. 毒邪内闭，正气暴脱

症状：高热、喘促，心慌胸闷，大汗淋漓、四肢厥冷，舌红少苔，脉细数。

治法：清热解毒，益气固脱。

方药：清瘟败毒散合生脉饮加味。

组成：水牛角、生石膏、鲜竹叶各 30g，黄连、栀子、黄芩、知母、赤芍、连翘、玄参各 12g，人参 20g，麦冬、五味子各 10g。

5. 正虚邪陷

症状：疱疹局部无黑痂形成，而现大块状水肿苍白，大片坏死溃烂，发展迅速，或见发热，头痛，舌淡红，苔黄腻，脉弦滑数。

治法：扶正祛邪，托毒外出。

方药：桔梗汤化裁。

组成：桔梗、川贝、枳壳、甘草各 10g，当归、瓜蒌仁、薏仁、桑白皮、地骨皮各 15g，黄芩、地丁各 12g，黄芪 30g。阴虚者加沙参、生地、麦冬；热毒盛者加蒲公英、鱼腥草、连翘；气虚甚者加党参。

十、预后

本病的预后视临床类型、诊断与治疗是否及时而不同。皮肤炭疽的病死率已降低为 1% 左右，但位于颈部、面部、并发败血症或属于恶性水肿型的皮肤炭疽预后较差；肠炭疽的急腹症型、肺炭疽、脑膜炎型炭疽、败血症型炭疽等病死率可高达90%以上。

十一、预防

1. 管理传染源　病人应隔离至创口愈合，痂皮脱落、症状消失，分泌物或排泄物培养2次阴性（相隔5日）为止，严格隔离病畜。

2. 切断传播途径　对病人的衣服、用具、废敷料、分泌物、排泄物等分别采取消毒灭菌措施；畜产品加工厂须加强防护设施；必要时封锁疫区。

3. 保护易感者

（1）加强卫生宣教，养成良好卫生习惯；对接触病畜的畜群进行减毒活疫苗接种。

（2）对相关工作人员和疫区人群，每年接种炭疽杆菌减毒活菌苗1次。目前采用皮上划痕法，每次用菌苗0.1ml，滴于上臂外侧皮肤，划一"井"字即可。国外采用保护性抗原作预防接种。密切接触者及疑似患者应留验8日，必要时早期应用青霉素、四环素等。

（3）炭疽恐惧症的预防：加强部队对炭疽杆菌等生物武器袭击的防护措施训练，增强部队的凝聚力和对战时各种威胁的心理承受力，加强对部队的科普宣传，普及炭疽杆菌等生物武器的知识及其基本医学防护知识。

第七节　白　　喉

白喉是由白喉棒状杆菌引起的急性呼吸道传染病，临床表现为咽喉鼻等处灰白粗厚的假膜形成及外毒素引起的心肌、神经及其他脏器的损害，伴有全身中毒症状如发热、乏力、恶心呕吐头痛等。

早在《内经》中有"喉痹"，北宋的《圣济总录》和明代的《景岳全书》称之为"缠喉风"和"镇喉风"。正式有"白喉"病名记载的是张绍修所著的《时疫白喉捷要》。

一、病原学

白喉杆菌为革兰氏阳性细菌，菌体一端或两端膨大呈鼓槌状，不运动、无假膜、不产生芽孢，在加血或血清培养基中生长旺盛，菌体内含浓染的异染颗粒，染色时呈现不同的颜色。目前白喉杆菌至少分成 33 个不同溶菌型和 20 多种细菌素原菌株。白喉杆菌较脆弱，对冷冻及干燥比较耐受，普通消毒液在常用浓度下几分钟内可杀死白喉杆菌，对磺胺类药物抵抗力较强，对青霉素及红霉素等敏感。

二、流行病学

传染源　　白喉病人或带菌者是本病的传染源。

传播途径　　主要为飞沫传染，亦可通过污染的手、玩具、食具等物品或尘埃传播。

易感人群　　人群普遍易感，易感性与免疫状态密切相关。

流行特征　　世界各地均有本病发生，以秋、冬和初春多见，常为散发。

三、发病机制及病理改变

（一）发病机制

由呼吸道或皮肤表层侵入的白喉杆菌在上皮细胞内繁殖，仅引起局部组织轻度的炎症反应。白喉杆菌产生的外毒素为致病的主要因素，对细胞有直接致死作用，表现为局部黏膜上皮细胞坏死、局部黏膜血管扩张充血、纤维蛋白渗出。渗出的纤维蛋白与坏死细胞、白细胞和细菌凝结在一起，覆盖在破坏的黏膜表面，形成特征性假膜，假膜形成处及周围组织呈轻度充血肿胀。假膜可由扁桃体向咽峡、鼻、喉、气管、支气管等处扩展。

（二）病理改变

白喉杆菌外毒素与各组织细胞结合后可引起全身性病变，其中以心肌、末梢神经、肾上腺为著。心肌细胞混浊肿胀，有脂肪变性、玻璃样及颗粒样变性，间质水肿，重者肌纤维可断裂，心肌坏死及单核细胞浸润；神经病变多见于末梢神经，髓鞘常呈脂肪变性，神经轴索肿胀、断裂，以运动神经受累为主，IX、X对脑神经较易受损；肾脏可呈混浊肿胀、肾小管上皮细胞脱落；肝细胞可呈脂肪变性，肝小叶呈中央坏死。

四、中医病因病机

本病的病因为外感时疫毒邪，患者多素体阴亏，外邪引动内热，内外合邪搏结于肺胃二经，肺胃积热，与疫毒时邪相互搏结化火，上犯咽喉，腐蚀喉膜，假膜布生。初起邪毒郁于卫表，可见风热之证；疫毒由表入里，进入气分，热度内盛，可见里热之候；若热毒耗伤肺胃之阴，则出现阴虚燥热之证。若疫毒进一步烁津成痰，邪毒与痰浊壅于咽喉气道，肺失清肃，可见发热、气急、声音嘶哑、咳如犬吠等痰浊壅盛之证，甚则出现面色苍白，痰鸣唇绀、呼吸困难等肺气闭塞之证。

五、临床表现

根据假膜部位不同，白喉可分为四种类型，发生率依次为：咽白喉、喉白喉、鼻白喉和其他部位的白喉。成人和年长儿童以咽白喉居多，其他类型的白喉较多见于幼儿。

咽白喉

1. 轻型　发热和全身症状轻微，扁桃体稍红肿，其上有点状或小片状假膜，数日后症状可自然消失。

2. 普通型　乏力、纳差、恶心呕吐、头痛、轻至中度发热和咽痛，扁桃体红肿，其上可见乳白色或灰白色大片假膜，但范围不超出扁桃体，假膜边缘较整齐，不易剥去。

3. 严重型　扁桃体和咽部水肿、充血明显，假膜在 12~24h 内蔓延成片，可波及腭弓、上腭、悬雍垂、咽后壁和鼻咽部，口腔有腐臭味，颈淋巴结肿大甚至出现淋巴结周围炎，全身中毒症状严重者可有高热或体温不升、烦躁不安、呼吸急促、面色苍白、呕吐、脉细速、血压下降，或有心脏扩大、心律失常，亦有出血、血小板降低等危重症状。

喉及气管支气管白喉

大多由咽白喉扩散至喉部所致，多见于 1 ~ 5 岁小儿。起病较缓，伴发热，咳嗽呈"空空"声，声音嘶哑，吸气时可有蝉鸣音，严重者吸气时可见"三凹征"。喉镜检查可见喉部红肿和假膜，假膜有时可伸展至气管和支气管，严重者细支气管内亦有假膜形成。

鼻白喉

多见于婴幼儿，原发于鼻部者较多。病变范围小，全身症状轻微，主要表现为浆液性鼻涕，后转为厚脓涕，鼻孔周围皮肤发红、糜烂及结痂，鼻前庭或中隔上可见白色假膜。

皮肤白喉多见于热带，眼结膜、耳、口腔、外阴、新生儿脐带、食管等处偶可发生。

并发症

1. 心肌炎　是最常见并发症，多见于原发病变范围广泛者或抗毒素治疗延迟者，多发生于病后第 2 周，患儿有面色苍白、心率过快或过缓、心音低钝、心脏扩大、心律紊乱，心电图异常及心肌酶升高，重者发生心力衰竭或周围循环衰竭。

2. 神经炎　是重症白喉常见的并发症，主要为双侧运动神经受累，咽腭肌麻痹最常见，多发生于病后 3 ~ 4 周，患儿说话含糊不清、有鼻音、饮水时发呛、悬雍垂反射消失。

3. 继发感染　主要致病菌为 A 组溶血性链球菌、葡萄球菌和肺炎球菌，多见肺炎、扁桃体周围炎、鼻窦炎等。

4. 中毒性肾病　主要表现为尿量减少、尿中有白细胞和管型，一般无血尿。

六、理化检查

1. 血常规　血白细胞总数一般在 1 万 ~ 2 万之间，中性粒细胞百分比增高。

2. 细菌学检查　于假膜边缘擦拭取材，涂片镜检及细菌培养，可检出白喉杆菌。

3. 亚碲酸钾快速诊断法　20%亚碲酸钾溶液涂摸于患者假膜上，20min后假膜变为黑色或深灰色则为阳性。

七、诊断

1. 流行病学资料　发病季节、白喉接触史、未接种白百破三联疫苗等。

2. 临床表现　有明显的临床症状，咽、喉、鼻等部位出现白膜，不易拭去，强行擦去则局部出血。

3. 实验室检查　血白细胞及中性粒细胞增高，重者红细胞、血红蛋白、血小板可减少，可出现蛋白尿、管型尿等；咽部分泌物培养可见白喉杆菌生长，或直接涂片找见白喉杆菌。

八、鉴别诊断

咽白喉需和下列疾病鉴别

1. 急性扁桃体炎　起病急、扁桃体红肿、咽痛明显，分泌物较薄色淡，仅限于扁桃体，拭之容易剥落。

2. 鹅口疮　多见于消化与营养不良、体质虚弱的婴幼儿，多不发热，膜洁白像豆腐渣，口腔前部涂片可检见念珠菌。

3. 溃疡膜性咽炎　咽部有坏死性溃疡和假膜，常伴齿龈炎，易出血，口腔有恶臭，咽拭子涂片可找到梭形杆菌和螺旋体。

4. 传染性单核细胞增多症　扁桃体上有白膜，消退慢，周围血液中有异常淋巴细胞，血清嗜异性凝集试验阳性。

喉白喉需和下列疾病鉴别

1. 急性喉炎　儿童期的急性喉梗阻大多由于急性喉炎、麻疹并发喉炎和喉白喉所引起。麻疹并发喉炎者有麻疹史；急性喉炎起病急，突然呼吸困难。

2. 气管内异物　有异物吸入史，无假膜发现，胸透时常可见局限性肺气肿或肺不张。

鼻白喉需和下列疾病鉴别

1. 鼻腔内异物　常为一侧性，检查时可发现鼻腔内有异物而无假膜。

2. 先天性梅毒　常伴有其他梅毒症状，鼻腔内有溃疡而无白膜，血清华康氏反应阳性。

九、治疗

一般治疗　患者住院隔离，卧床休息和减少活动，一般不少于3周。

抗生素治疗

首选青霉素，用至症状消失和白喉杆菌培养阴转为止，轻症每日 5~10 万 IU/kg，重症每日 20~40 万 IU/kg；阿莫西林每日 50~100mg/kg；对青霉素过敏者或应用青霉素 1 周后培养仍是阳性者可改用红霉素 40mg/（kg·d），疗程同上。

抗毒素治疗

抗毒素须尽早、足量注射，可疑患者可不等培养结果，所用剂量根据病变部位、范围大小、中毒轻重和病程长短而异，儿童与成人用量相同，给药途径以静脉注射最好。鼻白喉 1 万~2 万 IU，咽白喉 2 万~4 万 IU，喉白喉 2 万~4 万 IU，鼻咽白喉治疗延迟者 4 万~6 万 IU，病变范围大、起病超过 3 天以上或带有"公牛颈"者则用 8 万~10 万 IU，全部剂量最好一次给予。若一次用量后假膜未见剥离，可考虑给予补充剂量。

喉白喉治疗

保持呼吸道通畅，必要时通过气管镜吸引脱下的伪膜；发生喉梗阻时，应及早进行插管术或气管切开术。短期大剂量激素疗法对早期喉梗阻可起缓解作用。

并发症治疗

（1）心肌炎：绝对卧床，限制活动，注射维生素 C、ATP、磷酸肌酸、1、6-二磷酸果糖、高渗葡萄糖，严重者可予激素治疗。

（2）神经炎：咽肌麻痹吞咽不便时，需鼻饲；呼吸肌麻痹应进行人工辅助机械呼吸。

中医辨证论治

1. 风热型

症状：发热，微恶寒，头痛身疼，咽红有白点或片状假膜，舌质红，苔薄白，脉浮数。

治法：疏风清热。

方药：银翘散加减。

组成：银花12g，连翘、牛蒡子、玄参各10g，薄荷、蝉蜕、甘草各9g，土牛膝根15g。

2. 阳热型

症状：高热烦渴或恶心呕吐，咽部红肿，白膜较大，舌红苔黄，脉数。

治法：清热泻火解毒。

方药：五味消毒饮合黄连解毒汤加减。

组成：银花、紫花地丁各12g，黄连6g，黄芩、黄柏、山栀、连翘各10g，蒲公英、山豆根各15g。若见皮肤斑疹，加丹皮、生地。

3，阴虚燥热型

症状：低热口干，咽痛作痛，咽部白膜干燥，舌红少津，脉细数。

治法：养阴清热。

方药：养阴清解汤加减。

组成：生地、玄参、银花各12g，麦冬、丹皮、黄芩、连翘各10g，山豆根各15g。

4. 痰热闭塞型

症状：发热咳喘，咳声嘶哑，鼻翼煽动，舌红苔黄，脉滑数。重者痰鸣唇紫，面色苍白，呼吸困难。

治法：逐痰通闭，避秽解毒，

方药：急服雄黄解毒丸。外治法可用巴豆朱砂膏贴敷印堂穴。

5. 疫毒内侵型

（1）心气不足

症状：面色苍白，神疲乏力，头面汗出，舌淡红，苔黄，脉数无力或结代。

治法：益气养阴。

方药：独参汤或加减复脉汤加减。

组成：生地、阿胶、麻仁、山萸肉、党参、麦冬、五味子各10g，炙甘草9g。余毒未尽者，加银花、丹皮。

（2）心阳不振

症状：面色苍白，四肢厥冷，呼吸短促，尿少，脉细弱。

治法：益气回阳。

方药：参附汤合生脉饮加减。

组成：白参、甘草各9g，附子、白术、茯苓各10g，黄芪15g，五味子、麦冬各12g，干姜3g。

十、预后

预后与年龄、特异性治疗的早晚、临床类型、并发症及是否接受预防接种等有关。发病第1天即注射抗毒血清者，病死率低，如拖延到48～72h以后，病死率将明显增高。死亡原因主要为中毒性心肌炎，病死率为3%～23%。

十一、预防

控制传染源

1. 早期发现、及时隔离治疗病人；对密切接触者观察检疫7天；带菌者予青霉素或红霉素治疗7～10天，细菌培养3次阴性始能解除隔离。

2. 没有接受白喉类毒素全程免疫的幼儿最好给予白喉类毒素与抗毒素同时注射。

3. 切断传播途径　病人接触过的物品及分泌物必须消毒灭菌。

4. 提高易感人群机体免疫力　学龄前儿童预防接种百白破三

联疫苗，6 月龄的幼儿即可开始免疫，皮下注射 3 次，每次间隔 4 ~ 6 周，1 年后和入学前各加强注射 1 次；7 岁以上儿童首次免疫注射应以白喉和破伤风类毒素开始。锡克试验有助于判定人体对白喉的免疫状态，白喉易感者或体弱多病者可用抗毒素作被动免疫，有效期仅 2 ~ 3 周。

第八节 百日咳

百日咳是由百日咳杆菌引起的急性呼吸道传染病，临床特征为阵发性痉挛性咳嗽伴有深长的"鸡鸣"样吸气性吼声，如未得到及时有效的治疗，病程可迁延数个月左右，故称"百日咳"。

《诸病源候论》中所记载的"顿咳""肺咳"与百日咳症状相似。明代医家根据咳嗽的特点，称之为"哽咳""鹭鸶咳""虚咳""疫咳"等等。

一、病原学

百日咳杆菌为革兰氏阴性、短小球杆菌，血液 – 甘油 – 马铃薯（B – G 培养基）对分离本菌最为适宜。新鲜分离的百日咳杆菌为 I 相菌，菌落光滑，有荚膜，毒力强，含内毒素和外毒素。连续转种菌落变粗糙后毒力逐渐减弱，抗原性强度也不相同，此种无致病力的百日咳杆菌称为第 II、III、IV 相。只有 I 相百日咳杆菌致病产生症状，也必须用 I 相菌制作疫苗才能产生免疫力。该菌在人体外生存能力很弱，易被一般常用化学消毒剂所消灭。

二、流行病学

1. 传染源　患者是唯一的传染源，以病初 1 ~ 3 周为最强。
2. 传播途径　主要通过空气飞沫传播，间接传播可能性小。
3. 易感人群　人群对百日咳普遍易感，菌苗全程免疫或自然感染均不能提供终生免疫。
4. 流行特征　本病分布遍及全世界，以冬、春季高发，常为散发，偶可局部流行。

三、发病机制及病理改变

（一）发病机制

百日咳杆菌侵入易感者呼吸道后，附着在呼吸道黏膜上皮细胞的纤毛上，繁殖并释放内毒素，使呼吸道分泌物排除障碍，滞留的分泌物不断刺激呼吸道末梢神经，通过咳嗽中枢引起痉挛性咳嗽。由于长期咳嗽刺激咳嗽中枢形成持久的兴奋灶，其他刺激亦可反射性引起咳嗽痉挛性发作，当分泌物排除不净可导致不同程度的呼吸道阻塞，以至引起肺不张、肺气肿、支气管扩张及感染；长期剧烈咳嗽可形成纵隔气肿、皮下气肿、百日咳脑病，面部浮肿，眼结膜及颅内出血。

（二）病理改变

百日咳杆菌引起的病理改变主要在气管、支气管黏膜，主要表现为上皮细胞变性，胞浆出现空泡，胞核碎裂、溶解，细胞死亡脱落；上皮中层和基底层有多核细胞和单核细胞浸润；支气管及肺泡周围粒细胞和淋巴细胞聚集；并发脑病时神经细胞变性，并有多处小出血灶。

四、中医病因病机

中医学认为本病主要是由于素体不足，调护失宜，内蕴伏痰，时行风邪侵袭肺卫所致。初起见咳嗽、发热等表证，若风邪与伏痰相搏，郁而化热，则煎津为痰，阻遏气机，肺失清肃，肺气上逆而痉咳阵作。若痉咳发作时因气机失调，血行不畅，见面红耳赤，颈脉怒张，弓背弯腰，呕逆作吐，汗出，甚至大小便遗出等。若病久不愈，邪热伤及肺络，可致咯血、衄血。另小儿尚可因肺气闭塞或痰热上蒙清窍出现抽搐、昏迷等。

五、临床表现

潜伏期 3～21 天，临床可分为三期。

前驱期：一般为 7~10 天，可见咳嗽、喷嚏、低热等上呼吸道症状，3~4 天后低热消失，咳嗽日见加剧，逐渐发展至阵发性痉挛期。

痉咳期：一般为 2~6 周，特点为阵发性痉挛性咳嗽。发作时频频短促咳嗽呈呼气状态，伴 1 次深长吸气，此时产生高音调鸡啼声或吸气性吼声，然后又是 1 次痉咳，如此反复多次，直至咳出大量黏稠痰或呕吐为止。痉咳时面红唇绀、舌外伸、颈静脉怒张，躯体弯曲作团状，可有眼睑浮肿、眼结合膜出血、鼻出血，重者可发生颅内出血。新生儿和幼婴表现为阵发性摒气及紫绀，易致窒息、惊厥。

恢复期：咳嗽逐渐减轻，吼声消失至咳嗽停止约为 2~3 周。

并发症

1. 呼吸系统并发症　支气管肺炎为婴幼儿常见的并发症，以间质性肺炎为主，常由继发细菌感染引起，呼吸困难、发绀、肺部湿啰音突出，可引起肺气肿、肺不张、气胸、纵隔气肿、皮下气肿、支气管扩张等。

2. 神经系统并发症　幼儿多见，临床表现为意识障碍、惊厥等，脑脊液多无变化。

3. 结核病恶化　本病可使原有结核病恶化，甚至引起血行播散。

4. 其他　舌系带与下切齿磨擦可致舌系带溃疡；剧咳可导致疝气、直肠脱垂等。

六、理化检查

1. 血常规　发病早期外周血白细胞计数升高，痉咳期最为明显，其中以淋巴细胞为主，继发感染时中性粒细胞增高。

2. 细菌学检查

（1）细菌培养：发病早期采用鼻咽拭子或咳碟法培养阳性率较高，发病第 1 周可达 90% 左右，以后逐渐降低。

（2）单克隆抗体菌落印迹试验：用抗百日咳杆菌 LPs 和 FHA

单克隆抗体菌落印迹试验检测待检标本，与二者均呈阳性斑点反应者为百日咳杆菌，敏感性高，可用于早期诊断。

（3）荧光抗体法：鼻咽分泌物涂片或鼻腔黏膜压片，以荧光抗体染色检测特异抗原，早期阳性率达75%～85%。

3. 血清学检查　血凝抑制试验或补体结合试验检测特异性抗体，主要用于回顾性诊断或不典型病例的辅助诊断；酶联免疫吸附试验测定百日咳特异性 IgM、IgG、IgA 抗体可作为早期诊断的依据。

4. 分子生物学检测　可用 PCR 法快速检测患者鼻咽分泌物百日咳杆 DNA。

5. 嘌呤环化酶（AC）活性检测　快速且阳性率高，用于早期诊断。

七、诊断

1. 流行病学资料　对有咳嗽的儿童应询问百日咳接触史、预防接种史等。

2. 临床表现　典型的痉咳及回声，尤以夜间为甚，无明显肺部体征。

3. 实验室检查　外周血白细胞及淋巴细胞明显增高，细菌检查或免疫学检查阳性。

八、鉴别诊断

1. 急性支气管炎和肺炎　乙型流感杆菌、腺病毒、呼吸道合胞病毒、副流感病毒等引起的支气管炎起病数日后即可发生剧烈咳嗽、痉咳，但痉咳后无鸡鸣样吼声，无夜间加重，全身感染中毒症状较重，肺部常有固定音，适当治疗后症状在短期内减轻或消失。

2. 支气管淋巴结结核　肿大的肺门淋巴结压迫气管、支气管或侵蚀支气管壁可引起痉挛性咳嗽，但无鸡鸣样回声、无日轻夜重现象，可根据结核病中毒症状、结核菌素试验、肺部 X 线改变等做出诊断。

3. 气管支气管异物　可突然发生阵发性痉咳，有异物吸入史，白细胞不增高，X线可见节段性肺不张，支气管镜检查可发现异物。

4. 百日咳综合征　常分离出腺病毒、其他呼吸道病毒、肺炎支原体和副百日咳杆菌等，临床症状、肺部X线表现和血象所见与典型百日咳有相似之处，需靠病原学检查鉴别。

九、治疗

1. 一般治疗　按呼吸道传染病隔离，给营养丰富、易消化食物，注意补充维生素和钙剂。镇静剂可服用异丙嗪、苯巴比妥等；咳嗽剧烈可用镇咳药，若痰液黏稠可用雾化吸入；惊厥时可用药物止惊；窒息时及时吸痰或人工呼吸；发生脑水肿时及时进行脱水治疗。

2. 抗菌治疗　首选红霉素每日（30~50）mg/kg，疗程7~14天；罗红霉素每日（5~10）mg/kg，疗程7~10天；阿奇霉素每日10mg/kg，疗程3天。

3. 并发症治疗　合并支气管炎或肺炎时给予抗生素治疗，单纯肺不张可采取体位引流、吸痰、肺部理疗等。合并脑病时可用复方氯丙嗪或苯巴比妥钠治疗；出现脑水肿可应用20%甘露醇、地塞米松；免疫球蛋白用于脑病患儿可使痉咳减轻。

中医辨证论治

1. 初咳期

症状：咳嗽初期似外感，但有逐渐加剧之势，常有流涕，痰白而稀，多泡沫，舌苔薄白，脉浮有力。

治法：宣肺化痰。

方药：金沸草散加减。

组成：旋覆花、前胡、川贝各10g，荆芥、百部、半夏各6g，细辛3g。偏于风寒者，加麻黄、杏仁；偏于风热者，加桑叶、菊花。

2. 痉咳期

症状：咳嗽频作，咳后有回吼声，反复不已，入夜尤甚，痰多而黏，呕吐后阵咳暂停，神烦面赤，大便干，小便赤，舌苔微黄，脉数有力，指纹紫滞。

治法：清热泻肺，化痰止咳。

方药：桑白皮汤加减。

组成：桑白皮、川贝、黄芩、法夏、苏子、杏仁、山栀各10g，黄连3g。痉咳频作者，加白僵蚕、蜈蚣；呕吐频繁者，加代赭石、枇杷叶、紫石英、竹茹；痰多而喘者，加苏子、胆南星、地龙。

3. 恢复期

（1）气虚型

症状：形体虚弱，咳声低微，痰少而稀，手足欠温，神疲面白，自汗无力，纳呆，大便溏，小便清长，舌淡，苔薄白，脉细弱，指纹淡红。

治法：益肺健脾。

方药：人参五味汤加减。

组成：党参12g，茯苓、白术各10g，甘草3g，大枣7枚，五味子、麦冬各8g。多汗易感冒者，加黄芪、防风。

（2）阴虚型

症状：干咳无力，手足心热，声音嘶哑，夜寐不安，神烦盗汗，颊赤唇干，舌红苔薄少，脉细数，指纹淡紫。

治法：养阴润肺。

方药：沙参麦冬汤加味。

组成：沙参、玉竹、麦冬、杏仁各10g，桑叶、桔梗各6g，天花粉15g，甘草3g。痰黏不易咯出、大便干结者，加全瓜蒌；午后潮热者，加银柴胡；多汗者加牡蛎、淮小麦。

验方

1. 罗汉果1枚，柿饼15g，水煎服。

2. 紫皮蒜头数枚，去皮捣碎，加白糖适量，投入适量冷开水中浸泡两昼夜后过滤去渣。取汁日服 3 次，每次 0.5～1 汤匙，温开水送服。

3. 胡萝卜 120g，红枣 12 枚（连核），加水 3 碗煎成 1 碗，随意分服。连用十余次。

4. 生橄榄 20 枚，炖冰糖，日分 3 次服。

5. 芹菜全株 500g，洗净捣烂取汁，加食盐少许，隔水温热。早晚各服 1 酒盅，连用数日。

6. 核桃仁（保留紫衣）、冰糖各 30g，雪梨 150g，共捣烂加水煮成汁。每日服 3 次，每次 1 汤匙。

7. 陈年糯稻根 100g，水煎去渣，加入冰糖 50g，调匀饮服。

8. 鸡胆煮熟取汁，加白糖适量，温开水送服。

其他疗法

1. 针刺治疗 取尺泽、合谷，每日针刺 1 次，7 日为 1 疗程，有止咳化痰之功。

2. 梅花针 刺激颈、骶之脊旁 3～4cm 区域。每日 1 次。

3. 火罐 于身柱穴处拔火罐，每日 1 次。

4. 推拿 掐合谷，推肺经，掐揉二扇门，掐揉五指节，推脾胃，掐合谷，揉鱼际，揉太渊，掐尺泽，每日 1 次。

5. 擦法 将生姜或大蒜切破，黏蜗牛液或鸡蛋清，在胸骨部由上而下涂擦，每日 2 次，每次数分钟。

十、预后

本病预后与发病年龄、免疫状况及有无并发症有关。婴儿病情较重，病死率可达 40%，并发百日咳脑病及支气管肺炎者预后较差。目前我国百日咳病死率约 0.5% 左右。

十一、预防

1. 管理传染源、切断传播途径 隔离治疗患者是防止本病传播的关键。隔离期自起病开始为期 7 周；或痉咳开始为期 4 周；密切接触的易感儿需检疫 3 周。

2. 保护易感人群

（1）主动免疫：目前预防接种的百日咳菌苗有全细胞菌苗和无细胞菌苗。我国计划免疫应用的为全细胞菌苗，常用的是白喉类毒素、百日咳菌苗、破伤风类毒素三联制剂，一般于出生后 3 个月开始初种，每月 1 次，共 3 次，注射量分别为 0.5ml、1ml、1ml，次年再加强注射 1 次，若遇到百日咳流行时可提前至出生后 1 个月接种。无细胞菌苗内含有百日咳毒素、丝状凝集素、凝集原等抗原成分，局部及全身反应均轻，而抗体产生较高。

（2）被动免疫：未预防注射的体弱婴儿接触百日咳病例后可注射含抗毒素的免疫球蛋白预防。

3. 药物预防 对没有免疫力而有百日咳接触史的婴幼儿主张进行药物预防，红霉素每日 50mg/kg，连用 10～14 天，效果较好。

第九节 猩红热

猩红热是由 A 群乙型溶血性链球菌（简称 A 群链球菌）引起的急性呼吸道传染病，其临床特征为发热、咽峡炎、全身充血性皮疹和疹退后脱屑等感染性中毒性表现，少数病人在病后可出现变态反应性心、肾并发症如风湿热和急性肾小球肾炎。

《金匮要略》中对阳毒的描述与本病类似，"烂喉痧"首载于清代金葆三的《烂喉丹痧辑要》，对本病的发病特点、季节、年龄、证候、治法等作了详尽的论述。本病又称为"丹痧""疫喉痧""烂喉丹痧"等。

一、病原学

A 组 β 型溶血性链球菌也称化脓性链球菌，革兰染色阳性，对磺胺类、青霉素、土霉素等均很敏感，刚从体内检出时常有荚膜，无鞭毛、芽胞，易在含血的培养基上生长，并产生完全（β 型）溶血。按细菌细胞壁表面所含的抗原不同，可分为 A－U（无 I、J）19 组，猩红热主要由 A 组引起。

A 组 β 型溶血性链球菌的致病力来源于细菌本身及其产生的毒素和蛋白酶类。细菌产生的毒素有：①致热性外毒素即红疹毒素，链球菌能产生 A、B、C、D 4 种抗原性不同的致热性外毒素，其抗体无交叉保护力，均能致发热和猩红热皮疹；②链球菌溶血素，有溶解红细胞，杀伤白细胞、血小板以及损伤心脏的作用，可分为 O 和 S 两种溶血素。产生的蛋白酶有：①链激酶，可溶解血块并阻止血浆凝固；②透明质酸酶，能溶解组织间的透明质酸；③链道酶又称为脱氧核糖核酸酶，能裂解具有高黏稠度的 DNA；④烟酰胺腺嘌呤二核苷酸酶，可损害含有这种成分的组织和细胞；⑤血清混浊因子，是一种 a 脂蛋白酶，对机体产生的特异性、非特异性免疫反应有抑制作用。

二、流行病学

传染源　猩红热患者和带菌者（恢复期带菌者、健康带菌者）是主要传染源。

传播途径　主要是经呼吸道飞沫传播；也可经被污染物品传播；偶然可经擦伤皮肤感染。

易感人群　人群普遍易感，感染后可产生抗菌免疫和抗毒免疫，但无交叉免疫。

流行特征　一年四季均有发生，尤以冬春季发病为多；多见于小儿，尤以 5 ~ 15 岁居多。

三、发病机制及病理改变

（一）发病机制

A 组 β 型溶血性链球菌的致病力来源于细菌本身及其产生的毒素和蛋白酶类。细菌本身的 M 蛋白和细菌荚膜能抵抗机体吞噬细胞的作用，在链激酶、透明质酸酶等作用下使炎症扩散并引起组织坏死，产生的毒素包括致热性外毒素（即红疹毒素）和溶血素，毒素入血后可引起全身毒血症表现如发热、头晕、头痛等；产生的蛋白酶类包括链激酶、透明质酸酶、链道酶、烟酰胺腺嘌呤二核苷酸酶以及血清混浊因子，可使宿主组织和细胞破坏、炎症扩散并引起组织坏死。

（二）病理改变

病理改变主要是由化脓性、中毒性和变态反应性病变所致。

①化脓性病变：A 组链球菌通过细胞壁的脂壁酸附着到宿主细胞上并产生溶血素、外毒素，使宿主细胞死亡，引起化脓性改变。

②中毒性病变：皮肤血管充血水肿、上皮细胞增殖、白细胞浸润，以毛囊周围最为明显，形成典型的猩红热样皮疹；黏膜可见"内疹"；肝、脾、淋巴结可见间质血管周围有单核细胞浸润及不同程度的充血、脂肪变性；心肌可有混浊肿胀和变性；肾脏呈间质性炎症。

③变态反应性病变：主要表现为心、肾及关节滑膜囊浆液性炎症。

四、中医病因病机

本病的病因为痧毒疫疠之邪。此邪从口鼻而入，聚于咽喉，当寒温失常，肺胃蕴热之时而致病。热毒郁于肌表则见表证，热毒入血络则肌肤丹痧密布；热毒上壅咽喉则咽喉红肿溃烂；若时毒剧烈，可直陷心包；内迫营血，表现为包络内闭或营血热毒壅盛；痧为阳毒，易耗伤阴血，故病后可见阴伤津亏之象。

五、临床表现

潜伏期 1～7 天，临床可分为普通型、轻型、脓毒型、中毒型、外科型（包括产科型）。

普通型 流行期间大多数患者属于此型，临床主要表现：

1. 发热 多为持续性，体温可达 39℃ 左右，伴有头痛、全身不适等全身中毒症状。

2. 咽峡炎 表现为咽痛、吞咽痛，咽及扁桃体充血并可有脓性渗出液。

3. 皮疹 典型皮疹于发病后 24h 左右迅速出现，最初见于耳后、颈部及上胸部，24h 内遍及全身，表现为均匀分布的弥漫充血性针尖大小的丘疹，压之褪色，伴有痒感。舌覆白苔，红肿的乳头突出于白苔之外，称为"草莓舌"，2~3 天后白苔开始脱落，舌面光滑呈肉红色，乳头仍凸起，称为"杨梅舌"，颜面部仅有充血而无皮疹，口鼻周围充血不明显，相比之下显得发白，称为"口周苍白圈"，皮肤皱折处如腋窝、肘、腹股沟等处皮疹密集，色深红，其间有针尖大小的出血点，形成深红色横行"帕氏征"。皮疹一般于 48h 达高峰，然后按出疹先后开始消退，2~3 天内退尽。病程第 1 周末开始脱屑，首见于面部，次及躯干，然后到肢体与手足掌，一般 2~4 周脱净，不遗留色素沉着。

　　轻型　仅有低热、轻度咽痛等症状，皮疹、脱屑较轻，但仍可引起变态反应性并发症。

　　脓毒型　以咽峡炎表现为主，细菌扩散形成化脓性中耳炎、鼻旁窦炎、乳突炎、败血症。

　　中毒型　临床表现以为毒血症为主，可有中毒性心肌炎及感染性休克，皮疹明显。

　　外科型　病原菌由创口或产道侵入，局部先出现皮疹，由此延及全身，但无咽炎、全身症状大多较轻，预后较好。

　　并发症

　　1. 化脓性并发症　由本病病原菌或其他细菌直接侵袭附近组织器官所引起，常见中耳炎、乳突炎、鼻旁窦炎、颈部软组织炎、蜂窝织炎、肺炎等。

　　2. 中毒性并发症　多见于第 1 周，如中毒性心肌炎、心包炎等，病变多为一过性。

　　3. 变态反应性并发症　一般见于恢复期，可出现风湿性关节炎、心肌炎、心内膜炎、心包炎及急性肾小球肾炎。

六、理化检查

　　1. 一般检查　血常规示白细胞计数及中性粒细胞增多，出疹后嗜酸性粒细胞增多；尿常规检查一般无明显异常，如发生肾脏变态反应并发症可出现蛋白尿、红细胞、白细胞及管型。

2. 血清学检查　免疫荧光法检查咽拭子涂片进行快速诊断。

3. 病原学检查　咽拭子或其他病灶分泌物培养溶血性链球菌，血培养很少有阳性结果。

七、诊断

猩红热诊断主要依据流行病学资料如是否有与猩红热或咽峡炎患者接触，临床上具发热、咽峡炎、全身弥漫性鲜红色皮疹等特征性表现及实验室检查，确诊依据为咽拭子、脓液培养获得 A 组链球菌。

八、鉴别诊断

1. 其他咽峡炎　在出皮疹前咽峡炎与一般急性咽峡炎较难鉴别。白喉患者的咽峡炎比猩红热患者轻，假膜较坚韧且不易抹掉，结合细菌学检查有助于诊断。

2. 麻疹　病初有明显的上呼吸道卡他症状，第 4 天出疹，皮疹之间有正常皮肤，面部皮疹特别多，颊内黏膜斑及白细胞计数减少为重要区别。

3. 风疹　起病第 1 天出疹，开始呈麻疹样，后融合成片，类似猩红热，但无弥漫性皮肤潮红，退疹时无脱屑，耳后及枕下淋巴结常肿大，风疹病毒特异抗体效价上升等有助诊断。

4. 药疹　有用致疹药物史，皮疹有时呈多样化表现，全身症状轻，与皮疹的严重程度不相称。本病无咽峡炎、杨莓舌、颈部淋巴结肿大等，白细胞计数正常或减少。

5. 金黄色葡萄球菌感染　有些金黄色葡萄球菌能产生红疹毒素，引起猩红热样的皮疹，鉴别主要靠细菌培养。

九、治疗

1. 一般治疗　呼吸道隔离，卧床休息以免劳累发生变态反应性并发症。

2. 对症治疗 主要包括物理降温、补充维生素和维持水、电解质平衡。

3. 病原治疗 青霉素 G 为首选药物，儿童为 2～4 万 U/（kg·d），成人为 120～240 万 U/d；青霉素过敏者可改用红霉素，儿童 20～40mg/（kg·d），成人 1～2g/日，7～10 日为一疗程。带菌者可用常规治疗剂量青霉素连续用药 7 天。

4. 并发症治疗 化脓性并发症时加大青霉素剂量；风湿热者抗风湿；并发急性肾炎按急性肾炎处理。

中医辨证论治

1. 邪侵肺卫

症状：发热，头痛，畏寒，无汗，咽红肿痛，皮肤潮红，可见细小红点，点如绵纹，舌苔薄白，舌质红，脉浮数有力。

治法：辛凉宣透，清热利咽。

方药：解肌透疹汤加减。

组成：葛根、浮萍、豆豉、荆芥、射干、牛蒡子、连翘、竹茹、僵蚕各9g，蝉蜕、马勃、甘草各3g。

2. 毒侵气营

症状：状热不解，面赤口渴，或见糜烂白腐，皮疹密布，色红如丹，甚则色紫如瘀点，疹由颈胸开始，弥漫周身，见疹后 1～2 天，舌苔黄糙，舌红有刺，3～4 天后舌苔剥脱，舌面光红，质紫有刺如杨梅，脉数有力。

治法：清气凉营，泻火解毒。

方药：凉营清气汤加减。

组成：生石膏、连翘、丹皮、赤芍、栀子、石斛、竹叶、玄参、茅根各9g，生地、芦根各15g，黄连、薄荷、生甘草各3g。若丹痧赤而不退，状热无汗，加豆豉、浮萍；若便秘，咽喉腐烂，加大黄、玄明粉。

3. 疹后伤阴

症状：丹痧布齐后 1～2 天，开始皮肤脱屑，此时身热渐退，咽喉腐烂疼痛亦减轻，但多有低热，舌红少津，唇干口燥，或见干咳，纳少，便秘，脉细数无力。

治法：养阴生津，清热润喉。

方药：沙参麦冬汤。

组成：沙参12g，天冬、麦冬，石斛、玄参、桔梗各9g，芦根20g，甘草3g。若低热不退者，加地骨皮、银柴胡；纳差者，加鸡内金、炒谷芽，麦芽；便秘者加知母、火麻仁。

4. 变证

（1）痧毒内陷心肝

症状：高热，头痛，呕吐，神昏抽搐，舌红绛，苔黄，脉数。

治法：镇惊息风。

方药：紫雪丹每日1~3g，或安宫牛黄丸每次1粒，每日2~3次，吞服。

（2）余毒未尽

症状：发热，心悸，胸闷，神倦，乏力，多汗，肢节疼痛，舌淡红，苔薄，脉细数。

治法：益气养血，滋阴宁心。

方药：炙甘草汤加减。

组成：炙甘草、人参、麦冬、五味子、当归、丹参、石斛、柏子仁、桂枝各9g，生地15g。发热不退者，加银柴胡、白薇；胸闷者，加瓜蒌、枳壳；关节疼痛者加木瓜、伸筋草。

单秘验方

1. 玉枢丹　加醋调匀，外敷肿处，治疗丹痧有效。

2. 冰硼散　冰片、硼砂、朱砂、玄明粉，取适量喷喉，每日3~4次，对猩红热咽喉红肿有效。

3. 珠黄散　珍珠粉、牛黄，取适量喷喉，每日3~4次，可缓解咽红肿痛症状。

4. 黄芩9g，或板蓝根15g，或银花9g，水煎分2次服，连用3天，起预防作用。

十、预后

早发现早用青霉素治疗能很快治愈，中毒型病死率较高；普通型和外科型预后较好，但猩红热恢复后变态反应性的肾炎或风湿热仍有发生。

十一、预防

1. 管理传染源　呼吸道隔离治疗，隔离期为 6 天，密切接触者需医学观察 12 天。

2. 切断传播途径　感染流行时应避免组织集体活动、改善环境卫生和注意个人卫生。

3. 药物预防　一般无需普遍投药，密切接触者可选用青霉素 40 万~80 万 U/d，连用 3~4 天或苄星青霉素 120 万 U；青霉毒过敏者可选用复方新诺明。托幼机构中的 A 组链球菌的带菌者应暂调离工作岗位并接受 10 天的青霉素治疗，待病原菌连续培养三次阴性后方可复岗。

第十节　布氏菌病

布鲁氏菌病又称地中海弛张热、马耳他热、波浪热或波状热，是布鲁菌引起的人畜共患急性或慢性传染病，临床主要表现为病情轻重不一的发热、多汗、关节痛、肝脾肿大等。

根据症状，本病属于中医学的"湿温""湿痹"等范畴。

一、病原学

布鲁菌为不活动、微小的多形球状杆菌，革兰氏染色阴性，无芽胞，外界环境的生活力较强，对光、热、常用化学消毒剂等均很敏感。本菌生长对营养要求较高，即使在良好培养条件下生长仍较缓慢，不良环境下易发生变异。

目前布鲁氏菌属分为 6 个种 19 个生物型即羊种（生物型 1~

3)、牛种（生物型 1～7.9）、猪种（生物型 1～5）及绵羊型副睾种、沙林鼠种、犬种（各 1 个生物型），临床上以羊、牛、猪三种意义最大。本菌有 A、M 和 G 三种抗原成份，G 为共同抗原，牛种菌以 A 抗原为主，羊种菌以 M 为主，布鲁氏菌的抗原与伤寒、副伤寒、沙门菌、霍乱弧菌、变形杆菌 OX19 等的抗原有某些共同成份，细菌死亡或裂解后释放的内毒素是致病的重要物质。

二、流行病学

1. 传染源　羊在国内为主要传染源，其次为牛和猪。

2. 传染途径　（1）皮肤黏膜接触传染，（2）经消化道传染，（3）经呼吸道传染，这三种途径在流行区可两种或三种途径同时发生。

3. 易感人群　人群普遍易感，患病后有一定的免疫力，不同种布鲁氏菌间有交叉免疫。

4. 流行特征　本病全球分布，一年四季均可发病；发病率牧区高于农区，农区高于城市；患病与职业有密切关系；发病年龄以青壮年为主，男多于女。

三、发病机制及病理变化

（一）发病机制

病菌自皮肤或黏膜侵入人体，被吞噬细胞吞噬，如吞噬细胞未能将菌杀灭，则细菌在细胞内生长繁殖，形成局部原发病灶。细菌在吞噬细胞内大量繁殖导致吞噬细胞破裂，随之大量细菌进入淋巴液和血循环形成菌血症，并随血流带至全身，在肝、脾、淋巴结、骨髓等处的单核－吞噬细胞系统内繁殖形成多发病灶。当病灶内释放出来的细菌，超过吞噬细胞的吞噬能力时，则在细胞外血流中生长、繁殖，并在机体各因素的作用下，造成临床上菌血症、败血症、毒血症的表现，并可发生变态反应性改变。

（二）病理改变

本病病理变化以单核－吞噬细胞系统的病变最为显著。病灶的主要病理变化：①渗出、变性、坏死改变，以浆液性炎性渗出为主，夹杂少许细胞坏死；②淋巴、单核－吞噬细胞增生，呈弥漫性，稍后常伴纤维细胞增殖；③病灶中可见由上皮样细胞、巨噬细胞及淋巴细胞、浆细胞组成的肉芽肿，肉芽肿进一步纤维化，最后造成组织器官硬化。三种病理改变可循急性期向慢性期依次交替发生和发展。

四、中医病因病机

本病的病机为机体外感湿热毒邪，若素体正气亏虚，中焦脾胃运化失常，营卫失调，复感湿热毒邪，内外相合，酿生本病。初起侵袭卫表肌肤，继则传入脾胃气分，弥漫三焦，深入营血，蕴于经络，蒸掣于筋骨，伤及血脉，损及肝肾。若湿热之邪侵袭肌表，经络阻滞，见恶寒发热，周身肌肉关节酸痛；若侵及气分，中焦运化失司，气机受阻，见头痛、肢体沉重倦怠，肌肉疼痛；脾失健运，湿浊郁而化热，蒸腾于上，则见午后潮热，胸痞脘闷等；湿热浸淫，热蒸腠开，津液外达则多汗；气阴两亏则见气短，心慌，疲乏无力；湿热郁闭关节，流连不去，气血运行不畅，闭阻于内，则全身关节疼痛，可见行痹、痛痹、着痹症状。日久元气耗伤，气血阻滞，络脉凝瘀，则见心慌失眠，关节酸痛，筋脉拘急。病变脏腑主要为肝、脾、肾。

五、临床表现

临床表现复杂多变，羊型和猪型布氏菌病多较重，国内以羊型布氏菌病最为多见，本病的病程一般可为急性期和慢性期，潜伏期7～60日，一般为2～3周。人类布鲁氏菌可分为亚临床感染、急性和亚急性、慢性感染、局限性和复发感染，见下表。

人类布鲁氏菌病的临床分类

	诊断前症状持续时间	主要症状及持续时间	实验诊断	其他
亚临床	–	无症状	血清学（＋），属低滴度	多见于屠宰工人、畜牧者、兽医
急性及亚急性	2~3个月 3个月~1年	出汗、关节痛、发热、肝、脾、淋巴结肿大、疲劳、食欲不振、头痛等	血清学（＋）骨髓培养（＋）	羊型伴严重并发症
慢性	>1年	以神经精神症状及低热为主	血清学阴性或低滴度，培养（－）	
局限性		骨、关节、泌尿生殖器、肝、脾等易受累	血清学（＋）特殊培养基培养（＋）	
复发	2~3月	类似急性期，但发热较高，出汗、疲劳、衰弱	血清学（＋）培养（＋）	需与再感染鉴别

1. 亚急性及急性感染　病多缓起，少数患者伴前驱症状如无力、失眠、低热、上呼吸道炎等，急性期的主要临床表现为发热、多汗、乏力、关节炎、睾丸炎等。热型以弛张型最为多见，但波状型最具特征性，发热期为2~3周，继以3~5日至2周无热期后热再起，如此循环起伏而呈波状型，多数患者仅有2~3个波；多汗是本病的突出症状，大多患者感乏力、软弱；关节痛可累及一个或

数个关节，主要为骶髂、髋、膝、肩、腕、肘等大关节，痛呈锥刺状，一般镇痛药无效；肌肉疼痛多见于两侧大腿和臀部；睾丸炎也是本病的特征性症状之一，大多呈单侧性，可大如鹅卵伴明显压痛。次要症状有头痛、神经痛、肝脾肿大、淋巴结肿大等。

2. 慢性感染　多以夜汗、头痛、肌痛及关节痛为多，可有疲乏、长期低热、寒战或寒意、胃肠道症状等，亦可有失眠、抑郁、易激动等，易被诊为神经官能症。固定而顽固的关节痛多见于羊型，化脓性并发症则多见于猪型。

六、理化检查

1. 血象　白细胞半数正常或轻度减少，淋巴细胞相对或绝对增多，血沉在各期均增速，久病者有轻或中度贫血。

2. 细菌学检查　患者血液、骨髓、乳汁、子宫分泌物均可做细菌培养，骨髓培养的阳性率高于血液。

3. 免疫学检查

（1）血清凝集试验：直接检测脂多糖抗原的抗体，效价≥1∶160为阳性，检查双份血清，若效价有4倍或以上增长提示近期布氏杆菌感染。

（2）补体结合试验：补体结合抗体主要为 IgG，出现较迟，持续较久，一般1∶16以上即为阳性，对慢性患者有较高特异性。

（3）抗人球蛋白试验：用于测定血清中的不完全抗体，凝集试验阴性者可作此检查，1∶160以上为阳性。

（4）酶联免疫吸附试验：1∶320为阳性，敏感性高、特异性好；Dat – ELISA、生物素 – 新合素 ELISA 检测特异性更好。

（5）皮内试验：以布鲁氏菌抗原作皮内试验，阴性有助于除外布鲁氏菌感染，阳性仅反映过去曾有过感染。

（6）2 – 巯基乙醇试验（2 – ME）：本法可检测 IgG，用于鉴别自然感染与菌苗免疫。

（7）其他实验检查：琼脂扩散，对流电泳、被动血凝试验，放射免疫及免疫荧光抗体试验等均可应用。

4. 特殊检查 并发骨关节损害者可行 X 线检查；有心脏损害可做心电图；有肝损伤做肝功能检查；对于肿大的淋巴结必要时可做淋巴结活检，镜下检查有无特异的肉芽肿；有脑膜或脑病变者可作脑液检查及脑电图。

七、诊断

流行病学资料 是否有流行区居留史与病畜接触史，进食未严格消毒的乳制品及未煮熟的畜肉史。

临床表现 反复发作的发热伴多汗、游走性关节痛，查体发现肝脾及淋巴结肿大，如有睾丸肿大疼痛、神经痛则基本可确诊。

实验室及特殊检查 凝集试验高效价或效价成倍升高者有诊断价值；慢性患者凝集试验阴性时宜作 ELISA 或抗人球蛋白试验；为鉴别自然感染和人工免疫，或明确疾病是否活动则可作 2 – ME 试验。

八、鉴别诊断

主要与伤寒、副伤寒、风湿热、肺结核、疟疾等鉴别。鉴别时注意结合本病特征性表现如发热伴出汗、关节痛、神经痛、全身软弱，游走性关节痛，高热但神志精神尚可，很少有谵妄，同时结合流行病学和实验室检查可以做出正确诊断。

九、治疗

治疗原则：①早治疗；②联合用药、剂量足、疗程够；③中西医结合；④综合治疗。

基础治疗和对症治疗

①急性期发热患者应卧床休息，一般不宜下床活动；间歇期可在室内活动。②高热量、多维生素、易消化的食物，补充足够水分及电解质。③高热者应用物理方法，持续不退者可用退热剂；中毒症状重、睾丸肿痛者可用皮质激素；关节痛严重者可用 5% ~ 10% 硫酸镁湿敷；头痛失眠者用阿斯匹林、苯巴比妥等。

抗菌治疗 急性期以抗菌治疗为主，常用抗生素有链霉素、四环素族药物、磺胺类药物及 TMP。通常采用：1. 链霉素加四环素族药物或氯霉素，链霉素 1～2g/日，四环素族类的四环素 2g/日，强力霉素 0.1～0.2g/日；氯霉素 2g/日。2. TMP 加磺胺类药或加四环素族药如复方新诺明 4～6 片/日，上述方案的疗程均需 3～6 周，且可交替使用上述方案 2～3 个疗程，疗程间间歇 5～7 天。

菌苗疗法 适用于慢性期患者，方法有静脉、肌肉、皮下及皮内注射，每次注射剂量依次为 40 万、60 万、80 万、200 万、350 万、1050 万、2550 万、6050 万菌体，每天、隔日或间隔 3～5 日注射一次，以 7～10 次有效注射量为一疗程。菌苗疗法可引起剧烈全身反应，部分患者出现休克、呼吸困难。肝肾功能不全者，有心血管疾病、肺结核者以及孕妇忌用。

其他疗法 肾上腺皮质激素对中毒症状重者、伴有睾丸炎者、伴顽固性关节痛者可应用；免疫增强剂及免疫调节剂如左旋咪唑、转移因子等对调节机体免疫力可能有益。

中医辨证论治

1. 湿热在卫

症状：头痛恶寒，身热不扬，午后热甚，或微恶寒，寒热往来，胸脘痞满，纳呆，舌淡苔白腻，脉濡缓。

治法：芳香化湿透表。

方药：藿朴夏苓汤加减。

组成：藿香、厚朴、半夏、蔻仁、赤苓各 12g，银花、连翘各 12g，黄连 8g，薏仁、滑石各 15g。

2. 湿热恋气

症状：但热不寒，汗后热不解，心烦口渴，关节锥痛，胸闷不饥，肌肉酸痛，舌质红，苔薄黄，脉滑数。

治法：祛湿化浊，清热解毒。

方药：黄芩滑石汤加减。

组成：黄芩、栀子、黄连、通草、薏仁、郁金、蔻仁、杏仁各 10g，滑石、茯苓皮、大腹皮各 20g。

3. 邪阻脉络

症状：头昏头痛，身热夜甚，口干不饮，肌肉关节刺痛，鼻衄发斑，舌紫黯，苔黄，脉沉数。

治法：清热解毒，凉血活血。

方药：加减活血解毒汤。

组成：银花、连翘各15g，桃仁、红花、当归、赤芍各10g，生地、丹皮、青蒿各12g，黄连8g。

4. 邪热伏阴

症状：周身倦怠乏力，午后低热，自汗盗汗，腰膝关节酸痛，舌红少苔，脉细数。

治法：养阴清热，宣痹止痛。

方药：秦艽鳖甲汤加减。

组成：鳖甲15g，沙参、知母、丹参、当归、白芍各10g，连翘、青蒿、秦艽各12g。

5. 湿热留伏

症状：胸痞纳呆，肢体酸重，关节肿痛，汗出乏力，睾丸肿痛或妇女黄白带下，舌淡红有齿印，苔白腻，脉滑数。

治法：清热利湿，宣通脉络。

方药：宣痹汤加减。

组成：防己、杏仁、苍术、蚕沙、黄芩、丹参、赤芍、柴胡各10g，薏仁20g，连翘15g。

6. 气阴两虚

症状：身困肢倦，自汗盗汗，心悸气短，肌肉关节酸痛，面色不华，舌红少苔，脉细弱。

治法：益气养阴，扶正祛邪。

方药：生脉散合四君子汤加减。

组成：党参、黄芪、当归、穿山甲、五加皮各15g，白术、茯苓、生地、麦冬、五味子、甘草各10g。

7. 寒湿凝聚

症状：形寒肢冷，筋脉拘急，肌肉关节酸痛，屈伸不利，大便溏，小便清长，舌胖淡，苔白滑，脉沉迟无力。

治法：温阳散寒，祛湿止痛。

方药：甘草附子汤加味。

组成：附片、桂枝各8g，白术、甘草、川芎、白芍各10g，木瓜、鸡血藤、穿山甲各15g。

8. 脉络瘀阻

症状：身困乏力，肌肉关节刺痛，肢体麻木，面色晦暗，皮肤瘀斑，舌暗红，苔白，脉细涩。

治法：活血化瘀，通络止痛。

方药：身痛逐瘀汤加减。

组成：桃仁、红花、当归、川芎、丹参、香附、地龙各10g，穿山甲、秦艽各15g，甘草8g。

9. 肝肾亏虚

症状：腰膝酸软，身困乏力，肢体麻木，头昏耳鸣，遗精阳痿，舌淡苔白，脉沉细无力。

治法：滋肝补肾，强壮筋骨。

方药：大补元煎加减。

组成：枸杞、桑寄生、菟丝子、续断、杜仲、黄精各10g，牛膝、党参各15g。

10. 风湿热痹

症状：反复发热汗出，关节游走疼痛，舌红，苔白腻，脉滑数。

治法：清热化湿，祛风通络。

方药：白虎汤加减。

组成：石膏30g，桂枝9g，知母、黄柏、苍术、甘草各10g，牛膝15g。

单秘验方

1. 雄蒜丸　雄黄30g，大蒜60瓣，将雄黄研末，大蒜捣泥状揉合为60丸，每次服1丸，每日3次，连用20天为1疗程。

2. 三黄汤　黄芩20g，黄连15g，黄柏15g，水煎服，每日1

剂，分 2 次服。

3. 中药熏蒸法

组成：五加皮 30g，威灵仙 30g，没药 15g，丹参 30g，伸筋草 30g，透骨草 30g 等十味中药。

用法：煎汤，将汤药倒进熏蒸容器内并加热使药物产生蒸汽，并通过机器的喷口出出汽，喷口处与患病部位皮肤之间的最佳距离为 15 ~ 20cm，温度调至患者耐受为限，并调定时间约为 30 ~ 45min 之间。让患者脱去衣服卧于床上，加专用罩覆盖，露出头部，使药物蒸汽在罩内流动，遍及全身，到时自动关机。分颈部以下全身熏蒸和局部熏蒸，一个疗程为 10 天。

十、预后

预后良好，患者大多于 3 ~ 6 个月内康复，未经抗菌药物治疗的病死率为 2% ~ 3%，主要死亡原因为心肌膜炎、严重中枢系统并发症、全血细胞减少症等。慢性患者可遗留关节病变、肌腱挛缩等而使肢体活动受限。

十一、预防

1. 管理传染源　对牲畜定期卫生检查，检出的病畜及时隔离治疗。

2. 切断传播途径　加强畜产品的卫生监督；防止病畜或患者的排泄物污染水源；对与牲畜或畜产品接触密切者要进行宣传教育，做好个人防护。

3. 保护易感人群及健康家畜　对接触羊、牛、猪、犬等牲畜的饲养员、挤奶员、兽医、屠宰人员、皮毛加工员及炊事员等均应进行预防接种。人用 19 - BA 菌苗及 104M 菌苗需每年接种一次，牛型布鲁氏菌体中提取的 PI 有可能代替 104M 活菌苗。健康畜预防注射的菌苗有牛型 19 号菌苗及猪型 2 号菌苗。

第十一节　肺结核

　　肺结核是由结核分枝杆菌引发的呼吸道传染病，除少数可急起发病外，临床上多呈慢性过程，常有低热、乏力等全身症状和咳嗽、咯血等呼吸系统表现，部分病人可无明显症状，仅在体检时被发现。

　　本病中医病名为肺痨，《内经》即描述了肺痨的一些症状，《肘后方》指出"累年积月，渐就顿滞，以至于死，死后复传旁人，乃至灭门"，充分认识本病是一种慢性病，并具有传染性。《医学正传》提出了肺痨的治疗原则。

一、病原学

　　结核菌属于放线菌目、分枝杆菌科、分枝杆菌属，为细长稍弯曲或直的杆菌，单个散在，呈 V、Y 形，或条索状、短链状排列。结核菌是专性需氧菌，生长缓慢，对外界抵抗力较强，具有抗酸和抗酸性酒精脱色的特点，分为人型、牛型、非洲型和鼠型四型，对人类致病的主要为人型结核菌。结核菌含有类脂质、蛋白质和多糖类，在人体内类脂质能引起单核细胞、上皮样细胞和淋巴细胞浸润而形成结核结节；蛋白质可引起过敏反应，中性粒细胞和大单核细胞浸润；多糖类则引起某些免疫反应（如凝集反应）。

二、流行病学

　　1. 传染源　主要是痰涂片或培养阳性的肺结核患者，尤以涂阳肺结核的传染性为强。

　　2. 传播途径　主要通过呼吸道传染，经消化道、泌尿生殖系统、皮肤的传播极少见。

　　3. 易感人群　糖尿病、矽肺、肿瘤、器官移植、长期使用免疫抑制药物或者皮质激素者易伴发结核病，生活贫困、居住条件差以及营养不良是经济落后社会中人群结核病高发的原因。宿主遗传因素在结核病的发生发展中扮演着重要角色。

三、发病机制及病理变化

（一）发病机制

结核菌的致病性和毒力

结核菌的毒力基础不十分清楚，可能与其菌体的成分有关。磷脂能够刺激体内单核细胞增殖、类上皮细胞化、朗汉斯巨细胞形成；蜡质 D 具有佐剂活性，对结核性干酪病灶的液化、坏死、溶解和空洞的形成起重要作用；多糖亦具有佐剂活性，引起嗜中性多核白细胞的化学性趋向反应；结核菌的菌体蛋白参与机体对结核菌素的反应。

发病过程

结核菌侵入宿主体内后，引起的宿主反应分为 4 期。

1. 起始期 入侵呼吸道的结核菌被肺泡巨噬细胞吞噬。如果细菌在肺泡巨噬细胞内存活和复制，便可扩散至邻近非活化的肺泡巨噬细胞并形成早期感染灶。

2. T 细胞反应期 由 T 细胞介导的细胞免疫（CMI）和迟发性过敏反应（DTH）在此期形成，从而对结核病发病、演变及转归产生决定性影响。

3. 共生期 生活在流行区的多数感染者发展仅少数发生原发性结核病，大部分感染者结核菌与宿主处于共生状态。

4. 细胞外增殖和传播期 固体干酪灶中包含具有生长能力、但不繁殖的结核菌，干酪灶一旦液化便给细菌增殖提供了理想环境，引起播散。

（二）病理变化

1. 渗出性病变 表现为充血、水肿与白细胞浸润。

2. 增殖性病变 巨噬细胞吞噬并消化了结核菌后，巨噬细胞变大、扁平，类似上皮细胞，称"类上皮细胞"；类上皮细胞聚集成团，中央可出现朗汉斯巨细胞。类上皮细胞、朗汉斯巨细胞和淋巴细胞浸润形成了典型的类上皮样肉芽肿结节，为结核病的较具特征性的病变。

3. 干酪样坏死　常发生在渗出或增生性病变的基础上，结核菌不断繁殖，使细胞混浊肿胀、脂肪变性、溶解碎裂直至细胞坏死，炎症细胞死后释放蛋白溶解酶使组织凝固性坏死，肉眼观察呈黄灰色，质松而脆，状似干酪，故名干酪样坏死，镜检可见一片凝固的、染成伊红色的、无结构的坏死组织。

上述三种病变可同时存在于一个肺部病灶中，但通常以其中一种为主。

四、中医病因病机

本病的病因为"痨虫"，病位在肺，病理性质为阴虚，发病过程累及脾肾。痨虫侵袭，腐蚀肺叶，出现咳嗽咳痰、胸痛、气喘等，肺络受损可见咯血。伤阴动热可见潮热、盗汗。正气虚弱之人如先天禀赋薄弱或后天伤及正气者，易受痨虫侵袭致病，因此正虚是肺痨的重要因素。

五、临床表现

临床症状

全身症状：发热最常见，一般为午后低热，可持续数周，热型不规则；夜间盗汗亦是结核患者常见的中毒症状，表现为熟睡时出汗，觉醒后汗止；其他全身症状还有疲乏无力、胃纳减退、消瘦、失眠、月经失调甚至闭经等。

咳嗽：以干咳为主，如伴纵隔、肺门淋巴结结核压迫气管支气管，可出现痉挛性咳嗽。

咳痰：一般多为白色黏痰，合并感染、支气管扩张常咳黄脓痰；干酪样液化坏死时也有黄色脓痰，甚至可见坏死物排出。

咯血：结核坏死灶累及肺毛细血管壁时可出现痰中带血，累及大血管可出现量不等的咯血；空洞内形成的动脉瘤或者支气管动脉破裂时可出现致死性大咯血；结核性支气管扩张可反复、慢性地咯血或痰血。

胸痛：靠近胸膜的病灶与胸膜粘连常可引起钝痛或刺痛，肺结核并发结核性胸膜炎会引起较剧烈的胸痛，与呼吸相关。

呼吸困难：肺结核患者伴大量胸腔积液、气胸时会有较明显的呼吸困难；支气管结核，纵隔、肺门、气管旁淋巴结结核也可引起呼吸困难；晚期肺结核引起呼吸功能衰竭或伴右心功能不全时常出现较严重的呼吸困难。

结核性变态反应：临床表现类似风湿热，主要有皮肤的结节性红斑、多发性关节痛、类白塞病和滤泡性结膜角膜炎等，以青年女性多见。

患者体征

肺部体征常与病变部位、性质、范围及病变程度相关。病变较广泛时可有相应体征，有明显空洞或并发支气管扩张时可闻及细湿啰音；若出现大面积干酪性肺炎可伴有肺实变体征，听诊闻及支气管呼吸音；当形成巨大空洞时，叩诊呈过清音或鼓音，听诊闻及空洞性呼吸音；支气管结核常可闻及局限性的哮鸣音；两肺广泛纤维化、肺毁损时患侧部位胸廓塌陷，肋间隙变窄，气管移位，其他部位可能由于代偿性肺气肿而出现相应的体征。

各型肺结核的特点

1. 原发性肺结核　初期多无明显症状或起病时略有发热、轻咳；或发热 2 ~ 3 周伴有精神不振、盗汗、疲乏无力、体重减轻；也有发病较急，尤其是婴幼儿，体温可高达 39℃ ~ 40℃，持续 2 ~ 3 周后降为低热可伴有神经易受刺激、易怒、急躁甚至腹泻、消化不良等功能障碍表现。肺部检查多无明显的阳性体征，只有在病灶周围有大片浸润或由于支气管受压造成部分或全肺不张时可叩出浊音，听到呼吸音减低或局限性干湿啰音。

2. 血行播散性肺结核　急性患者起病急，高热，常持续数周或数月，多伴寒战、周身不适、精神不振、疲乏无力；常有咳嗽，咳少量痰，气短，肺部结节性病灶有融合趋向时可出现呼吸困难；部分病人有胃肠道症状；少数病人并存结核性脑膜炎，常有头疼、头晕、恶心、呕吐等症状；亚急性血行播散性肺结核的不少病人有反复的、阶段性的发热，或有慢性结核中毒症状；慢性血行播散性肺结核症状不如亚急性明显。

3. 继发性肺结核　发病初期一般无明显症状，病变逐渐进展时可出现结核中毒症状，如病变不断恶化，才会出现常见的全身和局部症状。

大叶性干酪性肺炎发病很急，患者有高热、恶寒、咳嗽、吐痰、胸痛、呼吸困难、痰中带血等现象，可呈 39℃ ~ 40℃ 的稽留热，一般情况迅速恶化，并可出现紫绀。胸部阳性体征可有胸肌紧张、浊音、呼吸音粗糙或减弱，或呈支气管肺泡音，背部尤其肩胛间部有大小不等的湿啰音等。

慢性病例多数表现为慢性病容，反复出现结核中毒症状及咳嗽、气短或紫绀等，病变恶化、好转与静止交替出现，代偿机能逐步丧失。体征可见胸廓不对称，气管移向患侧，患侧胸廓凹陷，肋间隙狭窄，呼吸运动受限，胸肌萎缩，病变部位叩浊，而其他部位则有肺气肿所致的"匣子音"；局部呼吸音降低，可闻及支气管呼吸音或空洞性呼吸音，伴干湿啰音，肺下界可降低，心浊音界缩小，肺动脉第二音亢进。

并发症

1. 咯血　多为渗出和空洞病变存在或支气管结核及局部结核病变引起支气管变形、扭曲和扩张所致，患者可出现窒息、失血性休克、肺不张、结核性支气管播散和吸入性肺炎等。

2. 自发性气胸　胸膜下病灶或空洞破入胸腔；结核病灶纤维化或瘢痕化导致肺气肿或肺大疱破裂；粟粒型肺结核的病变位于肺间质可引起间质性肺气肿性肺大疱破裂；病灶或空洞破入胸腔可形成液气胸、脓气胸。

3. 支气管扩张　肺结核病灶破坏支气管壁及支气管周围组织、支气管结核本身均可导致支气管变形和扩张，称为结核性支气管扩张，可伴有咯血。

4. 肺部继发感染　细菌感染常以 G⁻ 杆菌为主且复合感染多；

部分年老、体弱及同时应用免疫抑制剂者可继发真菌感染，常见空洞、支气管扩张囊腔中有曲菌球寄生，少数患者可继发白色念珠菌感染。

5. 心、肺功能衰竭 是肺结核严重的并发症。肺结核形成慢性病变破坏肺组织，进而影响肺功能，导致慢性呼吸功能衰竭和肺动脉高压，可继发肺心病、右心功能衰竭。

六、理化检查

（一）病原学检查

包括直接镜检法、分离培养法、分子生物学检测和药物敏感试验等。

（二）组织学病理检查

其重要性仅次于细菌学检查。

（三）影像学检查

1. X 线胸片检查 是诊断肺结核最传统、方便而快速的必备检查，对了解病变的部位、范围、性质并了解病情的演变有重要价值。

①原发综合征：典型的病变表现为哑铃状双极现象，一端为肺内原发灶，另一端为同侧肺门和纵隔肿大的淋巴结，中间为发炎的淋巴管。

②血行播散性肺结核：急性血行播散性肺结核表现为两肺广泛均匀分布的密度和大小相近的粟粒状阴影，即所谓"三均匀" X 线征；亚急性和慢性血行播散性肺结核的粟粒状阴影则分布不均匀，新旧不等，密度和大小不一。

③继发性肺结核：X 线影像呈现渗出、增殖、纤维和干酪性病变，可伴有钙化。典型的结核空洞表现为薄壁空腔影，内壁光整，有时有液平，可见引流支气管；不典型的结核空洞可分无壁、张力、干酪厚壁或椭圆形，其周围没有或有多少不等的周围炎和纤维性变。干酪性肺炎初期病变呈毛玻璃样、弥漫性的炎性阴影，在大

块炎性阴影中隐约可见密度高的干酪性病灶，病变溶解后可在浓密的炎性阴影中出现形态不一、大小不等的透明区。晚期肺结核可见蜂窝肺、毁损肺。

2. 胸部 CT 扫描　对 X 线胸片有补充性诊断价值，表现可归纳为"三多三少"，即多形态、多部位、多钙化和少肿块、少堆聚、少增强，可发现胸内隐匿部位病变，早期发现肺内粟粒阴影，鉴别纵隔淋巴结结核与肿瘤，囊肿与实体肿块等。

3. 其他影像学检查　胸部 MRI 扫描对肺结核的诊断价值不如胸部 CT，但可作为 X 线和胸部 CT 扫描的补充。放射性核素扫描对诊断肺结核有一定的价值，需和其他诊断技术联合应用。

（四）内镜检查

1. 支气管镜检查　常用方法包括：①支气管镜直视下观察病变部位；②直视下病变或可疑病变部位的活检和刷检；③可疑病变区域行支气管肺泡灌洗术。通过这些方法获取病原学和组织病理学依据，从而提高肺结核的诊断敏感性和特异性。

2. 胸腔镜检查　检查部位主要是胸膜腔内胸膜或肺表面病变，穿刺获组织作病理诊断，是肺结核诊断的有效手段之一。

3. 纵隔镜检查　对诊断困难的肺结核合并纵隔淋巴结肿大者有意义。

（五）穿刺活检技术

1. 经皮肺穿刺术　靠近胸壁的周围性病变在 B 超或 CT 引导下进行经皮肺穿，获取活组织进行组织病理学和细菌学检查。

2. 胸膜穿刺活检术　一般经胸壁针刺活检，有助于确诊肺结核合并结核性胸膜炎。

（六）结核菌素试验

目前所使用的 PPD（结核菌纯蛋白衍生物）是由结核菌菌体制取的纯蛋白衍生物，于前臂屈侧皮内注射，72h 测量局部硬结反应的横径和竖径，求其平均直径进行记录，如有水疱、丘疹、淋巴管炎等反应也应加以注明。结果判定：阴性：局部硬结平均直径

0~4mm；弱阳性（ + ）：5~9mm；阳性（ + ）：10~19mm；强阳性（ + + ）：20mm 及以上或无论大小伴局部水疱形成。阳性反应表明受试者感染了结核菌，3 岁以内的婴幼儿结素阳性反应者应视为新近感染结核菌。试验反应强阳性可见于结核病患者或感染结核菌未发病者。结核菌素试验阴性除了表明未感染结核菌外，还可见于结核菌感染后需 4~8 周免疫反应才能充分建立，此前结素试验可为阴性；急性传染病、发热、使用免疫抑制剂等；免疫功能低下等。

（七）其他实验室检查

包括血清抗结核抗体、血常规、血沉、C 反应蛋白等检查。

七、诊断

临床分型

1. 原发性肺结核（Ⅰ型）　包括原发综合征及胸内淋巴结结核。

2. 血行播散性肺结核（Ⅱ型）　包括急性、亚急性、慢性血行播散性肺结核。

3. 继发性肺结核（Ⅲ型）　主要表现为浸润性肺结核、干酪性肺炎、结核球和慢性纤维空洞型肺结核。

诊断

患者具有以下症状时，应高度怀疑肺结核：长期低热、咯血或痰中带血、咳嗽≥3 周，抗炎治疗疗效不佳，尤其是有结核病密切接触史或者伴有结核病好发的高危因素如糖尿病、矽肺、肿瘤、器官移植、长期使用免疫抑制药物或者皮质激素者。对怀疑肺结核的患者应进行痰抗酸杆菌涂片和分枝杆菌培养，并进行 X 线胸片检查，必要时行胸部 CT 扫描和支气管镜检查或组织病理学检查。

八、鉴别诊断

肺结核主要应与以下疾病进行鉴别。

1. 非结核分枝杆菌肺病　临床表现与肺结核相似，影像学检查提示肺内病变多以增殖、纤维条索为主，常有空洞形成，表现为多房性、薄壁为主，病变多累及胸膜，临床上可见症状与病变的分离现象。组织病理见纤维或玻璃样变较多，确诊主要依赖于菌种鉴定。

2. 肺癌　多见于40岁以上嗜烟男性，多有刺激性咳嗽、胸痛及进行性消瘦。X线胸片示团块状病灶，边缘常有切迹、小毛刺，周围无卫星灶，增强胸部CT扫描后肺癌病灶常有增强。痰菌、脱落细胞检查、纤支镜检查及活检等有助于鉴别。

3. 肺炎　肺炎链球菌性肺炎起病急骤、高热、寒战、胸痛伴气急，咳铁锈色痰，X线胸片病变常局限于一叶，血白细胞总数及中性粒细胞增多，痰涂片或培养可分离到细菌，抗酸杆菌或分枝杆菌阴性，抗生素治疗有效；有轻度咳嗽、低热的支原体肺炎、病毒性肺炎或过敏性肺炎X线征象与早期继发性肺结核相似，应行结核相关检查或抗炎治疗后复查。

4. 肺脓肿　肺脓肿起病较急，高热、大量脓痰，空洞以厚壁多见，内常有液平，痰中无抗酸杆菌或分枝杆菌，血白细胞总数及中性粒细胞增多，抗生素治疗有效。

5. 支气管扩张　支气管扩张的痰结核菌阴性，X线胸片多无异常发现或仅见局部肺纹理增粗或卷发状阴影，CT尤其是高分辨CT有助确诊。

九、治疗

（一）化学治疗的理论基础

结核病灶中的菌群不均一，初治结核菌大部分对一线抗结核药物敏感，但有少量天然耐药菌，如使用单一抗结核药物，耐药菌大量生长而成为主要菌群，会造成临床耐药病例。此外病灶中的结核菌的代谢状态也可影响化疗的结果。目前普遍认为结核病灶中存在4种不同状态的菌群，A群为持续生长繁殖菌，B群为间断繁殖菌，C群为酸性环境中半休眠状态菌，D群为完全休眠菌。一线抗结核药物并非对所有代谢状态的细菌有效，且B、C群结核菌可保持在体内很长时间，化疗药物应使用足够的疗程才能杀灭。

（二）化学治疗的基本原则

肺结核的治疗以化学治疗为主，其原则为：早期、规律、全程、适量、联合。

（三）抗结核药物

一线抗结核药物

1. 异烟肼（INH）　能杀死细胞内外生长代谢旺盛和几乎静止的结核菌。

2. 利福平（RFP）　为半合成广谱杀菌剂，能够抑制细菌 RNA 的合成，阻断 RNA 转录过程，能杀死细胞内外生长代谢旺盛和几乎静止的结核菌。

3. 链霉素（SM）　抑制细菌蛋白质的合成，只能杀灭细胞外的结核菌，pH 中性时起作用。

4. 吡嗪酰胺（PZA）　具有抑菌或杀菌作用，取决于药物浓度和细菌敏感度，仅在 pH 偏酸时有抗菌活性。

5. 乙胺丁醇（EMB）　可渗入菌体内干扰 RNA 的合成，只对生长繁殖期的结核菌有效。

6. 氨硫脲（TB1）　为抑菌剂，作用机制尚不十分清楚。

二线抗结核药物

1. 对氨基水杨酸（PAS）　通过对叶酸合成的竞争性抑制作用而抑制结核菌的生长繁殖。

2. 丙硫异烟胺（PTH）　为弱杀菌剂，低浓度时仅具抑菌作用，高浓度具杀菌作用。

3. 阿米卡星（AMK）　通过干扰蛋白质的合成而产生抗菌作用，对耐 SM 的菌株仍然有效。

4. 卷曲霉素（CPM）　为杀菌剂，作用机制与氨基糖苷类药物相同。

5. 利福喷汀（RPE）　作用机制与 RFP 相同，为高效、长效的抗结核药物。

6. 利福布汀（RBU）　作用机制与 RFP 相同，耐 RFP 的结核菌可能同时耐 RBU。

氟喹诺酮类药物在肺结核治疗中的应用

第三代氟喹诺酮类药物中有不少具有较强的抗结核分枝杆菌活性，主要作用机制为抑制结核菌旋转酶而使其 DNA 复制受阻，国内常用于肺结核治疗的有氧氟沙星、左氧氟沙星、加替沙星和莫西沙星等，主要用于以下几种情况：①耐药尤其是耐多药肺结核（MDR – PTB）；②肺结核病人因种种原因不能耐受传统抗结核药物者，只要条件许可，氟喹诺酮类药物可用至最高级，对于 MDR – PTB 尤应如此。

复合制剂

复合制剂有杀菌剂与抑菌剂、杀菌剂与增效剂以及物理组合和化学组合等多种形式，一般是两药复合，也有三药复合的情况。

1. 固定剂量复合制剂（FDC）　根据化疗方案的要求将几种不同的抗结核药物按一定剂量配方制成复合的抗结核药片或胶囊，常用的有 FRP、INH、PZA 固定剂量复合制剂和 RFP、INH 固定剂量复合制剂。

2. 杀菌剂 + 增效剂的复合制剂

3. 化学组合形式的复合制剂　对氨基水杨酸异烟肼片（Pa）是 INH 与 PAS 的化学分子结合形式，疗效不仅高于单剂 INH，亦明显高于以物理方式混合的 INH 加 PAS，对耐 INH 或 PAS 的菌株仍然有效，且毒性低、耐受性良好、耐药发生率低，更适合儿童肺结核患者。

（四）用药方法

1. 顿服法　优点在于疗效可以得到提高且药物的不良反应并未增加。

2. 两阶段用药法　将化疗全程分为强化和巩固两个治疗阶段，又称为二步治疗。两阶段用药法疗效更高、药物的不良反应更少。

3. 间歇疗法　应用抗结核药物后，一部分结核菌被杀死，另一部分则受到抑制而进入延缓生长期，这部分结核菌的繁殖减慢或完全终止，对药物不敏感，但渡过此期后结核菌又开始生长繁殖，并恢复对药物的敏感性，此后再次给药又可致一部分结核菌进入延缓生长期，如此周而复始，除 TB₁ 外的抗结核药物均有不同程度的延缓生长期，其中以 SM 和 RFP 最好。

4. 序贯疗法 多用于重症肺结核、复治或 MDR – PTB 患者化疗的强化期，目的在于通过静脉用药获得最高血药峰浓度，后续又有同药口服制剂的连贯应用，以求达到最佳的杀菌效果。

（五）其他治疗方法

如免疫治疗、介入治疗、外科手术和中医中药等，但只能作为辅助治疗手段。对于严重的耐药性肺结核，宜强调综合治疗，以提高疗效。

中医辨证论治

1. 气阴亏耗

症状：咳嗽无力，干咳少痰，或痰唾黏白，或痰中夹血如丝如缕，或有潮热，手足灼热，胸痛，口燥咽干，畏风自汗，声嘶失音，饮食减少，气短懒言，神疲乏力，舌红，少苔，脉细数或虚大。

治法：益气养阴，润燥止咳。

方药：保真汤加减。

组成：人参、白术、当归、生熟地、五味子、地骨皮、柴胡各10g，茯苓、黄芪各15g，白芍、赤芍、天麦冬、陈皮、厚朴各12g，甘草6g，黄柏8g。

2. 肺阴不足

症状：干咳，或少量黏白痰，咳声短促，痰中有时带血，如丝如缕，午后手足心热，皮肤干灼，口燥咽干，甚则咽痒喑哑，胸部隐隐闷痛，饮食不佳，疲乏无力，舌边尖红，苔薄少津，脉细而数。

治法：滋阴润肺，止血杀虫。

方药：月华丸加减。

组成：生地、熟地、天麦冬、沙参各 12g，贝母、桑叶、菊花、阿胶各 10g，百部 30g，三七 3g，茯苓、山药各 15g。

3. 阴虚火旺

症状：咳呛气急，痰少质黏，或吐稠黄痰，咳血反复发作，量多色鲜红，混有泡沫，胸肋掣痛，盗汗，潮热，午后为甚，颧赤，口渴，心烦失眠，性急善怒，形体日瘦，可见梦遗，女子可致月经量少或闭经，舌红绛而干，脉细弦数。

治法：滋阴清热，潜阳安神。

方药：百合固金汤合秦艽鳖甲散加减。

组成：百合 30g，龟板、鳖甲各 15g，麦冬、玄参、生熟地各 12g，知母、秦艽、银柴胡、地骨皮、青蒿、阿胶、五味子、川贝各 10g。

4. 肺脾气虚

症状：气短，咳喘无力，胸闷纳呆，腹泻，神疲乏力，语声低怯，自汗，面色萎黄，畏寒怕冷，舌淡苔白，脉细弱。

治法：健脾益气，培土生金。

方药：四君子汤加味。

组成：人参 15g，百部 30g，白术、黄芪、茯苓、炙甘草各 12g，陈皮 10g。

5. 心肾阳虚

症状：面浮肢肿，喘息少气，心慌，形寒肢冷，面色白，五更泄泻，男子阳痿，女子闭经不孕，舌润质淡，脉细弱或结代。

治法：温肾阳，养心气。

方药：新定拯阳理劳汤加减。

组成：人参、黄芪、白术、五味子、当归各 12g，甘草 6g，桂心 10g，陈皮 8g。

单方验方

1. 参芩抗痨汤　北沙参、生龙骨、生牡蛎、生山药各 12g，黄芩炭、仙鹤草、炙紫菀、炙百部、生地、当归、山茱萸各 9g，丹皮、阿胶珠各 6g，百合 10g，橘红、炙甘草各 3g，每日 1 剂，煎 2

次，药汁混合，分 2 次空腹服用，适用于早期、浸润型肺结核。

2. 五味抗痨散　白及、百合、薏苡仁、杏仁各 150g，川贝 30g，共研末，每日 10g，分 3 次口服。适用于空洞型肺结核。

3. 柏叶三七汤　鲜侧柏叶、冬虫夏草、黑山栀、海蛤粉、仙鹤草、白及、百部各 10g，紫珠草、生地、沙参各 12g，夏枯草、黄芪、煅牡蛎各 15g。适用于肺结核反复咯血、吐痰为主。

4. 二麻四仁汤　炙麻黄、麻黄根各 45g，杏仁、白果、桃仁、郁李仁各 9g，土茯苓、连翘、忍冬藤各 15g，百部、白术、党参各 12g，黄芪、沙参各 18g，适用于长期用抗肺结核药物效果不明显，持续排菌并经常合并感染的重症肺结核。

其他疗法

1. 贴敷疗法

（1）肺痨膏：白鸽粪、五灵脂、白芥子、大蒜各 30g，白凤仙花连根叶 1 株，醋化麝香 0.6g。先将白鸽粪、五灵脂、白芥子共研细末，再加大蒜、白凤仙捣碎成泥，将麝香兑入，调匀，密贮备用。去肺俞、膏肓、百劳、脾俞，每穴取蚕豆大小药膏 1 块，贴于穴位覆盖纱布，胶布固定，2 天换贴 1 次，2 周为 1 疗程，休息 3 天，继续贴用。适用于浸润型及血行播散型肺结核。

（2）白芥子膏：白芥子适量，炒黄，研末，用米醋调成糊状，先将拔毒膏温化，取白芥子糊 2g，摊于药膏中，贴敷穴位，风门、肺俞、心俞、膏肓，每次选 1 对穴，交替贴敷，一般贴 1～3h，局部有烧灼感时取下，每对穴 5 天贴敷 1 次，3 个月为 1 疗程，适用于空洞型肺结核。

2. 灸法

选肺俞、大椎、关元、脾俞、膏肓、肾俞，每穴灸 3～5 壮，隔日 1 次，适用于肺结核各种证型。

3. 雾化吸入法

大蒜 30～50g，捣碎，放入装置器内，通过雾化吸入，每次 30～60min，每周 2 次，3 个月为 1 疗程，适用于各型肺结核。

十、预后

早期诊断，正规治疗多可痊愈。随着多耐药结核的出现以及AIDS 等免疫力低下疾病的增多，治疗难度加大。

十一、预防

1. 控制传染源　是控制结核病流行的关键，对肺结核病例早发现、早治疗，加强肺结核的化学治疗管理。

2. 卡介苗（BCG）接种　接种后人体可获得一定的免疫力，对结核病有一定的特异性抵抗力。目前正在开发的结核病疫苗包括减毒或增强的活疫苗、全菌体灭活疫苗、亚单位疫苗、DNA 疫苗、初免－加强疫苗等。

3. 化学预防　主要对象包括 HIV 感染者、与新诊断为传染性肺结核有密切接触史且结素试验阳性的幼儿、未接种 BCG 的 5 岁以下结素试验阳性的儿童、结素试验强阳性且伴有糖尿病或矽肺者、与传染性肺结核有密切接触的长期使用肾上腺皮质激素和免疫抑制剂的患者。可口服 INH，成人 0.3g/日，儿童 8～10mg/（kg·d），服用 6～12 个月。

第十二节　鼠　　疫

鼠疫是由鼠疫耶尔森菌引起的自然疫源性疾病，也称黑死病，临床表现为发热、严重毒血症状、淋巴结肿大、肺炎、出血倾向等，传染性强，死亡率高，是危害人类最严重的烈性传染病之一，在我国《传染病防治法》中列为甲类传染病之首。

本病中医病名为鼠疫，如清代的《鼠疫约编》云："鼠疫者，鼠死而疫作。故以为名"。

一、病原学

鼠疫耶尔森菌简称鼠疫杆菌，属肠杆菌科耶尔森菌属，为革兰染色阴性的短小杆菌，无鞭毛，不形成芽胞，在动物体内和早期培养中有荚膜。菌体含有内毒素，并能产生鼠毒素和一些有致病作用的抗原成分，已证实有18种抗原，其中 F、T 及 VW 是病原菌的特异性抗原。F 为荚膜抗原，有高度免疫原性及特异性，检测其中的 F_1 可用于本病的血清学诊断，其抗体有保护作用；V 和 W 抗原为菌体表面抗原，与细菌的侵袭力有关；T 抗原即鼠毒素，存在于细胞内，可引起局部坏死和毒血症且有良好的抗原性。内毒素可引起中毒症状，为本菌致病致死的毒性物质。鼠疫杆菌在低温及有机体内生存时间较长，对光、热、干燥及一般消毒剂均甚敏感。

二、流行病学

传染源 人间鼠疫的传染源以黄鼠和褐家鼠为主要，各型患者均为人间鼠疫的传染源。

传播途径

1. 经鼠蚤传播 即鼠→蚤→人的传播方式。

2. 经皮肤传播 因接触患者含菌的痰、脓或动物的皮、血、肉及疫蚤粪便而受到感染。

3. 经消化道传播 食入受染动物而感染。

4. 经呼吸道传播 含菌的痰、飞沫或尘埃通过呼吸道飞沫传播。

人群易感性 人群普遍易感，病后可获得持久免疫力，但轻症鼠疫病后免疫不充分。

流行特征 人间鼠疫以亚洲、非洲、美洲发病最多；男性普遍高于女性，多发于农牧人员及其子女；有明显的季节性，多发生在夏秋季。

三、发病机制及病理改变

（一）发病机制

鼠疫杆菌侵入皮肤后，先有局部繁殖，随后在透明质酸及溶纤维素等作用下，迅速经由淋巴管至局部淋巴结繁殖，引起原发性淋巴结炎（腺鼠疫）。淋巴结里大量繁殖的病菌及毒素入血，引起全身感染、败血症和严重中毒症状，脾、肝、肺、中枢神经系统等均可受累；病菌如经呼吸道吸入，则病菌先在局部淋巴组织繁殖，继而播及肺部，引起原发性肺鼠疫。原发性肺鼠疫基础上，病菌侵入血流又形成败血症，称继发性败血型鼠疫。少数感染极严重者，病菌迅速直接入血，并在其中繁殖，称原发性败血型鼠疫。

（二）病理改变

鼠疫的基本病变是血管和淋巴管内皮细胞损害及急性出血性、坏死性病变，淋巴结肿大常与周围组织融合，形成肿块，呈暗红或灰黄色；脾、骨髓有广泛出血；皮肤黏膜有出血点，浆膜腔发生血性积液；心、肝、肾可见出血性炎症。肺鼠疫呈支气管或大叶性肺炎，支气管及肺泡有出血性浆液性渗出以及散在细菌栓塞引起的坏死性结节。

四、中医病因病机

本病病因为疫毒。疫毒侵入肌表或肺卫，初起高热、恶寒、头痛面赤等表证，随之疫毒循经窜扰，与气血相搏，故身起疫核，红肿热痛，尤以腹股沟多见，常可破溃。若疫毒由表入里，侵及肺经，肺气失宣，则咳嗽气促，灼伤肺络、则咳吐大量泡沫样血痰；若正气不足，无力抗邪，疫毒可迅速深陷营血，蒙蔽心包，出现神昏谵语，吐衄便血，斑疹显露等，为鼠疫中的危重证候。

五、临床表现

临床分为腺鼠疫、肺鼠疫和败血症型鼠疫，各具特征性表现。腺鼠疫潜伏期多为 2～8 天，原发性肺鼠疫及败血症型鼠疫潜伏期为数小时至 3 天。轻型仅表现为不规则低热，全身症状轻微，局部淋巴结轻度肿大、压痛，无出血现象，多见于流行初、末期或预防接种者。

1. 腺鼠疫　最为常见，除有发热和全身毒血症症状外，主要表现为急性淋巴结炎，病初即有淋巴结肿大且发展迅速，淋巴结及其周围组织显著红肿热痛，于病后 2～4 日达高峰。腹股沟淋巴结最常累及，依次为腋下、颈部，多为单侧，若治疗不及时，淋巴结很快化脓、破溃，于 3～5 日内因严重毒血症、休克、继发败血症或肺炎而死亡。

2. 肺鼠疫　可原发或继发于腺鼠疫。起病急，高热及全身毒血症症状，很快出现咳嗽、呼吸短促、胸痛、咳痰，初为少量黏液痰，继之为泡沫状或鲜红色血痰，肺部仅闻及散在湿啰音或胸膜摩擦音。常因心力衰竭、出血、休克而于 2～3 天内死亡，临终前患者全身皮肤发绀呈黑紫色，故有"黑死病"之称。

3. 败血症型鼠疫　多继发于肺鼠疫或腺鼠疫。起病急骤，寒战、高热或体温不升、谵妄或昏迷，进而发生感染性休克、DIC 及广泛皮肤出血和坏死等，如不及时治疗常于 1～3 天死亡。

4. 其他类型鼠疫　如皮肤鼠疫、脑膜型鼠疫、肠鼠疫、眼鼠疫、扁桃体鼠疫等。

六、理化检查

1. 血常规　血白细胞及中性粒细胞明显升高，轻中度贫血。

2. 细菌学检查　取淋巴结穿刺液、脓、痰、血、脑脊液等涂片、镜检和培养及动物接种。

3. 血清学检查

（1）间接血凝法（PHA）：检测血中 F_1 抗体，感染后 5～7 天出现阳性，2～4 周达高峰，可持续 4 年，常用于回顾性诊断和流行病学调查。

（2）酶联免疫吸附试验（EHSA）：测定 F_1 抗体，滴度 1∶400以上为阳性。

（3）放射免疫沉淀试验（RIP）：可查出 28～32 年患过鼠疫康复者体内微量的 F_1 抗体，用于追溯诊断及免疫学研究。

（4）荧光抗体法（FA）：应用荧光标记的特异性抗血清检测可疑标本，可快速准确诊断。

4. 分子生物学检测　主要有 DNA 探针和聚合酶链反应，具有快速、敏感、特异的优点。

七、诊断

1. 流行病学资料　起病前 10 天内到过鼠疫流行区，有鼠疫动物或病人接触史。

2. 临床表现　突然发病、高热、严重的全身中毒症状及早期衰竭、出血倾向，并有淋巴结肿大、肺部受累或出现败血症等。

3. 实验室检查　淋巴结穿刺液、脓、血等标本中检出病原菌和（或）检出血清特异性 F_1 抗体。

八、鉴别诊断

1. 腺鼠疫应与下列疾病鉴别。

（1）急性淋巴结炎：此病有明显的外伤，常有淋巴管炎，全身症状轻。

（2）丝虫病的淋巴结肿：急性期淋巴结炎与淋巴管炎常同时发生，数天后可自行消退，全身症状轻微，晚上血片检查可找到微丝蚴。

（3）兔热病：由兔热病菌感染引起，全身症状轻，腺肿边界明显，可移动，皮色正常，无痛，无被迫体姿，预后较好。

2. 败血型鼠疫　需与其他原因所致败血症、钩端螺旋体病、流行性出血热、流行性脑脊髓膜炎相鉴别，应及时检测相应疾病的病原或抗体，并根据流行病学、症状、体征鉴别。

3. 肺鼠疫　与其他病原引起的肺炎鉴别如大叶性肺炎、严重急性呼吸窘迫综合征、钩端螺旋体病肺出血型、衣原体及支原体肺炎等，主要依据临床表现及痰病原学检查鉴别。

4. 皮肤鼠疫应与皮肤炭疽相鉴别。

九、治疗

须做到早发现、早诊断、早隔离、早治疗及疫区早处理。

1. 一般及对症治疗　急性期应卧床，保证热量供应，补充足够的液体。高热患者可用药物及物理退热；疼痛及烦躁不安者用止痛及镇静剂；中毒症状严重者可予肾上腺皮质激素短期应用，但必须与有效抗菌药物合用；呼吸困难、循环衰竭及合并 DIC 者，应予吸氧、抗休克及应用肝素纳治疗。

2. 病原治疗　早期足量应用抗生素是降低病死率的关键，常用药物为链霉素成人每日 2g，热退后改为每天 1g，疗程 7 ~ 10 天；庆大霉素成人 160 ~ 320mg，疗程 7 ~ 10 天。肺鼠疫链霉素首剂 1g，后每 4h 0.5g，热退后改为每 6h 0.5g，连用 5 ~ 7 日；庆大霉素首剂 160mg，而后每 6h 80mg 静滴。磺胺药宜用于轻症及腺鼠疫，常用者为 SD 首剂 2 ~ 4g，后每 4h 1 ~ 2g，体温正常 3 ~ 5 天后停药。肺鼠疫、败血症型鼠疫等应联合用药，首选为链毒素加氯霉素或四环素，次选为庆大霉素加氯霉素或四环素。

3. 局部治疗　腺鼠疫淋巴结切忌挤压，可局部用药外敷。

中医辨证论治

1. 卫气同病

症状：发热恶寒，头身疼痛，面红目赤，身起疫核，红肿热痛，甚或溃烂，烦渴欲饮，苔黄脉数。

治法：清热疏表，活血解毒。

方药：加减解毒活血汤。

组成：连翘、银花、甘草各 15g，柴胡、葛根各 12g，生石膏、知母、生地各 24g，桃仁、红花、赤芍、厚朴各 10g。若疫核红肿较著者，加夏枯草、浙贝；若已溃成脓者加蒲公英、败酱草、大青叶。

2. 营血两炽

（1）疫毒犯肺，气血两燔

症状：高热烦渴，咳嗽胸痛，咯吐大量血痰，面红目赤，意识恍惚，舌红苔黄，脉滑数。

治法：清热泻肺，凉血解毒。

方药：小陷胸汤合犀角地黄汤加减。

组成：桑白皮、黄连、丹皮、赤芍各 10g，银花、连翘各 15g，生石膏、白茅根各 30g，生地 24g。若便秘或热结旁流者，加大黄；咳嗽吐痰，加浙贝；咳血不止者，加花蕊石、三七。

（2）毒陷营血，热闭心包

症状：高热不已，神昏谵妄，斑疹显露，鼻衄呕血，或有尿血，便血，或有疫核，舌质红绛，脉细数。

治法：清营开窍，凉血解毒。

方药：清宫汤化服安宫牛黄丸。

组成：水牛角 30g，生地、丹参各 24g，玄参、银花、连翘各 20g，麦冬、竹叶心、黄连各 10g。如出血较甚者，加生地、白茅根、丹皮、侧柏叶；斑疹稠密者加紫草、红花；烦渴者加生石膏、知母；疫核未消者加夏枯草、连翘。

3. 愈后调治

症状：诸症悉减，但神倦乏力，面色不华，口干咽燥，大便干结，食少纳差，或有微热，或核未消尽，舌红少津，脉细弱而数。

治法：益气养阴，兼清余毒。

方药：竹叶石膏汤加减。

组成：竹叶、人参、麦冬、半夏各 10g，石膏 24g，甘草、粳米各 15g。若气虚偏重者，加黄芪、黄精；便秘者加郁李仁；偏于血虚者，加当归、熟地；疫核未消者加连翘、浙贝。

十、预后

预后：应用有效抗菌药物治疗后病死率下降至 5% 左右。

十一、预防

1. 管理传染源

（1）灭鼠、灭蚤，监测和控制鼠间鼠疫。

（2）严格隔离病人，腺鼠疫隔离至淋巴结肿完全消散后再观察 7 天；肺鼠疫隔离至痰培养 6 次阴性；接触者医学观察 9 天，曾接受预防接种者应检疫 12 天。

（3）病人分泌物与排泄物应彻底消毒或焚烧，加强疫源地的监测。

2. 切断传播途径 加强国际检疫和交通检疫。

3. 保护易感者

（1）进入疫区的医护人员应做好个人防护，如接触患者应预防用药。

（2）预防接种的主要对象是疫区及其周围的人群及参加防疫、进入疫区的医务人员。使用鼠疫活苗6岁以下0.3ml，15岁以上1ml，7～14岁0.5ml；15岁以上在上臂外侧滴菌苗3滴，7～14岁2滴，6岁以下1滴（菌苗浓度与注射者不同），在每滴菌苗上各划"#"字痕。通常于接种后10天产生抗体，1个月后达高峰，免疫期1年，需每年加强接种1次。

第四章　螺旋体病

第一节　钩端螺旋体病

钩端螺旋体病（简称钩体病）是由各种不同型别的致病性钩端螺旋体（简称钩体）引起的自然疫源性急性传染病，临床表现轻重不一。典型者起病急骤，早期有高热、倦怠无力、全身酸痛、球结膜充血、腓肌压痛、表浅淋巴结肿大；中期可伴有肺弥漫性出血，明显的肝、肾、中枢神经系统损害；晚期多数病人恢复，少数病人可出现后发热、眼葡萄膜炎以及脑动脉闭塞性炎症等。肺弥漫性出血、肝、肾功能衰竭常为致死原因。

根据本病临床特征及中医基本理论，属于"温疫""暑温""湿温"的范畴。因农民常在收割的时候被感染，又俗称打谷黄、稻瘟病、稻田病、秋收热等。

一、病原学

钩端螺旋体属于螺旋体目密螺旋体科钩端螺旋体属，是一种纤细的螺旋状微生物，呈细长丝状，圆柱形，有 12～18 个螺旋，菌体的一端或两端弯曲呈钩状。钩体是需氧菌，运动活泼，革兰染色阴性，对热、酸、干燥和一般消毒剂都敏感，对低温有较强的抵抗力。目前我国较常见钩体的有 13 个血清群、15 个血清型。钩端螺旋体的型别不同，对人的毒力、致病力也不同。

二、流行病学

1. 传染源　鼠类和猪是两个重要保菌带菌宿主，是本病主要传染源。钩端螺旋体病患者及恢复期病人都可从尿中排菌。

2. 传染途径　病原体通过皮肤、黏膜侵入人体是本病传播的主要途径；接触被染有钩端螺旋体的疫水是传染本病的重要方式。

3. 易感性　人群对本病普遍易感，病后可得较强的同型免疫力。

4. 流行特征　发病年龄多为青壮年农民，男性多见；好发季节为 7~9 月；流行形式大致可分为①雨水型②稻田型③洪水型④散发型；外来人员易感性强。

三、发病机制及病理改变

（一）发病机制

钩体自皮肤破损处或各种黏膜侵入人体内，经淋巴管或小血管至血循环和全身各脏器，迅速繁殖引起菌血症。钩体穿透能力极强，可在起病 1 周内引起严重的感染中毒症状以及肝、肾、肺、肌肉和中枢神经系统病变。因钩体菌型、毒力及人体的反应不同，钩体病的的表现复杂多样，病变程度不一。

（二）病理改变

1. 肝脏　轻者外观无明显异常，显微镜下见轻度间质水肿、血管充血及散在的灶性坏死；严重病例出现黄疸、肝脏肿大，镜下可见汇管区周围细胞浸润，肝细胞呈肿胀、脂肪变或空泡形成，部分肝细胞坏死并可见核分裂；部分以胆汁排泄障碍为主。

2. 肾脏　肾脏改变主要是间质性肾炎，显微镜下的主要病变在肾小管，特别是远端曲管和亨氏袢的升支肾小管上皮混浊肿胀或坏死，肾小管管腔内充满血细胞或透明管型，肾小管周围间质水肿并有淋巴细胞、单核细胞、浆细胞及少量多形核细胞的浸润。

3. 肺　肺部的主要病变为出血，肺部表面可见出血点或片状出血，气管、支气管黏膜出血，甚至有大量的间质和肺泡内出血以及明显的肺水肿。

4. 心脏　心包膜可见点状出血，心肌纤维透明性变或颗粒性变并有间质水肿。

5. 其他脏器的病理改变 脾脏、淋巴结可见出血和吞噬现象，肾上腺出血；胰腺可出现坏死区，周围有嗜中性细胞和淋巴细胞浸润；骨髓可见粒细胞系统增生；子宫内膜明显出血；胃壁、肠道黏膜弥漫性充血、出血；脑及脊髓充血，白质可见淋巴细胞浸润。

四、中医病因病机

本病因人体正气不足，感受暑湿瘟毒引起。病邪可从口鼻或者皮毛传入，沿卫气营血传变，弥漫三焦，涉及肺、脾、肾等脏腑经络。初起病邪侵犯卫表，旋即传入气分，暑湿瘟毒在气氛郁久化热，耗损津液，灼伤肺络，则咳嗽咯血，熏蒸肝胆，发为黄疸，内传营血，热逼血溢，则见衄血，便血，呕血等血证。热陷心包，则神昏谵语。热盛化火生风，则惊厥抽风，热毒深伏，伤津耗气，热深厥深，则见四肢逆冷。

五、临床表现

（一）潜伏期

2～20 天，一般 7～12 天，本病的发展过程分为早期、中期和晚期。

（二）早期（钩体血症期）

多在起病后 3 天内，本期突出的表现是：

1. 发热 起病急骤，伴畏寒及寒战，体温短期内可高达 39℃左右，常见弛张热型。

2. 头痛 较为突出，全身肌痛尤以腓肠肌或颈肌、腰背肌、大腿肌及胸腹肌等部位常见。

3. 全身乏力，特别是腿软较明显。

4. 眼结膜充血，无分泌物、疼痛或畏光感，退热后仍持续存在。

5. 腓肠肌压痛，多为双侧，程度不一。

6. 全身表浅淋巴结肿大，多见于腹股沟、腋窝淋巴结，多为黄豆或蚕豆大小，压痛，无充血和化脓。

本期还可同时出现消化系统症状如恶心，呕吐，纳呆，腹泻；呼吸系统症状如咽痛，咳嗽，咽部充血，扁桃体肿大；部分病人可有肝、脾肿大，出血倾向。

（三）中期（器官损伤期）

约在起病后 3～14 日，出现器官损伤表现，根据临床表现可分为流感伤寒型、肺出血型、黄疸出血型、肾型和脑膜炎型。

1. 流感伤寒型　多数患者以全身症状为特征，起病急骤，畏寒发热、头痛，眼结膜充血，全身肌痛尤以腓肠肌为显著，并有鼻塞、咽痛、咳嗽等，无黄疸及中枢神经系统症状，肺无明显病变；部分严重病人以胃肠道症状为主，少数严重病人有消化道、皮肤、阴道等处出血。

2. 肺出血型　钩体血症的基础上出现咳嗽、血痰或咯血，临床上可分为肺普通出血型与肺弥漫性出血型。

（1）肺普通出血型：临床与钩体血症类似，伴有不同程度咯血或血痰，胸部体征不明显，X 片显示轻度肺部病变，如不及时治疗可转为肺弥漫性出血型。

（2）肺弥漫性出血型（肺大出血型）：钩体侵入人体后，经过潜伏期和短暂的感染早期后，突然出现面部苍白、心率和呼吸增快、烦躁不安，最后循环与呼吸功能衰竭，是近年来无黄疸型钩体病引起死亡的常见原因。可分下述三期：①先兆期：患者面色苍白、心慌烦躁，呼吸、心率进行性加快，肺部逐渐出现啰音，可有血痰或咯血，X 线胸片呈纹理增多，散在点片状阴影或小片融合；②出血期：如未及时治疗，短期内面色极度苍白或青灰，心慌烦躁加重，呼吸、心率显著加快，双肺湿啰音逐渐增多，咯血不断，X 线胸片点片状阴影扩大且大片状融合；③垂危期：若未能有效地控制上述症状，患者可在短期内（1～3h 左右）病情迅速进展，由烦躁不安转入昏迷，鲜血连续不断从口鼻涌出，最后呼吸停止。

3. 黄疸出血型　临床以黄疸、出血为主，可分为 3 期即败血症期、黄疸期和恢复期。病后 3～7 天出现黄疸，80% 病例伴有不同程度的出血症状，少数患者在黄疸高峰时同时出现肺大出血，70%～80%的病例累及肾脏，轻者表现蛋白尿、血尿、少量白细胞及管型，严重者发生肾功能不全、酸中毒、尿毒症昏迷甚至死亡。

4. 肾功能衰竭型　临床症状以肾脏损害较突出，表现为蛋白尿、血尿、管型尿、少尿、尿闭，并出现不同程度的氮质血症、酸中毒。

5. 脑膜脑炎型　以脑炎或脑膜炎症状为特征，剧烈头痛、呕吐、烦躁不安、神志不清、颈项强直和克氏征阳性等，脑脊液细胞数不高，蛋白反应呈弱阳性，糖和氯化物正常。

（四）恢复期或后发症期

患者热退后各种症状逐渐消退，但有少数病人退热后经几日到3个月左右，再次发热并出现症状，称后发症。

1. 后发热　第1次发热消退后1～5天，发热再现，一般在38℃～38.5℃，半数病人伴有周围血嗜酸性粒细胞增高，发热在1～3天内消退。极个别病人可出现第3次发热。

2. 眼后发症　常发生在病后1周至1月，以葡萄膜炎、虹膜睫状体炎、脉络炎为常见。

3. 神经系统后发症

（1）反应性脑膜炎　少数患者在后发热同时伴有脑膜炎症状，但脑脊液正常。

（2）闭塞性脑动脉炎　又称烟雾病，是钩体病神经系统中最常见和最严重并发症之一，表现为偏瘫、失语、多次反复短暂肢体瘫痪，预后较差。

4. 胫前热　少数病人两侧胫骨前皮肤于恢复期出现结节样红斑伴发热，2周左右消退。

六、理化检查

（一）常规检查与血液生化检查

无黄疸病例的血白细胞总数和中性粒细胞数正常或轻度升高；

黄疸病例的白细胞计数大多增高，中性粒细胞增高；70%的病人有轻度蛋白尿、白细胞、红细胞或管型出现；生化检查黄疸病例有胆红素及血清转氨酶升高，50%的病例有肌酸磷酸激酶增高。

（二）特异性检测

1. 病原体分离　发病10天内可从血液及脑脊液中分离出钩体；第二周尿中可检出钩体；将患者的血液或其他体液接种于动物腹腔内，接种3～5天后检查腹腔液。

2. 血清学试验

（1）凝集溶价试验（凝溶试验）：有较高的特异性和敏感性，凝集素一般在病后7～8天出现，超过1：400效价及间隔两周双份血清效价增高4倍以上均为阳性。

（2）酶联免疫吸附试验（ELISA）：比凝溶试验阳性出现时间更早和更灵敏，国外已普遍采用钩体IgM抗体技术，有高度特异性。

（3）间接红细胞凝集试验：具有钩体感染的属特异性而无群或型的特异性，较凝溶试验阳性出现早。

（4）间接红细胞溶解试验：较间接红细胞凝集试验的灵敏性高。

（5）间接荧光抗体法：具有一定的早期诊断意义。

（6）乳胶凝集抑制试验、反向间接血凝试验与间接荧光抗体染色试验等可以测出血中早期存在的钩体。

3. 早期诊断

（1）钩端螺旋体DNA探针技术：是一种敏感性高的早期诊断方法。

（2）DNA基因扩增技术：聚合酶链反应（PCR）的DNA扩增技术可早期诊断钩体病。

七、诊断

流行区夏秋季节，对一切具有疑似本病临床表现并在近1～2周内有疫水接触史的急性传染病患者，应首先考虑本病的可能。早期呈急性感染表现，主要特点可概括为：寒热、酸疼、无力、结膜充血、腿疼、淋巴结痛等，其中腿疼尤其是腓肠肌疼痛及压痛是本病的早期特征，明显的腓肠肌压痛，拒按，甚至不能下床活动在诊断上具有重要意义。化验检查示白细胞轻度增高，中性多形核细胞比例增加并有左移现象，血沉增快，轻度蛋白尿，尿镜检有红、白细胞及管型，多数患者伴有程度不同的氮质血症。

八、鉴别诊断

1. 发热　须与其他急性发热性疾患鉴别如流感、上呼吸道感染、伤寒、疟疾、急性血吸虫病、恙虫病、肺炎、流行性出血热等。

2. 黄疸　应与黄疸型肝炎鉴别。一般情况下黄疸型肝炎体温正常或仅有低热，白细胞计数多偏低或正常，血沉不增快。本病的黄疸患者多伴有肾脏改变，而其他黄疸患者则较少有。

3. 肾炎　有肾损害而无黄疸的钩端螺旋体病患者需与肾炎相鉴别，鉴别要点为本病具有急性传染性热性发病过程，结膜充血，肌疼明显，血压一般正常，无浮肿等。

4. 肌疼　有时需与急性风湿热相鉴别。急性风湿热的疼痛多为游走性，关节附近明显，而本病则以肌痛为主且以腓肠肌为著。

5. 出血　周围血象、骨髓检查结果有助于本病与出血性血液病鉴别。

6. 脑膜脑炎　脑膜脑炎型钩端螺旋体病与流行性乙型脑炎都在夏、秋季流行，其中乙型脑炎多见于儿童，抽搐、昏迷等症状明显，无明显结膜充血及腓肠肌压疼等体征，白细胞总数较高，尿检查多无改变，无接触疫水史。

九、治疗

（一）对症治疗和支持疗法

早期应卧床休息，给高热量、富含维生素 B 和 C 及易消化饮食；保持水、电解质和酸碱平衡；出血严重者应立即输血并及时应用止血剂；肝功能损害者应保肝治疗。对各型钩体病均应强调早期发现、早期诊断、早期卧床休息和就地治疗。

（二）抗菌治疗

青霉素应早期使用，首次剂量为 40 万 u，以后治疗剂量每日 120～160 万 u，儿童剂量酌减或与成人基本相同，疗程 7 天或体温正常后 2～4 日；重症病例剂量加大至每日 160 万～240 万 u，合用肾上腺皮质激素。近年来咪唑酸酯及甲唑醇治疗本病取得满意的效果。咪唑酸酯的剂量成人首次 1g，以后每日 4 次，每次 0.5g，待体温恢复正常后 2～4 天停药；重症患者可增至每日 3g，待病情好转后改为每日 2g，平均疗程 5～7 天。甲唑醇的剂量成人首次口服剂量 1g，以后每日 3～4 次，每次 0.5g，疗程 5～7 天或热退后 3 天停药。

（三）后发症治疗

采取对症治疗多可缓解，重症患者可应用肾上腺皮质激素。

1. 葡萄膜炎　1% 阿托品溶液滴眼，如虹膜黏连可再用 10% 新福林溶液滴眼、1% 新福林结膜下注射或用强力扩瞳剂结膜下注射等，重症患者可口服肾上腺皮质激素；对后部的葡萄膜炎可用烟酸、妥拉苏林、以及维生素 B_1、B_2 等；治疗均无效时可用免疫抑制。

2. 脑内闭塞性动脉炎　多采取大剂量青霉素 G、肾上腺皮质激素等，亦可用血管扩张剂、理疗及针灸等疗法。

中医辨证论治

1. 邪在卫气

症状：恶寒发热，咳嗽口渴，头身腿痛，小便微黄，舌红，脉浮数。

治法：清暑解表，渗湿携热。

方药：叶氏薷杏汤加减。

组成：香薷、杏仁、丝瓜叶、佩兰叶、荷梗、通草各 10g，白蔻仁 12g，滑石、薏仁、西瓜皮各 12g。

2. 湿热熏蒸

症状：壮热身黄，烦躁肌痛，衄血便血，舌红绛，苔干黄，脉弦滑。

治法：清热解毒，利胆退黄。

方药：清营汤合茵陈蒿汤加减。

组成：茵陈、白茅根、金钱草各30g，栀子、银花各15g，穿心莲20g，生地、麦冬各12g，黄连6g，水牛角24g。

3. 暑湿弥漫

症状：身热呕恶，脘痞腹痛，小溲短赤，舌红，苔黄腻，脉滑数。

治法：解毒清热，清暑利湿。

方药：甘露消毒丹加减。

组成：茵陈、白茅根、生石膏、滑石各30g，黄芩、连翘、藿香、石菖蒲各15g，木通、竹茹、荷梗各10g。

4. 热灼肺络

症状：发热烦渴，咳嗽气喘，咯血或痰中带血，舌红，苔黄，脉细数。

治法：凉血宁络，清暑保肺。

方药：犀角地黄汤合黄连解毒汤加减。

组成：水牛角30g，生地、丹皮、赤芍各15g，黄连、黄柏、黄芩、山栀、银花、连翘各10g，藕节、白及各12g。

5. 邪陷心包

症状：高热烦躁，头项强痛，恶心呕吐，神昏抽风，舌质红绛，少苔或无苔，脉弦数或细数。

治法：清心开窍，凉营息风。

方药：清营汤合羚角钩藤汤加减。

组成：水牛角、生地、丹参各30g，银花、连翘、穿心莲各20g，钩藤、菊花各15g，玄参、白芍、竹茹各10g。

6. 肺胃阴伤

症状：咳呛少痰，咽喉干燥，心烦口渴，舌红少苔，脉细数。

治法：生津润燥，清养肺胃。

方药：沙参麦冬汤加减。

组成：沙参、麦冬、山药各 15g，玉竹、天花粉各 20g，桑叶、甘草各 10g。

单秘验方

1. 穿心莲片

每次 4~6 片，每日 3 次口服。

2. 土茯苓合剂

土茯苓 60g，青蒿 15g，甘草 6g，水煎服，每日 1 剂。

3. 金银花合剂

金银花、板蓝根、紫花地丁各 30g，黄芩 20g，黄连 15g，水煎服，每日 1 剂。

十、预后

临床类型不同，预后不同。轻型病例或亚临床型病例，预后良好；重症病例如肺大出血、休克、肝肾功能障碍、微循环障碍、中枢神经严重损害等病死率高。本病的平均死亡率 10% 左右，如能在起病 2 日内应用抗生素和对症治疗，则病死率可降至 6% 以下。

十一、预防

1. 管理传染源　疫区内灭鼠，管理好猪、犬、羊、牛等家畜，加强动物宿主的检疫工作。

2. 切断传染途径　加强疫水、粪便管理，防止带菌鼠的排泄物污染食品。

3. 保护易感人群

（1）禁止在疫水中游泳、涉水或捕鱼，与疫水接触的工人、农民因采取相应防护措施。

（2）易感人群及疫水接触者可接种多价菌苗，能产生对同型钩体的免疫力，预防接种宜在本病流行前 1 个月。对实验室、流行病学工作人员以及新进疫区的劳动者，疑感染本病者但尚无明显症状时，可每日肌注青霉素 G80～120 万 U，连续 2～3 天。

第二节 回 归 热

回归热是由回归热螺旋体经虫媒传播引起的急性传染病，临床特点为周期性高热伴全身疼痛、肝脾肿大和出血倾向，重症可有黄疸。根据传播媒介不同，可分为虱传回归热（流行性回归热）和蜱传回归热（地方性回归热）两种类型。

根据临床表现，本病属"湿温""暑温"范畴。

一、病原学

虱传回归热的病原体为俄拜氏螺旋体，蜱传回归热的病原体在我国已发现有波斯疏螺旋体及拉氏疏螺旋体两种。它们都属于密螺旋体科疏螺旋体属，菌体纤细弯曲，具有 4～10 个不规则的浅粗螺旋，两端尖细，无鞭毛，对寒冷抵抗力强，对普通消毒剂、干燥和热均较敏感。螺旋体感染者的血清可与变形杆菌 OXk 株起阳性凝集反应。

二、流行病学

1. 传染源　虱传回归热的唯一传染源是病人；蜱传回归热的主要传染源是鼠类。

2. 传播途径　虱传回归热以体虱和头虱为传播媒介。当虱体被压碎后，虱体腔内的螺旋体经皮肤创面，或经手接触眼、口、鼻部黏膜侵入人体，偶可经输血及经胎盘传染。蜱传回归热的传播媒介为不同种类的软蜱，螺旋体在软蜱叮咬吸血时即可传播，亦可经破损皮肤侵入人体。

3. 易感人群　男女老幼均易感，病后免疫力不持久。两型回归热之间无交叉免疫。

4. 流行特征　虱传回归热分布广泛，流行季节为冬春季，多为散发；蜱传回归热局限于热带及亚热带地区，为自然疫源性疾病，发病季节以 4～8 月最多，常呈散发。

三、发病机制及病理变化

（一）发病机制

回归热的发作和间歇与螺旋体的增殖、抗原变异及机体的免疫反应有关。回归热螺旋体侵入人体后，在血液和内脏中大量繁殖并产生多种代谢产物，引起发热和中毒症状；与此同时机体逐渐产生特异性抗体，可激活补体及吞噬细胞，将螺旋体大量溶解杀灭，临床进入间歇期；肝、脾、脑、骨髓中残留的螺旋体，通过抗原性变异成为对抗体有抵抗力的变异株，这些螺旋体繁殖到一定数量后再度入血引起第二次发热（回归）。如此反复多次，直至螺旋体被全部杀灭。

（二）病理变化

回归热的主要病理变化以肝、脾最为显著，其次肾、心肌、骨髓、中枢神经系统及视网膜等也常受累。患者的皮肤、胃肠黏膜、子宫及肾脏均可见多数小出血点；脾脏肿大，质地柔软，有多处出血性梗塞灶及典型的粟粒状病变；肝脏肿大并肝细胞混浊肿胀及退行性变；肾脏与心肌均显示退行性变；骨髓显著充血，脑组织肿胀，偶见出血性脑脊髓膜炎。

四、中医病因病机

本病的主要致病因素是湿热病邪，以脾胃为病变中心。湿温初起以邪遏卫气为主，因湿属阴邪，化热较慢，初起一般病势不盛，继之气分湿热渐重，留恋中焦脾胃，久而不解，可弥漫三焦，波及其他脏腑。若治疗顺利者，病变可截断，停留于气分而不再发展，若感邪严重，湿热化燥化火，可深逼营血，最终可致脉络损伤，甚至虚脱而造成亡阳。

五、临床表现

1. 潜伏期　回归热的潜伏期一般约为 3～15 天。

2. 前驱期　少数患者发热前 1～2 天可能出现畏寒、头痛、关节肌肉疼痛、精神不振、全身乏力及眩晕等前驱症状。

3. 发热期　起病急骤，畏寒，数小时后体温达 38℃，伴有剧烈头痛及四肢、背部肌肉疼痛，压痛明显，1～2 天内体温升至 40℃～41℃，稽留不退。患者食欲减退，恶心呕吐常见；多数病人有轻度咳嗽，约 1/3 的患者巩膜可出现轻度黄疸；发热早期常于颈、肩部位出现红色斑疹或出血性皮疹；半数以上病例眼结膜及咽部充血。高热一般持续 6～7 天，体温下降前常出现短暂的上升，随后于 2～4h 内迅速降至 37℃或更低，并伴有大量出汗。

4. 间歇期　此无热阶段患者多疲乏无力，精神萎靡，不少患者尚有肌肉疼痛与四肢麻木。

5. 复发期　经 7～9 天的无热间歇期后，所有初发期的各种症状又重复出现。复发期发热的期限大致和第一次无热期相近，以后复发则发热期逐渐缩短而无热间歇期则延长。

蜱传回归热的临床症状与虱传回归热基本相似，但一般较轻微，发热多呈不规则的间歇热型，被蜱叮螫处常出现紫红色隆起并伴有痒感与微痛，局部淋巴结常见肿大，腰痛及呼吸道症状较多见，复发次数比虱传回归热多，一般为 3～9 次。

并发症

1. 支气管炎及肺炎为本病较常见的并发症。

2. 血小板减少同时第 V 因子活性减低预示可能发生弥漫性血管内凝血。

3. 个别患者可能遗留面肌麻痹、眼睑下垂或偏瘫失语等神经系统症状。

六、理化检查

1. 血常规　约 1/3 的患者出现轻度贫血，白细胞增多，中性多核白细胞也相对增多，凝血酶原时间常延长。

2. 尿　患者尿中常出现少量蛋白、白细胞及管型。

3. 脑脊液　少数患者腰穿压力增高，脑脊液蛋白含量及白细胞轻度增加。

4. 发热期间末梢血中可找到大量回归热螺旋体，且以初发期血中螺旋体最多。

七、诊断

根据发病季节与地区、个人卫生情况及有体虱孳生等流行病学资料，发热与间歇交替出现的典型热型、剧烈头痛、全身肌肉疼痛、肝脾肿大等临床症状，结合实验室检查从末梢血中检出螺旋体，即可确诊。

八、鉴别诊断

1. 疟疾　多见于夏、秋季节，畏寒、发热及出汗等症状周期性出现，间歇期多无何症状，脾大但无皮疹，白细胞偏低，末梢血片或骨髓涂片中可找到疟原虫。

2. 伤寒　起病缓慢，体温逐渐上升，病程持续约 4 周，体温下降也较缓慢，常有相对缓脉，血清肥达氏反应呈阳性，并可自血、尿、便中分离出伤寒杆菌。

3. 斑疹伤寒　发病季节与回归热相同，且发病均急，均有剧烈头痛及肝、脾肿大，但斑疹伤寒患者皮疹较多且为出血性，病程较长，血清外斐氏反应为阳性。

4. 钩端螺旋体病　多见于夏、秋季节，患者黄疸较重，出血倾向明显，并常有腓肠肌疼痛与压痛，血清钩端螺旋体补体结合试验为阳性，并可自血、尿或脑脊液中分离出病原体。

九、治疗

发热期应卧床休息，给高热量饮食、足量水分及降温，必要时应用肾上腺皮质激素等。抗生素治疗有特效，四环素族抗生素是目前最有效的药物，一般选用四环素，苄星青霉素、普鲁卡因青霉素疗效亦佳。抗生素治疗须严加注意可能出现严重的休克反应，这可能是螺旋体大量溶解时出现的过敏性休克反应。

中医辨证论治

1. 邪在卫分

症状：恶寒发热，汗出，口渴，头痛身疼，小腿疼痛，小便微黄，舌苔黄白，脉浮数。

治法：清暑解表，泻热渗湿。

方药：银翘散加减。

组成：银花15g，连翘、西瓜皮各12g，芦根30g，淡竹叶8g，茵陈、黄芩、木防己各10g，滑石、薏仁各20g。

2. 湿热弥漫三焦

症状：高热口渴，肢腰酸痛，尿短少而黄，大便秘结或下痢，舌质红，苔薄黄，脉滑数。

治法：清热解毒，利湿。

方药：三石汤加减。

组成：石膏、车前草、白茅根、薏仁各30g，寒水石15g，滑石20g，竹茹、通草各5g，银花10g。

3. 湿热郁蒸

症状：高热，烦躁，头痛，全身酸痛，面目肌肤黄染，腿痛乏力，常伴衄血，便血尿血，皮肤斑疹，甚则神昏谵语，舌红或绛，苔黄而干。

治法：清热凉血，解毒利湿。

方药：清瘟败毒饮加减。

组成：水牛角、石膏、茵陈、生地各30g，黄连6g，栀子、黄芩、赤芍、丹皮、生甘草各10g，知母12g，玄参15g。

4. 热入心包，肝风内动

症状：高热，头痛剧烈，颈项强直，烦躁不安，恶心呕吐，四肢拘急抽搐，神智不清，舌红绛，少苔或无苔，脉弦数。

治法：清营开窍，息风安神。

方药：清营汤加减。

组成：水牛角30g，生地20g，竹叶心、甘草各5g，黄连6g，银花、白芍各15g，钩藤、菊花各12g，玄参10g。

5. 气阴两虚，余热未尽

症状：面色苍白，形体消瘦，神疲懒言，或低热不退，苔黄而干或光剥无苔，舌嫩红，脉细弱。

治法：益气生津，清解余热。

方药：竹叶石膏汤化裁。

组成：生石膏、麦冬、石斛、山药、扁豆各 15g，淡竹叶 10g，太子参、薏仁各 30g。

十、预后

青壮年患者预后多良好，老年人、孕妇、体弱营养不良以及有严重黄疸或其他合并症者预后较差。

十一、预防

本病最有效的预防措施是消灭体虱及改善个人卫生条件，至于蜱传回归热的预防，除灭蜱外还应同时灭鼠，并采取各种有效措施以防蜱的侵扰。

第三节　莱姆病

莱姆病是由伯氏疏螺旋体所致全身性、慢性炎性蜱媒的自然疫源性疾病，又称莱姆疏螺旋体病，临床表现主要为皮肤、心脏、神经和关节等多系统、多脏器损害。

中医学中无本病名记载，根据其临床特征，属"温病""痹证""中风"等范畴。

一、病原学

莱姆病的病原体为伯氏疏螺旋体，是一种疏松盘绕的左旋螺旋体，有 3~7 个疏松和不规则的螺旋，两端稍尖，运动活泼，革兰染色阴性，有外膜和鞭毛（7~12 根不等）。该螺旋体有鞭毛与外膜两种抗原性蛋白，鞭毛蛋白具有很强的抗原性和免疫原性，致机体产生特异性 IgM 抗体；外膜由脂蛋白微粒组成，可使机体产生特异性 IgG 和 IgA 抗体。莱姆病螺旋体在潮湿及低温情况下抵抗力较强，但热、干燥和一般消毒剂均能使其灭活。

近来发现莱姆病螺旋体至少有三个基因种：①狭义伯氏疏螺旋体②伽氏疏螺旋体③阿弗西尼疏螺旋体。我国以伽氏和阿弗西尼疏螺旋体占优势。

二、流行病学

1. 传染源　某些脊椎动物是莱姆病的重要传染源。不同地区传染源的种类有所不同。

2. 传播途径　主要是通过节肢动物蜱的叮咬在宿主动物与宿主动物及人之间造成传播。

3. 易感人群　人群对本病普遍易感，感染率的高低与被蜱咬的概率有关。

4. 流行特征　多数病人分布于林木茂密地区；多发生在气候温暖的季节；发病不受年龄、性别的限制，但主要见于林业工人、山区居民和各类野外工作者。

三、发病机制及病理变化

伯氏疏螺旋体主要存在于蜱的中肠憩室部位，当蜱叮咬人时涎腺或中肠中所含的螺旋体侵入人体皮肤的微血管，经血流至全身各器官组织，引起多器官和系统的损害，致病机制可能是多因素综合的结果。螺旋体进入皮肤约数日后即引起局部皮肤原发性损害，受损皮肤血管周围有浆细胞和淋巴细胞浸润，表现为慢性游走性红斑（ECM），组织切片上可见上皮增厚、轻度角化伴单核细胞浸润、表皮层水肿。当螺旋体经血循环感染各组织器官后，进入播散病变期，以中枢神经系统（特别为脑神经）和心脏受损为主，大脑皮质血管周围及脑神经尤其面神经、动眼神经及展神经，心脏组织中有单核细胞浸润。发病持续数月以上则进入持续感染期，以关节、皮肤病变及晚期神经损害为主，关节呈增生性、侵蚀性滑膜炎伴血管增生，滑膜绒毛肥大，纤维蛋白沉着，单核细胞浸润；皮肤萎缩、脱色或出现胶原纤维组织束增粗排列紧密；神经系统主要为进行性脑脊髓炎和轴索性脱髓鞘病变，血管周围有淋巴细胞浸润，血管壁增厚，胶原纤维增生。

四、中医病因病机

本病多因正气不足，外感湿热毒邪所致。邪遏肺卫，则恶寒发热、头痛身疼，颈项强直；湿热中阻，则食欲不振，恶心呕吐，上腹胀痛。邪热上炎头面，则面赤头晕，目赤畏光；湿毒郁滞肌肤则赤疹生疮；热陷心营则神昏嗜睡；湿热下注，则尿血；热极生风则抽搐、半身不遂，口眼歪斜；风湿相合，留滞关节，则关节红肿疼痛或者麻木；病久气滞血瘀，可见瘰疬、腹部包块等。

五、临床表现

本病是多器官、多系统受累的炎性综合征，潜伏期长，临床表现复杂。

（一）早期临床表现

患者常有全身不适，疲乏、头痛、发热、寒战、关节疼痛、淋巴结肿大和嗜睡等症状，早期皮肤损害常见 ECM、致密性红斑、荨麻疹、多发环形红斑等，尤以 ECM 为主要特征，约 20%～90% 的患者出现 ECM，ECM 分为原发性和继发性二种。

1. 原发性 ECM　蜱咬部位出现一红色斑疹或丘疹，一周后渐渐扩大，呈环形向四周移行，中央呈致密红斑或硬结或疱疹或坏死或在消退前由红色变为蓝色，环周边鲜红，一般不高出或略高出皮肤，大腿、腹股沟、腋下是最为常见的部位，皮损部位常有灼热感。

2. 继发性 ECM　原发性 ECM 发生数天后，约半数人出现继发性 ECM。继发性 ECM 数量可多可少，皮损与原发性 ECM 类似，但常较小，移行变化不大，缺乏硬结中心。除掌蹠皮肤外，任何部位均能发生，若经有效的抗生素治疗，ECM 常在 4 天左右消退。

（二）迟发性临床表现

早期症状出现数周或数月后可出现神经系统、循环系统和运动系统受损的症状，少数病人有消化系统、呼吸系统、泌尿生殖系统受损的症状，这些症状和体征多呈间歇交替性发作。

1. 神经系统症状　神经系统的损害以脑膜炎、脑炎、神经根炎、局部颅神经炎最常见。

（1）脑膜炎症状：部分病例脑膜炎刺激症状显著，可呈间歇性剧烈头痛，疼痛常局限于额、颞和枕部，严重者可为弥漫性持续性头痛。

（2）脑炎症状：常较轻微，可有嗜睡或失眠、记忆力减退、情绪易激动、头昏、眩晕等，少数病人出现抑郁、性格改变、步行困难等症状。

（3）颅神经炎症状：面瘫较常见，有些病人还有视力模糊、眼球活动疼痛和畏光、耳鸣、听力下降等症状。

（4）神经根炎和末梢神经炎症状：一般表现为皮肤感觉过敏，可呈局限性、游走性，尤以头皮常见；也可表现为感觉减退，甚至感觉消失。

2. 循环系统症状　最常见的表现为晕厥、头昏、气急、心悸、心动过速或过缓，少数病人出现胸骨下痛。

3. 运动系统症状　关节和肌肉僵硬、疼痛是莱姆病患者的常见症状。肌肉痛可为多肌群或单一肌肉，重者可出现痉挛性疼痛，体检时肌肉可有压痛，少数患者出现手部或全身僵硬。关节炎是莱姆病的重要表现之一，发作呈间歇性，间歇期多为半年左右，持续时间可长可短，一般持续 5～10 年，抗风湿治疗效果不佳；受累关节可为一个或数个关节同时受损，以双膝多见，多数关节炎呈游走性，表现为自发性关节痛，多数病人无关节红肿现象。

4. 其他系统症状　少数患者有肝炎样症状，呼吸道症状以咽痛常见，部分病人有短暂的胸部刺痛。

六、理化检查

非特异性的实验室检查可见血沉增快，天门冬氨酸转氨酶、丙氨酶转氨酶和乳酸脱氢酶增高，少数人血常规可有轻度－中度贫血，白细胞数量增多等。脑炎症状者脑压增高、脑脊液细胞数及蛋白含量增高等。

本病的特异性诊断包括血清学检查如检测特异性抗体 IgG 和 IgM，病原学检查如直接检查和分离培养伯氏疏螺旋体、检测伯氏疏螺旋体独有的 DNA 序列等。

七、诊断

莱姆病的诊断有赖于对流行病学资料、临床表现及实验室检查结果综合分析。

1. 流行病学资料　近数日至数月曾到过疫区，或有蜱叮咬史。
2. 临床表现　早期有典型皮肤损害即 ECM 者，后出现心脏、神经、关节等受累。
3. 实验室检查　从感染组织或体液中分离到病原体，或检测到特异性抗体。

八、鉴别诊断

不典型 ECM 易与多形红斑混淆，但 ECM 较少见水泡，不累及掌蹠皮肤，一般也不损伤黏膜。莱姆病有严重头痛、颈项强直感应与脑膜炎鉴别；恶心呕吐、食欲减退、肝痛和肝肿大应与肝炎鉴别；全身淋巴结肿大、脾肿大应与传染性单核细胞增多症鉴别；莱姆病关节炎还应与风湿性关节炎鉴别，流行地区生活史、蜱叮咬史是主要鉴别依据，使用抗菌素后迅速好转者多为莱姆病。

九、治疗

1. 对症治疗　卧床休息，适量补充电解质和维生素 C；发热、皮损部位疼痛明显者可应用解热镇痛剂；心脏神经系统及关节受累者应用抗生素同时，可加适量肾上腺皮质激素。

2. 病原治疗　伯氏疏螺旋体对青霉素、四环素、红霉素等敏感。

莱姆病早期病例应用青霉素 G 治疗可明显缩短 ECM 病程，并可减少关节炎的出现；也可应用苯氧甲基青霉素治疗。莱姆病迟发性病例采用大剂量青霉素治疗，每日 1000～1200 万 U，14 天为一疗程。脑膜炎症状和脑炎症状者疗程较长，面瘫者需辅以针灸或其他康复方法。

3. 治疗注意事项

（1）药物选择与疗程：疾病早期、仅有皮疹者可选用口服红霉素、四环素或苯氧甲基青霉素，疗程 10 天即可；有其他症状的第一期病人可用 2～3 周；中晚期病人应肌肉或静脉给药，疗程为 20～30 天，并需采用大剂量。

（2）防治治疗的副反应：莱姆病治疗时可出现雅－赫氏反应，大剂量用药时可合用肾上腺皮质激素。

中医辨证论治

1. 邪遏卫气

症状：恶寒或寒战，身热不扬，头身疼痛，小腿尤甚，目赤咽红，胸闷脘痞，纳呆呕恶，腹胀泄泻，苔薄白舌红，脉濡数或浮滑。

治法：清暑化湿，解表散寒。

方药：新加香薷饮加减。

组成：藿香、香薷、银花、连翘、黄芩、豆豉、蒲公英、青蒿、黄连、厚朴、扁豆花等。若身痛腿疼明显，加防己、蚕砂；若脘腹胀满明显，可加蔻仁、茯苓、滑石；热盛者，加石膏、知母；呕恶者，加竹茹、姜半夏；咳痰带血者，加杏仁、贝母、茅根。

2. 邪蕴三焦

症状：高热烦渴，汗出不解，脘痞犯恶，胸闷咳嗽，腰痛尿少或者尿闭，便溏不爽，苔黄腻舌红。

治法：清暑利湿，宣通三焦。

方药：三石汤加减。

组成：石膏、知母、黄柏、竹茹、银花、寒水石、滑石、通草、车前草等。尿血者，加紫草、丹皮、茅根。

3. 湿热发黄

症状：面目肌肤发黄，迅速加深呈金黄色，右胁肋胀满疼拒按，可触及包块，伴高热、咯血、衄血、便血、尿血等，大便干结，小便深黄短少，苔黄燥，舌干绛，脉弦数。

治法：清热解毒，凉血止血。

方药：茵陈蒿汤合犀角地黄汤加减。

组成：茵陈蒿、栀子、大黄、犀角、生地、丹皮等。高热烦渴甚者，加石膏、知母；神昏谵语者，加安宫牛黄丸；出血者，加白茅根、侧柏叶、旱莲草、地榆、小蓟、紫草等。

4. 暑伤肺络

症状：发热口渴，烦躁面赤，咳嗽气急，咯痰带血，甚则大量咯血，鼻衄，胸闷疼痛，苔黄舌红，脉滑数。

治法：清热泻肺，凉血止血。

方药：白虎汤合咳血方加减。

组成：石膏、知母、青黛、瓜蒌仁、山栀、诃子、浮石、犀角、生地、丹皮、侧柏叶、紫草等。若咳血量大，汗出肢冷，面色苍白，脉芤者，急宜益气固脱，加用独参汤或生脉散。

5. 气营两燔

症状：高热持续，剧烈头痛，目赤羞明，恶心呕吐，烦躁不安，甚则神昏谵语，肌肤斑疹，颈项强直不利，苔黄舌红绛，脉数。

治法：清气凉营，泄热解毒。

方药：清瘟败毒饮或清营汤加减。

组成：银花、连翘、石膏、犀角、生地、丹皮、元参、龙胆草、黄连等。神昏谵语者，加服安宫牛黄丸；颈项强直者，加羚羊角、钩藤。

经验方

1. 黄煌等根据临床分期拟用经验方辅助治疗，取得良好疗效。

Ⅰ期：银花25g，连翘15g，荆芥12g，薄荷10g，石膏30g，知母15g，黄芩15g，柴胡12g，板蓝根25g，地丁15g，贯众25g，薏米25g，甘草5g。

Ⅱ期：生石膏50g，犀角粉6g（冲服），羚羊角5g，生地15g，玄参15g，大青叶30g，银花15g，连翘10g，黄连10g，丹皮10g，赤芍10g，甘草5g。

Ⅲ期：石膏15g，知母9g，黄柏9g，苍术10g，当归9g，猪苓9g，泽泻9g，黄芩9g，茵陈15g，忍冬藤30g，天麻6g，稀签草15g，甘草3g

2. 季氏等治疗1例莱姆病关节炎期患者，辨证为风湿热型，在西药系统治疗的基础上采用中药消风导赤汤和茵陈蒿汤加减辅助治疗，取得佳效。

其他疗法：

针灸

（1）"通调督任"法

取穴：A组：主穴：大椎；配穴：风池或依辨证选用1~2个背俞穴；B组：主穴：关元；配穴：足三里。

操作手法：患者取俯卧位，局部皮肤常规消毒，选A组穴位，以30号1.5~2寸毫针先刺大椎、风池及背俞穴，得气后施平补平泻守法，留针20min，期间每隔5min行针1次。留针期间用特定电磁波代灸大椎穴，以患者的耐受力为度。出针后再令患者改仰卧位，选B组穴位。针关元穴、捻转得气后留针20min，每隔5min再行针1次，复用电磁波灯代灸关元穴至皮肤灼红且患者舒适为度。每隔1天施针1次，并嘱患者于无针灸之日，在家取大椎、关元穴，用特制的灸架持续温灸1h。1日针，1日灸，3周为1个疗程。

（2）莱姆病红斑型

取穴：血斑局部、血海、中三里、大椎、曲池、外关、三阴交、阴陵泉。

操作手法：取三棱针用赞刺法直刺红斑中心，进针约 1～2mm，行震颤法，使针刺周围产生热胀，持续不超过1min 拔针。其他穴均用毫针行泻法。隔日 1 次，5 次为一疗程。

（3）莱姆病脑膜炎型

取穴：与莱姆病红斑型取穴相同，并采用耳尖、十宣、太阳等放血，在背及肘窝刮痧等疗法。

十、预后

莱姆病早期发现及时抗病原治疗，预后一般良好；播散感染期进行治疗，绝大多数能在 1 年或 1 年半内获痊愈；晚期或持续感染期进行治疗，大多数也能缓解，但偶有关节炎复发，也可能出现莱姆病后综合征；中枢神经系统严重损害者少数可留有后遗症。

十一、预防

应采取灭蜱、防蜱为主的综合防制措施。

1. 控制传染源　注意对宠物和家畜的防治与管理。

2. 切断传播途径　莱姆病疫区应开展灭蜱工作。

3. 保护易感人群　疫区野外工作时应防止被蜱叮咬；若发现被蜱叮咬，应使其口器退出皮肤后再轻轻取下，取下的蜱不要用手捻碎；如蜱的口器残留在皮内，可用针挑出并涂上酒精或碘酒。发现被蜱叮咬后可及时用抗生素预防。

第五章　原 虫 感 染

第一节　阿 米 巴 病

阿米巴病是由溶组织阿米巴原虫寄生引起的疾病，可分为肠阿米巴病和肠外阿米巴病。前者有无症状带囊者、阿米巴痢疾、非痢疾性阿米巴结肠炎、结肠阿米巴瘤、阿米巴阑尾炎等；后者有阿米巴肝脓肿、阿米巴肺脓肿、皮肤阿米巴病等。人感染溶组织内阿米巴后，90%的人无任何症状，仅10%的人发展为有症状的阿米巴病。

阿米巴痢疾属中医学"痢疾"范畴。阿米巴肝脓肿属中医学"肝痈""胁痛"范畴。

一、病原学

溶组织内阿米巴有滋养体及包囊两期。滋养体大小不一，形态不规则，细胞浆分内外层，外浆层透明，内浆层呈颗粒状。滋养体抵抗力甚弱，在适当条件下能侵袭与破坏组织，是溶组织内阿米巴的侵袭型，但无感染能力。包囊抵抗外界能力很强，能耐受常用化学消毒剂，对热和干燥较敏感，是溶组织内阿米巴的感染型。包囊被人吞食后，经胃达回肠后，含有四核的虫体从囊壁逸出，最终分裂为四至八个小滋养体，定居于盲肠和大肠近端。

二、流行病学

1. 传染源　慢性病人、恢复期病人及健康的"排包囊者"为本病的传染源。

2. 传播途径　包囊可以通过污染饮水、食物、蔬菜等进入人体。

3. 易感人群　人群普遍易感,,感染后不产生保护抗体。

4. 流行特征　热带、亚热带、温带地区发病较多；以秋季为多，夏季次之；发病率农村高于城市，男子多于女子，成年多于儿童。

三、发病机制及病理变化

溶组织内阿米巴滋养体能侵入机体、适应宿主免疫应答并表达致病因子。常见的影响溶组织内阿米巴致病性的因子有 260ku 半乳糖/乙酰氨基半乳糖凝集素、阿米巴穿孔素和半胱氨酸蛋白酶。260ku 凝集素能介导滋养体吸附于靶细胞并对靶细胞产生溶解作用；阿米巴穿孔素可使靶细胞形成损伤性离子通道；半胱氨酸蛋白酶可使靶细胞溶解，或降解补体 C3 为 C3a，从而抵抗补体介导的炎性反应。当虫体侵入机体组织或进入血液循环后，破坏胞外间质和溶解宿主组织，当虫体接触补体系统时，会产生抗补体作用，同时快速侵吞和杀伤巨噬细胞、T 细胞和中性粒细胞。

结肠病变以局限性黏膜下小脓肿开始，组织破坏逐步向纵深发展，形成口小底大的典型烧瓶样溃疡，溃疡表面可见深黄色或灰黑色坏死组织，深部可找到滋养体，溃疡底部的血管有血栓形成，溃疡亦可穿破肌层直至肠壁或穿破肠壁，造成局限性腹腔脓肿或弥漫性腹膜炎。滋养体反复侵入黏膜，加以细菌继发感染，可出现大块状肉芽肿，成为阿米巴瘤，多见于肛门、肛门直肠交接处、横结肠及盲肠。

阿米巴病变部位的分布依次为盲肠与升结肠、肛门、直肠、阑尾和回肠下段，也可进入门静脉血流，在肝内形成脓肿，且可以栓子形式流入肺、脑、脾等组织与器官，形成脓肿。

显微镜下病变主要变化为组织坏死，轻度或中度淋巴细胞浸润，并伴有少量中性粒细胞，阿米巴滋养体满布于整个病损中，尤其多见于病损扩展的边缘。

四、中医病因病机

阿米巴痢疾中医病因病机同"痢疾"病因病机。阿米巴肝脓肿中医认为本病发病主要是因为饮食不节或不洁，湿热虫毒之邪内侵，壅于肝络，日久化火伤阴，火聚气壅，气滞血瘀，肝热内败则为脓痈。

五、临床表现

1. 阿米巴痢疾的临床表现　　本病潜伏期为 7～14 天，可有如下临床表现。

（1）无症状带囊者：患者无症状或偶有腹部不适、气胀、便秘等临床表现。

（2）普通型：起病较缓，以腹泻腹痛开始，腹泻一日数次至十数次，便量中等，带有血和黏液，呈果酱色，有腐败腥臭味；腹痛明显，两侧下腹部有压痛，尤以右下腹为甚，并有里急后重。

（3）暴发型：起病急骤，以恶寒高热开始，大便一日数十次，呈血水样，奇臭，有全腹剧痛、腹肌紧张、腹部膨胀、里急后重等症状，可迅速出现脱水和电解质紊乱，极易发生肠出血和肠穿孔。

（4）慢性型：症状持续存在或反复发作，间歇期可无症状或仅有腹部不适、腹胀、交替出现腹泻便秘等。长期的消化道功能紊乱可导致患者出现不同程度的消瘦和贫血。

2. 阿米巴肝脓肿的临床表现

典型的阿米巴肝脓肿常以发热、盗汗等消耗性症状出现，肝区有胀满沉重感及钝痛、叩击痛、挤压痛及肝脏肿大。慢性病例可有进行性消瘦、贫血、营养不良性水肿、腹水。

并发症

1. 肠穿孔　系肠阿米巴病最大的并发症，弥漫性腹膜炎较多见。肠壁深溃疡大多引起慢性穿孔，部位多在盲肠、阑尾；外伤性穿孔多见于直肠。

2. 肠出血　溃疡可侵蚀血管，引起大小不等的肠出血。

3. 阑尾炎　阿米巴可侵袭阑尾，临床表现与一般阑尾炎相似。

4. 阿米巴瘤　阿米巴溃疡深入肌层，产生大量肉芽组织，查体能摸及的大肿块，多位于盲肠，亦见于横结肠、直肠及肛门，偶可引起肠梗阻。

5. 其他　阿米巴痢疾反复发作可引起溃疡性结肠炎，有时出现肠套叠，大多位于盲肠结肠交界；慢性阿米巴痢疾可出现结肠狭窄。

6. 肠外并发症　肝脓肿、肺脓肿、脑脓肿以及心包炎、尿道炎、皮肤阿米巴病等。

六、理化检查

1. 阿米巴痢疾

粪便检查：①新鲜粪便或肠壁活检标本中查到吞噬有红细胞的滋养体是确诊的最可靠依据；②带囊者的成形便或稀粪中可找到 1～4 个核包囊或小滋养体，需和其他肠道非致病性原虫鉴别。

免疫学检查：①血清抗体检测：有症状患者的血清中查到高滴度的阿米巴抗体是本病确诊的有力证据；②粪抗原检测：ELISA 法可准确地从粪便中检出溶组织内阿米巴或 dispar 内阿米巴抗原。

PCR 检测：可准确地检出粪便标本中溶组织内阿米巴或 dispar 内阿米巴编码 30KD 蛋白的基因片段。

乙状结肠镜或纤维肠镜检查　直接观察乙状结肠或降结肠等处肠黏膜状况、溃疡形态，并自溃疡处刮取材料检查，有助于发现组织型滋养体。

2. 阿米巴肝脓肿

病原学检查：从粪便、十二指肠引流液或肝脓肿穿刺液中能找到溶组织内阿米巴。

免疫学检查：血清中检测到高滴度的特异性抗体；脓标本中查到特异性的阿米巴抗原。

基因检测：用特异的 DNA 引物，以 PCR 法可从脓液中查到溶组织内阿米巴基因片段。

X 线检查：可见右侧膈肌抬高，膈肌隆起部常为脓肿所在部位。左叶肝脓肿时，钡餐检查可见胃小弯受压和胃体左移。

超声波检查：可发现肝区有液性平段。

七、诊断

WHO 专家建议的诊断原则

1. 新鲜粪便标本中查到吞噬有红细胞的滋养体或从肠壁活检组织中查到滋养体是本病确诊的可靠依据。

2. 粪便标本中仅查到 1～4 个核包囊或肠腔型滋养体，应报告为溶组织内阿米巴、迪斯帕内阿米巴感染，应根据流行病学史、血清抗体检测、粪抗原检测或 PCR 检测确诊。

3. 有症状患者的血清中若能查到高滴度的阿米巴抗体，亦是本病诊断的有力证据。

八、鉴别诊断

1. 阿米巴痢疾的鉴别诊断

慢性非特异性溃疡性结肠炎　有慢性痢疾样症状，乙状结肠镜检查可见肠黏膜广泛充血、水肿、出血、糜烂和众多的散发溃疡，多次病原学检查阴性，血清阿米巴抗体阴性。

结肠癌　慢性阿米巴痢疾合并肠狭窄、肉芽肿时，应与结肠癌鉴别，乙状结肠镜检查、活组织检查及诊断性治疗有助于鉴别。

急性坏死性出血性肠炎　本病颇似暴发型阿米巴痢疾，有急性腹泻、腹痛、发热、血水样恶臭的大便，好发于儿童，有呕吐和明显的腹膜刺激征，少有里急后重，病原学检查阴性。

2. 阿米巴肝脓肿的鉴别诊断

细菌性肝脓肿　起病较急骤，毒血症更明显，肝脓肿穿刺排脓量小，多呈黄白色脓，抗生素治疗有效，阿米巴抗体阴性。

先天性肝囊肿系肝内胆管和淋巴管的胚胎发育异常所致，超声波检查简单可靠。

肝包虫病　本病系由细粒棘球绦虫幼虫所致，B 超有肝内液性暗区，根据流行病学史、卡松尼试验等可作鉴别。

原发性肝癌 多位于肝右叶，发热出现较晚，肝脏迅速肿大，全身情况呈进行性恶化，B 超、CT 扫描、甲胎蛋白测定均可帮助鉴别。

九、治疗

（一）阿米巴痢疾的治疗

1. 一般治疗 注意休息，进流质或半流质少渣高蛋白饮食，维持水、电解质及酸碱平衡。

2. 病原治疗

（1）无症状溶组织内阿米巴带囊者：首选二氯散糠酸酯 500mg，3 次/天，连用 10 天；次选双碘羟基喹啉 650mg，3 次/天，连用 21 天。Dispar 内阿米巴携带者则无需治疗。

（2）非痢疾性结肠炎：首选甲硝咪唑 750mg，3 次/天，连用 10 天；次选二氯散糠酸酯、双碘羟基喹啉或巴龙霉素。巴龙霉素 $25 \sim 30mg/$（kg · d），连用 $10 \sim 15$ 天。

（3）普通型阿米巴痢疾：首选甲硝咪唑加二氯散糠酸酯或双碘羟基喹啉；次选依米丁 $0.5 \sim 1mg/$（kg · d），10 天为 1 疗程，或去氢依米丁 1mg/（kg · d）。

（4）暴发型阿米巴痢疾：病原治疗与普通型治疗方案相同，不能口服药物时应采用 0.5% 甲硝咪唑水溶液 100ml 静脉点滴，2 次/天，连用 $2 \sim 3$ 天后再改为口服，应同时加用其他抗生素并注意抗休克治疗。

（5）慢性型阿米巴痢疾：应首先查明长期不愈的原因，可选用两种或两种以上药物的联合疗法，也可用保留灌肠或中草药治疗。

3. 中医辨证论治同细菌性痢疾

（二）阿米巴肝脓肿的治疗

1. 一般治疗 注意休息，高蛋白、高热量饮食，注意补充维生素及铁剂，纠正水电解质和酸碱平衡紊乱。

2. 病原治疗　首选药物为甲硝咪唑，0.5% 甲硝咪唑水溶液 100ml 静脉点滴，2 次/天，连用 3 ~ 5 天后改为甲硝咪唑口服，0.4 ~ 0.8g/次，3 次/天，连用 10 天。疗程结束后，宜口服双碘羟基喹啉或二氯散糠酸酯；如甲硝咪唑疗效不佳，可改用或加用氯喹。次选依米丁或去氢依米丁，0.5 ~ 1mg/（kg·d），分 2 次深部肌肉注射，连用 6 ~ 10 天。使用氯喹、依米丁等治疗时必须加用一个疗程的双碘羟基喹啉或二氯散糠酸酯。

3. 控制继发性细菌感染　常规使用广谱抗生素预防或控制细菌感染。

4. 穿刺排脓　有重要的治疗意义和辅助诊断价值，一般先经 3 ~ 5 天抗阿米巴治疗后再行穿刺比较安全。

5. 手术引流　适应证如下：①脓肿位置较深或位于右叶顶部、左叶时，肝穿刺有困难或危险者；②肝脓肿穿破引起脓胸、腹膜炎、心包炎等重要并发症者；③合并细菌感染，脓液黏稠不易吸出者；④经病原治疗和穿刺抽脓，效果不显著者。

（三）中医辨证论治

1. 热毒蕴结

症状：发热，畏寒，热退则盗汗，肝区肿大且疼痛，口干口苦，大便干结，小便短赤，苔黄厚腻舌红，脉弦数。

治法：清热解毒。

方药：柴芩汤合黄连解毒汤加减。

组成：柴胡、大黄、赤芍各 12g，蒲公英、银花藤、败酱草、丹皮、山栀、甘草各 10g，黄芩、白头翁各 20g，黄连 6g，皂角刺 15g，红藤 30g。

2. 湿热中阻

症状：发热恶寒、汗出而热不退，肝区胀痛，胸闷腹胀，大便不爽，小便短赤，不思饮食，肢软倦怠，苔黄腻，脉濡数。

治法：清热化湿。

方药：甘露消毒丹加减。

组成：柴胡、石菖蒲、薄荷各 10g，黄芩、射干、川贝各 15g，连翘、滑石、赤茯苓各 30g，茵陈、藿香、丹参各 20g。

3. 痰湿蕴结

症状：肝区胀痛，不能侧卧，按之痛剧，腹部膨满，起病缓慢，苔白腻，脉弦滑。

治法：理气化痰。

方药：疏肝涤痰汤加减。

组成：白头翁、瓜蒌仁各 30g，茯苓 15g，香附、郁金各 12g，当归、佛手、橘红、半夏、竹茹、苏梗、枳壳各 10g。

4. 肝脾湿热

症状：右胁肿痛，发热不规则，午后热增，汗出热不退，不思饮食，疲倦肢软，大便干稀不调，苔黄腻，脉濡数。

治法：清肝排脓。

方药：白头翁汤加减。

组成：白头翁、生薏仁、赤茯苓、败酱草各 30g，黄柏、秦艽、甘草各 10g，黄连 6g，茵陈 20g，枳壳 10g。

5. 热毒蕴结，气虚血瘀

症状：发热不规则，伴恶寒，右胁肿痛，神疲乏力，纳食减退，舌暗红或有瘀斑点，苔薄黄腻，脉弦缓。

治法：清热解毒，益气活血。

方药：清肝解毒汤加减。

组成：鱼腥草、红藤、败酱草、黄芪各 30g，沙参 20g，麦冬、川芎各 10g，赤芍、炒白术各 12g，皂角刺 15g。

6. 肝郁化火

症状：寒热往来，胸胁闷痛，腹胀痛，胃脘嘈杂，呕逆不食，大便干结，苔黄，脉弦数。

治法：清肝泻火。

方药：柴胡清肝饮加减。

组成：柴胡、青黛、青皮、丹皮、甘草各 10g，黄芩、紫草、郁金各 15g，连翘、生地各 20g，竹茹 12g。

7. 热毒伤津

症状：恢复期口干咽燥，喜凉饮，大便干燥，舌红或稍绛，苔少或无苔，脉细数。

治法：养阴生津，兼清余毒。

方药：益胃汤加减。

组成：沙参、生地、芦根各 30g，玉竹、玄参、连翘各 15g，麦冬 20g，山栀、丹皮、竹叶、赤芍各 10g，枳壳 12g，大黄 8g。

十、预后

肠阿米巴病及时治疗后预后良好，如并发肠出血、肠穿孔和弥漫性腹腔炎以及有肝、肺、脑部转移性脓肿者，预后差。

十一、预防

煮沸、过滤、消毒饮水，防止吃生菜及饮食被污染，适当处理粪便，防止苍蝇孳生和灭蝇均为重要措施；检查和治疗从事饮食业的排包囊者及慢性患者极为重要。

第二节 疟 疾

疟疾是经按蚊叮咬而感染疟原虫所引起的虫媒传染病，临床以周期性寒战、发热、头痛、出汗和贫血、脾肿大为特征，因原虫株、感染程度、免疫状况和机体反应性等差异，临床症状和发作规律表现不一。

疟疾病名首载于《内经》，故中医病名亦为"疟疾"。

一、病原学

寄生于人体的疟原虫有 4 种即间日疟原虫、三日疟原虫、卵型疟原虫、恶性疟原虫。完整的生活史包括人体内和按蚊体内生长繁殖两个阶段，4 种疟原虫的生活史基本相同。

1. 疟原虫在人体内发育

（1）红细胞外期：按蚊吸人血时，唾液中的子孢子随唾液进入人体后，随血流进入肝脏并在肝内发育、裂体增殖，此时期称红细胞外期，简称红外期，亦称肝内期或组织期。当红外期裂殖体发育成熟时，被寄生的肝细胞破裂，裂殖子散出，释放至周围血循环中，一部分被吞噬细胞吞噬，另一部分则侵入红细胞内发育。

（2）红细胞内期：红外期裂殖子侵入红细胞便开始在红细胞内进行裂体增殖，该期称红细胞内期，简称红内期。红内期各种疟原虫完成裂体增殖周期所需的时间有所不同：间日疟和卵形疟原虫为48h，恶性疟原虫为36～48h，三日疟为72h。

2. 在蚊体内发育　雌雄配子体在蚊体内的发育和繁殖包括配子生殖和孢子增殖两个阶段。

二、流行病学

1. 传染源　病人和无症状的血中有配子体的人是疟疾的传染源。

2. 传播媒介　只有吸人血、对疟原虫易感、群体数量大、生活期较长、子孢子可在其体内发育成熟的蚊种才可成为媒介。

3. 传播方式　绝大多数为被有传染性的按蚊叮咬后而受染，罕见经胎盘的先天性感染，输血、针头或注射器消毒不良等均可传染。

4. 易感者　所有人对4种疟原虫均易感，感染后可产生相当程度的免疫。

5. 流行特征　我国以间日疟分布最广，恶性疟次之。

三、发病机制及病理改变

（一）发病机制

红内期裂殖子胀破红细胞，释放出的裂殖子、虫体代谢产物、变性的血红蛋白、红细胞碎片被多形核白细胞和巨噬细胞吞噬。内源性热源和虫体代谢产物作用于下丘脑体温调节中枢，使体温调节发生紊乱，疟疾发作；致病物质降解后，体温调节中枢恢复正常，出汗散热。

再燃：疟疾治疗不彻底或机体产生的免疫力可杀死红细胞内大部分虫体，疟疾发作停止后，在无再感染的情况下，残存于红细胞内的疟原虫大量增殖而引起疟疾发作，称为再燃。

复发：在无再感染的情况下，肝细胞内的迟发型子孢子休眠体复苏，经裂体增殖产生的裂殖子侵入红细胞发育，再次引起疟疾发作，称为复发。

（二）病理改变

以恶性疟为代表，可有以下改变。

1. 脑　脑切面充血，白质中可见出血点，环形出血灶的中心为红细胞阻塞的毛细血管，管内充满疟原虫寄生的红细胞，并与血管内皮细胞相粘连，管外为坏死的脑组织。

2. 肝　呈深灰色并轻度肿大，镜检可见 Kupffer 细胞变大，其内含有疟色素、疟原虫或寄生疟原虫的红细胞，中央静脉、静脉窦与门静脉分支均充血。

3. 脾　脾肿大变硬，色素沉着，脾切迹变圆钝；镜检可见充血与网状内皮细胞增生。

4. 肾稍肿大，浅灰色，镜检所见主要为肾小球中有疟色素，肾小管内可见血色素，肾髓质小血管内单核细胞与淋巴细胞集聚。

5. 心　心包膜与心内膜有点状出血，镜检可见毛细血管扩张，间质水肿。

6. 肺　常充血水肿，肺泡壁变厚，并有慢性炎变包括单核细胞、淋巴细胞与浆细胞浸润，毛细血管内可见疟原虫寄生的红细胞。

7. 胃肠道　充血水肿，并有局灶性或广泛出血，镜检显示肠黏膜出血、充血、毛细血管内有疟原虫寄生的红细胞。

8. 骨髓　色素沉着比肝脾均轻，镜检可见吞噬细胞内含有疟色素，红细胞内有疟原虫以及红细胞和白细胞的早期增生阶段。

9. 淋巴结　充血肿大，色素沉着，髓质部与周围窦部扩大，可见含疟原虫的红细胞，吞噬细胞内可见疟色素。

四、中医病因病机

本病病因为疟邪瘴毒。入侵人体，邪气伏于半表半里，出于营卫之间，入与阴争则恶寒，出与阳争则发热，正邪交争则寒战壮热。若正邪相离。邪气伏藏，不与营卫相争，则寒热休止。邪在阳分病浅则发作日早，邪陷阴分病深则发作日迟。

五、临床表现

潜伏期以恶性疟最短，一般 12 天；三日疟最长，平均 28 天；间日疟及卵形疟平均 13 ~ 17 天。潜伏期末可出现前驱症状如头痛、恶心、食欲不振等。

各种疟疾的临床特点

（一）间日疟

多急起，初次感染者常有前驱症状如乏力、倦怠、头痛、食欲不振等，一般持续 2 ~ 3 天，随后转为典型发作。分为三期：

1. 发冷期　骤感畏寒，皮肤起鸡皮疙瘩，口唇、指甲发绀，颜面苍白，全身肌肉关节酸痛，进而全身发抖，牙齿打颤，持续约 10min，寒战自然停止，体温上升。

2. 发热期　冷感消失后，体温迅速上升，患者痛苦难忍，面赤、气促，结膜充血，多诉心悸口渴，持续 2 ~ 6h。发作数次后唇鼻常见疱疹。

3. 出汗期　高热后期颜面手心微汗，随后遍及全身，大汗淋漓，约 2 ~ 3h 体温降低，患者感觉舒适，但十分困倦。

整个发作过程约 6 ~ 12h，典型者间歇 48h 又重复上述过程，一般发作 5 ~ 10 次。数次发作后患者常有体弱、贫血、肝脾肿大。

（二）三日疟

发作与间日疟相似，但三日发作一次，发作多在早晨，持续 4 ~ 6h，脾大、贫血较轻，但复发率高，且常有蛋白尿，易混合感染，儿童感染可形成疟疾肾病。

（三）卵形疟

与间日疟相似。

（四）恶性疟

其特点：①起病后多数仅有冷感而无寒战；②体温高，初起常呈间歇发热，后持续高热，长达二十余小时，甚至一次刚结束，接着另一次又发作；③退热出汗不明显或不出汗；④脾大、贫血严重；⑤可致凶险发作；⑥前驱期血中即可检出疟原虫，无复发。

（五）凶险型疟疾

88.3%～100% 由恶性疟疾引起，临床上主要有下列几种类型。

1. 脑型　最常见，其特点：①常在一般寒热发作 2～5 天后出现；②剧烈头痛、恶心呕吐；③意识障碍；④抽搐；⑤可发展成脑水肿，致呼吸、循环或肾功衰竭；⑥查体可有脾大、贫血、黄疸、皮肤出血点，脑膜刺激征及病理反射阳性；⑦血涂片可查见疟原虫，脑脊液压力增高，生化检查正常。

2. 胃肠型　除寒热症状外，尚有恶心呕吐、腹痛腹泻，大便呈水样便或血便伴里急后重；有的仅有剧烈腹痛，而无腹泻。吐泻重者可发生休克、肾功衰竭。

3. 过高热型　疟疾发作时，体温迅速上升达 42℃ 或更高，患者气促、谵妄、抽搐，昏迷，常于数小时后死亡。

4. 黑尿热　是一种急性血管内溶血，其可能原因有：①红细胞中缺乏葡萄糖–6–磷酸脱氢酶；②疟原虫释放的毒素；③抗疟药的应用（如伯氨奎琳、奎宁等）；④人体过敏反应。临床以骤起寒战高热、腰痛、酱油色尿以及严重贫血、黄疸、蛋白管型尿为特点。

（六）其他疟疾

1. 输血疟疾　潜伏期 7～10 日，临床症状与蚊传者相似，治疗后无复发。

2. 婴幼儿疟疾　临床多不典型，热前常无寒战，退热无大汗，多有吐泻、抽搐或微循环障碍，病死率高。

3. 孕妇疟疾　易致流产、早产、死产，即便生下婴儿也可成先天疟疾，成活率极低。

六、理化检查

1. 血常规　白细胞正常或减少，可有红细胞、血红蛋白及血小板减少。

2. 疟原虫检查　血涂片查疟原虫是确诊的最可靠方法，也可做骨髓穿刺涂片染色查疟原虫。

3. 疟原虫抗原快速检测　该方法简单、快速、方便、准确。

4. 腹部 B 超检查　可见肝、脾有不同程度的肿大。

七、诊断

1. 流行病学资料　有疟疾流行区生活或旅游史，近年有疟疾发作史或近期接受过输血。

2. 临床表现　典型的周期性寒热发作，伴有脾肿大和贫血。

3. 实验室检查　血常规检查、血涂片检查、腹部 B 超检查等。

八、鉴别诊断

1. 病毒感染　主要根据流行病学史。

2. 血液病　鉴别要点依然是流行病学史。

九、治疗

（一）基础治疗

按虫媒传染病隔离；发作期及退热后 24h 应卧床休息；注意补充水，恢复期给高蛋白饮食，贫血者可辅以铁剂；高热时采用物理降温。

（二）病原治疗

目的是杀灭红内期、红外期疟原虫，并要杀灭配子体。

1. 磷酸氯喹　简称氯喹，第 1 天 4 片，6h 后再服 2 片，第 2、3 天每天 2 片，共计 10 片，该药吸收快且安全，是目前控制发作的首选药。部分患者服后有头晕、恶心。

2. 盐酸氨酚喹啉　作用与氯喹相似，第 1 天 3 片，第 2、3 天各 2 片。

3. 哌喹及磷酸哌喹　为长效抗疟药。哌喹每片含基质 0.3g，磷酸哌喹每片含基质 0.15g，口服首剂基质 0.6g，8～12h 后再服 0.3g（恶性疟 0.6g）。羟基哌喹及磷酸羟基哌喹与哌喹类同，三天疗法恶性疟各服基质 0.6g、0.6g、0.3g，良性疟疾各服 0.6g、0.3g、0.3g。

4. 硫酸奎宁　抗疟作用与氯喹大致相同，仅用于抗氯喹的恶性疟疾及重症病例的抢救。口服第 1～2 天 0.45g～0.6g，每天 3 次，第 3～7 天 0.3g～0.6g，每天 2 次。

5. 盐酸甲氟喹　适用于治疗各型疟疾，一次顿服 4～6 片（1g～1.5g）。

6. 硝喹　本品对各种疟疾及抗氯喹虫株均有效，常与氨苯砜复方。口服每天 4 片，连服 3 天；3 岁以下服 1/4 片。72h 方能控制症状。

（三）凶险发作的抢救

凶险发作的抢救原则是：①迅速杀灭疟原虫无性体；②改善微循环，防止毛细血管内皮细胞崩裂；③维持水电平衡；④对症治疗。

1. 快速高效抗疟药，可选用：

（1）青蒿素注射液 100mg 肌注，第 1 天 2 次，后每天 1 次，疗程 3 日。

（2）磷酸咯萘啶注射液 3～6ml/kg，加 5% 葡萄糖液或生理盐水静脉滴入或分次肌注，2～3 天一疗程。

（3）磷酸氯喹注射液 0.5g（基质 0.3g）加 5% 葡萄糖液或生理盐水中静滴，第 1 天内每 6～8h 1 次，共 3 次，第 2、3 日可再给 1 次；儿童剂量应小于 5mg/（kg·次）。

（4）二盐酸奎宁注射液 0.5g 加于 5% 葡萄糖盐水或葡萄糖液 300～500ml 缓慢静滴，8h 后可重复 1 次；儿童剂量 5～10mg/kg/次，肝肾功能减退者应减少剂量，延长时隔时间。

2. 其他治疗　①循环功能障碍者，按感染性休克处理；②高热惊厥者，给予物理、药物降温及镇静止惊；③脑水肿应脱水，心衰肺水肿应强心利尿，呼衰应用呼吸兴奋药或人工呼吸器；④黑尿热应首先停用奎宁及伯喹，继给激素，碱化尿液、利尿等。

（四）中医辨证论治

1. 正疟

症状：寒战状热，休作有时，先有呵欠乏力，继则寒战战栗，寒罢则内外皆热，头痛面赤，口渴引饮，终则遍身汗出，热退身凉，舌红苔薄白，脉弦。

治法：和解达邪。

方药：柴胡劫虐饮加减。

组成：柴胡、半夏、常山各 12g，红参、草果、大枣各 10g，黄芩 9g，生姜 3g，槟榔 15g。若表实少汗而恶寒重者，加桂枝、防风、羌活；若口干欲饮者加葛根、石斛；湿热偏盛者去人参，加苍术、厚朴、青皮。

2 湿疟

症状：热多寒少，或但热不寒，汗出不畅，头痛，骨节烦疼，口渴引饮，便结尿赤，舌红、苔黄、脉弦数。

治法：清热解表。

方药：白虎加桂枝汤加减。

组成：石膏 24g，知母、桂枝、柴胡各 12g，青蒿、生地、麦冬各 15g，太子参 20g，甘草 6g。

3. 寒疟

症状：但寒不热，或寒多热少，口不渴，胸胁痞满，神疲肢倦，苔白腻，脉弦迟。

治法：辛温达邪。

方药：柴胡桂枝干姜汤合七宝劫疟饮加减。

组成：柴胡、桂枝、厚朴各12g，干姜、炙甘草、陈皮各6g，瓜蒌根15g，牡蛎10g，黄芩、草果、常山、槟榔各9g。若寒湿内盛，胸脘痞闷者加青皮；泛吐痰涎者加蜀漆、附子。

4. 瘴疟

症状：热甚寒微，或壮热不寒，肢体疼痛，面红目赤，胸闷呕吐，烦渴饮冷，大便秘结，小便热赤，甚则神昏谵语，舌红绛，苔黑垢，脉洪数。

治法：辟秽除瘴，清热保津。

方药：清瘴汤加减。

组成：青蒿、玉竹各15g，茯苓、生地各20g，厚朴、半夏、槟榔各12g，陈皮6g，石菖蒲8g，草果10g，鲜荷叶30～60g。

5. 劳疟

症状：寒热时作，倦怠无力，食少，自汗，面色萎黄，形体消瘦，或胁下痞块，舌质淡，脉细无力。

治法：扶正祛邪，调和营卫。

方药：何人饮加减。

组成：何首乌、当归、白术各15g，红参、大枣各10g，生姜4g，陈皮、炙甘草各6g，茯苓、生地各20g。

针刺疗法

1. 透天凉法　主穴：大椎、后溪、间使。配穴：合谷、足三里。用于治疗疟疾高热。

2. 脑型疟疾后遗症　取穴：百会、风池、大椎、肩髃、曲池、合谷、内关、肾俞、环跳、足三里、解溪、阳陵泉、委中、承山、昆仑透太溪，均为补法。留针30min，每日1次，每周5次，10次为1个疗程。

3. 胃肠型疟疾　取穴：耳尖、大椎、中脘、天枢、气海、足三里、内关。

4. 疟疾致痛　主穴：大椎、间使透外关。配穴：头痛取风池、太阳、列缺；关节痛：上肢取曲池、天宗。下肢取阳陵泉、血海；胸胁痛取日月、肝俞、胆俞；背痛取陶道、厥阴俞、后溪、委中。

十、预后

大多数间日疟、三日疟和卵形疟患者预后良好。恶性疟，特别是婴幼儿患者以及耐多种抗疟药的恶性疟可发展为重症疟疾，如不能及时治疗，可引起死亡。

十一、预防

1. 管理传染源　根治现症病人和带疟原虫者，急性期病人症状消失后可解除隔离。

2. 切断传播途径　消灭按蚊孳生地及杀灭蚊虫。

3. 保护易感人群　注意个人防护，防蚊、驱蚊。进入疟区，特别是流行季节，在高疟区必须服药预防。一般进入疟区前 2 周开始服药，持续到离开疟区 6 ~ 8 周。

第三节　黑热病

黑热病又称内脏利什曼病，是由杜氏利什曼原虫引起、经白蛉传播的慢性地方性传染病，临床上以长期不规则发热、进行性脾肿大、消瘦、贫血、白细胞减少及血球蛋白增高为特征。

本病属中医学"虚劳""内伤发热"等范畴。

一、病原学

杜氏利什曼原虫的生活史包括前鞭毛体和无鞭毛体两个时期。前者寄生于节肢动物的消化道内，后者寄生于哺乳类或爬行动物的细胞内。无鞭毛体又称利杜体，虫体呈卵圆形，常见于巨噬细胞内；前鞭毛体寄生于白蛉消化道内，成熟的虫体呈梭形，前鞭毛体运动活泼，在培养基内常以虫体前端聚集成团，排列成菊花状。

二、流行病学

传染源　主要是病人及病犬，少数野生动物亦可为传染源。

传播途径　中华白蛉是我国黑热病的主要传播媒介，主要通过白蛉叮咬传播；也可经输血、皮肤或口腔黏膜破损或母婴间传播。

人群易感性　人群普遍易感，病后可获持久免疫力。

流行特征　分布较广，发病无明显季节性，男性较女性多见，农村较城市多发。

三、发病机制及病理改变

进入人体或哺乳动物体内的前鞭毛体部分被多形核白细胞吞噬消灭，另一部分被巨噬细胞吞噬，在巨噬细胞内前鞭毛体向无鞭毛体期转化，且进行分裂繁殖，最终导致巨噬细胞破裂。游离的无鞭毛体又可被其他巨噬细胞吞噬，重复上述增殖过程。

无鞭毛体在巨噬细胞内繁殖，使巨噬细胞大量破坏和增生，巨噬细胞增生主要见于脾、肝、淋巴结、骨髓等器官，是脾、肝、淋巴结肿大的基本原因，其中脾肿大最为常见，后期则因网状纤维组织增生而变硬；血红细胞、白细胞及血小板减少，系脾功能亢进所致，免疫溶血也是产生贫血的重要原因；血浆白蛋白明显减少，球蛋白增加；肾小球淀粉样变性、肾小球内有免疫复合物沉积。

四、中医病因病机

本病主要因为情志失调，酒食不节，劳倦内伤，虫毒感染致脏腑功能失调，气滞血瘀，水气内阻而形成臌胀，初起以气虚、血虚多见，后期为虚实夹杂多见。

五、临床表现

起病缓慢，症状轻而不典型，长期不规则发热，约 $1/2 \sim 1/3$ 病例呈双峰热型，发热时可伴畏寒、盗汗、食欲不振、乏力等症状；病后 $3 \sim 6$ 月典型症状渐明显，可出现贫血症状及出血倾向，脾脏呈进行性肿大，肝脏肿大稍晚，偶见黄疸和腹水，淋巴结呈轻、中度肿大。晚期患者营养不良，极度消瘦，皮肤有色素沉着，常并发肺炎、粒细胞缺乏症、败血症等。

特殊临床表现

皮肤型黑热病　皮肤损伤除少数为褪色型外，多数为结节型，结节呈大小不等的肉芽肿，或呈暗色丘疹状，常见于面部及颈部，在结节内可查到无鞭毛体。

淋巴结型黑热病　此型患者无黑热病病史，局部淋巴结肿大，其大小不一，较表浅，无压痛及红肿，嗜酸性粒细胞增多，淋巴结活检可在类上皮细胞内查见无鞭毛体。

黑热病严重的并发症有以下几种：

1. 走马疳或称坏死性口腔炎　患者口腔黏膜及其附近组织呈快速坏死，常由齿龈与颊黏膜开始，迅速波及鼻、上腭、下颌、眼眶及咽部，甚至可能穿孔。

2. 急性粒细胞缺乏症　急性颗粒性白细胞缺乏症的出现与黑热病病程长短、严重程度、肝脾肿大程度或已经存在的贫血和白细胞减少程度均不呈平行关系。

3. 肺炎　起病多凶猛，发热可达41℃，可见呼吸困难、紫绀、循环衰竭、昏迷、惊厥。

六、理化检查

（一）病原检查

检出病原体即可确诊，常用的方法有以下几种。

1. 穿刺检查

（1）涂片法：行骨髓、淋巴结或脾脏穿刺，穿刺物涂片、染色镜检。骨髓穿刺最为常用，检出率为80%～90%；淋巴结穿刺应选取表浅、肿大的淋巴结，检出率约为46%～87%；脾脏穿刺检出率亦较高，可达90.6%～99.3%，但不安全。

（2）培养法：上述穿刺物接种于适当培养基中，若培养物中查见运动活泼的前鞭毛体，则判为阳性结果，此法较涂片更为敏感。

（3）动物接种法：将穿刺物接种于易感动物，1～2月后取肝、脾作印片或涂片染色镜检。

2. 活组织检查　皮肤结节处用消毒针头刺破皮肤取少许组织液，或用手术刀刮取少许组织作涂片染色镜检。

（二）免疫诊断法

1. 检测血清抗体　新近将利什曼原虫动基体基因编码 39 氨基酸的重组片段产物，即重组 k39（rk39）应用于 Dipstick 纸条法，快速诊断内脏利什曼病，操作简便，敏感性高。

2. 检测循环抗原　应用单克隆抗体抗原斑点试验（McAb - AST）检测血循环抗原，阳性率高，敏感性、特异性、重复性均较好，也可用于尿液内循环抗原检查。

3. 利什曼素皮内试验　该法简便易行，较广泛地应用于黑热病流行病学。

（三）分子生物学方法

1. 聚合酶链反应（PCR）　敏感性、特异性均高，逆转录 - 聚合酶链反应（RT - PCR）敏感性更高。

2. kDNA 探针杂交法　该法敏感、特异、取材方便。

七、诊断

疑似病例　黑热病流行区内的居民，或曾在白蛉季节（5 ~ 9月）进入流行区居住过的人员；长期不规则发热、脾脏呈进行性肿大、肝脏轻度或中度肿大、白细胞计数降低、贫血、血小板减少或有鼻衄及齿龈出血等症状。

临床诊断　疑似病例的基础上检测抗体呈阳性反应；或检测循环抗原呈阳性反应。

确诊病例　疑似病例的基础上骨髓、脾或淋巴结等穿刺物涂片查见利什曼原虫，或培养出利什曼原虫的前鞭毛体。

皮肤型黑热病

疑似病例　多数病例有黑热病史或在黑热病病程中，少数患者无黑热病史；面、四肢或躯干部有皮肤结节、丘疹和红斑，偶见褪色斑，白细胞计数及嗜酸性粒细胞均增多。

临床诊断　疑似病例的基础上检测循环抗原呈阳性反应。

确诊病例　疑似病例的基础上结节、丘疹处吸取的组织液或皮肤组织刮取物的涂片上查见利什曼原虫。

淋巴结型黑热病

疑似病例　白蛉季节内进入黑热病流行区居住或旅游；颈、耳后、腋窝、腹股沟或滑车上的淋巴结肿大如花生米至蚕豆般大小，较浅，可移动，肝脾不肿大，嗜酸粒细胞增多。

确诊病例　疑似病例的基础上从肿大的淋巴结吸取组织液涂片检查或淋巴结的组织切片上查见利什曼原虫。

八、鉴别诊断

本病应与伤寒、结核病、疟疾、布氏杆菌病、亚急性细菌性心内膜炎等鉴别。

九、治疗

1. 一般治疗　卧床休息，进高热量、高蛋白、高维生素饮食，加强口腔卫生及护理。

2. 化学治疗

（1）葡萄糖酸锑钠：一般采用 6 日疗法，总剂量按体重计算，成人总量为 120～150mg/kg，儿童的总剂量为 200～240mg/kg，均分 6 次给药，每日 1 次肌肉或静脉注射。

（2）两性霉素 B：毒性较大，常引起发热、贫血、肾损害、低血钾及心肌损害等。目前认为＜20mg/kg 对黑热病患者是安全的，WHO 推荐的总剂量是 1～3g。

3. 并发症的治疗　凡有走马疳、颗粒性白细胞缺乏症、肺炎的患者应及时给予足够的抗生素治疗，必要时可输新鲜血并注射丙种球蛋白。

中医辨证论治

1. 肺卫气虚

症状：发热，热势或高或低，头晕，乏力、恶风寒，汗出，纳差，舌质淡，苔白，脉细弱。

治法：益气补虚，固表除热。

方药：玉屏风散合补中益气汤加减。

组成：黄芪、太子参、白术各15g，防风、升麻、柴胡各8g，当归、陈皮、甘草各6g。若汗多者加浮小麦；恶风甚者加桂枝、白芍。

2. 血虚发热

症状：发热多为低热，头晕眼花，身倦乏力，心悸不宁，面白少华，唇甲色淡，舌质淡，脉细弱。

治法：益气养血。

方药：归脾汤加减。

组成：黄芪、党参、当归、茯苓各15g，白术、木香各5g，龙眼肉12g，酸枣仁、远志各10g，甘草5g。若有阳虚发热之象，可加金匮肾气丸。

3. 血瘀发热

症状：午后或夜晚发热，躯干或四肢有固定痛处或肿块，腹部积块明显，硬痛不移，舌质紫黯或有瘀斑，脉涩。

治法：活血化瘀。

方药：血府逐瘀汤加减。

组成：桃仁12g，当归、丹参、炙山甲、赤芍各15g，郁金、白术、鳖甲煎丸各10g，红花、青皮各6g。热甚者加白薇、丹皮。

十、预后

预后与早期诊断、早期特效治疗有很大关系。特效药物治疗后，痊愈率较高，一般不会再次感染，可获得终生免疫。

十一、预防

1. 治疗病人、控制病犬。

2. 灭蛉、防蛉以减少或避免白蛉的叮刺。

第四节　弓 形 虫 病

弓形虫病又称弓形体病，是由刚地弓形虫所引起的人畜共患病，临床表现复杂，症状和体征缺乏特异性，主要侵犯眼、脑、心、肝、淋巴结等，是人类先天性感染中最严重的疾病之一，与艾滋病关系密切。

中医学无相应的病名及治疗方法的记载。

一、病原学

弓形虫属顶端复合物亚门、孢子虫纲、真球虫目，细胞内寄生性原虫，其生活史中有5种形态即滋养体（速殖子）、缓殖子、裂殖体、配子体和卵囊，前3期为无性生殖，后2期为有性生殖。其生活史的完成需双宿主：终宿主（猫与猫科动物）体内上述5种形成俱存，中间宿主（包括禽类、哺乳类动物和人）体内仅有无性生殖。卵囊由猫粪排出，发育成熟后含二个孢子囊、各含4个子孢子。卵囊被猫吞食后，子孢子逸出，侵入回肠末端黏膜上皮细胞进行裂体增殖，细胞破裂后裂殖子逸出，侵入附近的细胞，继续裂体增殖，部分则发育为雌雄配子体，进行配子增殖，形成卵囊。卵囊被中间宿主吞入，子孢子随血液或淋巴循环播散全身各组织细胞内进行增殖，细胞内可形成多个虫体的集合体，称为假包囊，囊内的个体即滋养体或速殖子，为急性期病例的常见形态。宿主细胞破裂后，滋养体散出再侵犯其他组织细胞，宿主产生免疫力使原虫繁殖减慢，其外有囊壁形成，称包囊，囊内原虫称缓殖子。

二、流行病学

1. 传染源　为人和动物，猫和猫科动物在本病传播方面有特别重要意义。

2. 传播途径　分为先天性和获得性两种，前者系指胎儿在子宫内从母体获得感染，后者系指出生后从周围环境获得感染。

（1）先天性感染：弓形体经血循环到达胎盘而感染胎儿，胎儿亦可通过摄入羊水而感染。

（2）获得性感染：弓形体主要通过黏膜和损伤的皮肤侵入人体，具体的感染方式有：

①消化道感染；②接触感染；③飞沫传染；④其他；通过输血、器官移植或误被刺伤而感染的病例已有报告。

3. 易感人群 动物饲养员、屠宰场工作人员以及医务人员等较易感染。免疫功能低下者如接受免疫抑制治疗者、肿瘤、器官移植和艾滋病等患者易感染本病，且多呈显性感染。

4. 流行情况 本病分布遍及全球，动物和人的感染极普遍。

三、发病机制及病理改变

（一）发病机制

弓形体侵入机体后，在局部增殖并侵入局部淋巴结，并可随血液或淋巴循环侵入其他组织器官，引起组织坏死，形成小坏死灶和周围组织的急性炎症反应，此为本病的基本病变。先天性弓形体病常表现为播散性感染，最严重的损害发生于脑和眼，获得性弓形体病最常侵犯淋巴结，严重播散病例可有多器官侵犯。

（二）病理改变

本病的好发部位为中枢神经系统、眼、淋巴结、心、肺、肝和肌肉等。中枢神经系统病变表现为局灶性或弥漫性脑膜脑炎，伴有坏死灶和小神经胶质细胞结节，周围有单核细胞、淋巴细胞和浆细胞浸润。弓形体眼病早期常表现为视网膜单个或多个坏死灶，有淋巴细胞、浆细胞和单核吞噬细胞浸润；后继发脉络膜病变多表现为肉芽肿性炎症。淋巴结炎常表现为上支样网状细胞的滤泡样增生，包膜下和小梁窦局灶性膨胀，伴有单核细胞浸润。肌肉被侵及时常显示灶性坏死，心、肺和肝脏等被侵犯时也将发生灶性或广泛坏死和炎性反应。

四、临床表现

（一）先天性弓形体病

先天性弓形体病仅见于妇女妊娠期感染弓形体或原有弓形体感染于妊娠期有活动时，一般认为母体感染本虫后不论有无症状，约33%~40%胎儿将被感染，常见临床表现有：

（1）妊娠或生产异常如早产、流产或死产。

（2）脑积水或小头畸形

（3）智力发育障碍：病儿多有不同程度的智力发育不全或障碍。

（4）脑膜脑炎：可有发热、恶心呕吐、惊厥、痉挛、颈部强直、病理反射等，严重者可出现昏睡、昏迷、瘫痪或角弓反张，脑脊液多有异常。

（5）脑内钙化灶：呈点状、斑状或带状，多为双侧，以枕部和前囟部为多见。

（6）弓形体眼病：多为双侧，典型损害为视网膜脉络膜炎，严重病例出生后即有明显弓形体眼病，轻型病例眼症状多在20~30岁出现，眼病反复发作，视力渐下降甚至失明；还可表现为斜视、眼肌麻痹、虹膜睫状体炎、白内障、视神经炎、视神经萎臂和眼组织缺损等。

（7）神经和精神症状：表现为运动障碍、癫痫、精神异常等。

（8）其他：可表现为发热、皮疹、肺炎、肝脾肿大、黄疸、消化道症状等。

（二）获得性弓形体病

获得性弓形体病的症状比先天性本病更为复杂多样，常见的临床表现为：

（1）淋巴结肿大：为获得性本病最常见的表现，任何部位淋巴结都可被侵犯，深部颈淋巴结最常见，约半数病人可有普遍淋巴结肿大。

（2）脑膜脑炎：可有头痛、眩晕、精神症状、知觉和运动障碍、眼球震颤、病理反射和脑脊液改变。

（3）斑疹伤寒样发热、皮肤出现斑丘疹。

（4）肺炎：可有咳嗽、胸痛甚至咯血等呼吸系症状。

（5）心肌炎：可出现心肌纤维坏死、心肌间质细胞浸润和心包炎，心电图可有异常改变。

（6）眼病：多侵犯单侧，表现为视网膜炎、葡萄膜炎、虹膜睫状体炎、眼肌麻痹等。

（7）肌炎：多发性肌肉疼痛无力，局部肌肉压痛、肿胀或萎缩。

（8）胃肠症状：可出现腹泻，类似结肠炎。

（9）扁桃体炎

（10）肝炎：可出现肝脏肿大、触痛和肝功能障碍，有时伴脾肿大。

五、理化检查

（一）病原检查

1. 直接镜检　取患者血液、骨髓或脑脊液、胸腹水、痰液、支气管肺泡灌洗液、眼房水、羊水等作涂片，或淋巴结、肌肉、肝、胎盘等活组织切片可找到滋养体或包囊。

2. 动物接种或组织培养　取待检体液或组织悬液，接种小白鼠腹腔内，可产生感染并找到病原体，或作组织（猴肾或猪肾细胞）培养以分离、鉴定弓形虫。

3. DNA 杂交技术　具有高度特异、敏感和快速等优点。

（二）免疫学检查

1. 检测抗体　常用的检测方法有：

（1）染色试验（DT）：感染后 1~2 周出现阳性，3~5 周抗体效价达高峰，以后逐渐下降，可维持多年。抗体效价 1：128 提示为隐性感染，1：256 为活动性感染，1：1024 为急性感染。

（2）间接荧光抗体试验（IFAT）：检测 IgM 和 IgG 抗体，具有灵敏、特异、快速、重复性好等优点，血清抗体效价 1：64 为既往感染，余同 DT。

（3）间接血凝试验（IHA）：一般在病后一个月左右出现阳性，结果判断同 IFAT。

（4）酶联免疫吸附试验（ELISA）：可检查 IgM 与 IgG 抗体，灵敏度高、特异性强，亦可用于抗原鉴定。

（5）放射免疫试验（RIA）：具有高度敏感性和特异性。

2. 检测抗原　系用免疫学方法检测宿主细胞内的病原（速殖子或包囊）、血清及体液中的代谢或裂解产物（循环抗原），早期诊断和确诊的可靠方法。

（三）皮内试验

以受染小白鼠腹腔液或鸡胚液作抗原，用作流行病学调查。

六、诊断

本病的诊断比较困难，如发现典型临床表现如视网膜脉络膜炎、脑积水、小头畸形、脑内钙化等，可考虑本病可能，确诊须有病原体或免疫学检查的结果。

七、鉴别诊断

先天性弓形体病需与巨细胞病毒感染、疱疹和风疹等其他感染所引起的脑病相鉴别。

疱疹、巨细胞病毒感染和风疹都可引起视网膜脉络膜炎。弓形体性视网膜脉络膜炎需根据视网膜损害表现和免疫学检查结果与上述病毒、结核病、梅毒、钩端螺旋体病、布氏菌病、组织胞浆菌病和类肉瘤病等引起的眼病相区别。

本病引起的脑膜脑炎与细菌或霉菌所引起的脑膜脑炎可应用直接检查病原体、培养病原体和免疫学方法等来帮助鉴别。

获得性弓形体病有淋巴结肿大者需与传染性单核细胞增多症、巨细胞病毒感染和淋巴瘤相鉴别。本病与传染性单核细胞增多症的

鉴别为本病的病程较后者为长，无嗜异性凝集抗体，血清转氨酶多
正常或接近正常。与淋巴瘤的鉴别为本病多无明显贫血及肺门淋巴
结肿大，淋巴结活检看不到肿瘤细胞。

八、治疗

目前公认有效的治疗药物有乙胺嘧啶、磺胺嘧啶和螺旋霉素、
克林霉素等。

（一）治疗弓形虫病应注意

（1）宜联合用药，用药量及疗程应规范；（2）密切注意药物
的毒副作用；（3）不宜以"弓形虫 IgG 抗体效价的下降"作为考
核疗效的标准。

（二）几种病人的治疗方案[4,3]

1. 免疫功能正常者

（1）磺胺嘧啶（SD）80mg/kg·d，1 日 3 次或 1 日 1 次，首
次加倍，15 天为一疗程（或 +复方新诺明 2 片 1 日 2 次，首次加
倍，15 天为一疗程）；乙胺嘧啶 25mg，1 日 2 次，首次加倍，15
天为一疗程。

（2）螺旋霉素 3~4g/d，1 日 3 次，20 天为一疗程，可与磺胺
药联合应用（用法同前）。

（3）阿奇霉素 5mg/（kg·d），1 日 1 次，首次加倍，10 天为
一疗程，可与磺胺药联合应用。

（4）克林霉素 10~30mg/（kg·d），1 日 3 次，10~15 天为
一疗程，可与磺胺药联合应用。

2. 免疫功能低下者　上述各种用药方案的疗程较前延长一倍，
最少不低于两个疗程。

3. 新生儿　可采用螺旋霉素（或乙胺嘧啶）+磺胺嘧啶，或
阿奇霉素治疗，用法同前。

4. 眼弓形虫病

（1）磺胺类药物 +乙胺嘧啶（或螺旋霉素），疗程至少一

个月。

（2）克林霉素 300mg，1 日 4 次，至少连服 3 周，炎症累及黄斑区者加用肾上腺皮质激。

九、预后

先天性本病的预后多较严重，不治疗的病例病死率约 12%，先天性本病最常见的后遗症为视网膜脉络膜炎，其次为脑内钙化、精神障碍、脑积水、小脑畸形和抽搐等；获得性本病如及时治疗，预后多较好。多器官被侵犯、特别是免疫抑制的病例，后果非常严重。

十、预防

1. 控制传染源　控制病猫；妊娠妇女应作血清学检查，妊娠初期感染本病者应作人工流产，中、后期感染者应予治疗。

2. 切断传染途径　勿与猫狗等密切接触，防止猫粪污染食物、饮用水和饲料。加强卫生宣教、搞好环境卫生和个人卫生。

第六章　蠕虫感染

第一节　日本血吸虫病

日本血吸虫病是日本血吸虫寄生于门静脉系统所致，急性期表现为发热、肝肿大与压痛、腹痛、腹泻、便血等，血嗜酸粒细胞显著增多；慢性期以肝脾肿大或慢性腹泻为主要表现；晚期表现主要与肝脏门静脉周围纤维化有关，临床上有巨脾、腹水等。

本病属中医的"臌胀""水蛊""水毒""积聚"等范畴。《内经》云："鼓胀何如？岐伯曰：腹胀，身皆大……色苍黄，腹筋起，此其候也"。《医宗必读》阐述了臌胀与蛊胀的区别。

一、病原学

日本血吸虫雌雄异体，雄虫体表基本光滑或仅有极小的棘，睾丸7个，排为一行；雌虫有卵巢一个，长圆形，子宫颈长，其中含有50个以上的虫卵，体呈紫色。日本血吸虫寄生于人畜终宿主的肠系膜下静脉，虫体移行于肠黏膜下层的静脉末梢，合抱的雌雄虫交配产卵于小静脉的小分枝，虫卵在血管内成熟，内含毛蚴，毛蚴分泌溶细胞物质，透过卵壳入肠黏膜，破坏血管壁并使周围肠黏膜组织破溃与坏死，虫卵与坏死组织落入肠腔，随粪便排出体外。虫卵入水后孵化出毛蚴，毛蚴遇到钉螺（中间宿主）即主动侵入，在螺体内发育为母胞蚴、子胞蚴，并形成大量尾蚴逸出螺体外，终宿主接触水中尾蚴时，尾蚴吸附于宿主的皮肤，并脱去尾部进入表皮变为童虫，童虫侵入真皮层的淋巴管或微小血管至静脉系统，并最终随血流到达肝门脉系统，初步发育后再回到肠系膜静脉中定居，在此雌雄合抱产卵。

二、流行病学

1. 传染源　为病人和保护宿主。保护宿主种类较多，传染源视流行地方而异，水网地区是以病人为主，山丘地区野生动物是本病的传染源。

2. 传播途径　造成传播必需具备下述三个条件：

（1）粪便入水：病人及病畜的粪便污染水源。

（2）钉螺孳生：钉螺是日本血吸虫唯一的中间宿主，其感染的阳性率以秋季为高。

（3）接触疫水：接触疫水可致感染；饮用生水，赤足行走在河边也有感染的可能。

3. 易感人群　人群普遍易感，以男性青壮年农民和渔民感染率最高，夏秋季感染机会最多，感染后有部分免疫力。

三、发病机制及病理改变

（一）发病机制

可溶性虫卵抗原，使 T 淋巴细胞致敏，释放各种淋巴因子，吸引大量大单核细胞、嗜酸性粒细胞等形成虫卵肉芽肿，虫卵周围有嗜酸性辐射样棒状物，系抗原与抗体结合的免疫复合物，称为Hoeppli 现象。急性血吸虫病患者血清中循环免疫复合物与嗜异抗体的阳性率甚高，而慢性与晚期血吸虫病的免疫病理变化则属于迟发型变态反应。

（二）病理改变

虫卵肉牙肿反应是本病的基本病理改变，自尾蚴钻入皮肤至成虫产卵，每个发育阶段均可造成人体损害。

1. 第一阶段　尾蚴钻入皮肤部位，其头腺分泌的溶组织酶和其死亡后的崩解产物可引起组织局部水肿，毛细血管扩张充血，白细胞、嗜酸性粒细胞浸润，局部发生红色丘疹，称"尾蚴性皮炎"。

2. 第二阶段　幼虫随血流入肺，部分经肺毛细血管时穿破血管引起组织点状出血及白细胞浸润，严重时可发生"出血性肺炎"。

3. 第三阶段　成虫及其代谢产物仅产生局部轻微血管内膜炎、轻度贫血、嗜酸性粒细胞增多，虫体死亡后可引起血管壁坏死和肝内门静脉分支栓塞性脉管炎，而虫卵则引起本病主要的病理损害，形成典型的虫卵肉芽肿。

日本血吸虫主要寄生在肠系膜下静脉与直肠痔上静脉内，虫卵沉积于肠壁黏膜下层，沿门静脉血流至肝分支，故病变以肝与结肠最显著。

1. 结肠　病变以结肠、乙状结肠、降结肠为最重，横结肠、阑尾次之。早期为黏膜充血水肿，片状出血，黏膜有浅表溃疡等，慢性患者可引起肠息肉、结肠狭窄和肠梗阻。

2. 肝　早期肝明显充血肿胀，表面光滑，有黄褐色粟粒样虫卵结节，晚期肝内门静脉分支的虫卵结节形成典型的干性纤维化，肝细胞萎缩，表面有大小不等结节，凹凸不平，形成肝硬化。

3. 脾　早期轻度充血、水肿，质软，晚期肝硬化引起脾进行性增大，继发脾功能亢进。

4. 异位损害　指虫卵或（和）成虫寄生在门静脉系统之外的器官引起相应病变，以肺与脑为多见。肺部病变为间质性虫卵肉芽肿伴周围肺泡性浸润，脑部病变以顶叶与颞叶的虫卵肉芽肿居多。

四、中医病因病机

本病病因为蛊毒、蛊虫。人体感受蛊毒后，损伤脾胃，脾胃不和，运化无权，可见四肢乏力、腹泻等症，水毒气结，聚积于内，致气滞血瘀，肝失疏泄，肝郁气滞，则失其调达功能。至晚期，肝脾损伤，脉络瘀阻，升降失常，清阳不升，浊阴不降，气机受阻而成臌胀。病久，肝脾虚损及肾，肾阳不足，脾胃失温养，肾阴亏虚，无以滋养肝，致脾胃益虚，肾虚水气不化，则水浊血瘀壅接更重。

五、临床表现

血吸虫病临床表现复杂多样，我国血吸虫病分以下四型。

（一）急性血吸虫病

以 7~9 月为常见，男性青壮年与儿童居多，常有明显疫水接触史，约半数患者在尾蚴侵入部位出现蚤咬样红色皮损。80% 患者的潜伏期为 30~60 天。

1. 发热　患者均有发热，热度高低及期限与感染成正比，热型以间歇型、弛张型为多见，一般发热前少有寒战，高热时偶有中毒症状，热退后感觉良好。

2. 过敏反应　除皮炎外还可出现荨麻疹、血管神经性水肿、淋巴结肿大、出血性紫癜、支气管哮喘等，血嗜酸性粒细胞显著增多，具有重要诊断价值。

3. 消化系统症状　发热期间多伴有食欲减退，腹部不适，轻微腹痛，腹泻、呕吐等，危重患者可出现高度腹胀、腹水、腹膜刺激。

4. 肝脾肿大　90% 以上患者肝肿大伴压痛，半数病人轻度脾大。

5. 其他　半数以上病人有咳嗽、气喘、胸痛，危重病人可出现神志淡漠、心肌受损、重度贫血、消瘦及恶病质等严重毒血症表现，亦可迅速发展为肝硬化。

急性血吸虫病病程一般不超过 6 个月，经杀虫治疗后，患者常迅速痊愈。

（二）慢性血吸虫病

急性症状消退而未经治疗或疫区反复轻度感染而获得部分免疫力者，病程经过半年以上，称慢性血吸虫病。临床以隐匿型间质性肝炎或慢性血吸虫性结肠炎为主。

1. 无症状型　轻型感染者大多无症状，仅粪便检查中发现虫卵，或体检时发现肝肿大。

2. 有症状型 主要表现为血吸虫性肉芽肿肝病和结肠炎，两者可同时出现在一患者身上，亦可仅以一种表现为主。最常见症状为慢性腹泻、脓血黏液便，病程长者可出现肠梗阻、贫血、消瘦、体力下降等，重者可有内分泌紊乱、性欲减退，女性有月经紊乱、不孕等。

（三）晚期血吸虫病

反复或大量感染血吸虫尾蚴后，未经抗病原治疗发展成肝硬化，病程多在 5～15 年以上。根据患者受累脏器病变程度的不同，可分为以下 4 型。

1. 巨脾型 是晚期血吸虫病肝硬化门脉高压的主要表现，约占 70%。脾进行性肿大，表面光滑，质坚硬，可有压痛，常伴有脾功能亢进。

2. 腹水型 是严重肝硬化的重要标志，约占 25%。腹水可长期停留在中等量以下，下肢高度浮肿，呼吸困难，腹壁静脉怒张，脐疝和巨脾。

3. 结肠肉芽肿型 以结肠病变为突出表现，患者常有腹痛、腹泻、便秘或二者交替出现，左下腹可触及肿块，纤维结肠镜下可见黏膜苍白增厚、充血水肿、溃疡或息肉、肠狭窄。

4. 侏儒型 极少见，幼年慢性反复感染引起体内各内分泌腺出现不同程度的萎缩和功能减退，以垂体前叶和性腺功能不全最常见。患者身材矮小，面容苍老，生长发育低于同龄人，无第二性征，但智力正确，X 线摄片骨骼生长成熟迟缓等为其主要特征。

（四）异位血吸虫病

1. 肺型血吸虫病 多见于急性血吸虫病患者，为虫卵沉积引起的肺间质性病变。呼吸道症状大多轻微，肺部体征不明显，重型患者胸部 X 线检查可见肺部弥漫云雾状、点片状、粟粒样浸润阴影，边缘模糊，以中下肺野为多见。

2. 脑型血吸虫病 可分为急性与慢性两型，以青壮年患者多见，临床表现酷似脑膜脑炎，表现为意识障碍、脑膜刺激征、瘫痉、抽搐、腱反射亢进和锥体束征。慢性型的主要症状为癫痫发作，颅脑 CT 扫描提示病变常位于顶叶，为单侧多发性高密度结节阴影。

3. 其他 肾、睾丸、卵巢、子宫、心包、腮腺、皮肤等部位均可发生血吸虫病。

并发症

1. 上消化道出血 为晚期患者重要并发症，发生率 10% 左右，出血部位多为食道下端和胃底冠状动脉，表现为呕血和黑便，出血量一般较大。

2. 肝性脑病 晚期患者重要并发症，多由于大出血、大量放腹水、过度利尿等诱发。

3. 感染 患者免疫功能减退、低蛋白血症、门静脉高压等，极易并发感染。

4. 肠道并发症 不完全性肠梗阻以乙状结肠与直肠为多；结肠肉芽肿可并发结肠癌。

六、理化检查

（一）血象

血吸虫病患者急性期外周血嗜酸性粒细胞显著增多，可占白细胞总数的 20% ~40%，多者可高达 90% 以上，慢性血吸虫病患者一般轻度增多在 20% 以内，而极重型急性血吸虫病患者常不增多甚至消失；晚期患者因脾功能亢进引起红细胞、白细胞及血小板减少。

（二）肝功能检查

急性血吸虫病患者血清球蛋白增高，血清 ALT、AST 轻度增高；晚期患者血清白蛋白减少、球蛋白增高；慢性血吸虫病尤其无症状患者肝功能检查大多正常。

（三）粪便检查

粪便内检查虫卵和孵出毛蚴是确诊血吸虫病的直接依据，急性期检出率较高，慢性和晚期患者的阳性率不高。常用改良加藤厚涂片法或虫卵透明法检查虫卵。

（四）直肠活检

是血吸虫病原诊断方法之一。通过直肠或乙状结肠镜，自病变处取米粒大小黏膜，置光镜下压片检查有无虫卵。

（五）免疫学检查

敏感性与特异性较高，但不能区别过去感染与现症病人，并有假阳性、假阴性等特点。

1. 皮内试验　属速发型变态反应，若受试者曾感染过血吸虫则有相应抗体。作为感染过血吸虫的过筛方法，阳性者需作进一步检查。

2. 环卵沉淀试验　当成熟虫卵内毛蚴的分泌、排出物质与血吸虫患者血清内相应抗体结合后，虫卵周围形成特异性沉淀物，即为阳性反应。可作为诊断患者及考核疗效。

3. 间接血凝试验　将可溶性血吸虫卵抗原系于红细胞表面，这种红细胞与患者血清相遇时，红细胞被动凝集起来并肉眼可见，即为阳性反应。可作为过筛或综合查病的方法。

4. 酶联免疫吸附试验　检测患者血清中的特异性抗体，可用作诊断及考核疗效的依据。

5. 循环抗原酶免疫法　循环抗原的存在表明有活动性感染，本方法敏感、特异、简便、快速，对血吸虫病的诊断、疗效考核和防治效果的评定都具有重要价值。

（六）肝影像学检查

1. B 型超声波检查　可判断肝纤维化的程度，并可定位行肝穿活检。

2. CT 扫描　可显示肝包膜增厚钙化等，重度肝纤维化可表现为龟背样图象。

七、诊断

1. 流行病学史　血吸虫疫水接触史是诊断的必要条件。
2. 临床特点　具有急性、慢性或晚期血吸虫病的症状体征。
3. 实验室检查　粪便检出活卵或孵出毛蚴；血液循环抗原检测阳性提示体内有活的成虫寄生，其他血清免疫阳性均表示患者已感染过血吸虫。

八、鉴别诊断

急性血吸虫病应与伤寒、阿米巴肝脓肿、粟粒性结核等鉴别，血象中嗜酸性粒细胞显著增多有重要的鉴别诊断价值。

慢性血吸虫病肝脾肿大型应与无黄疸型病毒性肝炎鉴别，后者食欲减退、乏力、肝区疼痛与肝功能减损均较明显。

血吸虫病患者有腹泻、便血者，粪便孵化阳性，而且毛蚴数较多，应与阿米巴痢疾，慢性菌痢鉴别。

晚期血吸虫病与门脉性及坏死后肝硬化的鉴别：前者常有慢性腹泻、便血史，门静脉高压引起巨脾与食管下段静脉曲张较多见，肝功能损害较轻，黄疸、蜘蛛痣与肝掌较少见，但仍需依赖多次病原学与免疫学试验检查才能鉴别。

九、治疗

（一）病原治疗

吡喹酮疗效好，给药方法及适应证广，用于各期各型血吸虫病患者。

①急性血吸虫病：总量按 10mg/kg，6 天分次服完，其中 50% 必须在前两日服完，体重超过 60kg 者仍按 60kg 计；

②慢性血吸虫病：总量按 60mg/kg，2 天内分 4 次服完，儿童体重在 30kg 以内者总量可按 70mg/kg，30kg 以上者与成人相同剂量；

③晚期血吸虫病：总量可按 40mg～60mg/kg，2 天分次服完，

每日量分 2～3 次服；感染严重者可总量 90mg/kg，分 6 天内服完；

④预防性服药：间接血凝试验阳性率占单位总人数 25% 以上时，单位人群应行预防性服药；下疫水前 1～2h 和接触疫水后 4～5 周内，每次服药总量按 40mg/kg，1 天内 1 次顿服或分 2 次服完。

（二）对症治疗

1. 急性期血吸虫病　高热、中毒症状严重者给予补液，保证水和电解质平衡，加强营养及全身支持疗法。

2. 慢性和晚期血吸虫病　除一般治疗外，应及时治疗并发症，巨脾、门脉高压、上消化道出血等患者可选择适当时机考虑手术治疗；侏儒症者可短期、间歇、小量给以性激素和甲状腺制剂。

（三）中医辨证论治

1. 湿热毒邪

症状：发热畏寒，或高热不退，或早晨热低，晚间热高，或寒往来，食欲不振，右胁肋疼痛，腹痛腹胀，恶心呕吐，腹泻，大便为黏液或脓血便。

治法：清化湿热，解毒祛邪。

方药：三仁汤合小柴胡汤加减。

组成：杏仁 12g，薏仁 30g，白蔻仁、滑石、通草、竹叶、厚朴、半夏、黄芩、柴胡、藿香各 12g，大腹皮 15g。若高热不退者可加生石膏、黄连、知母、佩兰叶；腹泻腹痛者加黄连、广木香、炒山楂；胁肋疼痛者加川楝子、玄胡；食欲不振者加神曲、麦芽、谷芽、山楂。

2. 肝郁气滞

症状：胁下胀满，疼痛、腹胀、腹泻，饮食减少，食后作胀，嗳气不爽，小便短少，舌苔薄白，舌质淡，脉弦细。

治法：疏肝理气，消积止痛。

方药：四逆散、五磨饮加减。

组成：柴胡、枳壳、炙甘草、陈皮、青皮、广木香各 10g，大腹皮、玄胡、炒山楂各 15g，白芍 18g，茯苓 20g。腹痛者加川楝子、白术；腹胀、食欲差者加莱菔子、生麦芽；嗳气者加旋覆花、代赭石、柿蒂。

3. 肝脾血瘀

症状：形体消瘦、腹胀、腹大，脉络怒张，脘腹疼痛，面色黧黑，头项胸有蜘蛛痣，朱砂掌，唇色紫褐，口干不欲饮，小便困难，舌质紫黯或紫斑，脉弦细涩。

治法：理气消胀，活血化瘀。

方药：膈下逐瘀汤加减。

组成：当归、红花、桃仁、陈皮各 10g，川芎、五灵脂、丹皮、甘草、乌药各 9g，赤芍、玄胡、枳壳各 15g，柴胡、三棱、莪术各 12g。若小便黄者加茵陈、茯苓；大便色黑者加蒲黄、三七、乌贼骨；腹胀者加炙香附、广木香、檀香。

4. 肝肾阴虚

症状：腰膝酸软，腹胀胁痛，面色晦滞，心烦，口渴，齿鼻衄血，小便短少，舌质红绛少津，脉弦细数。

治法：滋阴润燥，补益肝肾。

方药：六味地黄丸合一贯煎加减。

组成：生地 20g，山药 30g，丹参、枣皮各 15g，丹皮、泽泻、茯苓、川楝子各 10g，枸杞、白芍、沙参各 15g，当归 12g。鼻衄者加侧柏叶、仙鹤草、白茅根；夜热早凉者加青蒿、地骨皮；小便少者加猪苓、防己；阴虚口干、五心烦热者加鳖甲、炙龟板。

5. 脾肾阳虚

症状：面色萎黄，精神倦怠，肢冷，下肢浮肿，腹大胀满，纳差，身体消瘦，小便短少，舌质淡紫，舌苔薄白，脉沉细而弦。

治法：温肾补脾，化气利水。

方药：理中丸合济生肾气丸加减。

组长：党参 15g，白术、干姜、肉桂、附子各 10g，熟地、山药、枣皮各 15g，茯苓、泽泻各 12g，怀牛膝 20g，车前子 20g。

6. 水湿内阻

症状：腹胀满，脘腹撑急疼痛，四肢肿胀，以双下肢为甚，小便不利，面部浮肿，面色呈暗灰色，纳差，食后胀甚，舌淡苔薄白，脉滑或濡缓。

治法：通阳化气，健脾利水。

方药：茯苓导水汤加减。

组成：赤茯苓 30g，白茯苓 20g，槟榔、鸡内金、车前子各 15g，陈皮、泽泻、猪苓各 10g，枳实、广木香、白术、肉桂各 9g，二丑各 9g。若腹痛者加白芍、玄胡；腹胀甚者加厚朴、炒莱菔子。

十、预后

血吸虫病患者包括脑型与侏儒症如能早期接受病原学治疗，预后大多良好。晚期血吸虫病有高度顽固性腹水，并发上消化道出血、肝性脑病、原发性腹膜炎以及结肠癌者预后较差。

十一、预防

1. 控制传染源　在流行区对病人进行普查和同步治疗。

2. 切断传播途径　消灭钉螺是控制血吸虫病的重要措施，化学灭螺结合物理灭螺。

3. 粪便管理与保护水源　粪便须经无害化处理后方可使用，流行区提倡用井水。

4. 保护易感人群　加强卫生宣教、改变接触疫水的行为，不能避免接触疫水时，应采取个人防护措施，可使用防护用具阻止尾蚴侵入人体。

5. 口服药物预防　感染季节对重流行区特定人群实施蒿甲醚口服预防（剂量为每次 6mg/kg，每半月 1 次，共 4 次），证实可降低血吸虫感染率和减轻感染度。

第二节　并殖吸虫病

并殖吸虫病是由寄生于人体内各脏器（以肺部为主）的并殖吸虫引起的慢性寄生虫病。在我国能致病者归纳为两个类型：

1. 由卫氏型并殖吸虫引起，临床表现主要以咳嗽、胸痛、咳果酱样痰等呼吸系统症状为主。2. 由斯氏狸殖吸虫（四川并殖吸虫）引起，临床表现主要以皮下游走性包块、胸腔积液、心包积液、蛛网膜下腔出血及末梢血液酸性粒细胞明显增多为主。

根据本病的临床特点，属中医学"咯血""胸痛""痰核"等范畴。

一、病原学

并殖吸虫属于吸虫纲复殖目并殖科并殖属。成虫虫体肥厚，虫体形状随其蠕动伸缩而改变，静止时则为短椭圆形；虫卵形状变异较大，一般为长卵圆形，金黄色，前端稍宽，有一扁平的卵盖，后端稍窄小，卵内有一大胚细胞及 10 余个卵黄细胞。其生活史包括卵、毛蚴、胞蚴、母雷蚴、子雷蚴、尾蚴、囊蚴（脱囊后称后尾蚴）、童虫及成虫等阶段。成虫主要寄生于肺，所形成的虫囊往往与支气管相通，虫卵经气管随痰或吞入后随粪便排出。卵入水后孵出毛蚴，毛蚴侵入川卷螺中发育，经过胞蚴、母雷蚴、子雷蚴和无性增殖阶段，最后形成短尾蚴。成熟的尾蚴从螺体逸出后，侵入淡水蟹或蝲蛄，在蟹和蝲蛄肌肉、内脏或腮上形成囊蚴，人吃了含有囊蚴的淡水蟹或蝲蛄而感染。囊蚴经消化液作用，在小肠内幼虫脱囊而出，童虫穿过肠壁进入腹腔，徘徊于各器官之间或邻近组织，1~3 周后穿过膈经胸腔进入肺。移行过程中虫体逐渐长大，最后在肺中形成虫囊，有些童虫可侵入其他器官。

二、流行病学

1. 传染源　卫氏并殖吸虫病的主要传染源是病人，其次为病畜及病兽；保虫宿主（病畜、病兽）是斯氏并殖吸虫的重要传染源。

2. 传播途径　人生食或半生食含活囊蚴的第二中间宿主（淡水蟹、蝲蛄）而感染。

3. 人群易感性　人群普遍易感，病后仍可再感染。

4. 流行特征　本病流行于世界各地；多见于丘陵地区，沿山溪呈线状分布；发病以儿童和青少年居多，男女无显著差别。

三、发病机制及病理变化

（一）发病机制

并殖吸虫童虫游走或成虫定居均可造成机械性损伤，虫体代谢产物等可造成机体的免疫病理反应。

1. 童虫所致的病变　当人吞食了含有活囊蚴的蟹或蝲蛄后，囊蚴经胃到十二指肠，囊壁被溶化，后尾蚴逸出。后尾蚴具有能分泌酸性和碱性物质的腺体，可引起人体的免疫反应。尾蚴穿过肠壁进入腹腔，在腹腔各脏器间游走，穿孔部位周围有肠黏膜的炎症和出血，于腹腔游走时，可损害腹内器官组织，产生广泛的腹部炎症和粘连。有的虫体可穿过腹壁肌至皮下组织，成为游走性皮下结节。多数幼虫穿过膈肌，游走于胸腔，引起胸膜炎症。

2. 成虫所致的病变　成虫所致的病变范围较大，较严重的病变是沿颈部大血管周围的疏松组织侵入脑组织；虫体进入腹腔可引起混浊或血性积液；虫体进入腹壁可致出血性或化脓性肌炎；虫体侵入肝脏，可出现局部硬变；虫体进入胸腔可致浆液纤维蛋白性胸膜炎。

3. 虫卵所致病变　虫卵所引起的病变较轻，一般仅有机械或异物刺激作用。

4. 宿主的免疫应答　成虫的特异性抗体在感染后 60 天左右出现，至 80 天达高峰，此后下降，到一定水平后保持不变；宿主的免疫系统对虫体抗原可产生细胞免疫应答。

（二）病理变化

并殖吸虫成虫所致的基本病理过程可分三个阶段。①脓肿期：病变处呈窟穴状或隧道状，内有血液，随后出现炎性渗出，继而病灶四周产生肉芽组织而形成薄膜状脓肿壁，并逐渐形成脓肿。②囊肿期：渗出性炎症导致大量细胞浸润、聚集，最后死亡、崩解液化，脓肿内容物逐渐变成亦褐色黏稠状液体，四周有肉芽组织增生，并逐渐形成纤维状囊壁，构成并殖吸虫性囊肿。囊内有时可找到虫体，镜检可见虫卵、夏科－莱登晶体、嗜酸性粒细胞等。③纤维瘢痕期：当囊内容物排出或被吸收后，周围肉芽组织填充、纤维化，最后形成瘢痕。

四、中医病因病机

本病是由于虫毒袭肺，致肺络损伤，肺失宣降，故见咳嗽、咳痰、咯血、胸痛。若子盗母气，脾胃受损，脾失健运，痰浊内生，流注腠理，阻塞经络，形成痰核，流注脑府，闭塞神窍，可发为痫证或瘫痪。

五、临床表现

1. 潜伏期　潜伏期的长短与感染程度密切相关，最短 4h，多数在 15～30 天。

2. 急性并殖吸虫病　初发症状为腹痛、腹泻、食欲减退，继之出现畏寒、发热，稍后出现咳嗽、胸痛、咳痰等症状，胸部 X 线检查可见到肺部病变、胸腔积液等。

3. 慢性并殖吸虫病　大多数患者早期症状不明显，主要症状是胸痛、咳嗽、咳痰等症状，并伴有乏力、消瘦、盗汗等。

4. 临床类型

（1）胸肺型：是卫氏并殖吸虫病最多见的类型，主要表现为胸膜炎症状、胸痛、胸腔积液、咳嗽、咯果酱样血痰。

（2）中枢神经型（或脑脊髓型）：临床表现多样化，常同时有胸肺型并殖吸虫感染，主要症状为头部间歇性胀痛，剧烈者可伴有恶心呕吐；其次为癫痫样发作及瘫痪；有时表现为脑膜炎症状。因脑部受损部位的不同可出现偏盲、失明、各种类型盲症或失语症等；脊髓型者表现为先出现知觉异常，继而发生一侧或双侧下肢瘫痪，大小便失禁等；小脑受损者较罕见。

（3）皮下型：多与其他型并存，约有 3%～20% 患者出现皮下结节，直径为 1～3cm，多位于腹部至大腿间，亦可见于胸、背部或出现于四肢及颜面部。

（4）肝脏型：多以乏力、发热、肝脏肿大为主要表现，血沉加快，血嗜酸性粒细胞增高。

（5）其他：心包型、阴囊肿块型等。

六、理化检查

1. 病原学检查

（1）查痰液虫卵：阳性可确诊为卫氏并殖吸虫病，痰液中发现较多嗜酸性粒细胞及夏科－雷登结晶有助于诊断四川并殖吸虫病。

（2）查粪便虫卵：15%～40%病人粪便中可查到虫卵。

（3）脑脊液及其他体液：脑型患者的脑脊液压力增高，无色微混或血性，细胞数增加并以嗜酸性粒细胞为主，蛋白质轻度增高，糖和氯化物正常，可找到肺吸虫卵；胸水、腹水和心包积液等多为渗出液，草绿色或红色，有较多嗜酸性粒细胞，偶可见虫卵。

（4）活体组织检查：皮下结节或包块活检可见嗜酸性肉芽肿、嗜酸性粒细胞及夏科－雷登结晶，亦可检出成虫、蚴虫或虫卵。

2. 免疫学检查

（1）皮内试验：1∶2000 的并殖吸虫抗原 0.1ml 于前臂内侧皮内注射，15～20min 后若皮丘直径>1cm、红晕直径>2cm，伪足>1 个者为阳性，皮试阳性只能说明有过吸虫感染。

（2）检测血清抗体：应用并殖吸虫成虫抗原检测患者血清中的特异性补体结合抗体，当体内有活虫时阳性率可达100%。

（3）检测血清循环抗原：单克隆抗体－抗原斑点试验和双抗体夹心法检测血清并殖吸虫的循环抗原，敏感性高、特异性强，可早期诊断并殖吸虫病并可作为疗效考核。

3. 外周血象　急性期白细胞总数和嗜酸性粒细胞明显增高。

4. X 线检查　卫氏并殖吸虫病的肺部病灶主要位于肺的中、下部，早期呈密度不均、边缘模糊的圆形或椭圆形阴影，中期呈边缘清楚的单房或多房囊状阴影，晚期有瘢痕形成，呈点状或条索状阴影；四川并殖吸虫病肺部病变较少，以胸腔积液较多见。

七、诊断

1. 流行病学资料　流行区吃生或半生溪蟹、蝲蛄或野猪肉，生饮溪水等有感染本病可能。

2. 临床表现　早期有腹痛、腹泻、发热，继而咳嗽、咳铁锈色痰、胸痛伴有胸腔积液或游走性皮下结节或包块。

3. 实验室检查　痰、粪中找到虫卵或皮下结节中找到虫体是确诊的依据，血清学、免疫学有辅助诊断价值。

八、鉴别诊断

胸肺型的临床表现与肺结核和结核性胸膜炎的临床表现相似，应注意鉴别；脑型并殖吸虫病有癫痫发作时易误诊为癫痫，可通过脑 CT、免疫学检查结果鉴别。

九、治疗

(一) 药物治疗

1. 对症治疗　咳嗽、胸痛者可服用镇咳、镇痛药物，癫痫发作可服用苯妥英钠、苯巴比妥等，颅内高压应及时应用脱水剂。

2. 病原治疗

(1) 吡喹酮：对卫氏和四川并殖吸虫均有较强的杀灭作用，是目前治疗并殖吸虫的广谱特效药，剂量为每日 75mg/kg，分 3 次口服，连服 2 日。

(2) 硫氯酚：对并殖吸虫囊蚴虫有明显杀灭作用，剂量为每日 50mg/kg，分 3 次口服，连服 10～15 日；或隔日口服，20～30 日为一疗程。治疗脑脊髓型须 2～3 个疗程。

3. 皮下包块可手术摘除；已确诊的脑脊髓型并殖吸虫病如有压迫症状可考虑外科手术。

（二）中医辨证论治

1. 阴虚肺热

症状：咳嗽。咳吐黄痰，甚者咳痰带血或咯血，胸痛，午后潮热，或高热，心烦，口渴，苔薄黄，舌红而干，脉细数。

治法：清热润肺，凉血止血。

方药：百合固金汤加减。

组成：百合、生地、熟地、白芍、甘草、桔梗、玄参、麦冬等。若咳嗽咯血者加黄芩、侧柏叶、仙鹤草、白茅根、甘草；低热者加青蒿、白薇。

2. 脾虚气滞

症状：纳差、腹胀，乏力，形体消瘦，腹痛隐隐，便溏或者腹泻，苔白腻，舌质淡，脉弦细。

治法：健脾化湿，行气消胀。

方药：逍遥散加减。

组成：柴胡、薄荷、白术、茯苓、甘草、当归、白芍等。痰多者加陈皮、半夏、枳壳、槟榔、甘草。

3. 痰核内结

症状：腹中或皮下有结节或者包块，苔白腻舌质淡红而暗，脉弦滑。

治法：涤痰消核。

方药：海藻玉壶汤加减。

组成：海藻、浙贝、陈皮、昆布、青皮、川芎、连翘、半夏、甘草、独活等。

4. 风痰闭阻

症状：发作时突然跌倒，神志不清，抽搐吐涎，或伴尖叫与二便失禁，或见短暂神志不请，也有精神恍惚而无抽搐，苔白腻，脉弦滑。

治法：涤痰息风，开窍定痫。

方药：定痫丸加减。

组成：天麻、川贝、茯苓、半夏、胆南星、石菖蒲、全蝎、僵蚕、琥珀粉、陈皮、远志、丹参、麦冬、竹沥、姜汁、朱砂等。

十、预后

本病预后良好。脑型患者早期治疗也可完全治愈，否则可留有后遗症甚至死亡。

十一、预防

1. 及时发现并彻底治疗患者，对病畜、病兽加强调查和捕杀。
2. 防止患者的痰液和粪便污染水源，用生石灰杀死痰液和粪便中的虫卵。
3. 饲养鲶鱼和家鸭吞食淡水螺和蟛蜞，以切断传播途径。
4. 不吃生或半生的溪蟹、淡水螺和蟛蜞，不喝生溪水。

第三节　华支睾吸虫病

华支睾吸虫病是由华支睾吸虫寄生于胆道所引起的以肝胆病变为主的一种人兽共患寄生虫病，也称为肝吸虫病。轻感染者可无症状，重感染者可出现消化不良、上腹隐痛、腹泻、肝脏增大等临床表现，严重者可发生胆管炎、胆结石以及肝硬化等并发症。

根据本病特征，可归属中医"虫积""积聚""胁痛"等范畴。

一、病原学

华支睾吸虫生活史包括成虫、虫卵、毛蚴、胞蚴、雷蚴、尾蚴、囊蚴及后尾蚴等阶段，终宿主为人及肉食哺乳动物（狗、猫等），第一中间宿主为淡水螺类如豆螺、沼螺、涵螺等，第二中间宿主为淡水鱼、虾。成虫寄生于人和肉食类哺乳动物的肝胆管内，虫多时可移居至大的胆管、胆总管或胆囊内。

成虫产出虫卵，虫卵随粪便排出，进入水中被第一中间宿主淡水螺吞食，在螺内经毛蚴、胞蚴，形成雷蚴和尾蚴，成熟的尾蚴从螺体逸出。尾蚴在水中侵入第二中间宿主淡水鱼、虾类并发育成为囊蚴。囊蚴被终宿主（人、猫、狗等）吞食后，囊内幼虫在十二指肠内破囊而出。脱囊后的幼虫循胆汁逆流而行，少部分幼虫在几小时内即可到达肝内胆管。

二、流行病学

1. 传染源　主要是被华支睾吸虫感染的人和哺乳动物。

2. 传播途径　人进食未煮熟的含有华支睾吸虫囊蚴的淡水鱼或虾而受感染，饮用被囊蚴污染的生水也可受染。

3. 人群易感性　人群对本病普遍易感，感染率高低与居民的生活卫生习惯及饮食嗜好有密切关系。

4. 流行特征　南北两端感染率高；在有食生鱼习惯的地区，感染率随年龄的增加而增高；流行呈点片状分布。

三、发病机制及病理改变

华支睾吸虫主要引起肝脏损害，病变主要发生于肝脏的次级胆管。成虫在肝胆管内破坏胆管上皮及黏膜下血管，虫体在胆道寄生时的分泌物、代谢产物和机械刺激等均可引起胆管内膜及胆管周围的超敏反应及炎性反应，出现胆管局限性的扩张及胆管上皮增生，病理显示胆管呈腺瘤样病变；感染严重时在门脉区周围可出现纤维组织增生和肝细胞的萎缩变性，甚至形成胆汁性肝硬化。管腔相对狭窄和虫体堵塞胆管，可导致胆管炎、胆囊炎或阻塞性黄疸，且易合并细菌感染和胆管结石，胆石的核心往往可找到华支睾吸虫卵。成虫偶尔寄生于胰腺管内，引起胰管炎和胰腺炎。华支睾吸虫感染也可引起胆管上皮细胞增生而致癌变，主要为腺癌。长期患病可导致儿童营养发育不良，生长发育障碍。

四、中医病因病机

本病由于饮食不洁，感染虫毒，损伤脾胃，湿热内生，蕴聚肝胆所致。脾失健运则饮食不振，脘腹胀闷，湿热熏蒸，胆汁外泄，则身目黄染，肝气郁结则右上腹不适或两胁胀痛，日久可耗伤气血，出现乏力、精神倦怠、头昏、心悸等症，虫积郁久可导致气滞血瘀，可形成积聚或癥积。

五、临床表现

（一）急性华支睾吸虫病

1. 潜伏期　5~40 天，一般为 30 天。

2. 发热　体温最高可达 39℃以上，常伴有畏寒和寒战。

3. 腹痛　多数患者以上腹痛为首发症状，症状似急性胆囊炎。

4. 肝区疼痛和肝脏肿大　以肝左叶肿大为主，常伴有明显的触痛。

5. 过敏症状　最常见的有荨麻疹及外周血嗜酸性粒细胞增高，甚至出现以嗜酸性粒细胞增多为主的类白血病反应。

（二）慢性华支睾吸虫病

1. 临床表现　起病隐匿，症状复杂，临床上将慢性华支睾吸虫病分为轻、中、重 3 度。

2. 临床分型

肝炎型：约占病人总数 40.2%，主要表现为肝脏肿大、肝区痛、乏力、食欲减退等，部分患者血清 ALT 升高。

无症状型：约占病人总数 34.6%，无明显症状。

消化不良型：约占病人总数 16.1%，主要表现为腹痛、腹胀、间歇性腹泻及肝脏肿大。

胆囊、胆管炎型：约占病人总数 6.34%，患者有胆囊炎病史，主要表现为肝脏肿大、黄疸和发热。

类神经衰弱型：约占病人总数 2.12%，主要表现有头痛、失眠、记忆力下降、疲乏等。

肝硬化型：约占病人总数 0.56%，表现为肝脾肿大、腹水、脾功能亢进等。

类侏儒型：约占病人总数 0.06%，表现为生长发育障碍。

（三）并发症

1. 胆囊炎、胆管炎、胆石症。

2. 肝硬化。

3. 类白血病反应。

4. 异位寄生及异位损害，可有（1）胰腺华支睾吸虫病：多伴有肝胆华支睾吸虫病，临床上常表现为急性或慢性胰腺炎、胆管炎、胆囊炎等；（2）肺部华支睾吸虫病：主要表现为发热、呼吸困难、咳嗽等。

六、理化检查

1. 血液检查　急性患者血白细胞及嗜酸性粒细胞增多，严重感染者可出现嗜酸性粒细胞类白血病反应；慢性患者可呈轻度贫血，白细胞总数正常或轻度增加，血沉加快，血清碱性磷酸酶、丙氨酸转氨酶和 γ-谷氨酰转肽酶活力增高，血浆总蛋白和清蛋白减少。

2. 免疫学检查

（1）检测血清中特异性抗体①间接红细胞凝集试验：具有操作简易和判断结果快速的优点，检测的阳性率为 68.4% ~98.7%；②酶联免疫吸附试验：敏感性和特异性均较高，检测抗体敏感性多为 90% ~95%。

（2）检测血清中特异性抗原：双夹心法酶联免疫吸附试验检测患者血清中特异性循环抗原，用于疗效考核明显优于检测抗体的方法。

（3）皮肤试验：选用高稀释度抗原作皮试，阳性率可高达 97.9%，简便易行、特异性高，具有辅助诊断和普查初筛的价值。

3. 寄生虫学检查　主要是粪便检查，采用直接涂片法、沉淀集卵法检查；胆汁或十二指肠液尤其是胆汁，虫卵检出率较高。

4. 影像学检查　B 型超声波检查可见肝内光点粗密欠均，有小斑片或团块状回声，中、小胆管不同程度扩张，胆管壁粗糙、增厚、回声增强；CT 检查可见肝内胆管扩张，肝外胆管无明显扩张。

七、诊断

1. 流行病学史　病人是否来自流行区或去过流行区，有无生食或半生食淡水鱼、虾等。

2. 临床表现：

（1）急性期病人：起病急骤，畏寒发热、右上腹痛、腹泻及肝肿大等，血常规示嗜酸性粒细胞增多，部分病人可有胆红素、血清转氨酶升高。

（2）慢性病人：以消化道症状为主，肝脏肿大，晚期病人及有合并症的病例症状复杂。

3. 病原学检查　粪便或十二指肠液查出华枝睾吸虫卵是确诊该病的依据，其他免疫学检查及影像学检查也有助于诊断。

八、鉴别诊断

1. 肝片形吸虫病　临床表现与华支睾吸虫病相似，但病情较重，梗阻性黄疸较常见，易并发胆道出血，粪便发现虫卵可确诊。

2. 异形吸虫病　异形吸虫的生活史与华支睾吸虫相似，但此虫主要寄生于肠黏膜深处，可随血流侵入人体其他脏器造成局部栓塞与异位损害。

3. 其他吸虫病　横川后殖吸虫及猫后睾吸虫的虫卵均与华支睾吸虫的虫卵很相似，亦应注意鉴别。

4. 无黄疸型病毒性肝炎　无进食未经煮熟的淡水鱼（或虾）史，其消化道症状及肝区隐痛等均较显着，肝脏普遍肿大，肝功能明显异常，肝炎病毒的血清学标志物检测呈阳性。

5. 胆囊炎　华支睾吸虫所引起的胆囊炎、胆管炎应与胆石症及合并细菌感染引起胆囊炎相鉴别，血清免疫检测及粪便虫卵检查阳性可明确诊断。

6. 姜片吸虫病　因生食带有姜片虫囊蚴的水生植物而感染，以慢性腹泻、消化功能紊乱、营养不良为主要表现，较少引起胆管炎和肝硬化，粪检见姜片吸虫卵可确诊。

7. 日本血吸虫病 有血吸虫病疫区的疫水接触史，大便和（或）直肠黏膜中可以检查到血吸虫虫卵。

8. 原发性肝癌 患者年龄较大，肝痛较明显，肝脏进行性肿大，表面可触及结节及肿块，全身消瘦，甲胎蛋白明显增高，超声波检查、放射性核素肝扫描、CT或磁共振检查均可辅助诊断。

九、治疗

（一）病原治疗

1. 吡喹酮 是治疗本病的首选药物，每次25mg/kg，3次/天，连服2天，治疗后3个月粪便虫卵阴转率达90%以上。一般治疗量对肝、肾无明显损害。

2. 阿苯达唑 用量为每日10mg/kg，分2次服，7天为一个疗程，粪便虫卵阴转率几乎为100%。

（二）对症治疗

重度感染并营养不良或肝硬化者应加强营养、纠正贫血、保护肝脏；并发胆囊炎、胆管炎者应加用抗菌药物；急性胆囊炎、胆石症、胆总管梗阻时应手术治疗；合并病毒性肝炎时应积极保护肝脏。

（三）中医辨证论治

1. 肝胆湿热

症状：胸胁苦满，或右胁下胀痛，或身黄，目黄，小便短赤如浓茶，口苦而渴或渴不多饮，大便不爽，苔黄腻，舌红，脉弦。

治法：清利肝胆湿热。

方药：茵陈蒿汤加减。

组成：茵陈、大黄、栀子等。寒热往来者加柴胡、黄芩；恶心呕吐者加藿香、竹茹、蔻仁等；腹泻者加茯苓、薏仁、黄芩、黄连、葛根等。

2. 肝郁脾虚

症状：右胁或两胁胀痛，脘痞腹胀，神倦乏力，大便不爽，苔薄舌淡，脉弦细。

治法：健脾疏肝。

方药：逍遥散加减。

组成：柴胡、白术、茯苓、芍药、当归、薄荷、生姜等。右胁胀痛明显者加枳壳、青皮、佛手、郁金等；脘痞腹胀、大便不爽者加半夏、蔻仁、砂仁、怀山药等；面色暗、舌质夹青者加丹参、赤芍、川芎等。

3. 肝郁血瘀

症状：右胁下痞块，面色晦暗，形体消瘦，脘痞腹胀，神倦乏力，苔薄，舌有瘀点或瘀斑，脉弦细。

治法：疏肝理气，活血软肝。

方药：血府逐瘀汤加减。

组成：桃仁、红花、当归、芍药、枳壳、桔梗、柴胡、牛膝等。右胁或两胁胀痛者加青皮、郁金、佛手；右胁下痞块者加三棱、莪术、鳖甲等；头昏、失眠多梦、舌红少苔者加女贞子、旱莲草等。

十、预后

经有效的驱虫治疗和相应的对症治疗，急性感染和轻、中度感染者预后良好；慢性华支睾吸虫病合并肝硬化代偿期经驱虫治疗后，肝肿大可迅速回缩，肝功能明显好转；合并原发性肝癌者预后不良；华支睾吸虫病所致的儿童发育障碍或侏儒症，若能在青春期前得到彻底驱虫治疗并避免重复感染，生长发育能明显改善。

十一、预防

预防的关键在于切断传播途径，把住经口感染这一关。

1. 针对传染源的措施　（1）普查普治传染源；（2）加强动物传染源的管理。

2. 针对传播途径的措施　（1）不吃未经煮熟的鱼虾；（2）加强粪便管理工作。

第四节　姜片虫病

姜片虫病又叫布氏姜片吸虫病，是布氏姜片虫感染所引起的肠道寄生虫病，临床表现为腹痛、腹泻、消化不良、肠功能紊乱及吸收不良等症状。

中医称本病为"赤虫"病。

一、病原学

布氏姜片吸虫属复殖目片形科姜片吸虫属，雌雄同体。成虫虫体扁平，状如鲜姜的切片，活时呈肉红色，体表满布皮棘，前端腹面有口吸盘，腹吸盘较口吸盘大，虫卵呈长椭圆形，淡黄色，卵的外形与肝片吸虫卵极为相似。虫卵随粪便排出落入水中，卵细胞发育为毛蚴，毛蚴逸出后钻入第一中间寄主如半球扁卷螺等体内，经包蚴、母雷蚴、子雷蚴等阶段，最后产生许多尾蚴。尾蚴离开螺体，吸附于第二中间寄主菱、茭白、水浮莲等水生植物上，形成囊蚴。囊蚴对外界理化因素抵抗力较强，被人吞食后幼虫在小肠内脱囊而出，并吸附于小肠黏膜上，摄取肠内营养物质，并发育为成虫。

二、流行病学

1. 传染源　病人和受感染的猪为本病主要传染源。
2. 传播途径　人、畜均通过食入带有囊蚴的生的或半生的水生植物感染，也可能因饮用带有囊蚴的生水而感染。
3. 人群易感性　人群普遍易感，感染后无明显的保护性免疫。
4. 流行特征　分布于亚洲的温带和亚热带地区，5～20岁的儿童与青少年的发病率高。

三、发病机制及病理改变

姜片虫成虫的致病作用主要为机械性损伤及虫体代谢产物被吸

收后引起的变态反应和毒性反应。成虫吸附在十二指肠和空肠上段的黏膜上，可引起被吸附的黏膜及邻近组织发生炎症、充血、水肿、点状出血，甚至形成溃疡或脓肿；病变部位的黏膜与黏膜下层可见淋巴细胞、中性粒细胞及嗜酸性粒细胞浸润，肠黏膜分泌增加，严重者病变广泛，可累及胃幽门部和结肠；虫体大量摄取肠道内养分致病人肠道消化吸收功能障碍和营养不良；虫体的代谢产物可引起过敏反应，大量虫体可成团堵塞肠腔形成肠梗阻。

四、中医病因病机

本病发生于饮食不洁有关，因吞食含有赤虫囊蚴的水生植物后，姜片虫寄居于小肠，致气机阻滞，脾失健运，吸食水谷精微，而引起的脾胃功能失调。

五、临床表现

潜伏期为 1~3 个月，感染轻者多无症状或症状轻微，感染较重者，常有间歇性上腹部隐痛、恶心、呕吐、食欲减退、腹泻，或腹泻与便秘交替出现。腹泻每日数次，量多，有奇臭，内含未消化食物，严重者可出现全身乏力、精神萎靡、消瘦、贫血，伴有不同程度的水肿，少数病人由于长期慢性腹泻、严重营养不良，继发肠道和肺部感染而发热，并可发展成全身衰竭而死亡。久病儿童可有生长发育障碍、智力低下、睡眠不安、维生素缺乏等症状。大量感染者偶因虫体成团而并发肠梗阻。

六、理化检查

（一）血液检查

血常规示轻度贫血，白细胞计数稍高，嗜酸性粒细胞可增高至 10%~20%，偶达 40%。

（二）粪便检查

取粪便采用直接涂片法、定量透明厚涂片法或沉淀集卵法可找到姜片虫卵。粪便的虫卵计数可衡量感染的轻重，每克粪便的虫卵数（EPG）在 250 个左右相当于成虫一条，EPG 少于 2000 者为轻度感染，2000～10000 者为中度感染，10000 以上者为重度感染。

七、诊断

1. 患者居住或去过姜片虫病流行地区，与该病患者或病猪有接触史，或有饮用污染水、生食菱角、生荸荠等污染食物，接触污染粪便史。

2. 轻者可无症状或有轻度腹痛、食欲不振、消化不良，重者可出现腹痛、腹泻、恶心呕吐，甚至消瘦、浮肿、贫血、肝脾肿大等。

3. 实验室检查示周围血象嗜酸性粒细胞增高，粪检查有虫卵或见棕红色叶状成虫排出。

4. 采用诊断性治疗如应用吡喹酮或槟榔等治疗，病情好转与否可判定本病的诊断。

八、鉴别诊断

1. 华枝睾吸虫病　华枝睾吸虫病的临床症状与姜片吸虫病相似，实验室检查如皮内试验、间接血凝试验、补体结合试验，免疫电泳等试验，华枝睾虫病获得阳性反应，并可在粪便、十二指肠引流液、胆汁中查到华枝睾虫虫卵。

2. 钩虫病　消化道症状与姜片虫病有类似之处，但其他症状及体征不同，粪便常规检查可查到钩虫卵，必要时可用集卵法找钩虫虫卵，或筛洗粪便找钩虫的成虫。

3. 病毒性肝炎　患病前有与肝炎患者的接触史，实验室检查可有肝功能异常，肝炎病毒血清标志物可获阳性反应，粪便检查无姜片虫卵。

4. 蛔虫病　是由似蚓蛔线虫（简称蛔虫）寄生于人体小肠或其他器官所引起的寄生虫病。临床表现依寄生或侵入部位、感染程度不同而有很大差异，仅限于肠道时称肠蛔虫病，多数肠蛔虫病无自觉症状，儿童常有不同程度的消化道症状；蛔虫进入胆管、胰腺、阑尾及肝脏等脏器，或蚴虫移行至肺部、眼、脑、甲状腺及脊髓等器官可导致相应的异位性病变。

九、治疗

1. 对症及营养支持治疗。

2. 驱虫治疗

①吡喹酮是治疗姜片虫病的首选药，成人及儿童剂量为 5 ~ 10mg/kg，1 次顿服，治愈率 90% ~ 100%。

②噻苯咪唑：成人及儿童剂量为 25mg/kg，每日 1 次，或早晚各 1 次，疗程 3 日。

③硫双二氯酚：成人 3g、儿童 50mg/kg，晚上顿服，疗效一般在 70% 左右。

3. 中医辨证论治

症状：上腹隐痛，消谷善饥，恶心呕吐、腹泻、完谷不化，日久可见精神萎靡，四肢无力，形体消瘦，腹胀浮肿，舌淡苔白，脉弱。

治法：驱虫为主，佐以健脾。

方药：化虫丸加减。

组成：驱虫以化虫丸为主槟榔、鹤虱、苦楝根皮各 30g，黑丑 15g；健脾以香砂六君子汤加减，木香、砂仁、党参、白术、茯苓、陈皮、半夏各 10g，甘草 6g。若有水肿者，加车前草、五加皮、泽泻。

十、预后

彻底治疗后，如 2 ~ 4 个月内不发生临床症状，粪便检查无虫卵即为治愈，治愈后无后遗症，但应防止再感染。

十一、预防

加强粪便管理，防止人、猪粪便污染水体；大力开展卫生宣教，勿生食未经刷洗及沸水烫过的水生植物如菱角、茭白等；勿饮生水、勿用被囊蚴污染的青饲料喂猪。

第五节　丝虫病

丝虫病是由丝虫寄生于脊椎动物终宿主的淋巴系统、皮下组织、腹腔、胸腔等处所致。我国流行的有班氏丝虫和马来丝虫两种，两种丝虫引起丝虫病的临床表现很相似，急性期为反复发作的淋巴管炎、淋巴结炎和发热，慢性期为淋巴水肿和象皮肿。

丝虫病的早期症状与中医的"丹毒""筋疝"等相似，晚期的临床表现和体征似中医学的"癫疝""水疝""膏淋"等。

一、病原学

目前已知的寄生于人体的丝虫有 8 种，我国流行的只有班氏丝虫和马来丝虫两种，两种成虫的形态相似。虫体乳白色，细长如丝线，头端呈球形或椭球形，口在头顶正中，周围有两圈乳突。雄虫泄殖腔周围有数对乳突，从中伸出长短交合刺各一根；雌虫尾端钝圆，生殖系统为双管型，阴门靠近头端的腹面，子宫几乎充满虫体，子宫近卵巢段含大量卵细胞，向前逐渐成为不同发育程度的虫卵。成熟虫卵壳薄而透明，内含卷曲的幼虫，在向阴门移动的过程中，幼虫伸直，卵壳随之伸展成为鞘膜而被于幼虫体表，此幼虫称为微丝蚴，微丝蚴虫体细长，头端钝圆，尾端尖细，外被有鞘膜。

班氏丝虫和马来丝虫的幼虫生活史

在蚊体内的发育：当蚊叮吸带有微丝蚴的患者血液时，微丝蚴在蚊体内发育为活跃的感染期丝状蚴，当蚊再次叮人吸血时，幼虫经吸血伤口或正常皮肤侵入人体。

在人体内的发育：幼虫先迅速侵入附近的淋巴管，再移行至大淋巴管及淋巴结，幼虫在此发育为成虫，以淋巴液为食。成虫交配后，雌虫产出微丝蚴，微丝蚴可停留在淋巴系统内，但大多随淋巴液进入血循环。班氏丝虫除寄生于浅部淋巴系统外，多寄生于深部淋巴系统中，主要见于下肢、阴囊、精索、腹股沟、腹腔、肾盂等处；马来丝虫多寄生于上、下肢浅部淋巴系统，以下肢多见。两种丝虫均可有异位寄生如眼前房、乳房、肺、脾、心包等处，以班氏丝虫较多见。

二、流行病学

1. 传染源 血内含有微丝蚴的人是丝虫病的传染源。

2. 传播媒介 传播班氏丝虫病的主要蚊种是淡色库蚊、致倦库蚊其次是中华按蚊；传播马来丝虫病的主要蚊种是中华按蚊、雷氏按蚊嗜人血亚种。

3. 人群易感性 男女老幼均可感染，以 20～50 岁间的感染率与发病率为最高，男女的发病率无显著区别，病后产生的免疫力低。

三、发病机制和病理改变

丝虫病的发生与发展取决于感染期幼虫进入人体的数量和频度、成虫寄生的部位及久暂、宿主的免疫反应及有无继发感染等因素。

幼虫和成虫的代谢产物、幼虫的蜕皮液、成虫子宫分泌物及死虫的裂解物等均可使宿主产生局部或全身反应。淋巴系统内移行、发育的幼虫和未成熟的丝虫所引起的淋巴管、淋巴结炎症常较轻微。成虫在淋巴管内活动和刺激可引起淋巴管管腔扩张，内皮细胞增生，管壁水肿，嗜酸性粒细胞、淋巴细胞及少数中性粒细胞浸润；淋巴结肿大并有大量的嗜酸性粒细胞和巨噬细胞积聚。成虫死亡时可形成嗜酸性脓肿，其中可见死虫残片，脓肿结构与结核相似，称结核样肉芽肿，最后残余虫体钙化，肉芽肿逐渐纤维化，致管壁显著增厚，管腔狭窄，淋巴回流障碍甚至阻塞，其远端出现淋巴管曲张、瓣膜失效、高蛋白浓度的淋巴液漏至周围组织，形成淋巴水肿，并刺激纤维组织增生而形成坚实性肿胀即象皮肿。

四、中医病因病机

本病的病因主要是湿热疫毒之气，湿热之气，尤其是夏秋之际的湿热疫毒，乘虚侵袭人体，初起可出现热伤血脉、湿热下注的病理变化，久之则湿邪困脾，损及于肾，而出现脾肾俱伤的病理改变。

五、临床表现

斑氏丝虫病的发病过程分为潜伏期、微丝蚴血症期、急性炎症期（急性丝虫病）和慢性阻塞期（慢性丝虫病）等 4 个阶段。

1. 潜伏期

（1）生物性潜伏期：为自感染期幼虫进入人体至丝虫成熟产出微丝蚴所需要的时间。在流行区内此期大多无明显症状，但从非流行区进入流行区的感染者，可能会出现由正在发育移行的未成熟丝虫引起的过敏反应所致的淋巴管、淋巴结或精索等处的炎症。

（2）临床潜伏期：自感染期幼虫进入人体至首次出现急性丝虫病症状的时间。

2. 微丝蚴血症　此期一般无明显症状，或仅有轻微的淋巴系统炎性症状，少数微丝蚴血症者可兼有急、慢性丝虫病的临床表现。

3. 急性丝虫病

（1）淋巴结炎和淋巴管炎：为斑氏丝虫病最常见症状，一般有畏寒和局部淋巴结不适等先兆症状，好发部位主要是腹股沟和股部淋巴结，随后局部淋巴结肿大，并出现相关的淋巴管炎和患肢远端的毛细淋巴管炎，全身症状有不同程度的发热和头痛，病程一般 3~5 天。深部淋巴结炎和淋巴管炎可表现为反复发热、寒战和腹痛等临床表现。

（2）精索炎、附睾炎、睾丸炎：是斑氏丝虫病急性期的主要临床表现，患者往往骤然发病、寒战、高热、单或双侧腹股沟或阴囊持续性疼痛、阵发性加重，并放射至附近器官和腹部。急性发作时精索粗厚、附睾和睾丸肿大，精索、附睾和睾丸表面出现肿块，随炎症消退，肿块变硬、缩小成黄豆或绿豆大的坚韧结节，多数结节内有成虫。

（3）丝虫热：表现为畏寒、发热，常反复发作，局部体征不明显，偶可有腹部深压痛，症状持续约 3 天自退。

4. 慢性丝虫病

（1）鞘膜积液：阴囊肿大，不对称，皮肤紧张，表面光滑，皱褶消失，无压痛，同侧睾丸不易触及。

（2）乳糜尿：常间歇发生，间歇期短仅数日，长至数年，少数患者可长期持续不愈。

（3）淋巴水肿和象皮肿：好发部位依次为肢体（尤以下肢为多见）、外生殖器和乳房。淋巴水肿表现为局部肿胀，皮肤紧张，按之有凹陷，有坚实感；下肢象皮肿表现为患部肿大，皮肤粗厚、干燥，坚实感加重，汗毛脱落，肤色加深变暗，易遭继发感染而引发急性淋巴结、淋巴管炎。

5. 丝虫性嗜酸性粒细胞增多症　又称热带性肺嗜酸性粒细胞增多症，临床特征为夜间阵咳和哮喘，血嗜酸性粒细胞显著增加，血清 IgE 抗体滴度升高，X 线胸片正常或散在阴影。

六、理化检查

1. 病原诊断

（1）血检微丝蚴：取血时间以晚上 9 时至次晨 2 时为宜，可采用厚血膜法、新鲜血滴法、浓集法、海群生白天诱出法等。

（2）体液和尿液检查微丝蚴：鞘膜积液、淋巴液、腹水、乳糜尿和尿液等可查到微丝蚴，可取上列体液直接涂片，染色镜检；或采用离心浓集法、薄膜过滤浓集法等检查。

（3）成虫检查法

①直接查虫法：淋巴系统炎症正在发作或在治疗后出现淋巴结节的患者，可用注射器从可疑的结节中抽取成虫，或切除可疑结节，在解剖镜下或肉眼下剥离组织检查成虫。

②病理切片检查：将取下的可疑结节，按常规法制成病理切片镜检。

2. 免疫诊断

（1）皮内试验：不能用作确诊病人的依据，可用于流行病学调查。

（2）检测抗体：试验方法很多，目前以丝虫成虫冰冻切片抗原间接荧光抗体试验、成虫冰冻切片免疫酶染色试验及马来丝虫成虫或微丝蚴的可溶性抗原酶联免疫吸附试验的敏感性和特异性较高。

（3）检测抗原：近年来 ELISA 双抗体法和斑点 ELISA 法分别检测班氏和马来丝虫循环抗原的实验研究已获初步进展。

七、诊断

（1）微丝蚴血症：依据①流行季节斑氏丝虫病流行区居住史；②夜间采血检查斑氏丝虫微丝蚴阳性。

（2）急性丝虫病：依据①流行季节斑氏丝虫病流行区居住史；②反复发作的非细菌感染性肢体（或阴囊、女性乳房）淋巴结炎/淋巴管炎（或精索炎、附睾炎、睾丸炎）、局部疼痛肿胀、触痛、温热感，或丹毒样皮炎，症状持续超过 3 天，伴发热、头痛、不适等全身症状。

（3）慢性丝虫病：依据①较长期斑氏丝虫病流行区居住史；②不对称性肢体淋巴水肿、象皮肿、鞘膜积液、乳糜尿以及阴囊或女性乳房肿大；③夜间采血检查斑氏丝虫微丝蚴阳性或血清学检测抗体阳性；有时可在尿液、淋巴液、鞘膜积液（或其他抽出液）内查见微丝蚴或淋巴管、淋巴结内查见成虫，病理组织切片查见丝虫断面。

八、鉴别诊断

（1）丝虫性乳糜尿需与结核、肿瘤引起的乳糜尿鉴别。

（2）丝虫病的淋巴管炎及淋巴结炎一般是由成虫寄居于淋巴

结引起，较多见于腹股沟、腘窝及腋窝等处淋巴结，应与细菌性淋巴管炎鉴别。

（3）丝虫性附睾炎、睾丸炎主要见于斑氏丝虫病，应与结核性鉴别。

（4）象皮肿开始呈凹限性坚实性水肿，久之皮肤变粗增厚、皮皱加深，皮肤上有苔藓样变，疣状突起等变化，易继发细菌感染和慢性溃疡，应与局部损伤、肿瘤压迫、手术切除淋巴组织后引起的象皮肿鉴别。

九、治疗

（一）病原治疗

海群生又名乙胺嗪，对两种丝虫均有杀灭作用，对微丝蚴的作用优于成虫。国内海群生的常用疗法为4.2g，7日疗法治疗班氏丝虫病；1.5~2.0g，3~4日疗法治疗马来丝虫病。患者服药后可出现发热、寒战、头痛等症状，应及时处理。

呋喃嘧酮对微丝蚴与成虫均有杀灭作用，对两种丝虫均有良好效果。总剂量140mg/kg，7日疗法，对班氏丝虫病的疗效优于海群生。

（二）对症治疗

1. 急性淋巴结炎、淋巴管炎　应用1‰肾上腺素皮下注射或口服消炎镇痛药，可以减轻症状，合并细菌感染者加用抗菌药物治疗。

2. 鞘膜积液　采用鞘膜外翻手术治疗效果良好，必要时进行阴囊皮肤部分切除整形术。

3. 乳糜尿　目前内科尚无满意的疗法。

4. 淋巴水肿和象皮肿　巨大的阴囊象皮肿可采用手术切除整形治疗，但下肢象皮肿采取手术切除整形治疗的效果多不理想。

（三）中医辨证论治

1. 热毒壅盛

症状：高热，下肢红肿灼痛，下肢皮肤呈现自上而下的红线，腹股沟，腋下有肿核且有轻微压痛，肌肉关节酸楚疼痛，舌红苔黄腻，脉滑数。

治法：清热利湿，凉血解毒。

方药：清热凉血合剂。

组成：金银花、玄参、连翘、丹参、赤芍、定地各15g，败酱草15g，木通、丹皮、生甘草各10g。若腹股沟、腋下肿块明显者加穿山甲、象贝母。

2. 肝经湿热

症状：口苦，胸胁、少腹胀痛，睾丸肿胀疼痛，小便浑浊，舌红苔黄腻，脉弦数。

治法：清泄湿热，疏肝理气。

方药：龙胆泻肝汤加减。

组成：龙胆草、柴胡、泽泻、车前子、木通、生地、黄芩、川楝子各10g，橘核15g，生甘草6g。若尿中带血，排泄涩痛者加白茅根、黄柏。

3. 水湿困脾

症状：全身困倦，四肢酸楚，食欲不振，小便浑浊，色如膏脂，舌淡苔白，脉濡。

治法：健脾化湿，分清别浊。

方药：萆薢分清饮加减。

组成：萆薢、车前子、黄柏、茯苓、白术、陈皮各12g，党参10g，甘草6g。若少腹胀，尿涩不畅者加乌药、青皮。

4. 脾肾阳虚

症状：病久不已，反复发作，淋出如脂，排尿不畅，日轻夜重，面色晦暗，头晕耳鸣，形寒肢冷，四肢乏力，大便稀溏，舌质淡胖，苔白微腻，脉细濡。

治法：健脾补肾，温阳固涩。

方药：肾气丸合五子衍宗丸加减。

组成：肉桂、附子各9g，熟地15g，山药、黄芪、山茱萸、茯苓、白术、覆盆子、枸杞各12g，益智仁、菟丝子各10g，甘草6g。若阴囊肿胀者加猪苓、车前子、木通；若下肢肿胀，行走困难加川牛膝、五加皮、木瓜。

十、预后

早期及时治疗多能治愈，但反复发作淋巴结炎、淋巴管炎和象皮肿患者可影响劳动力。

十一、预防

1. 普查普治　凡微丝蚴阳性的有症状或无症状的患者，或微丝蚴阴性但有典型丝虫病病史和体征者均应进行普治。丝虫病中、高流行区推行普查普治结合全民（5岁以上）服用乙胺嗪或乙胺嗪药盐。WHO 1999年推荐的群体防治丝虫病：①阿苯达唑600mg加伊维菌素400μg/kg或加乙胺嗪6mg/kg，1次/年，连续5~6年；②0.2%~0.4%药盐防治1~2年。

2. 切断传播途径　主要是灭蚊，掌握"灭早、灭小、灭了"的原则，结合农业生产防止病虫害等措施，控制稻田中的幼虫。

第六节　钩 虫 病

钩虫病是钩虫引起的寄生虫病，主要临床表现为贫血、营养不良、胃肠功能紊乱、劳动能力下降等。轻者可无症状，重者可致发育障碍及心功能不全。

本病与中医学的"黄胖病""懒黄病"相似。

一、病原学

钩虫属线虫纲圆形线虫目钩口科，成虫呈米黄色或淡红色（吸血后），十二指肠钩虫虫体略弯曲，口腔有牙齿2对，雄虫交合囊呈折扇形。美洲钩虫较十二指肠钩虫小，头部向后弯曲，口腔无牙齿而有一对角质切板，雄虫交合囊呈蒲扇形。两种钩虫虫卵形态相似，长圆形，无色透明，卵壳薄，常见其中含 4～8 个细胞。两种钩虫均寄生于十二指肠及小肠内，寄生在肠内的雌雄成虫交配后，虫卵随粪便排出，在泥土中孵育成具有感染性的丝状蚴并钻入人体的皮肤黏膜，经历如下途径：钻入皮肤→皮下组织→侵入血管及淋巴管→右心→肺泡→支气管→会厌（咯出）吞咽入胃→小肠发育成虫。此外幼虫可由污染的食物经口侵入人体，直接至小肠发育成为成虫，幼虫亦可通过胎盘进入胎儿体内发育为成虫，称为先天感染。

二、流行病学

1. 传染源　主要为钩虫病患者和无症状感染者。

2. 传播途径　主要通过接触污染的土壤经皮肤而感染，生吃被污染的蔬菜则可能经口腔黏膜感染。

3. 人群易感性　人群普遍易感，夏秋季是感染高峰，易多次重复感染。

三、发病机制及病理改变

（一）发病机制

感染性幼虫侵入皮肤后 1h 左右，足趾或手指间皮肤较薄处可出现红色小丘疹，奇痒，俗称"着土痒""粪毒"，若抓破感染，可形成脓疱，称"钩虫性皮炎"。大量幼虫通过肺时，穿破微血管，引起出血及炎症细胞浸润，表现全身不适、发热、咳嗽等症状，有的痰中带血，但无明显体征，称为过敏性肺炎。钩虫用钩齿或板齿咬附肠黏膜吸血，并分泌一种抗血液凝固的物质，导致长期慢性失血而引起严重贫血，俗称"黄胖病"或"懒黄病"。钩虫病还可有上腹部不适或隐痛、恶心、呕吐等消化道症状，有的患者可出现"异嗜癖"。

（二）病理改变

病理改变主要发生于皮肤、肺组织、肠组织等。

1. 皮肤　钩蚴性皮炎可见局部血管扩张、出血、血清渗出，真皮内有中性粒细胞、嗜酸性粒细胞、单核细胞和成纤维细胞浸润。

2. 肺　肺组织有点状出血，中性粒细胞、嗜酸性粒细胞、单核细胞和成纤维细胞浸润。

3. 小肠　常见散在、直径 3～5mm 的浅层出血或糜烂，其次为大块深及黏膜下层甚至肌层的出血性溃疡，溃疡周围黏膜层、固有层及黏膜下层常有水肿及中性、嗜酸性粒细胞和淋巴细胞浸润。

四、中医病因病机

本病病因为虫毒，由体表或者饮食侵入肌肤遂致皮肤病变；虫袭肺则致肺气不利，可伤及肺络；虫邪入肠，闭阻气机，致气血耗损；虫邪直入血脉，可致心脏受损，久之可影响肾的功能。

五、临床表现

钩虫感染后是否出现症状与感染的程度、宿主的营养状况和免疫功能有关，粪便中有钩虫卵而无明显症状的钩虫感染者颇为多见。

幼虫所致的症状

（1）钩蚴性皮炎：是钩虫感染者最常见的早期临床症状，皮肤可出现烧灼、针刺样或奇痒等感觉，继而出现出血性小斑点和丘疹，1～2 天后变为水泡，3～5 天内局部症状消失而自愈。

（2）呼吸系统症状：幼虫随血流移行至肺泡，可出现咽痒、咳嗽、咳痰等呼吸道症状；重者可出现剧烈干咳和哮喘发作，表现为嗜酸性粒细胞增多性哮喘。X 线检查可见肺纹理增加或肺门阴影增生。

（3）急性钩虫病：是指短期内大量钩蚴感染所致的早期钩虫病综合症。临床表现除上述皮肤及肺部损害外，部分患者可出现明显的消化道症状，如腹痛及腹泻。

成虫引起的症状

（1）消化系统的症状：病人于感染后 1~2 个月逐渐出现上腹部不适或疼痛、食欲减退、腹泻、乏力、消瘦等。

（2）贫血症状：重度感染 3~5 个月后逐渐出现进行性贫血，表现为头晕、耳鸣、心悸、气促等，长期严重贫血可发生心脏病，表现为心脏扩大、心率加快等。

六、理化检查

1. 血液 呈缺铁性贫血表现；病初白细胞总数及嗜酸性粒细胞增加，后期因严重贫血而降低；重症患者血浆清蛋白及血清铁含量明显降低。

2. 粪便 粪便检出虫卵或钩蚴培养阳性即可确诊。

（1）钩虫卵检查法

①直接涂片法：可作为临床或流行地区普查常规，宜采用三片法（连续查片三张）或厚涂片以减少漏诊。

②饱和盐水浮聚法：涂片检查阴性者适用，此法检出率高于直接涂片法 5~6 倍。

③虫卵计数法：依靠计数方法测定每克粪便中的虫卵数，适用于疗效考核及流行病学调查。常用方法：A. 饱和盐水浮聚计数法；B. 钩蚴培养计数法；C. 定量板－甘油玻璃涂纸透明计数法。钩虫感染度的划分：轻度感染为 <2000 个卵/g 粪；中度感染为 2000~11000 个卵/g 粪；重度感染为 >11000 个卵/g 粪。

（2）钩蚴培养法：常用清水瓦片法、试管培养法等，本法较涂片法阳性率高 7 倍以上。

3. 其他 （1）抗原皮内试验：利用钩虫成虫或钩蚴制成抗原做皮内试验，在流行区阳性率可高达 90% 以上；（2）采用感染钩虫前后的人血清做间接免疫荧光试验及补体结合试验，阳性者有助于诊断；（3）血清免疫球蛋白及血清蛋白电泳检测，显示球蛋白增高，IgG、IgE 明显增高。

七、诊断

1. 临床诊断　钩虫病流行区，有接触史、钩蚴性皮炎和轻重不一的贫血、营养不良、胃肠功能紊乱、上腹隐痛等可考虑本病。

2. 病原学诊断　确诊钩虫病须找到病原体。

（1）虫卵检查：取大便用直涂法在显微镜下找虫卵，可多做几次。

（2）成虫鉴定：如发现虫体可放在70%的乙醇中送检鉴定；

八、鉴别诊断

单纯钩虫感染的典型病人诊断并不困难，但应与其他原因引起的皮炎、缺铁性贫血、慢性失血性贫血如溃疡病、胃癌、痔疮等以及其他原因引起的贫血如再生障碍性贫血、溶血性贫血、恶性贫血等相鉴别。

九、治疗

应及早采取综合治疗措施，以免发生严重贫血及营养不良。

1. 一般疗法　改善患者的营养状况，给高蛋白质、多维生素饮食。贫血者应补充铁剂，贫血严重者应考虑少量输血。

2. 驱虫疗法　驱钩药物的选择应根据钩虫虫种及其他肠道寄生虫的合并感染情况选择高效、低毒的药物，可采用交替用药和联合用药。目前常用的驱钩虫药物有以下几种。

（1）甲苯咪唑：剂量每次100mg，每日2次，连服3天，一般虫卵阴转率为65% ~ 90%。近年来每次用200mg，每日2次，连服3 ~ 4天，虫卵阴转率为95% ~ 100%。

（2）丙硫咪唑：成人400mg顿服，10天后再重复给药1次即可；12岁以下儿童用量减半。

（3）左旋咪唑：对十二指肠钩虫疗效较好，剂量3mg/kg，连服3天，虫卵阴转率为80% ~ 96%。

（4）噻嘧啶：剂量10mg/kg，连服3天，虫卵阴转率达95%

嗜酸性粒细胞及组织细胞的浸润，甚至形成肉芽肿。

2. 代谢产物的作用　成虫的代谢产物有毒性作用，致阵发性腹痛。

3. 对寄主营养的影响　蛔虫的寄生可引起空肠黏膜的损伤，导致消化和吸收障碍，感染重的患儿常出现明显的营养不良。

4. 引起寄主的变态反应　蛔虫特别是幼虫在体内移行时可引起寄主Ⅰ型变态反应，表现为荨麻疹、发热、哮喘、结膜炎、血管神经性水肿、皮肤瘙痒、腹痛、腹泻等。

5. 并发症　蛔虫具有钻孔的习性，可侵入各器官造成多种并发症。常见的蛔虫并发症为蛔虫性肠梗阻和胆道蛔虫症。

四、中医病因病机

蛔虫寄居于小肠内，损伤脾胃，吸食水谷精微，耗伤气血，从而致病。蛔窜胆腑可致蛔厥，蛔结肠腑则致虫瘕。

五、临床表现

可按病程相应地分为幼虫致病和成虫致病。

（一）幼虫致病

1. 蛔蚴性肺炎　蛔虫幼虫在肺内移行时，病人可出现畏寒、发热、咳嗽、痰中带血、嗜酸性粒细胞增多及荨麻疹等过敏性肺炎症状；如短期吞入大量感染性虫卵，则可引起蛔虫性哮喘症，主要表现为气喘、干咳和喉部异物感。

2. 幼虫异位寄生引起相应部位病变　幼虫可通过肺毛细血管、左心，进入体循环，侵入组织或器官如甲状腺、淋巴结、胸腺、脾脏、脑和脊髓等处，引起相应的异位病变。

（二）成虫致病

1. 肠道蛔虫病　间歇性脐周疼痛或上腹部绞痛是肠蛔虫病的特点，其他症状和体征还有腹胀、腹部触痛、消化不良、腹泻或便秘以及食欲不振、恶心、呕吐等，重度感染患者可伴有营养不良、维生素缺乏甚至发育障碍。

2. 蛔虫性中毒症　起病急，初期以消化道及神经系统症状为主，多伴阵发性头痛，有吐蛔虫史及排蛔虫史，绝大多数于阵发性腹痛开始，24h 内进入抽搐状态，甚至因中毒休克而死亡。

3. 并发症

（1）胆道蛔虫病：系肠内蛔虫进入胆管所致，临床表现为突发阵发性上腹部钻顶样疼痛，辗转不安，面色苍白，疼痛向右肩、腰背或下腹部放射，常伴有恶心、呕吐，时吐出蛔虫。体检腹部体征不明显，仅剑突下或稍偏右有局限性轻度压痛点，无腹肌紧张。

（2）蛔虫性肠梗阻：大量蛔虫体扭结堵塞肠管可引起机械性肠梗阻，虫体机械刺激或其分泌的毒素使肠蠕动发生障碍导致梗阻，严重梗阻可造成肠扭转或肠套叠。临床特点为腹部阵发性绞痛，以脐周或右下腹部为甚，呕吐并常吐出蛔虫，停止排气和排便。多数病例在脐部右侧可触及软的、无痛的、可移动的团块或香肠形索状物，常随肠管收缩而变硬。

（3）蛔虫性阑尾炎：蛔虫钻入阑尾可引起阑尾炎，临床特点为①有吐蛔虫或便蛔虫史；②突发阵发性腹部绞痛，发作时疼痛难忍，并有频繁呕吐，缓解时安然如常；③疼痛部位起初在全腹或脐周，后移至右下腹部；④早期症状重而体征较轻，仅麦氏点附近有压痛或右下腹可触及有压痛的活动性条索状物；⑤病程进展一般较快，多在 8h 后局部出现不同程度的肌紧张、压痛和反跳痛以及皮肤痛觉过敏，且穿孔发生较早。

（4）蛔虫病肠穿孔：蛔虫可使病变或正常的肠壁发生穿孔，临床表现为亚急性腹膜炎，也可形成弥漫性或局限性腹膜炎。腹腔穿刺有渗出液，并可能检到蛔虫卵。

（5）肝蛔虫病：为蛔虫钻入肝脏所致，临床特点是①持续性右上腹痛；②高热；③肝肿大；④恶心、呕吐、周期性呕血、便血或继腹痛之后发生呕血、便血；⑤呼吸困难和咯脓血痰；⑥有吐蛔虫史及胆道蛔虫病史。

（6）胰腺蛔虫病：是蛔虫钻入乏特壶腹或整个胰管引起梗阻

感染所致，主要表现为上腹部阵发性剧痛，可放射至左肩背部和腰部，血淀粉酶及尿淀粉酶均高于正常，粪检蛔虫卵阳性或者近期有排蛔虫史或吐蛔虫。

（7）气管和支气管蛔虫病：主要表现为突发性呼吸急促、呼吸困难，甚至呼吸停止。

（8）肺动脉及心脏蛔虫病：是蛔虫钻入心脏和肺动脉所致，主要表现为高热、寒战、上腹部疼痛、腹肌紧张、呼吸困难、中枢性紫绀或昏迷。

（9）蛔虫性肉芽肿：蛔虫虫卵遗留在某些脏器组织中，所引起的早期病变为嗜酸性脓肿，进而转变为由组织细胞、上皮细胞和多核巨细胞等形成的肉芽肿病变。

（10）其他异位蛔虫病：蛔虫可侵入胸腔、肾、眼、耳、鼻、膀胱、尿道、输卵管、子宫以及皮肤肌肉等处，造成异位寄生，引起各器官和组织的发炎、阻塞、坏死和穿孔。

六、理化检查

1. 痰或支气管肺泡灌洗液检查　若痰或支气管肺泡灌洗液中查到蛔虫幼虫即可确诊。

2. 粪便检查　成虫感染期可用直接涂片法、厚涂片法以及饱和盐水浮聚法检查患者粪便，任何一种方法查到蛔虫卵即可确诊。

3. 血常规　急性大量感染初期及幼虫移行期白细胞和嗜酸性粒细胞增多；急性蛔虫性肺炎者嗜酸性粒细胞可达 40% ~ 80%；胆道蛔虫病与胆道并发细菌感染时，白细胞与中性粒细胞常明显增高。

4. 免疫学检查　成虫抗原皮内试验阳性率可达 80% 以上，其阳性可提示早期蛔虫感染或有雄虫寄生，有助于流行病学调查。

5. 影像学检查

（1）X 线检查：胃蛔虫病患者 X 线钡餐检查可见胃内有大小与蛔虫相似的可变性圆条状阴影；若多条蛔虫平行聚集，则阴影如"稻米状"；虫体截面投影则呈"豆粒状"或"串珠状"影像；挤压后使虫体舒展散开，则上述影像随亦之变化。十二指蛔虫病患者，X 线检查可见弧形、环形、"弹簧形"或"8"字形等影像。

（2）B 超检查：能清楚地显示肝内外胆管，蛔虫进入胆总管后，B 超下可见胆总管内条形管腔影，内部回声不均匀，活虫体可见其蠕动，如虫体已死或钙化，则为条索样强回声影。

（3）ERCP 检查：能清楚地了解胆管内有无蛔虫及其位置、形态和数量，同时还能在内镜直视下进行取虫治疗。

（4）静脉胆道造影：目前应用较少。

七、诊断

1. 成虫寄生者，根据近期排虫或呕虫史即可诊断。

2. 儿童反复出现腹部或脐周一过性隐痛，或伴偏食、夜间磨牙、腹部膨隆等均可提示蛔虫感染；如有合并症，则应根据相应的症状、体征和有关检查结果酌情判断。

3. 如肠内仅有雄虫寄生而粪中虫卵阴性时，可用驱虫药物行诊断性治疗。

4. 实验室及辅助检查 粪便涂片查虫卵是最简单、快速、可靠的肠蛔虫病确诊依据；腹部 X 线平片对诊断蛔虫性肠梗阻或肠穿孔性腹膜炎有重要价值；十二指肠引流液查见虫卵是胆道蛔虫病的直接证据等。

八、鉴别诊断

1. 胆道蛔虫病应与急性胆囊炎、胆石症、胃和十二指肠溃疡穿孔鉴别。

急性胆囊炎 持续性疼痛，通常放射至右肩或右背部，查体右上腹肌紧张较明显，胆囊触痛征阳性，B 超可见胀大和充满积液的胆囊，囊壁增厚，大部分病人可见胆囊结石影像。

胆石症 阵发性腹痛，间歇期较长，查体腹肌紧张，多有胆囊触痛征，常起病在进油腻食后，B 超可见胆囊内有结石影。

胃、十二指肠溃疡穿孔 突发刀割样剧烈腹痛，呈持续性腹痛，查体全腹有压痛和反跳痛，腹肌紧张，如"木板样"强直，多有多年反复发作的胃痛史或溃疡病史，大便潜血试验阳性，X线检查可发现膈下游离气体。

2. 蛔虫性肠梗阻应与胆道蛔虫病、胆石症、急性阑尾炎和肠套叠鉴别。

急性阑尾炎　约70%～80%具有典型的转移性腹痛的特点，查体右下腹压痛和反跳痛明显，腹肌紧张，肠鸣音减弱或消失，体温轻度升高，白细胞增多。

肠套叠　突发阵发性腹部绞痛，查体腹部可触及肿块，排果酱样血便，空气或钡剂灌肠X线检查可见空气或钡剂在结肠受阻，阻端钡影呈杯口状或螺旋状阴影。

3. 蛔虫性阑尾炎不难与一般急性阑尾炎鉴别，但晚期阑尾发生炎症或穿孔，则难与一般急性阑尾炎区别。

4. 急性胰腺炎　在蛔虫病流行区，凡是罹患急性或慢性胰腺炎者均应考虑是否系蛔虫性胰腺炎，以利余患者的治疗与预后。

5. 脏器蛔虫卵性肉芽肿　常被误诊为肿瘤，肝蛔虫病易误诊为胆道蛔虫病、胆石症、胆囊炎、肝癌以及阿米巴或细菌性肝脓肿等。

九、治疗

（一）驱虫治疗

1. 阿苯达唑　400mg顿服，不良反应一般较少或很轻微。肝、肾、心功能严重不良，化脓性皮炎，活动性溃疡病，神经系统疾病以及有癫痫史、药物过敏史者不宜服用，孕妇禁用。

2. 甲苯达唑　每次100mg，每日2次，连服3天或200mg顿服，不良反应少。神经系统疾病，有癫痫史、过敏史的患者以及孕妇禁用，肝、肾功能不全者应慎用。

3. 噻嘧啶　常用剂量为每10kg体重服1片（每片含基质100mg），不良反应轻微且短暂。肝、肾功能不良，有动脉硬化、冠心病者慎用。

4. 左旋咪唑　成人每天 120～150mg，睡前顿服，儿童 2.5mg/kg 体重，睡前顿服或早晚分服。有过敏史，神经系统疾病，肝、肾功能减退者以及早期妊娠应慎用或不用此药。

5. 哌嗪　哌嗪盐类制剂主要有枸橼酸盐（驱蛔灵）和磷酸盐等，各种盐类的疗效无明显差异。长期肝、肾疾病、神经系统疾病或有癫痫史忌用。

（二）蛔虫性急腹症的治疗

1. 胆道蛔虫症

（1）内科疗法：治疗原则包括①解痉止痛；②注意水与电解质平衡；③防止胆管感染、胆管坏死、肝脏病变等并发症；④控制感染。

（2）内镜疗法：能直接观察到蛔虫的位置、数量，并能立即取虫。

（3）手术治疗：手术指征是经保守疗法 48h 后患者腹痛仍无改善或加剧者；黄疸明显者；有明显腹膜炎体征；合并有胆囊炎、胆石症；临床症状减轻或消失，B 超反复检查阳性，蛔虫不退出者；蛔虫已完全钻进胆管或死虫长期不能排出者；合并肝蛔虫、胰腺蛔虫病、蛔虫性肠梗阻、蛔虫性阑尾炎等；中毒症状显著和休克体征明显者。

2. 蛔虫性肠梗阻

（1）氧气驱虫：氧气注入胃肠道可使蛔虫麻痹死亡，本法的适应证为单纯性不完全性肠梗阻且无明显腹部胀气者；禁忌证为急性完全性肠梗阻、蛔虫性肠套叠、蛔虫性肠扭转、腹膜炎、溃疡病活动期、年老体弱者以及孕妇。不良反应可有轻度胃部饱胀感或腹部微痛。

（2）以下情况必须手术治疗：梗阻时间长，呕吐严重者；保守治疗无效，病情加重或伴有休克者；出现肠管坏死，循环障碍者；蛔虫团过大而坚实，不能消散者；合并其他严重蛔虫性外科并发症，如蛔虫性肠扭转、蛔虫性肠套叠以及肝蛔虫病、胰腺蛔虫病、蛔虫性阑尾炎者；无法与其他类型肠梗阻相鉴别者。

3. 其他　并发蛔虫性阑尾炎、肠穿孔、急性化脓性胆管炎、单发性肝脓肿、出血性坏死性胰腺炎者，均应尽早手术治疗。

（三）中医辨证论治

1. 阳明腑实

症状：腹痛以脐周为甚，时作时止，腹胀，不大便，有时剧痛如钻顶样痛，呕吐，疼痛时腹部有包块，包块时聚时散。

治法：驱除蛔虫，泻下里实。

方药：万应丸加大承气汤加减。

组成：苦楝根皮 12g，槟榔 30g，大黄、芒硝、厚朴、枳实各 15g，榧子、使君子 20g，二丑各 10g。

2. 肝脾虚寒

症状：脐周疼痛，时作时止，胃脘嘈杂，或吐蛔，排蛔，面色黄，消瘦，鼻孔痒，睡中龋齿流涎。

治法：安蛔驱蛔，健运脾胃。

方药：乌梅丸合化虫丸加减。

组成：乌梅、鹤虱、榧子、槟榔各 15g，苦楝根皮 12g，川椒、桂枝、人参、当归各 10g，黄连、黄柏、干姜、附子各 9g，细辛 5g。

3. 脾胃虚弱

症状：腹部隐隐作痛，喜吃异物，有时腹泻，有时便秘，口吐清水，嘈杂，脐周阵发性隐痛，面色萎黄，肌肉消瘦，四肢乏力，食纳差。

治法：健脾驱虫。

方药：香砂六君子汤合布袋丸加减。

组成：广木香、砂仁、法夏、陈皮、白术、炙甘草各 9g，党参、榧子、使君子、槟榔、芜荑各 15g，炒山楂、炒谷麦芽各 12g，生百部 15g。

自拟方

郭氏自拟安蛔驱蛔汤治疗小儿蛔虫病 28 例，效果满意。处方如下：乌梅 9g，川椒 5g，细辛 3g，使君子 9g，大黄（后下）5g，白芍 10g，甘草 5g，木香（后下）3g，川楝子 9g。呕吐甚者加陈皮、半夏；纳差加神曲、山楂；体虚气弱加黄芪。1 日 1 剂水煎，早晚空腹服，或少量频服。

王氏治疗单纯性胆道蛔虫病 45 例，总有效率 100%。应用自拟方剂胆道驱蛔汤，组成为乌梅 24g，槟榔 15g，白芍 24g，苦楝皮 15g，使君子 15g，木香 14g，枳壳 15g。如腹痛重，加延胡索 12g；如有炎症者，酌加黄连 12g，金银花 50g，大青叶 50g，蒲公英 50g 以清热解毒。

闵氏等自拟金茵乌梅汤治疗胆道蛔虫病 32 例，疗效均佳。方药组成：金钱草 20g，茵陈、乌梅、花椒各 15g，地龙 10g，细辛 3g，干姜、制附子（先煎）、肉桂各 6g，黄连 9g。兼体虚者加红参、柴胡各 10g；腹胀甚者加厚朴 15g，呕吐不止者加姜汁 5ml，半夏 12g；湿重者加藿香 10g。

吴氏自拟利胆驱蛔汤，组成：使君子 20～30g，槟榔 15～20g，乌梅 20～30g，川椒 10～15g，苦楝根皮 10～15g，枳壳 15g，延胡索 15g，川楝子 15g，柴胡 10g，白芍 20g，生甘草 10g。便结者加大黄；偏寒者加干姜；偏热者加黄芩、银花、连翘；呕吐者加生赭石、半夏、生姜。

十、预后

一般预后良好，幼儿蛔虫性肠梗阻、蛔虫性窒息等未能及时诊断与治疗者可危及生命。

十一、预防

预防蛔虫病主要抓住以下三个环节。

1. 消灭传染源　人是蛔虫病的唯一传染源，驱虫治疗尤其是开展集体驱虫有助于消除传染源。对易感者定期查治，在感染高峰后 2～3 个月，可集体服用驱虫药物。

2. 进行健康教育，增强自我保健意识，养成良好的个人卫生习惯。

3. 改善饮水卫生条件是预防蛔虫感染的重要一环，建立无害化厕所。

第八节　蛲虫病

蛲虫病是由蠕形住肠线虫（蛲虫）寄生于人体肠道而引起的传染病，主要症状为肛门周围和会阴部瘙痒，严重者可依寄生部位的不同而出现不同的并发症如阑尾炎、盆腔炎、腹膜炎、肠梗阻等。

中医学对此病的认识比较早。《史记》中有记载："病蛲得之于寒湿"，《诸病源候论》专列"蛲虫篇"，在"三虫候"中描述蛲虫的形态。

一、病原学

蛲虫属尖尾科蛲虫属，成虫细小，呈乳白色。雌虫体直，尾部尖细；雄虫尾部向腹部卷曲，有一交合刺。虫卵为椭圆形，不对称，一侧扁平，一侧稍凸，无色透明。雌雄虫交配后，妊娠雌虫子宫内充满虫卵，雌虫脱离宿主肠壁，向肠腔下段移行，宿主熟睡时肛门括约肌较松弛，部分雌虫可自肛门爬出并大量排卵，雌虫排卵后大多死亡，但有少数雌虫可再进入肛门或阴道、尿道等处，引起异位损害。黏附在肛门附近皮肤的虫卵内的幼虫发育成熟，成为感染期虫卵。感染期虫卵通过污染手指、食物、文具和衣服及随空气尘埃而进入人体。被吞食的虫卵在十二指肠内孵化，幼虫沿小肠下行，途中蜕皮两次，至结肠再蜕皮 1 次后发育为成虫。虫卵在肛周皮肤上可孵化出幼虫，幼虫经肛门进入肠腔，并可发育为成虫虫卵，此种方式称为逆行感染。

二、流行病学

1. 传染源　病人是唯一传染源，排出体外的虫卵即具有传染性。

2. 传播途径　蛲虫病主要经消化道传播①直接感染：虫卵经手从肛门至口入感染；②间接感染：虫卵污染内衣裤、被褥、玩具及食物而感染；③通过呼吸道感染：浮于空气尘埃中的虫卵经口鼻吸入后咽下引起感染；④逆行感染。

3. 易感人群　人对本病普遍易感，并可反复多次感染。

4. 流行特征　农村和偏远的地区感染率高；男女之间无明显差别；感染季节以 11 月份为高峰，8 月份最低；呈现家庭聚集现象。

三、发病机制及病理改变

1. 雌虫夜间在肛周产卵可引起肛门周围及会阴部皮肤瘙痒及炎症或湿疹。

2. 虫体可刺激激肠壁及神经末梢，造成胃肠神经功能失调。成虫附着于肠黏膜可引起局部炎症，雌虫穿入深层肠黏膜寄生后可引起溃疡、出血、黏膜下脓肿。

3. 异位病变由虫体异位寄生所致，如成虫侵入阴道致阴道炎及输卵管炎；或钻入阑尾引起阑尾炎；或侵入泌尿系统引起尿频、尿急；如侵入腹腔引起以虫体或虫卵为中心的肉芽肿。蛲虫肉芽肿肉眼所见为白色中心、微黄色的小结节，显微镜下见其中心为含有成虫残体或虫卵的坏死区，周围有大量嗜酸性粒细胞和巨噬细胞浸润，有时可见夏科－雷登晶体，最外层是由胶原纤维包绕的被膜。

四、中医病因病机

虫卵直接或者间接地经口进入胃肠在肠内影响脾胃运化，脾运失职，易生湿邪，湿邪阻滞，则易见消化系统不适症状，日久水谷精微不能充养肌肤，则有身体消瘦等症。

五、临床表现

（一）雌虫产卵活动引起的症状

雌虫夜晚爬出肛门产卵，使肛门、会阴部及阴门或阴囊的皮肤发生湿疹性皮炎；产卵处皮肤抓破可引起出血或继发性感染；患者常伴有恶梦、失眠、烦躁不安、食欲不振、夜间磨牙及夜惊等症状。

（二）在肠道寄生引起的肠壁及附近组织病变

蛲虫成虫寄生在人体的盲肠、结肠及回肠下段，以肠上皮细胞、肠内容物或血液为食，引起肠炎、消化道功能紊乱，重度感染者伴有腹泻，粪便中带有较多黏液或有少量血丝。

（三）异位寄生引起的病变

1. 蛲虫性阑尾炎　蛲虫性阑尾炎症状与一般阑尾炎相同，但其特点为疼痛部位不定，慢性阑尾炎多于急性和亚急性阑尾炎。

2. 蛲虫性泌尿生殖系统病变　女性多见，妊娠雌虫经外阴或阴部进入生殖系统各脏器引起阴道炎、子宫颈炎、内膜炎、输卵管炎和输卵管脓肿，引起以虫卵或虫体为中心的肉芽肿病变。临床表现为阴道分泌物增多、外阴瘙痒、下腹疼痛或月经增多等，分泌物涂片可查到蛲虫卵，子宫内膜刮取物和阴道口有时也可找到成虫和虫卵。蛲虫进入泌尿系统可引起尿频、尿急等泌尿系炎症；经输卵管进入腹腔、盆腔，则引起蛲虫性腹腔炎、盆腔炎。

3. 皮肤异位寄生　可有肛周脓肿、肛门瘘管及炎性肉芽肿的表现。

六、理化检查

1. 虫卵检查法　由于蛲虫特殊的产卵习性，采用肛门外虫卵检查法，常用擦拭法、漂浮法、透明胶纸黏拭法。

2. 虫体检查法　患儿入睡后 1～3h 检视肛门，如有虫体爬出，可用镊子挟住放入有酒精的小瓶中保存，连续观察 3～5 天。

七、诊断

根据家庭内曾有蛲虫感染病例，目前出现肛门周围及会阴部瘙痒者均应考虑蛲虫病，如实验室检查找到成虫或虫卵即可明确诊断。

八、鉴别诊断

蛲虫病的诊断并不困难，当有异位寄生或出现并发症时应与其他疾病相鉴别。蛲虫病的局部症状应与其他感染相鉴别；消化道症状应与其他消化道疾病、肠道寄生虫病鉴别；异位寄生损害应与其他原因引起的相应疾病鉴别。所有上述疾病均无肛周找到虫卵的情况。

九、治疗

蛲虫病极易自身感染、接触感染、吸入感染，分布上具有儿童集体聚集性和家庭聚集性的特点，因此须同时集体服药治疗。

口服药物 甲苯达唑单剂 1 片（100mg），第 2 周或 4 周后分别重服 1 次；速效肠虫净（复方甲苯咪唑）成人 2 片顿服，1 周后虫卵阴转率达 98.5%；肠虫清片主要成分为阿苯达唑两岁以上儿童及成人顿服 2 片（400mg）、1～2 岁者服 1 片、1 岁以下者及孕妇不宜服用。

局部用药 ①2% 白陈汞软膏或 10% 氧化锌油膏涂抹肛门；②0.2% 龙胆紫和 3% 百部药膏挤入肛门内少许，连续数天；③六神丸塞肛治疗，7 岁以下者 5 粒，8 岁以上者 10 粒，每日 1 次，共 5天；④灌肠法：食醋加水 3 倍，每晚直肠灌注 50～60ml，连续 3～5 天；生百部 30g，乌梅 15g，加水 300ml，煎至 100ml，用 50～100ml 保留灌肠，每晚 1 次，5～10 次为一疗程。

中医辨证论治

1. 脾虚湿阻

症状：腹痛，腹泻，食纳差，身体消瘦，四肢乏力，肛门发痒，夜间尤甚。

治法：健脾祛湿，驱虫止痒。

方药：六君子汤合布袋丸加减。

组成：白术、法夏、炙甘草各 9g，茯神 18g，党参、使君子、生百部、榧子、芜荑各 15g，雷丸、陈皮各 10g。

2. 肝胆湿热

症状：腹痛，小腹不适，肛门痒甚，夜间尤重，烦躁，情绪激动，夜惊失眠，口苦，小便黄。

治法：疏肝利胆，清热祛湿。

方药：龙胆泻肝汤合追虫丸加减。

组成：柴胡、龙胆草、当归、栀子、黄芩各 9g，车前子、木通、生百部、槟榔、鹤虱各 15g，蛇床子 10g，陈皮、榧子各 12g。

3. 气血亏虚

症状：蛲虫病经治疗后，面色萎黄，气短乏力，食纳差，精神不振，头昏目眩，心慌，肛门夜间微痒，失眠，舌淡，脉细弱。

治法：补益气血，清除余虫。

方药：人参养荣丸合追虫丸加减。

组成：党参、茯神、白术、当归、熟地、川芎、陈皮各 9g，炙甘草、木香、砂仁各 8g，生百部、槟榔各 15g，白芍、炒谷麦芽、乌梅各 12g。

十、预后与预防

无并发症的蛲虫感染驱虫治疗后预后良好。

十一、预防

1. 普查普治患者可以有效地控制该病的传播。

2. 切断传播途径：搞好环境卫生，内衣裤、被单、床单洗前开水烫煮，以杀死虫卵。

3. 注意个人卫生，饭前便后洗手，经常剪指甲。

第九节　旋毛虫病

旋毛虫病是由旋毛形线虫引起的人畜共患的寄生虫病，主要临床表现为胃肠道症状、发热、肌痛、水肿和血嗜酸粒细胞增多等。

本病属中医"虫证"范畴。

一、病原学

旋毛虫又称旋毛形线虫,属线形动物门、线虫纲咀刺目、毛形线虫科、毛形线虫属。成虫微小,呈细线状,乳白色,头端较尾端稍细,雄虫虫体尾端有两个叶状交配附器,雌虫尾部直而钝圆,生殖器官为单管形,旋毛虫的生殖方式为卵胎生。新生幼虫甚微小,成熟幼虫具有感染性,卷曲于横纹肌内的梭形囊包中,囊包长轴与横纹肌纤维平行排列。一个囊包内通常含有 1~2 条幼虫。

旋毛虫成虫寄生于宿主小肠,主要在十二指肠和空肠上段,含幼虫的囊包寄生于同一宿主的横纹肌细胞内。人或动物食入含有活的旋毛虫幼虫囊包后,幼虫在十二指肠逸出,侵入小肠黏膜,经 4 次蜕皮发育为成虫。雌虫受精后子宫内虫卵渐发育为幼虫并逐渐移至阴门,绝大多数新生幼虫产于肠黏膜内,侵入局部的淋巴管和小静脉,随淋巴和血液循环进入右心,经肺循环回到左心,再随体循环到达身体各部,只有到达横纹肌的幼虫才能继续发育。感染后 1 个月内幼虫周围形成囊包,成熟囊包对宿主具有感染性。

二、流行病学

1. 传染源　猪为主要传染源,其他肉食动物及多种野生动物亦可感染。

2. 传播途径　人因吞食含包囊的肉类而感染。

3. 易感人群　人对本病普遍易感,与生食的饮食习惯有关;感染后可产生显著的免疫力。

4. 流行情况　散布于全球,欧美的发病率高,国内主要流行于云南、西藏、河南、湖北、东北、四川等地。

三、发病机制及病理改变

旋毛虫的致病过程可分为连续的 3 个时期。

1. 侵入期(约 1 周)　脱囊幼虫和成虫侵入肠黏膜可引起十

二指肠和空肠广泛炎症，局部充血、水肿、灶性出血，甚至出现表浅溃疡，但病变一般比较轻微。

2. 幼虫移行期（2~3 周）　新生幼虫从肠黏膜侵入血循环，其毒性代谢产物可引起全身中毒症状及过敏反应。幼虫侵入肌肉可使肌纤维肿胀、排列紊乱、横纹消失，间质有轻度水肿和不同程度的炎性细胞浸润；幼虫侵入其他脏器可致小动脉和毛细血管损伤，引起急性炎症与间质水肿；幼虫侵入中枢神经系统引起非化脓性脑膜脑炎和颅内压增高，大脑皮层下可见肉芽肿样结节；幼虫移行损害肺毛细血管可导致灶性出血或广泛性肺出血、肺水肿、支气管肺炎、胸膜炎甚至胸腔积液。

幼虫最后定居于横纹肌，被侵犯的肌肉以膈肌、咀嚼肌、舌肌、肋间肌、肱二头肌和腓肠肌等为多见，其主要病理变化依次有：①肌纤维变性和肌浆溶解；②肉芽肿反应；③囊包形成；④囊包从两端开始钙化，继而波及整个囊包。

3. 成囊期（4~16 周）　幼虫定居的肌细胞逐渐膨大呈梭形，当肌细胞受损伤到一定程度时，梭形肌腔内残存的肌细胞核急剧分裂和增殖，形成多核型成肌细胞，并最终形成透明均质薄囊，透明薄囊逐渐增厚，形成囊包壁的内层，称透明层。肌细胞外周的纤维结缔组织增生，形成囊包壁的外层，称纤维层。

四、中医病因病机

本病多因饮食不洁，伤及脾胃；或湿热内蕴，脾失健运，胃失和降，则见恶心呕吐，厌食腹泻，甚者出现水肿；湿热日久不解，经络瘀滞，则见发热，全身疼痛，斑疹等。

五、临床表现

潜伏期一般为 5~15 天，临床表现多种多样，与致病过程相应地分为 3 期：

肠道期　患者出现恶心、呕吐、腹痛、腹泻等症状，可伴有乏力、畏寒及低热等全身症状。除严重感染者外，本期症状一般较轻微。

急性期　典型表现为持续性高热、眼睑和面部水肿、过敏性皮疹、血中嗜酸性粒细胞增多等变态反应性表现及全身性肌肉酸痛等。体温常在 38℃ ~ 40℃之间，热型以弛张热为主，发热的同时多数患者出现眼睑、眼眶周围及面部水肿。全身性肌痛是本病最为突出的症状，肌肉肿胀、硬结感、压痛与触痛明显，尤以腓肠肌、肱二头肌及肱三头肌为甚。

恢复期　急性炎症消退，全身症状亦随之消失，但肌痛可维持数月之久，重症者可呈恶病质，或因毒血症、心肌炎而死亡。

上述临床表现为旋毛虫病典型的病程经过。儿童患者的临床表现不典型，潜伏期长，病情较轻，主要表现为长期发热和嗜酸性粒细胞增多；重症患者急性期可出现心脏、中枢神经系统与肺部并发症。

六、理化检查

（一）一般检查

1. 血象　疾病活动期有中等度贫血和白细胞增高，嗜酸性粒细胞显著增高，以发病 3 ~ 4 周为最高，持续半年以上。

2. 生化学　血清氨基转移酶、乳酸脱氢酶和肌酸激酶升高，随病程血清总蛋白和清蛋白下降、γ 球蛋白升高，血清胆碱酯酶下降，免疫球蛋白 IgE 显著升高。

3. 脑脊液　脑膜脑炎时，脑脊液正常或蛋白增高。

4. 尿常规　可有蛋白尿、颗粒或蜡样管型和红细胞。

（二）病原学检查

如有吃剩的残余肉，应取标本检查或将残肉喂动物（大鼠）后检查其肠内幼虫，如获旋毛虫幼虫即可确诊；发病 10 天后做肌肉活检，阳性率较高；腹泻早期大便中可找到幼虫；移行期偶可在离心的血液、乳汁、心包液和脑脊液中查见幼虫。

（三）免疫学检查

免疫学检查为当前旋毛虫病诊断的首选辅助方法。症状出现后1周20%～30%患者阳性，4～5周后80%～90%患者出现阳性结果。

1. **皮内试验** 敏感性高，但特异性较差，与其他蠕虫感染有一定的交叉反应。

2. **间接血凝试验** 抗体检测阳性率很高，与血吸虫和肝炎患者有部分交叉反应。

3. **皂土絮状试验** 以吸附幼虫抗原的皂土颗粒与患者血清反应，如出现凝集即为阳性，检测阳性率可达97%。

4. **环蚴沉淀试验** 敏感性和特异性较高，对诊断旋毛虫早期感染和轻度感染较为有用。

5. **间接荧光抗体试验** 敏感性和特异性均较高，用于检查轻度及早期感染者。

6. **酶联免疫吸附测定（ELISA）** 广泛应用于人和牲畜旋毛虫病诊断，尤其是早期诊断。

7. **免疫酶染色试验** 用于检测旋毛虫患者血清抗体，具有较高的灵敏度和特异性。

8. **酶联免疫印迹技术** 或称Westernblot，适用于旋毛虫病的早期诊断。

9. **补体结合试验** 适用于晚期旋毛虫病诊断。

（四）核酸检测

用于旋毛虫种属分类的常用方法有：限制性酶切分析、DNA探针、限制性片段长度多态性、随机扩增多态性DNA、裂解片段长度多态性、扩增片段长度多态性、反向线性印迹、简单重复序列锚定PCR、单链构象多态性分析、多重FCR等。

七、诊断

1. **流行病学史** 病人常有吃生肉或半生肉史，暴发性流行时同批病人可能追溯到会餐史。

2. 临床表现　典型病例有发热、眼睑水肿、肌肉疼痛与血中嗜酸性粒细胞明显增多等。

3. 病原学检查　查出旋毛虫幼虫是最准确的诊断方法，免疫学检查有助于诊断。

八、鉴别诊断

旋毛虫病的临床表现差别很大，需要鉴别的疾病有：

1. 胃肠型食物中毒　临床特点为潜伏期短，多集体发病，大多有恶心、呕吐、腹痛、腹泻等急性胃肠炎症状，常见于夏秋季。

2. 皮肌炎　临床表现亦有肌痛与皮疹，其特征为四肢近端肌肉软弱和疼痛，病程多呈缓慢进行性。

3. 其他需要鉴别的疾病尚有急性酒精中毒、流行性感冒、病毒性心肌炎等，但所有这些疾病嗜酸性粒细胞都不增高。

九、治疗

一般治疗　症状明显者应卧床休息，补充营养和水分；肌痛显著者可予镇痛剂；显著异性蛋白反应或心肌、中枢神经系统受累的严重患者可予肾上腺皮质激素，最好与杀虫药同用。

病原治疗　苯咪唑类药物中以阿苯达唑为首选，国内采用剂量为每日 15mg/kg、24～32mg/kg，分 2～3 次口服，疗程 5 天的不同方案，均取得良好疗效，必要时间隔 2 周可重复 1～2 个疗程；噻苯咪唑剂量为 25mg/kg，日 2 次，疗程 5～7 天，必要时间隔数日后可重复治疗；甲苯咪唑成人剂量为 100mg，日服 3 次，疗程 5～7 天（幼虫）或 10 天以上（成虫）。

中医辨证论治

1. 虫毒扰肠

主证：发热，腹痛腹泻，恶心呕吐，舌红苔黄腻，脉浮滑。

治法：清热利湿，驱虫解毒。

方药：葛根芩连汤加减。葛根、黄连、黄芩、槟榔、雷丸、甘草。若湿偏重，加苍术、厚朴；夹食者加神曲、麦芽、山楂。

2. 毒郁肌肤

主证：发热，肌肉剧痛，咳嗽气喘，多汗烦渴，舌红苔黄，脉数。

治法：清热解毒，驱虫散邪。

方药：柴葛解肌汤加减。柴胡、葛根、黄连、羌活、甘草、雷丸、威灵仙。热甚加石膏、知母；肌肉剧痛加玄胡、白芍、甘草。

3. 脾胃虚弱

主证：大便溏泻，水谷不化，纳少，腹胀，颜面及下肢浮肿，肢倦无力，舌淡苔白，脉细弱。

治法：健脾利湿，益气驱虫。

方药：参苓白术散加减。人参、茯苓、白术、薏仁、砂仁、桔梗、白扁豆、山药、槟榔、雷丸、甘草。脾阳虚，加附子、肉桂；久泻不止，中气下陷，加黄芪、柴胡、升麻；水肿甚，加猪苓、泽泻、车前子。

其他疗法

1. 体针　早期可取中脘、内关、天枢、足三里等穴位。急性期取曲池、合谷、委中、承山、风池等穴位。

2. 耳针　耳尖放血，取胃、大肠、小肠、神门、肾上腺等。

十、预后

预后主要取决于感染程度与并发症。大多数患者预后良好，主要死亡原因为心肌炎导致的心力衰竭、脑炎和肺炎。急性期症状逐渐消退之后，恢复期可持续数月，甚至达数年之久。

十一、预防

1. 加强健康教育　进行卫生宣传和健康教育是预防本病的关键措施，教育居民不生食或半生食猪肉及其他动物肉类和制成品。

2. 加强肉类检疫　加强食品卫生管理是预防工作中的重要环节。

3. 改善养猪方法　猪应当圈养，保持猪舍清洁卫生，饲料应加热处理。

4. 消灭保虫宿主　结合卫生运动，消灭本病保虫宿主以减少传染源。

第十节　肠绦虫病

肠绦虫病是绦虫寄生于人体小肠内引起的肠道寄生虫病，以猪带绦虫病和牛带绦虫病最为常见，半数病人常有上腹隐痛，少数可有消瘦、乏力、食欲亢进等，重度感染可有腹痛、腹泻、食欲减退、头昏、消瘦甚至发育迟缓。

中医称之为"寸白虫"或者"白虫。"《诸病源候论》云："寸白者，九虫内之一虫也。长一寸、而色白，形小褊。"《景岳全书》中记载："寸白虫，此虫长寸许，色白状如蛆。母子相生，有独行者，有个个相接不断者，故能长至一二丈。"在《千金要方》中有采用槟榔、石榴根皮等治疗绦虫的方法

一、病原学

绦虫属扁平动物门、绦虫纲、多节绦虫亚纲、圆叶目与假叶目，寄生于人体的绦虫有四大类即带绦虫、膜壳绦虫、棘球绦虫和裂头绦虫，我国最常见的是猪带绦虫和牛带绦虫，其次为膜壳绦虫。猪或牛带绦虫成虫为乳白色，扁长如带状，可分为头节、颈节、体节三部分。头节为其吸附器，颈节为其生长部分，体节分为未成熟、成熟和妊娠三种节片。成虫寄生于人体小肠上部，头节多固定于十二指肠或空肠，妊娠节片内充满虫卵，可随粪便一同排出，中间宿主猪或牛吞食后，虫卵在十二指肠内孵出六钩蚴，六钩蚴钻破肠壁，随淋巴、血液散布至全身，主要在骨骼肌内发育成囊尾蚴。人进食含活囊尾蚴的猪肉或牛肉后，囊尾蚴在体内发育为成虫。短膜壳绦虫成虫体长约数十至数百毫米，寄生于人体小肠内，能直接经虫卵污染食物感染，可造成人与人之间传播，也可引起内

源性感染。

二、流行病学

1. 传染源 病人是猪肉绦虫病和牛肉绦虫病的唯一传染源，鼠和人是短膜壳绦虫病的传染源。

2. 传播途径 人食入生或未熟的含有囊尾蚴的猪或牛肉而受感染，短膜壳绦虫可因手或饮食污染引起传播。

3. 人群易感性 人群普遍易感。猪肉绦虫病和牛肉绦虫病以青壮年为多，短膜壳绦虫病多见于儿童。

4. 流行情况 本病呈世界性分布，散发或地方性流行；有家庭聚集现象。

三、发病机制及病理改变

猪肉绦虫和牛肉绦虫均以头节的小钩和（或）吸盘钩挂和（或）吸附于小肠黏膜，引起损伤及亚急性炎症，多条绦虫寄生可致不全肠梗阻。猪肉绦虫可穿过肠壁致腹膜炎；牛肉绦虫可在非正常部位引起病变；短膜壳绦虫头节吸盘、小钩及体表的微毛对肠黏膜均有明显损伤，成虫可致肠黏膜坏死、出血、浅表溃疡，幼虫可致肠微绒毛肿胀引起小肠吸收与运动功能障碍。寄生人体的绦虫大量吸取宿主肠内的营养成分，可造成病人营养不良、贫血等。

四、中医病因病机

本病病位在小肠，涉及脾胃。起病初期，虫居肠中，扰乱气机，脾胃运化失常，病以实证多见，久病虫体耗吸营养，水谷精微亏乏，则以脾胃虚弱之证多见。

五、临床表现

各种绦虫病潜伏期长短不一。猪肉绦虫病与牛肉绦虫病潜伏期为 8～12 周，短膜壳绦虫病潜伏期为 2～4 周。绦虫病常无症状，粪便中白色带状节片常为最初和唯一表现，约有半数患者有上腹部或脐周隐痛，常伴恶心、呕吐、腹泻、食欲改变等消化系统症状，偶有失眠、头晕、神经过敏及磨牙、贫血等表现，猪肉绦虫病患者同时患囊尾蚴病者约为 2.3% ~25%。短膜壳绦虫感染临床症状较轻，重症感染者特别是儿童患者可有常有头晕、失眠、烦躁、易激动、惊厥、腹痛、腹泻、恶心、食欲下降、轻度乏力等症状。

猪带绦虫病的主要并发症为囊尾蚴病（囊虫病），主要有脑囊尾蚴病、皮肌囊尾蚴病、跟囊尾蚴病和其他脏器囊尾蚴病，其中以脑囊尾蚴病的危害性最大，可引起癫痫发作、脑积水、脑蛛网膜炎等。牛带绦虫病重要的并发症为肠梗阻与阑尾炎。

六、理化检查

（一）一般检查

血常规一般正常，脑囊尾蚴病患者脑脊液白细胞总数升高，多为嗜酸性粒细胞，蛋白含量增加，糖和氯化物含量正常或偏低。

（二）病原学检查

查获绦虫虫卵或绦虫孕节乃是确诊的依据。单份粪便标本查获虫卵的阳性率约为 50% ~70%，1~2 周内至少送检 3~6 份标本。

1. 猪带绦虫病

（1）虫卵检查：①粪便直接涂片法或厚涂片法；②集卵法包括沉淀法和浮聚法。

（2）孕节检查：将孕节清洗干净，用两张载玻片轻轻压平后鉴定虫种。

（3）头节检查：药物实验性驱虫后，收集服药后 24h~72h 的全部粪便，查绦虫头节以鉴定虫种并明确驱虫效果。

2. 牛带绦虫病病原学检查基本同猪带绦虫，常用肛门拭子法查牛带绦虫虫卵。

3. 猪囊尾蚴病　皮肌囊尾蚴病者进行活组织检查，找到囊尾蚴即可确立诊断；眼囊尾蚴病者可用检眼镜检查确诊；脑和深部组织的囊尾蚴可 CT 及 MRI 等影像学检查。

（三）免疫学检查

免疫学检查对猪囊尾蚴病的诊断具有辅助价值，对无明显临床症状的脑型患者诊断意义更为突出。用于血清和脑脊液免疫学检查的方法有：

1. 皮内试验　阳性率高，特异性较差，可用于患者初步筛选和流行病学调查。

2. 间接血凝试验　抗体检测阳性率为80%左右，特异性较高。

3. 酶联免疫吸附测定（ELISA）　抗体检测的敏感性和特异性均较好，分别可达90%和99%，但与包虫病患者血清有交叉反应。改良的斑点酶联免疫吸附试验（Dot‐ELISA）敏感性和特异性更好，用于现症患者的判定及疗效考核。

4. 胶乳凝集试验　检测脑脊液和血清的猪囊尾蚴抗原阳性率分别达90%和74.6%。

5. 间接荧光抗体试验　敏感性、特异性较高，诊断价值较好。

6. 酶标记抗原对流免疫电泳　利用酶标记抗原和待测抗囊尾蚴抗体在电场中向一定方向移动，在比例适当的地方形成沉淀线，通过酶作用于底物显色，指示沉淀线的存在。

7. 补体结合试验（CF）　CF灵敏度较ELISA稍差，阳性强度与囊尾蚴数量相关。

8. 放射免疫试验　可测定脑脊液或血清IgG抗体。

9. ELISA法和酶联免疫转移印迹实验（EITB）检测囊尾蚴患者唾液中特异性IgG抗体也具有诊断价值。

（四）核酸检测

核酸探针和PCR技术广泛用于绦虫虫种鉴别研究和诊断。HDP1探针和HDP2探针可以检测猪带绦虫和牛带绦虫；pTso1‐9和pTsag‐16为猪带绦虫和牛带绦虫的种特异性DNA探针，检测虫卵具有快速、敏感、特异的特点；猪囊尾蚴的27kD蛋白基因PCR产物与地高辛标记的特异性核酸探针相结合，能快速、准确的检测猪囊尾蚴病。

七、诊断

1. 流行病学　应询问病人有无生食或食用半熟的猪肉、牛肉的病史。

2. 临床表现　内裤或粪便中有白色带状节片常为最初或唯一发现，半数病人有全腹隐痛，少数病人有消瘦、乏力、头昏、便秘或腹泻等症状。

3. 实验室检查　粪便中找到绦虫卵或绦虫节片即可确诊，免疫学检查有助于诊断。

八、鉴别诊断

囊虫病症状具有多样性，皮下结节易误诊为痰核瘰疬，活体组织检查可以鉴别。

脑囊虫病癫痫型应与原发性癫痫及其他原因引起的继发性癫痫相鉴别，若在本病流行区出现不明原因的癫痫发作，特别是有绦虫病史或皮肌囊尾蚴病者，要怀疑脑囊尾蚴病可能，CT、MRI 等影像学检查及特异性抗体检测阳性有助于临床诊断，确诊依靠皮下结节或脑手术病理活组织检查。

九、治疗

主要是驱虫治疗。

1. 吡喹酮可使绦虫颈部细胞损伤，继而死亡，（10～20）mg/kg，1 次空腹服用。

2. 甲苯咪唑能抑制绦虫摄取葡萄糖，致虫体麻痹，300mg 日 2 次，疗程 3 天。

3. 灭绦灵（氯硝柳胺）　成人 2g，儿童酌减，空腹顿服，或间隔 1h 分 2 次嚼碎服。

4. 巴龙霉素：每片 0.25g，30～35mg/Kg/日，分 4 次服，连服 4 天。

应用驱虫药物时应注意：1. 吡喹酮治疗猪肉绦虫病效果更佳，

对无合并囊虫病患者可以用（5～10）mg/Kg，一次疗法；2. 驱虫前服氯丙嗪等止吐剂以免自身感染；3. 服驱虫药后如见虫体部分排出时，切勿用手拉虫；治疗后 3～4 个月未见排出虫卵或节片可视为治愈。

中医辨证论治

1. **脾虚湿滞**

症状：上腹部或全腹部隐隐作痛，腹胀，腹泻，肛门作痒，久则消瘦，乏力，大便内或衬裤上有时可发现白色的节片。

治法：健脾益胃，驱除绦虫。

方药：香砂六君子汤合化虫丸加减。

组成：广木香、陈皮、白术、法夏各 10g，党参、茯苓、芜荑各 15g，炙甘草 9g，槟榔 40g，砂仁 12g，雷丸 18g。

2. **肝郁气滞**

症状：头痛，乏力，食欲差，腹胀，腹痛，大便秘结，大便内含白色节片。

治法：疏肝理气，泄热通便。

方药：四逆散合万应丸加减。

组成：柴胡、白芍、炒枳壳各 10g，炙甘草 9g，槟榔 30g，大黄 15g，二丑 20g，苦楝根皮 12g。若腹胀，大便不通者加芒硝。

十、预后与预防

本病的病程很长，但预后多良好。

十一、预防

1. 管理传染源，普查普治病人。

2. 切断传播途径，加强肉类检疫，改掉吃生肉的习惯，厨房餐具应生熟分。

3. 加强屠宰肉类的检查，禁止含囊尾蚴的牛肉、猪肉出售。

4. 防止牛与猪囊尾蚴感染，改变养猪方式。

第十一节　囊虫病

　　猪囊尾蚴病俗称囊虫病，是猪带绦虫的蚴虫（猪囊尾蚴）寄生人体各组织所致的疾病，根据囊尾蚴寄生部位的不同，临床上分为脑囊尾蚴病、眼囊尾蚴病、皮肌型囊尾蚴病等，其中以脑囊尾蚴病最严重。

　　本病属中医学的"痰核""痫证"等范畴。

一、病原学

　　猪带绦虫卵经口感染后，在胃和小肠消化液的作用下，卵胚膜内的六钩蚴脱囊孵出，经血循环散布于全身，在组织内发育成感染性幼虫。感染性幼虫呈圆形或椭圆形的乳白色透明囊泡，内含黄色清亮液体与头节。囊尾蚴大小与形状视其寄生部位而异，按其形态与大小可分为3种：纤维素型、葡萄状型与中间型。纤维素型为最常见，因常位于皮下结缔组织而命名，头节上有四个吸盘与两排小钩为其特征；葡萄状型较大，类似葡萄，肉眼看不到头节为其特征，仅见于人的脑部；中间型在人脑中发现，其特征为头节位于囊内或部分从囊壁伸出。

二、流行病学

　　1. 传染源　猪带绦虫病患者是囊尾蚴病的唯一传染源。

　　2. 传播途径　经口感染为主要传播途径，感染方式有异体感染与自体感染两种，后者又可分为外来性与内源性自身感染。

　　3. 人群易感性　人群普遍易感，以21～40岁青壮年为主。

　　4. 流行特征　本病呈世界分布；农村发病率高于城市，以散发病例居多，发病与食肉习惯、饮食卫生与个人卫生有密切相关。

三、发病机制及病理改变

　　猪带绦虫卵经口入胃、十二指肠，经消化液和胆汁的作用，孵出六钩蚴，钻入肠壁，经血循环散布至全身各种组织和器官。幼虫寄生部位多见于皮下组织和肌肉，其次为眼与脑部，也可寄生在心脏、肺、腹腔与脊髓。脑囊尾蚴病可分为：

1. 大脑型 六钩蚴经血循环由脉络丛入脑，囊尾蚴可寄生在脑实质、脑室、蛛网膜下腔。寄生在脑实质称大脑型，病变多位于灰质与白质交界处。

2. 脑室型 寄生在脑室内常为单个，游离或带蒂系于脑室壁，在脑室孔处可造成活瓣性阻塞，发生间歇性脑积水。

3. 脑膜型 囊尾蚴位于软脑膜下、蛛网膜下腔或颅底为脑膜型。囊尾蚴的寄生部位可产生轻度炎症，在脑膜者有脑膜增厚粘连，类似结核性脑膜炎。

4. 混合型 部分患者大脑型、脑室型或脑膜型合并存在称混合型。

脑囊尾蚴可分为活动期、蜕变死亡期、钙化期3个明显阶段。蜕变死亡期囊尾蚴纤毛、头节、虫体崩解并释放异体蛋白，后者引起脑水肿及炎症反应、胶质纤维增生、脑组织软化甚至形成脑内小脓肿。石灰小体是囊尾蚴崩解后形成脓肿的重要依据，只要发现石灰小体即可做出脑囊尾蚴病的诊断。

猪囊尾蚴在机体内引起的病理变化过程有3个阶段：

（1）激惹组织产生中性、嗜酸性粒细胞、淋巴细胞、浆细胞及巨细胞等浸润。

（2）发生组织结缔样变化，胞膜坏死及干酪性病变等。

（3）出现钙化现象。

整个过程约3~5年。囊尾蚴常被宿主组织所形成的包囊所包绕，囊壁的结构与周围组织的改变因囊尾蚴不同寄生部位、时间长短及囊尾蚴是否存活而不同。

四、中医病因病机

中医认为本病为饮食不洁，食入猪带绦虫或虫卵后导致感染，但是患者素体脾胃虚弱，湿热内蕴则是发病的内在因素，痰湿沿经络流注四肢、项背或脑膜等处形成"痰核",痰核出现于肌肤之间,则不痛、不痒、不热;出现于脑髓则有头痛、头晕、目胀、失明,甚或癫痫等。

五、临床表现

潜伏期约 3 个月,根据囊尾蚴寄生部位分为脑囊尾蚴病、眼囊尾蚴病与皮肌囊尾蚴病。

1. 脑囊尾蚴病 以癫痫发作最常见,根据囊尾蚴寄生部位及病理变化有如下 4 型:

(1) 皮质型:占脑囊尾蚴病的 84% ~ 100%,囊尾蚴多寄生在运动中枢的灰白质交界处,患者可出现头痛、恶心呕吐,颅内压增高,脑组织萎缩者可发生头晕、记忆力减退、视力障碍、视物变形、幻觉、精神异常、痴呆等表现。

(2) 脑室型:六钩蚴经血循环至脑室脉络丛,并随脑脊液至第四脑室,囊尾蚴阻塞脑室孔,早期即可出现颅内压增高综合症,患者急转头部可突发眩晕、头痛、呕吐或循环呼吸障碍而猝死,或发生小脑扁桃体疝,称为 Brun 征,或称体位改变综合症。

(3) 蛛网膜下腔型或颅底型:主要病变为囊尾蚴性脑膜炎,常局限在颅底颅后窝,临床上多以亚急性或慢性脑膜炎与蛛网膜粘连所致症状为主,有颅内压增高综合征及眩晕、听力减退、耳鸣、共济失调、面神经麻痹等。

(4) 混合型:以上各型混合存在,症状最重。

2. 眼囊尾蚴病 占囊尾蚴病的 1.8% ~ 15%。囊尾蚴寄生于视网膜者可造成视力减退、视网膜剥离、失明;寄生于玻璃体和前房者,患者感觉眼前有黑点或黑影飘动;寄生于外眼部者可见结膜下或睑内包块结节;眼内寄生常引起虹膜睫状体炎、脉络炎、眼压增高和继发性青光眼等。

3. 皮下组织及肌肉囊尾蚴病 以头颈部及躯干较多,囊尾蚴结节与皮肤不粘连,不痛不痒,可分批出现,自行消失。肌肉内结节可引起肌肉肿胀,患者感疲乏无力。此外囊尾蚴还可寄生在舌、口腔、声带，大量囊尾蚴感染者也可见于心、肝、肺、肾和腹腔等。

六、理化检查

1. 病原学检查　手术摘取可疑皮下结节或脑部病变组织作病理检查，可见囊尾蚴。

2. 免疫学检查　包括抗体检测、抗原检测及免疫复合物检测。ELISA 法和 IHA 法目前临床上和流行病学调查中应用最广，但均有假阳性或假阴性。

3. 影像学检查　头颅 CT 及 MRI 检查对脑囊虫病有重要的诊断意义；超声心动图检查对心脏囊虫病的诊断亦极为重要。

4. 其他检查

（1）脑脊液：软脑膜型及弥漫性病变者脑压可增高，脑脊液细胞数和蛋白质轻度增加，糖和氯化物常正常或略低。嗜酸粒细胞增高，多于总数的5％。

（2）血象：大多在正常范围，嗜酸粒细胞多无明显增多。

（3）眼底检查：有助于眼囊尾蚴病诊断。

七、诊断

1. 有生吃或吃半生不熟的"米猪肉"史，粪便曾发现绦虫的妊娠节片或虫卵者。

2. 临床上出现囊虫病皮肌型、眼型、脑型的症状和体征。

3. 皮下结节活检为猪囊尾蚴；眼底镜或裂隙灯检查见灰蓝色或灰白色圆形囊包；颅脑 CT 或 MR 检查见颅内囊虫结节阴影。

八、鉴别诊断

1. 皮肌型囊虫病需与脂肪瘤或纤维瘤相鉴别，活体组织检查对鉴别诊断有重要价值。

2. 脑型囊虫病需与脑瘤、脑转移瘤和脑血管疾患相鉴别，流行病学及排绦虫节片史，血清免疫学检查结果及 CT 扫描或 MRI 对鉴别诊断有重要价值。

3. 心脏型囊虫病需与其他心瓣膜病、心肌炎等相鉴别，流行病学及排绦虫节片史、免疫学检查结果及超声心动图检查有助于鉴别诊断。

4. 眼囊尾蚴病应与眼内肿物、异物、葡萄膜炎、视网膜炎等鉴别，流行病学及排绦虫节片史、免疫学检查结果及眼底检查对鉴别诊断十分重要。

九、治疗

（一）病原治疗

吡喹酮和阿苯达唑是抗囊尾蚴的主要药物，适用于活动期与部分退化死亡期的囊尾蚴，非活动期及部分蜕变囊尾蚴则无需抗虫治疗。

1. 吡喹酮　有强烈杀囊尾蚴的作用，皮肌型囊尾蚴病成人600mg/次，3次/天，10天为一个疗程。弥漫性多发性皮肤型囊尾蚴病，尤其囊尾蚴性假性肌肥大者，可重复1～2个疗程。脑囊尾蚴病吡喹酮的剂量应根据脑内囊尾蚴的部位与数量而有所区别，脑内虫数少者可采用吡喹酮10mg/（kg·次），3次/天，4天为一个疗程；脑囊尾蚴为多发性者采用小剂量长疗程与多个疗程为宜，剂量为20mg/（kg·d），3次分服，9天为一个疗程，间隔3～4个月重复一个疗程，一般需要2～3个疗程。常见副反应有头痛，有时剧烈，恶心、呕吐、发热、意识障碍、癫痫发作。

2. 阿苯达唑　18mg/（kg·d），分2次口服，10天为一个疗程；脑型患者间隔2～3个周，重复一个疗程，一般需要2～3个疗程。

3. 甲氧哒唑　猪囊尾蚴的实验治疗表明其疗效明显优于吡喹酮和阿苯达唑。

（二）对症治疗

1. 皮质类固酮适用于囊虫性脑炎和抗囊虫治疗中因虫体坏死

所致炎性反应，可大剂量短疗程静点地塞米松或甲泼尼松龙。

2. 对颅内压增高者宜先应用甘露醇、地塞米松降颅压后再开始病原治疗，疗程中可常规应用地塞米松和甘露醇。

3. 对有癫痫发作的患者给予抗癫痫治疗。

（三）手术治疗

眼内囊尾蚴病以手术摘除为宜；脑内囊尾蚴病尤其是第三与第四脑室内囊尾蚴多为单个可采用手术治疗。

（四）中医辨证论治

1. 脾虚湿困

症状：上腹部疼痛，或全腹痛，腹胀，或腹泻，久则消瘦，大便内或衬裤上有时发现白色节片，舌淡苔薄白，脉弦缓。

治法：调理脾胃，驱除囊虫。

方药：木香槟榔丸加减。

组成：槟榔30g，陈皮9g，蛇床子、生百部、鹤虱、川朴各12g，广木香、苦楝根皮各10g，大黄15g。若腹痛者加枳壳、白芍；恶心呕吐者加法夏；便秘者加芒硝。

2. 肝郁气滞

症状：胃脘疼痛，两胁肋痛，皮肤有结节包块，下腹膨胀，呃逆，大便秘结，或精神抑郁，失眠，头痛，头晕，舌红苔薄白，脉弦。

治法：疏肝理气，驱虫安神。

方药：化虫丸加减。

组成：鹤虱、槟榔、苦楝根皮、芜荑、使君子各500g，白矾120g，陈皮150g，柴胡、广木香各100g，上药研成细末，以面糊为丸，如梧桐子大，口服2～3次，每次5～10粒。

自拟方

1. 闫氏以行血通经，消杀虫积为治法，自拟配方：干漆碳，雷丸，王不留行，炮甲珠等。碾末，制为散剂，每次服3g，每日2次。

2. 干芜散：干漆，芜荑，朱砂。

3. 康氏自拟中药方治疗脑囊虫病临床表现以癫痫为主的患者 7 例。方药组成：金银花 42g，大贝 42g，川芎 42g，丹皮 30g，半夏 42g，枣仁 42g，广皮 42g，皂刺 30g，乳香 30g，没药 30g，赤芍 30g，当归 52g，柴胡 30g，牡蛎 60g，昆布 42g，雷丸 30g，炒甲珠 30g，黄芪 30g 等。

4. 清天通络饮：全蝎 10g，蜈蚣 10g，雷丸 20g，槟榔 50g，枳实 12g。

其他疗法

穴位埋线

取穴：大椎、鸠尾、筋缩。

操作手法：三穴合用，用大号皮针，4 号可吸收肠线，实证横经脉穿认，虚证顺经脉穿认，以抽搐症状消失为止。

十、预后

早期诊断及治疗对囊虫病的预后十分重要，可完全治愈。

十一、预防

1. 患者的彻底驱虫治疗可使猪囊尾蚴病发病率下降。

2. 改进猪的饲养方式，提倡圈养，切断人与猪之间传播途径。

3. 加强宣传教育，贯彻预防为主，使群众养成良好饮食卫生习惯。

第十二节　棘球蚴病

棘球蚴病又称包虫病，是一类重要的人畜共患寄生虫病，我国常见的有①细粒棘球蚴病（囊型包虫病）为最常见的棘球蚴病，由细粒棘球绦虫的幼虫引起，主要表现为压迫局部组织或邻近器官而出现的症状。②多房棘球蚴病（泡型棘球蚴病）由多房棘球绦虫的幼虫引起，临床上有肝肿大、表面呈结节状、质硬等症状。

本病属中医"积聚"范畴。

一、病原学

1. 细粒棘球绦虫　成虫虫体由 4～6 个节片组成，最前端为头节，其后为颈节，后接链体，后者又分为幼节、成节和孕节。幼虫即棘球蚴呈圆型或不规则的囊状体，囊状体为单房囊，由囊壁和内含物组成。囊壁乳白色，分两层，外为角皮层，内为生发层，两层合称棘球蚴的内囊，其外有宿主组织形成的纤维包膜，称棘球蚴外囊；内容物包括囊液及子囊、孙囊和原头蚴组成的棘球砂。

2. 多房棘球绦虫　成虫和细粒棘球绦虫相似。幼虫称泡球蚴，由无数淡黄色或白色形状不规则的囊泡聚集而成。泡球蚴主要是外生性出芽繁殖，不断以侵润方式长入周围组织，少数也可向内芽生形成隔膜而分离出新囊泡。囊泡的外生性子囊可经血液及淋巴迁移到其他部位，发育为新的泡球蚴。

生活史　棘球绦虫必须依赖两种哺乳动物宿主才能完成其生活周期，经过虫卵、棘球蚴和成虫三个阶段。成虫寄生于犬科动物和猫科动物的小肠内，孕节片或虫卵随粪便排出，被中间宿主食入后发育成棘球蚴，棘球蚴在肝、肺和其他脏器中发育，被终宿主吞食后在小肠内发育为成虫。

二、流行病学

1. 传染源　感染的犬、狼和狐是囊型包虫病的主要传染源，而感染的犬、狐、狼和猫是多房棘球蚴病的传染源。

2. 感染途径与方式　感染途径主要为经口食入，人的感染主要通过饮水和饮食方式。

3. 易感人群　人群对棘球蚴均易感。

三、发病机制及病理改变

棘球绦虫虫卵进入人体后能否成功寄生取决于两个主要因素：①摄入虫卵的数量；②寄生虫通过人体组织屏障和抵抗宿主早期炎

性反应及免疫反应的能力。虫卵进入人体后须经历三个主要过程：①六钩蚴从胚膜中孵化；②六钩蚴被激活；③移行到适当的组织并定位发育。激活的六钩蚴穿透肠黏膜固有层的小静脉或乳糜管通过血液和淋巴系统移行并最终分别定位于肝或肺。

临床病理上可将包虫囊分为活动性囊与不活动（或低活动）性囊。活动性囊免疫源性强，对相邻组织产生高压力；低活动性囊通常无症状，自身变性或钙化。未破裂的活动性囊的炎性组织反应较缓和，只有少量单核细胞浸润；变性或破裂的囊可引起多核白细胞和嗜酸性白细胞浸润，并转化为有组织细胞、巨噬细胞和纤维组织参与的肉芽肿反应。

四、中医病因病机

包虫卵在人体内发育为幼虫，主要寄生在肝脏、肺脏处形成囊肿，虫浊内停，凝聚津液，久聚不散，渐成积聚。若寄于肝，则妨碍肝之疏泄，致肝脾不和；若寄于肺，损伤脉络。则肺失肃降；若寄于脑，则闭阻清窍，扰乱脑神；若积聚日久崩破，败津痰瘀溃流各处，阻滞经络，并发一系列中毒及阻塞症状。

五、临床表现

包虫病病人早期可无任何临床症状，主要临床表现为棘球蚴囊占位所致压迫、刺激或破裂引起的一系列症状。

（一）肝囊型包虫病

1. **棘球蚴囊占位性表现**　病人出现肝大、右上腹部包块，可有肝区隐痛、上腹饱胀感、消化不良、消瘦、贫血和门静脉高压等表现，肝区持续钝痛及叩痛。

2. **棘球蚴囊破裂的表现**　破入腹腔最为常见，并引起腹腔继发性包虫病。多数病人可产生过敏反应，表现为皮肤红斑、搔痒、荨麻疹、恶心、胸闷等现象，少数可出现严重的过敏性休克。病人可突然出现上腹部疼痛，类似消化道穿孔的表现，但数十分钟后自行缓解甚至消失，体检时仅上腹部压痛，无明显肌紧张。

（二）肝泡型包虫病

主要为上腹部隐痛，肝大或肝区有明显肿块，肝脏质地坚硬，有时可触及硬结节；有不同程度的胆汁淤积性黄疸，门静脉高压征。主要的并发症为败血症或中毒性休克、肝功能损害、肝衰竭或多器官功能衰竭。

（三）肺囊型包虫病

可出现胸部隐痛、胀痛或刺激性咳嗽，巨大囊型包虫病可引起压迫性肺不张，合并感染时可出现肺脓肿症状。合并破裂者若穿入支气管，则引起剧烈咳嗽，咯出大量水样囊液，其内带有内囊碎片，囊腔继发感染，周围肺实质发生慢性炎症，宜手术治疗；若穿入胸膜腔，发生液（脓）气胸，随后继发多发性胸膜囊型包虫病。

（四）其他部位包虫病

囊型包虫病可发生在腹腔和盆腔、脾、肾、脑、骨、纵隔、心脏、肌肉和皮肤、膀胱、卵巢、睾丸、眼等部位，泡型包虫病可发生肺、脑等部位的转移，并出现相应部位的占位性局部压迫、刺激或过敏反应等临床症状和体征。

六、理化检查

（一）影像学诊断

1. 囊型包虫病的 B 超检查　囊型包虫病在 B 超影像中分为六型即囊型病灶（CL 型）、单囊型（囊型包虫病Ⅰ型）、多子囊型（囊型包虫病Ⅱ型）、内囊破裂型（囊型包虫病Ⅲ型）、实变型（囊型包虫病Ⅳ型）和钙化性（囊型包虫病Ⅴ型）。

（1）囊型病灶：囊壁不清晰，含回声均匀内容物，一般呈圆型或椭圆型。

（2）单囊型：特异性影像为其内、外囊壁间有潜在的间隙界面，可出现"双壁征"。

（3）多子囊型：母囊暗区内可呈现多个较小的球形暗影及光环，形成"囊中囊"的特征性影像。

（4）内囊破裂型：肝包虫破裂后，囊液进入内、外囊壁间，出现"套囊征"，部分可出现"天幕征"和"飘带征"。

（5）实变型：B超检查显示密度强弱相间的"脑回征"。

（6）钙化型：B超显示棘球蚴囊密度增高而不均匀，囊壁呈絮状肥厚，并伴宽大声影及侧壁声影。

2. 泡型包虫病的B超检查

（1）浸润型：B超显示肝脏增大，探及低密度与高密度共存的回声光团，周围边界模糊，后方声束衰减。

（2）病灶钙化型：B超显示在肝内探及低中密度占位病变，内有散在钙化点或不规整的大片钙化强回声光团伴声影。

（3）病灶液化空洞型：B超显示在不均质强回声光团内出现形态不规则、无回声的大块液性暗区，后方回声增强，呈"空腔征"。

3. 包虫病的X线特征影像

（1）肺囊型包虫病：直径小于2cm肺包虫为密度较低、边缘粗糙、模糊不清的球形阴影；较大的棘球蚴囊轮廓清晰，边缘整齐，密度均匀，圆形、卵圆形或有切迹呈分叶状、单发或多发的孤立的囊性阴影。肺下叶的棘球蚴囊可出现随呼吸而变形的特征（包虫呼吸症）。

（2）肝囊型包虫病：腹部平片显示肝脏轮廓增大，肝顶部棘球蚴囊使右膈隆起或突入胸腔。肝中下部的棘球蚴囊膈肌抬高不明显，在肝下缘可见密度较高的半球形阴影。

4. CT和MRI在包虫病的诊断上亦具有重要价值。

（二）免疫学检查

人体包虫病免疫学诊断方法有间接红细胞凝集试验（IHA）、酶联免疫吸附试验（ELISA）、PVC薄膜快速ELISA等，其中以ELISA法最为常用且较敏感。

（三）病原学检查

1. 细粒棘球蚴　肺包虫病患者棘球蚴囊破裂后，可咳出含棘球蚴囊壁、子囊、原头节和顶突钩的痰液，肉眼即可识别棘球蚴囊壁和子囊，亦应行组织学检查；肝包虫病患者应用 B 超引导下的细针穿刺检查，或手术摘除棘球蚴后检查。

2. 多房棘球蚴　手术摘除棘球蚴后检查可发现棘球蚴囊的内部为坏死组织区，外部有组织细胞和淋巴细胞浸润，周围有慢性炎症反应、组织纤维化和钙化。

七、诊断

1. 诊断依据　根据流行病学史、临床表现、影像学特征和实验室检查结果综合诊断。

（1）流行病学史：有流行区居住、工作、旅游或狩猎史，或与野生动物接触史；在非流行区有从事来自流行区的家畜运输、宰杀、畜产品和皮毛产品加工等接触史。

（2）临床表现：早期可无任何临床症状，主要临床表现为棘球蚴囊占位所致压迫、刺激或破裂引起的一系列症状。

（3）影像学检查：B 超扫描、X 线检查、计算机断层扫描（CT）或磁共振成像（MRI）检查可发现包虫病的特征性影像。

（4）实验室检查：免疫学检查可发现包虫病相关的特异性抗体或循环抗原或免疫复合物。

（5）病原学检查：手术活检材料、切除的病灶或排出物中发现棘球蚴囊壁、子囊、原头节或头钩。

2. 诊断标准

临床诊断：具备流行病学史、主要临床症状或体征、影象学特征或血清中检出特异性抗体者。

确定诊断：除具备临床诊断的依据外，还具有下列条件之一者①血清中反复检出特异性循环抗原或免疫复合物；②咳出囊膜、子囊或痰中检出头钩；③临床活检材料病理组织学检查证实；④手术探查证实为包虫囊。

八、鉴别诊断

1. 肝囊型包虫病的鉴别诊断

（1）肝囊肿：影像学检查显示囊壁较薄，无"双层壁"囊的特征，并可借助包虫病免疫学检查加以区别。

（2）细菌性肝脓肿：无棘球蚴囊的特征性影像，CT 检查可见其脓肿壁外周有低密度水肿带；全身中毒症状较重，白细胞数明显升高；包虫病免疫学检查阴性。

（3）右侧肾盂积水和胆囊积液：除影像学特征外，包虫病免疫学检查阴性。

2. 肝泡型包虫病的鉴别诊断

（1）肝癌：病变发展速度快，病程相对短，典型的影像学检查显示病灶周边多为"富血供区"，甲胎蛋白（AFP）、肿瘤相关生化检测以及包虫病免疫学检查可助于鉴别。

（2）肝囊性病变：包括先天性肝囊肿和肝囊型包虫病，若肝泡型包虫病伴巨大液化坏死腔，亦可误诊为肝囊肿甚至肝囊型包虫病。先天性肝囊肿的囊壁较薄，周边呈正常肝组织影像；应用泡型包虫病特异性抗原可鉴别肝囊型包虫病和肝泡型包虫病。

九、治疗

1. 普通康复疗法　卧床休息，加强营养。

2. 药物治疗

（1）阿苯达唑：每日 15mg/kg，早晚各一次，餐后服用，连续服用 6～12 个月或以上。

（2）甲苯咪唑：开始 3 天每日 0.2g，渐增至每日 3～4g，分 2～3 次口服，疗程 1 个月。

3. 手术疗法　单房巨囊型可争取在未发生压迫症状前手术摘除；巨大的肝、脾及其他脏器包虫病均可行内囊摘除术。

4. 中医辨证论治

包虫着肝

症状：右上腹无痛性肿块，按之坚韧、光滑，有囊样感，伴脘腹痞胀，食欲减退，右胁下闷痛，可伴有贫血、瘦弱，甚或黄疸、腹水，舌边可有斑点，苔白，脉弦涩。

治法：疏肝理气，杀虫散结。

方药：柴胡疏肝散合灭消包虫汤。

组成：柴胡、枳壳、芍药、黄芪、白术、党参、海藻、槟榔、土鳖虫、雷丸、露蜂房、补骨脂、蛇蜕。若并发肝胆郁热，有畏寒发热、黄疸者，可用小柴胡汤合茵陈蒿汤。

十、预后

预后一般较好，但如棘球蚴破裂而发生休克者则较差。

十一、预防

1. 流行区所有家犬应该进行挂牌、登记、注册管理，采取犬犬投药，月月驱虫。

2. 中间宿主的防治　加强屠宰管理及牲畜屠宰的检疫。

3. 流行区开展包虫病防治的健康教育。

4. 流行区居民进行体检，病人应给予药物或手术治疗。

5. 注意从事包虫病现场防治工作人员和实验室防护措施

第十三节　蠕虫幼虫移行症

蠕虫幼虫移行症是指一些动物蠕虫幼虫在人体内移行和寄生时所致的一类疾病。在其移行过程中，可使被侵犯的组织产生特殊的局部病变，出现炎症、肉芽肿，同时使被寄生的宿主出现比较明显而持久的以嗜酸性粒细胞增多、发热、高球蛋白血症等变态反应现象。根据病变部位及临床表现的不同，大体上可把蠕虫幼虫移行症症分为两大类即皮肤蠕虫幼虫移行症和内脏蠕虫幼虫移行症。

皮肤蠕虫蚴移行症系由动物蠕虫侵入皮肤和移行时产生的皮肤损害。

中医根据病变部皮肤出现弯曲的线状红疹，称之为"匐行疹"。

（一）皮肤蠕虫移行症

1. 钩蚴皮炎（匐行疹）

（1）病原学：由寄生于猪、狗、猫、牛、羊等动物的钩虫的幼虫所引起，尤以猪、狗的巴西钩虫和犬钩虫的幼虫为主。

（2）流行病学：巴西钩虫广泛分布在热带或亚热带地区，犬钩虫则多见于北半球。上述动物蠕虫分别寄生在猪、狗、猫、羊等动物小肠内，其虫卵随动物宿主粪便排出后，发育成为感染性丝状蚴，当接触到人体时，即侵入皮肤产生匐行疹。

（3）发病机理和病理改变：人体皮肤与被动物粪便污染的土壤接触后，其中的感染性幼虫即从皮肤侵入，仅能在真皮和粒层间以每日数毫米至数厘米的速度移行，产生蜿蜒隧道；后者外观呈红色硬斑，有时有水泡形成。组织学检查显示隧道周围有嗜酸粒细胞浸润。

（4）中医病因病机：本病主要为外感六淫之邪，或因饮食不洁，脏腑功能失调。外邪侵袭肺卫，肺失宣肃，肺气上逆引起咳嗽、咯痰等症状；饮食不洁，伤及脾胃，痰浊内生，壅塞肺气，引起咳嗽、哮喘等症；日久入里化热，灼伤肺络而致咯血等。

（5）临床表现：感染后数小时内感染性幼虫入侵部位出现红色疹，继以红肿和水泡形成，2～3天内幼虫开始在皮内移行，形成匐行疹，皮疹红色，线状，略高于皮肤表面，伴奇痒，尤于夜间为甚，以足部皮肤多见，一般于1周内逐渐消退，搔抓可引起继发感染者。此外巴西钩虫与犬钩虫蚴偶可引起肺部短渐游走性浸润。

（6）诊断：根据接触史、匐行疹作出诊断。

（7）预防：避免与狗、猫、羊等家畜粪便污染的土壤接触，定期给狗、猫驱虫。

2. 血吸虫尾蚴性皮炎

血吸虫尾蚴性皮炎系动物血吸虫的尾蚴侵入人皮肤后引起，俗称"鸭怪"，为我国稻田皮炎主要病因之一。

（1）病原学：全世界动物血吸虫尾蚴能钻入人皮肤产生皮炎者达20种以上，我国流行的尾蚴性皮炎系毛毕吸虫、鸟毕吸虫的尾蚴所致，成虫均寄生于终宿主鸭、鹅、水牛及黄牛的门静脉和肠系静脉内，其毛蚴在椎实螺内发育为尾蚴逸入水中，待机入侵宿主。

（2）流行病学：畜禽血吸虫病在全国许多地区流行，动物感染率为60%~90%。人赤脚至水田工作时即被感染，发病率可达100%。

（3）临床表现：人接触疫水1/2~1h后出现斑点，以后成为丘疹、荨麻疹，周围皮肤呈弥慢性红肿，奇痒，24~48h后丘疹中央凸起、充血，或形成泡疹，泡疹破裂后有渗液流出，然后结痂，一般于3~7天自行消失。再次感染时皮炎重于首次感染，且出疹迅速、皮疹大伴剧痒，消退亦缓慢。皮炎主要见于小腿、手及前臂，抓痒及破损者可继发细菌感染。

（4）诊断：典型皮疹及稻田疫水接触史可作出诊断。

（5）预防：其措施与日本血吸虫者相同。

3. 丝虫蚴移行症

动物丝虫偶在人体造成感染者有犬恶丝虫、匐行恶丝虫以及其他尚未鉴定的动物丝虫。犬丝虫蚴侵入人体后一般多表现为皮下结节，极少数病例表现为移行性皮肤损害，结节活检常显示退化的幼年期丝虫，周围有嗜酸粒细胞浸润和肉芽肿反应。部分病例的丝蚴可入侵肺部形成结节，易误诊为肺部肿瘤；犬恶丝虫成虫偶可在个别病例的心脏和大血管内发现。

预防　加强个人防护，其措施与丝虫病相同。

4. 皮肤蠕虫蚴移行症的治疗

（1）对线虫类引起的广泛皮肤损害者可口服噻苯达唑25mg/kg，每日2次，连服5天，间隔2天后再服5天；亦可50mg/kg，每日 2 次，连服 3 天，间隔 3 天，再服 1 ~ 2 疗程。局部使用噻苯达唑也很有效，如 2% 噻苯达唑于 90% 二甲亚砜中涂擦患处；或用噻苯达唑 100mg/ml 的混悬液涂布于皮肤上，再涂一层 1% 地塞米松油膏，上覆聚乙烯薄膜封闭；或 0.5g 噻苯达唑于 5g 凡士林中，涂布 5 天。钩虫蚴性皮炎可试用左旋咪唑涂肤剂。

（2）匐行疹可采用透热疗法或冷冻疗法，亦可用液氮、氯乙烷或二氧化碳霜局部喷雾，普通皮损仅需止痒、消炎、抗过敏等对症治疗，继发感染可用抗菌药物。

（3）吡喹酮每日 20mg/kg，连服 3 ~ 4 天，治疗各种吸虫引起的皮肤蠕虫蚴移行症均可获较好疗效。

（4）扁形蠕虫蚴引起的皮下包块型损害可手术摘除并结合药物治疗。

（5）中医辨证论治

虫犯肌表

症状：手足发痒，皮疹为红色曲折的线状红疹，有奇痒，皮疹搔破后可继发感染，淋巴结肿大，或有其他全身症状。

治法：疏风杀虫，清热解毒。

方药：荆防败毒散加减。

组成：荆芥、防风、僵蚕、金银花、蝉蜕、百部、苦参、白藓皮、生甘草等。湿盛者加苍术、薏仁；热盛者加黄芩、大黄。

（二）内脏蠕虫蚴移行症

中医无相对病名，根据临床表现可归属于"哮证""喘证"或"咳嗽"等范畴。

1. 热带嗜酸粒细胞增多症

热带嗜酸粒细胞增多症以嗜酸粒细胞显著增多、阵发性咳嗽和哮喘发作以及游走性肺部病变为其临床特征。

病原　本综合征系由蠕虫感染所引起，确切病原体尚未完全阐明，但已公认本病与动物丝虫微丝蚴、动物与人蛔虫蚴有关。

流行病学　蛔蚴移行症主要由生食动物或人蛔虫感染性虫卵污染的块根植物而感染，动物丝虫感染人的方式尚不完全清楚。

中医病因病机同皮肤蠕虫蚴移行症。

临床表现　病人有阵发性咳嗽，多为刺激性干咳，有时有白色黏液痰，偶带血，哮喘发作轻重不一；部分病人有低热，少数病人出现高热。X 线检查显示肺纹理增多，有游走性肺部浸润，周围血象中白细胞总数 $1\sim4$ 万/mm^3，嗜酸粒细胞 $20\%\sim90\%$。

诊断　根据呼吸道症状、胸部 X 线检查和血中嗜酸粒细胞增多，诊断即可初步成立，肺蛔蚴移症的流行病资料有助于诊断；如能在痰液、胃液或粪便中找到幼虫，诊断即可确定。

2. 弓首蛔蚴移行症

弓首蛔蚴移行症为动物蛔虫蚴在人体各脏器中移行所致的疾病。

病原　犬弓首蛔虫是本病最常见的病原体，其次为猫弓首蛔虫、狮弓首蛔虫。

流行病学　幼犬或猫的蛔虫感染较高，其虫卵随粪便排出体外后发育成感染期幼虫。当感染期幼虫卵被人吞食后，即造成感染。本病流行成世界性。

发病机理和病理　虫卵被人吞食后，幼虫在肠内逸出，穿透肠壁，进入血循环达到全身，幼虫在各个脏器组织中形成多发性嗜酸性肉芽肿或脓肿，病变多见于肝，次为肺和脑，亦可累及心、肾、脾等。

临床表现　轻症病人可无任何症状，仅有中度嗜酸粒细胞增多；重者可有发热、腹痛、恶心、呕吐、肌肉关节痛，以及剧哭等行为异常；肝肿大伴压痛和肺部炎症最为常见。

诊断　乖食癖儿童有持续较高的嗜酸粒细胞增多，伴肝肿大、压痛和高丙球蛋白血症时，即应考虑本病的可能。皮内试验可用于流行病学检查，以含胚卵为抗原进行的酶联免疫吸附试验有助于诊断，肝脏活检可明确诊断。

预防　注意儿童个人卫生，防止儿童游戏场所为犬、猫粪便所沾污，并定期为犬、猫驱虫。

3. 管圆线虫病

管圆线虫病包括由寄生于鼠肺动脉的广州管圆线虫幼虫侵入人体后所致的嗜酸粒细胞性脑膜炎和由鼠类哥斯达尼加管圆线虫幼虫侵入人体后所致的嗜酸粒细胞性胃肠炎。

嗜酸粒细胞性脑膜炎

病原学　广州管圆线虫寄生于太平洋、印度洋地区鼠类的肺动脉内，其中间宿主有明虾、蟹、螺、蟾蜍、蛙等。

流行病学　人通过生吃受染的虾、蟹、螺等，未洗净的污染菜蔬或饮用污染的水而感染，主要见于我国（多见于台湾）、东南亚及太平洋岛屿。

发病机理和病理　幼虫在体内移行，主要达到脑部，病变发生在大脑和脑膜，同时还可累及小脑、脑干及脊髓等处。脑组织内呈幼虫移行所致的机械性损伤及组织炎性反应。

临床表现　潜伏期约为 3～36 天，临床表现为严重头痛、脑膜刺激征、视力减退甚至失明，个别患者有精神异常，严重者可瘫痪、嗜睡、昏迷甚至死亡。多数病例临床经过良好，可于短期内自行缓解痊愈，病死率很低。

诊断　典型的临床症状、体征及脑脊液改变，结合流行病学资料是诊断的主要依据。脑脊液细胞数常超过 $500/mm^3$，以嗜酸粒细胞为主，蛋白质增多，幼虫检出率仅 2.5%～10%；周围血嗜酸粒细胞最高可达 50% 以上，酶联免疫吸附试验可协助诊断。

预防　不要吃生虾、蟹、螺等，生菜应洗净，注意饮水消毒。同时来鼠也有积极的预防意义。

嗜酸粒细胞性胃肠炎

系由寄生于鼠类的哥斯达黎加管圆线虫幼虫侵入人体后引起，流行于拉丁美洲。临床表现缺乏特异性，可因胃流出道梗阻而急性起病，也可表现为腹痛或不适、恶心、呕吐、焦虑、肠梗阻、腹水等慢性症状。临床上出现胃肠道症状、周围血嗜酸粒细胞增高，结合流行病学资料应考虑本病可能，并进行胃肠钡餐造影或内镜检查，取活组织作病理学检查。

4. 海异尖线虫病

海异尖线虫病是人进食感染海异尖线虫幼虫的海鱼后所造成的内脏蠕虫蚴移行症。幼虫钻入胃壁致胃异尖线虫病，分急、慢性型。急性型表现为剧烈腹痛，再感染可引起 Arthus 型过敏反应；慢性型表现为上腹部绞痛、间歇性加剧。幼虫钻入肠壁致肠异尖线虫病，表现为食鱼后 1~5 天突然剧烈下腹部痛、恶心、呕吐、腹泻，多为一过性。幼虫钻入食道致食道异尖线虫病。另外幼虫可穿过消化道管壁进入腹腔，到达肝、肠细膜、卵巢、肺、咽喉及口腔黏膜等处致异位异尖线虫病。

诊断　典型的临床症状、饮食生海鱼史结合流行病学资料是主要的诊断依据，内镜检出胃或食道幼虫可确诊；异位病变诊断困难，乳胶凝集试验、放射变应原吸附试验可协助诊断。

预防　鱼肉应煮透后食用；规定鱼类须经 −20℃冷冻 24h 后才可进入市场。

内脏蠕虫蚴移行症的治疗

病原治疗：常用于杀灭吸虫类、绦虫类蠕虫蚴的药物是吡喹酮；常用于杀灭线虫类蠕虫蚴是阿苯达唑。阿苯达唑对犬弓首线虫病、猫弓首线虫病、广州管圆线虫病、海异尖线虫病、颚口线虫病等都有疗效，每日 20mg/kg，分 2~3 次口服，一疗程为 15 天，必要时间隔 2~4 周后重复治疗。绦虫、吸虫类蠕虫蚴移行症的治疗可选用吡喹酮，剂量为每次 20~25mg/kg，每日 3 次口服，连服 3 天（裂头蚴病）或 5 天（斯氏狸殖吸虫病），必要时可于间隔 2~4 周后重复治疗。

中医辨证论治

虫蚀肺系

症状：发热，咳嗽，咯痰，气喘，胸痛，或伴有腹痛腹泻，恶心呕吐，乏力消瘦等。

治法：清肺化痰，杀虫解毒。

方药：苇茎汤加减。

组成：苇茎、桃仁、冬瓜仁、薏苡仁、槟榔、仙鹤草根芽等。

咯痰腥臭者加浙贝、鱼腥草；咯吐鲜血者加白及、白茅根；胸痛者加全瓜蒌、延胡索等。

（三）皮肤、内脏（混合型）蠕虫蚴移行症

1. 孟氏裂头蚴病猪带绦虫

孟氏裂头蚴病系孟氏裂头蚴寄生于人眼部、皮下组织或内脏所致的疾病。

病原学 孟氏裂头绦虫寄生于猫、狗等小肠内，虫卵随粪便排出体外，孵出钩毛蚴，后者在第一中间宿主（剑水蚤）和第二中间宿主（蝌蚪、蛇、鸟、鼠、猪等）的肌肉与肺组织中发育为裂头蚴。当猫、狗吞食含有裂头蚴的蛙、蛇、鸟等后，则幼虫在其肠内发育为成虫。

流行病学 人体裂头蚴病呈世界性分布，以东南亚地区最为多见，国内见于福建、广东等东南沿海各省。

人通过下列方式感染：1. 绝大多数病例以蛙肉和蛇皮敷贴于眼部而受染，或蛇肉敷贴龋齿，从口腔黏膜侵入；2. 饮用含原尾蚴剑水蚤污染的生水而受染；3. 食用生或半生含裂头蚴的蝌蚪、蛙肉、蛇肉等而受染。

发病机理和病理改变 裂头蚴引起眼睑感染后，幼虫经黏膜下组织移行至眼部；口腔黏膜感染后，幼虫从颊部皮肤溃破处爬出；消化道感染后，幼虫一般不能在肠道发育为成虫，而进入腹腔向各脏器及胸腹壁移行造成病变。幼虫周围呈炎症反应及酸性肉芽肿和囊腔形成。

临床表现 眼裂头蚴病变表现为反复发作的眼睑肿胀、畏光、流泪等，上、下眼睑深部或结膜下结节，时呈游走性，结节破溃幼虫爬出可自愈。幼虫侵入球后或球内引起突眼、角膜溃疡、前房积脓等。

皮肤裂头蚴病一般表现为原局部皮损加重、流脓，可有幼虫爬出；皮下裂头蚴病表现为胸腹壁、颈部等处呈游走性硬结节，活检可见幼虫。

内脏裂头蚴病表现为自腹腔移行至肠系膜、肾周脂肪、各脏器

处寄生后引起相应症状。

诊断　眼睑和其他部位出现皮下游走性结节，伴眼部慢性炎症，有敷贴蛙肉或进食未煮熟蛙、蛇肉史者，结合流行病学资料是诊断的主要依据，结节活检发现幼虫时，诊断即可确立，间接荧光抗体检测可辅助诊断。

预防　不吃未烧熟的蛙、蛇肉等，不以蛙、蛇肉或皮敷贴眼部或皮肤溃疡。

2. 棘颚口线虫病

棘颚口线虫病系由棘颚口线虫幼虫侵入人体所致的蠕虫蚴移行症。

病原学　棘颚口线虫成虫寄生于狗、猫以及虎等动物的胃壁中，虫卵随粪便排出体外，在水中孵出第一期幼虫，后者进入剑水蚤中成为第二期幼虫，幼虫在蛙、蛇、淡水鱼、鸟禽等肌肉中形成第三期幼虫，猫、狗等吞食感染的鱼、泥鳅、蛙等后，第三期幼虫在其胃壁发育为成虫。

流行病学　人通过进食未烧熟的鱼、蛙、蛇等而感染，动物宿主主要分布于东南亚和日本。

临床表现　幼虫（第三期）侵入人体后不再发育，主要寄生于皮肤深层及肌肉内，形成游走性肿块或脓肿，也可侵入其他器官组织导致相应症状。幼虫机械性或毒素刺激与过敏反应所致的急性阑尾炎、胸膜炎、膀胱炎均较少见。嗜酸粒细胞脑脊髓炎在泰国发生较多，表现为上升性瘫痪的神经根炎，伴四肢或躯干剧烈疼痛；突然发生神志改变、昏迷甚至死亡，脑脊液血性或黄色，嗜酸粒细胞增多。

诊断　流行区居民出现皮肤游走性硬结节即应考虑本病的可能。体表、眼、子宫颈、尿、痰及脑脊液中发现虫体可确诊，血清学诊断中酶联免疫吸附试验可协助诊断。

3. 斯氏狸殖吸虫病

斯氏狸殖吸虫病是由寄生于狸、猫的斯氏狸殖吸虫幼虫侵入人体所致的疾病，主要见于我国；临床表现与棘颚口线虫病相似，可引起游走性皮下肿块或结节，也可伴肝肿大或侵犯中枢神经系统；诊断方法与棘颚口线虫病相同。

　　皮肤、内脏（混合型）蠕虫蚴移行症的治疗同皮肤和内脏蠕虫蚴移行症。

参考文献

1. 杨良，王凤芝，杨凯．治疗麻疹的食疗方．中国民间疗法，2007，15（3）：58－59

2. 韩新民，汪受传，虞舜，等．流行性腮腺炎中医诊疗指南．中医儿科杂志，2008，4（5）：1－3

3. 中华医学会感染病学分会艾滋病学组．艾滋病诊疗指南．中华传染病杂志，2006，24（2）：133－144

4. 杨绍基，任红．传染病学．第7版．北京：人民卫生出版社，2008，112－121

5. 侯小兰．醒脑开窍法针刺治疗流行性乙型脑炎30例．实用中医内科杂志，2007，21（6）：88

6. 揭盛华．新发感染病及其临床对策．北京：人民卫生出版社，2008：81－86

7. 蒋进明，牛书铭，宇俊忠．刺络拔罐为主治疗登革热36例．中国针灸，2003，23（2）：125

8. 巫烁非．艾叶菊花煎浸浴治疗水痘56例．山西中医，2009，25（12）：44

9. 全少华．苦参煎剂外洗治疗儿童水痘100例．陕西中医，2011，32（3）：278－279

10. 杨菁，李红卫，杨红．小儿金丹片治疗水痘67例．中医杂志，2009，50（增刊）：207

11. 林国深，林广裕，蔡建文，等．清痘汤为主治疗小儿水痘45例疗效观察．中国现代医生，2009，47（34）：134－143

12. 汪受传，陈争光，戴启刚．水痘中医诊疗指南．中医儿科杂志，2011，7（3）：1－4

13. Walker DH，Fishbein DB. Epidemiology of rickettsial diseases. Eur J

Epidemiol，1991：7（3）：237－45

14. 杨绍基．传染病学．北京：人民卫生出版社，2005，121－122

15. 陈兴保，吴观陵，等．现代寄生虫病学．人民军医出版社，2002

16. 董学敏，李培谦，畅翠云，等．伤寒药茶治疗伤寒副伤寒617例临床观察．山西中医，2007，23（2）：9－11

17. 李军．细菌性痢疾//黄祖瑚，李军，周东辉．今日临床丛书（传染病学分册）．北京：科学出版社，2008，122－127

18. 陈新月，张晶，汪俊韬．志贺菌属感染//贾辅忠，李兰娟．感染病学．南京：江苏科学技术出版社，2010，507－513

19. 吴捷，刁保卫，等．2008年海南省霍乱暴发分离株的分析．中华预防医学杂志，2010，44（12）：1083－1086

20. 许少洪，李映霞，等．广州海珠地区非O139群霍乱弧菌流行状况调查及生物学特征研究．中华预防医学杂志，2010，44（12）：1087－1090

21. 时念民，罗凤基，等．大学生与务工人员服用口服重组B亚单位霍乱疫苗的安全性及效果分析．中华医学杂志，2010，90（3）：192－195

22. Nalin，DR. Oral rehydration for cholera. Clinical infectious diseases，2009，48（6）：839－840

23. Olsson L，Parment PA. Present and future cholera vaccines. Expert Rev Vaccines，2006，5（6）：751

24. Kitaoka M，Miyata ST，Antibiotic resistance mechanisms of Vibrio cholerae. J Med Microbiol，2011，60（Pt 4）：397－407

25. Das S，Saha R，Kaur IR. Trend of antibiotic resistance of Vibrio cholerae strains from East Delhi. Indian J Med Res，2008，127：478－482

26. 肖永红．奈瑟脑膜球菌感染//彭文伟．现代感染性疾病与传染病学．北京：科学出版社，2000：1017－1029

27. 卢洪州，张永信．流行性脑脊髓膜炎防治研究现状．世界感染

杂志，2005. 5（1）：6－10

28. Hoity JE，Bravata DM et al. Systematic review：a century of inhalational anthrax cases from 1900 to 2005. Ann Intern Med，2006，144（4）：270－280

29. Jamieson D J，Ellis J E et al. Emerging infectious disease outbreaks：old lessons and new challenges for obstetrician gynecol－ogists. Am J Obstet Gynecol，2006，194（6）：1546－1555

30. Cuneo B M. Inhalational anthrax. Respir Care Clin N Am，2004，10（1）：75－82

31. Ascenzi P，Visca P，et al. Anthrax toxin：a tripartite lethal combination. FEBS Lett，2002，531（3）：384－388

32. Woodrow P. Anthrax：forms，symptoms and treatment. Nurs Stand，2003，17（48）：33－37

33. Bales M E，Dannenberg A L et al. Epidemiologic response to anthrax outbreaks：field investigations，1950－2001. Emerg Infect Dis，2002，8（10）：1163－1174

34. 高宝珠，李军，黄鸣，等. 331 例猩红热暴发流行的调查报告. 疾病监测，2000，15（1）：25

35. 巴德玛，王秀玲，卿燕，等. 骨关节型布氏菌病的中药熏蒸. 中国地方病防治杂志，2008，23（5）：389

36. 中华医学会结核病学分会. 肺结核诊断和治疗指南. 中华结核和呼吸杂志，2001，24（2）

37. 中华医学会. 临床诊疗指南：结核病分册. 北京：人民卫生出版社，2004：25－40

38. 肖和平. 结核病防治新进展. 上海：复旦大学出版社，2004

39. 严碧涯，端木宏谨. 结核病学. 北京：北京出版社出版，2003：65－91

40. 王孝勤. 回归热误诊一例. 临床误诊误治，2004，17（1）72

41. 郑连光. 新传染病防治指南. 武汉：湖北科学技术出版社，1998：31－36

42. 田庚善，傅希贤．现代传染病学诊疗手册．北京：北京医科大学中国协和医科大学联合出版社，1994：240－241

43. 黄煌，郭皖北，刘汉胜，等．中西医结合治疗莱姆病的临床研究．使用预防医学，2005，12（2）：236－237

44. 谢小芬，张永树．"通调督任"法治莱姆病所致慢性疲劳综合征临床验案．福建中医学院学报，2010，20（4）：45－46

45. 候钧，廖洁波．中西医结合治疗莱姆病效果的初步观察．医学动物防制，2004，20（4）：245－248

46. 钟惠澜．热带医学．北京：人民卫生出版社，2001：733－745

47. 陈兴保，吴观陵，等．现代寄生虫病学．北京：人民军医出版社，2002：187－188

48. 吴光煜．传染病护理学．北京：北京大学医学出版社，110－114

49. 纪爱萍．疟疾伴药物性溶血性贫血1例报告．中国人兽共患病杂志，2000，（03）：118

50. 高英起．针刺透天凉治疗疟疾高热154例疗效观察．浙江创伤外科，2003，8（6）：392－393

51. 邱连利．针刺治疗疟疾后遗偏瘫18例．甘肃中医学院学报，2004，21（4）：39－40

52. 张弘，任琳．针刺治疗非洲胃肠型疟疾46例．中国针灸，2003，23（8）：483－484

53. 于忠省，贵稀恩．黑热病的诊断和治疗进展．国外医学寄生虫病分册，1997，24（4）：152

54. 李玉凤，仲维霞，赵桂华，等，我国黑热病的流行概况和防治现状．中国病原生物学杂志，2011：6（8）629－631

55. 甘绍伯．弓形虫病推荐治疗方案．地方病通报，2001，16：3

56. 吕建华．急性并殖吸虫病集体发病8例报告．中国寄生虫学与寄生虫病杂志，1990，8（4）：312

57. 万展如．吡喹酮治疗华支睾吸虫病1051例临床观察．中级医刊，1984，19（2）：236

58. 田庚善，傅希贤．现代传染病学诊疗手册．北京：北京医科大学中国协和医科大学联合出版社，285
59. 扬长春．鸡构苋生血冲剂治疗钩虫性贫血 36 例临床观察．中医药导报，2007，13（9）：31－32
60. 陈凌燕，陈峰．马苋二白汤治疗钩虫病．浙江中医杂志，2003，（11）：494
61. 郭景梅．安蛔驱蛔汤治疗小儿蛔虫病．内蒙古中医药，2006，6：15－16
62. 王元贤．胆道驱蛔汤治疗胆道蛔虫病．山东中医杂志，2008，27（3）：173
63. 闵照国，苏小友．金茵乌梅汤治疗胆道蛔虫病 32 例．新中医，2007，39（6）：55
64. 吴文杰．利胆驱蛔汤治疗胆道蛔虫病 78 例．湖南中医杂志，2003，19（1）：35
65. 查鉴良，吴德莲，柯士钫，等．幼儿园蛲虫感染儿童蛲虫卵排出和自孵动态．实用寄生虫杂志，1993，1（4）：17
66. 田庚善，傅希贤．现代传染病学诊疗手册，北京医科大学，中国协和医科大学联合出版社，1994：281－282
67. Wang ZQ，Cui J，Wu F，et al. Seven outbreaks of trichinosis in China during 1992－1996. J Egypt Soc Parasitol，1997；27（2）：529
68. 方文，连自强，方崔，等，云南大理白族人群感染猪带绦虫感染状况及流行因素调查．实用寄生虫病杂志，1991，4（2）：62
69. 武运，李有成，章继红，等．穴位埋线治疗癫痫型脑囊虫病 164 例．河北中医，2010，32（9）：1374－1375
70. 吕桂月，葛凌云，辛福敏．干芜散治疗囊虫病远期效果观察．中国热带医学，2003，3（3）：354－355
71. 康献书，康玉娟．中药治疗脑囊虫病 7 例报道．医学动物防制，2003，19（6）：375－376

72. 邱隐锐，邱屹．清天通络饮治疗脑囊虫病 1 例报道．甘肃中医，2005，18（1）：30

73. 王丽敏，张凤华，李黎．自拟济煎汤治疗囊虫病癫痫 80 例．中国中医急症，2003，（6）：516

74. 闫登魁．脑囊虫病的纯中药治疗．中国药物与临床，2007，7（2）：118

75. 徐明谦，董兆虎．肝包虫病的 CT 诊断．中华放射学杂志，1995，29（9）：612